名老中医魏执真
心血管病经验发挥

主　编：魏执真　刘红旭　易京红

副主编：张大炜　戴　梅　韩　垚

编　委（以姓氏笔画为序）：

王　越　田　伟　申子龙　华春萱

吕文戈　宋　冰　李　景　李云虎

李雅君　苏敬泽　周旭升　周燕青

赵含森　赵春杰　褚福永

中国协和医科大学出版社

图书在版编目（CIP）数据

名老中医魏执真心血管病经验发挥／魏执真，刘红旭，易京红主编．—北京：中国协和医科大学出版社，2017.4

ISBN 978-7-5679-0810-9

Ⅰ.①名…　Ⅱ.①魏…　②刘…　③易…　Ⅲ.①心脏血管疾病—中医临床—经验—中国—现代　Ⅳ.①R259.4

中国版本图书馆 CIP 数据核字（2017）第 050456 号

名老中医魏执真心血管病经验发挥

主　　编：魏执真　刘红旭　易京红
责任编辑：田　奇

出版发行：**中国协和医科大学出版社**
　　　　　（北京东单三条九号　邮编 100730　电话 65260431）
网　　址：www. pumcp. com
经　　销：新华书店总店北京发行所
印　　刷：北京朝阳印刷厂有限责任公司

开　　本：787×1092　1/16 开
印　　张：23.5
字　　数：480 千字
版　　次：2017 年 6 月第 1 版
印　　次：2017 年 6 月第 1 次印刷
定　　价：56.00 元

ISBN 978-7-5679-0810-9

内容提要

　　本书分为两部分。其一是对国家级名老中医、著名中医心血管病专家魏执真教授诊治研究心血管病学术经验的医论、医案、医话的选录。其二是对魏教授学生、弟子们学习魏教授学术经验的心得体会及运用于临床诊治及研究的验案、研究成果、论文的选录。总之，本书为魏教授诊治研究心血管病学术经验的传承篇，故命名为《魏执真教授中医诊治心血管病学术经验发挥》。希冀本书的出版将会对中医同仁、中医院校学生继承发扬祖国医学工作有参考及学习价值，对广大的中医爱好者也能够有所裨益。

序

魏执真教授，女，主任医师，博士生导师，全国名老中医，著名中医心血管病专家，我国现代中医心血管病学学科奠基者、带头人。1937 年 4 月生于天津。她 1962 年毕业于北京中医学院（现北京中医药大学），是新中国培养的第一批接受现代中医药学高等教育的中医"黄埔一期"专业人才。由于在校期间学习成绩优秀，特经选拔，拜师我国现代中医学临床家、教育家、著名学者秦伯未先生。1963 年 9 月作为主编之一编写出版了对中医学界影响深远的《中医临证备要》一书。自 1962 年 8 月毕业至今，她一直就职于北京中医医院（现首都医科大学附属北京中医医院），从事内科及心血管疾病的医疗、科研和教学工作。魏执真教授中医理论基础深厚，治疗方法灵活，临床善于将辨病与辨证相结合，平衡阴阳气血，将现代科学医学知识与传统中医相结合，是我院及我国心血管病、糖尿病专业的中西医结合治疗和研究的奠基者之一，并在临床、教学、科研各方面均有突出成就，为医院发展及我国中医心血管病学学科建设和心血管内科中医专业人才的培养做出了重大贡献，在海内外享有盛誉，具有重要影响。她的传人有易京红、刘红旭、张大炜、戴梅、周旭升、韩垚、李云虎、苏敬泽、赵含森、宋兵、李雅君、周燕青、赵春杰、李景、沈子龙、王越、吕文戈、小高修司（日本）、杨敏（日本）、刘影（日本）等二十余人。

魏执真教授从事中医临床五十余载，积累了丰富的临床经验，对心律失常、高血压等心脑血管病和糖尿病研究颇深，特别是对心律失常和糖尿病性心脏病的辨证论治更具有独到的见解，曾荣获国家科技进步成果奖。她尊古而不泥训，注重实效，善于总结，诲人不倦，培养了众多人才，亲自撰写发表了论文三十余篇，成绩卓著，获国务院政府特殊津贴奖励。

魏执真教授和吕仁和教授是中医界受人敬重的一对伉俪，他们夫妇当年是我大学时代的老师，所以对他们非常熟悉并请教多多。我在北京中医医院担任副院长、院长期间与魏执真教授接触较多，印象很深。她为人正直，作风朴实，工作认真，是出了名不放过点滴问题的"死认真""较真儿"的人；她的学术真如其人，毫无虚假，绝无夸大；她求知好学是出了名的；她生活简单，不追求时尚，几十年如一日热爱工作，认真看病，谈起心血管病的古今中外治疗她说不完，谈点别的她简单得像小孩儿。我常想我任院长期间庆幸北京中医医院有像魏执真教授这样的一批中医人，所以我们才取得了一个又一个成绩。他们这批老教授是北京中医医院科研工作的先锋，临床的基石，传承的楷模。魏执真教授是当之无愧最优秀的"中医人"之一，她是我永远的老师和学习的榜样，我敬重她。

如今她指导带领她的学生团队编著《名老中医魏执真心血管病学术经验发挥》一书，邀我作序，学生岂敢，但借此可表达我对魏老的尊重和爱戴，我很高兴。是为序。

首都医科大学附属北京中医医院

全国名老中医、教授

王莒生

2016 年 11 月

序

北京中医医院始建于1956年，是全国成立最早的大型综合性中医医院，是北京市唯一的一所市属综合性、现代化三级甲等中医医院。建院之初，一大批正值盛年的京城中医名家荟萃北京中医医院，使该院以卓著的临床疗效而享誉全国。因为医院地处北京市中心平安大道的宽街路口，"宽街中医医院"也成为京城百姓心中历六十年长盛不衰的杏林名苑。

首都医科大学附属北京中医医院心血管科成立于北京中医医院建院初期，历经近60年的发展历程，已经逐步发展为国家中医心血管重点学科、重点专科，以及北京市中医心血管重点学科与重点专科，孕育了许心如、魏执真、黄丽娟等国家级名老中医继承专家，形成了独具特色的治心三法，在北京乃至全国均享有领先的学术地位。

魏执真教授1962年作为新中国首届中医学学士毕业于北京中医学院，被称为中医界的"黄埔一期"。魏执真数十年潜心向医，孜孜不倦，问道解惑，从无懈怠，精研内难伤寒本草诸经，于诸家之言广有涉猎，受教于当代著名老中医秦伯未、任应秋、施今墨等先生，是秦伯未老的得意门生。魏执真教授潜心研究心血管病特别是心律失常的中医诊疗50余年，形成了自己独特的学术思想和诊疗方案及系列方药，并取得了国内领先水平的多项研究成果。魏执真教授还在国内率先进行了糖尿病性心脏病的研究，取得了卓越的学术成就。因医、教、研各方面的重要成绩而享受国务院政府特殊津贴奖励，并被国家中医药管理局正式批准为"国家级名老中医继承专家"，建有国家级及北京市传承工作室站，获得了国内外的广泛赞誉，产生了重要的社会影响。

该书是对魏执真教授中医治疗心血管病学术思想、临床经验继承发扬的重要举措，从临床出发，内容不仅具有极高的文献价值，还具有很高水平的临床参考价值和学术价值，希望本书的出版，更能够成为青年中医才俊学习、承传名老中医学术思想的良好教材。

首都医科大学附属北京中医医院院长

刘清泉

2016年11月

序

　　魏执真教授是新中国培养的第一批接受现代中医药高等教育的专业人才，1962 年作为首届中医学学士毕业于北京中医学院（现北京中医药大学），被称为中医界的"黄埔一期"。在校就读期间，她潜心向医，孜孜不倦，问道解惑，从无懈怠，精研内难伤寒本草诸经，于诸家之言广有涉猎，受教于当代著名老中医秦伯未、任应秋、施今墨等先生，并且是秦老的得意门生。魏执真教授 1963 年与秦伯未先生合著《中医临证备要》一书，时年仅二十六岁。该书系统总结了秦伯未先生的中医学思想，现在仍为研究中医基础理论的重要文献资料。毕业后，自 1962 年 8 月至今，已在北京中医医院（现首都医科大学附属北京中医医院）辛勤耕耘 50 余个年头。

　　魏执真教授在内科疾病，尤其是心脑血管疾病和糖尿病的诊治方面，积累了丰富经验，她对心律失常的中医治疗潜心研究数十年；她精研中医古典医籍，特别是李时珍所著《频湖脉学》，形成了自己独特的治疗心律失常的学术思想，特别是"凉血活血、益气养心"法治疗快速性心律失常的理论与实践——组方调脉饮，对于难治性心律失常取得了满意的治疗效果，并取得多项国内领先水平的研究成果。自 20 世纪 80 年代起，糖尿病在我国呈现高发趋势，魏执真教授率先进行了糖尿病性心脏病的诊治研究——组方糖心宁，开始治疗糖尿病心脏病临床及实验研究，相关研究取得了丰硕的研究成果，得到了国内外广泛的赞誉，产生了良好且重要的社会影响。

　　魏执真教授的严谨求实的治学态度和锐意进取的敬业风范被同道广泛称颂，她的求知精神老而弥坚。魏执真教授不仅医术高超，医德更足为后辈垂范。临证诊病时四诊详参唯恐不周，遣方用药则增减损益详酌再三，对患者关切挚情溢于言表，让患者如沐春风。仁心仁术，大医至诚。作为中医药以及我国心血管、糖尿病专业的中西医结合诊疗研究的奠基者之一，其临床、教学、科研各方面均有突出成就，为医院发展及我国中医心血管病学学科建设和心血管内科中医专业人才的培养做出了重大贡献。

　　希望本书的出版，不但能够成为青年医师学习名老中医学术思想的良好教材，也能够成为传承北京中医"仁、术、勤、和"医德医风的学习范本。

首都医科大学附属北京中医医院党委书记

信　彬

2016 年 11 月

前言

魏执真教授，主任医师，博士生导师，全国名老中医，著名中医心血管病专家，我国现代中医心血管病学学科奠基者、带头人。1937年生于天津市，1962年毕业于北京中医学院（现北京中医药大学），获中医学历史上首批中医学学士学位，是新中国培养的第一批接受现代中医药学高等教育的专业人才，被称为中医界的"黄埔一期"。

魏执真教授在校就学期间，精研内难伤寒本草诸经，于诸家之言广有涉猎，受教于当代著名老中医秦伯未、任应秋、施今墨等先生。毕业前因学习成绩优秀，特经选拔，师从我国著名的现代中医学临床家、教育家、学者秦伯未先生，颇得秦氏之妙。1963年9月，时年二十六岁的魏执真教授即作为主编之一编写出版了《中医临证备要》一书，该书系统总结了秦伯未先生的中医学思想，现在仍为研究中医基础理论的重要文献资料。毕业后，自1962年8月至今，就职于北京中医医院（现首都医科大学附属北京中医医院），从事内科及心血管疾病的医疗、科研和教学工作50余年，其临床、教学、科研各方面均有突出成就，曾任首都医科大学附属北京中医医院心血管科首任主任，以及作为中华中医药学会心病学会及糖尿病委员会的主要组建成员及兼任常委、副主任委员，为医院发展、我国中医心病学学科建设和心血管科专业人才的培养做出了重大贡献，受到国务院政府特殊津贴奖励，在国内外享有盛誉，具有重要社会影响。

魏执真教授长期从事中医心血管疾病专科医教研工作，特别对心律失常的中医治疗潜心研究40余年；她精研中医古典医籍，特别是李时珍所著《频湖脉学》，形成了自己独特的诊疗心律失常的学术思想、系统的诊疗方案及系列方药，特别是"凉血活血、益气养心"法治疗快速性心律失常的理论与实践——组方调脉饮，制成北京中医医院院内制剂，对于难治性心律失常取得了满意的治疗效果，相关研究多次获得北京市及中医局科技进步奖。自20世纪80年代起，糖尿病在我国呈现高发趋势，魏执真教授率先进行了糖尿病性心脏病的诊治研究——组方糖心宁，开始治疗糖尿病心脏病临床及实验研究，相关研究取得了丰硕的成果。

魏执真教授严谨求实的治学态度，锐意进取的敬业风范被同道广泛称颂，虽年逾古稀，却老而弥坚。魏执真教授作为具有现代医学思维的一代中医学大家，在将蔚为大观的祖国传统医学继承并加以合理运用的同时，主动结合现代医学的诊疗技术和研究方法，突出了辨证论治的思想，在心血管病的科研和治疗方面已经形成了自己的学术体系，特别是在退休后更加不遗余力地投身于其传承团队的工作，其热情真可谓鞠躬尽瘁。

魏执真教授的学术思想与经验是北京中医医院的一笔宝贵财富，也是北京中医界乃至中医事业的宝贵财富。此次编辑出版《名老中医魏执真心血管病经验发挥》，既是对魏老学术思想和临床经验的传承和发扬的重要举措，也是魏执真国家中医药管理局名老中医工作室及北京市"薪火传承"继承工作站工作成果的展示。本书从临床出发，所提供的内容不仅具有极高的文献价值，还具有高水平的临床参考价值和学术价值，也是研究生、规培医师、进修医师及广大青年医师学习的好教材。

首都医科大学附属北京中医医院

刘红旭

2016 年 11 月 28 日

目录 CONTENTS

═══ 上 篇 ═══

下　篇

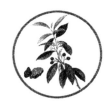

上　篇

土篇

第一章

魏执真教授诊治心血管病学术经验医论及医案医话选录

第一节　魏执真教授诊治心血管病学术经验医论选录

一、心律失常辨证论治要旨

心律失常指心律起源部位、心搏频率、节律以及冲动传导等任何一项异常。"心律紊乱"或"心律不齐"等词的含义偏重于表示节律的失常，不甚确切，故此心律失常不称心律紊乱或心律不齐。

心律失常种类很多，分类方法也有不同，临床常分快速型与缓慢型两种类型。快速型大约可见以下几种：①窦性心动过速；②阵发性室上性心动过速；③阵发性室性心动过速；④心房颤动；⑤房性、结性、室性期前收缩；⑥非阵发性结性心动过速；⑦非阵发性室性心动过速；⑧心室颤动。前五种临床常见。缓慢型心律失常大约可见：①窦性心动过缓；②房室传导阻滞；③窦房传导阻滞；④窦性停搏；⑤束支传导阻滞等。

心律失常临床较常见，其病因十分复杂。可出现在各种不同类型的心脏疾病中。可因神经功能失调及电解质紊乱引起，还可继发于其他系统的疾病中，亦可因某些药物的副作用引起。近年来临床见到原因不明的病例也很多。所以心律失常是临床常见病，并且其中一部分又是危重症，如室性心动过速、心室颤动等。心室颤动是猝死的主要原因。所以，心律失常不仅影响患者的劳动能力与生活质量，而且与猝死密切相关，心律失常还可以通过降低心功能引起心力衰竭，房颤患者心房血栓脱落引起体循环血管栓塞也是急危重症，增加死亡率，严重影响人类的健康与生命。

近年来心律失常的治疗，虽然手术、介入治疗及起搏器等有很大进步，但应用范围尚属有限，药物治疗仍占主要位置。新的抗心律失常西药虽然不断问世，但多有毒副作用，尤其是恶性心律失常的副作用，使其临床应用严重受限。笔者通过50余年的心血管病临床体会，中医辨证论治治疗本病，不但有较好的疗效，而且少毒副作用，尚有许多患者得到根治，深受广大患者的认可。

心律失常在中医属于"心悸病"范畴，中医的"心悸病"是指患者自觉心中悸动、惊恐不安的一种病变，而心律失常的患者绝大多数是以心悸，惊恐不安为主诉的，故本病多按照"心悸病"的病因病机进行辨证治疗。

中医历代医家对心悸病的治疗，积累了丰富的经验，对其病因病机有较系统的阐述，有不少治法和方药。但是笔者体会：中医辨证治疗心律失常虽然可以有很好的疗效，但疗效的取得并非轻而易举，必须确实做到正确地认识病机，准确地辨证，精当地治法、遣方、选药、酌量，配伍精当方可疗效满意。因为心律失常不仅只是患者主观感觉的异常，而且还要有明确的客观指标，其指标的改善与否能从心电图上确切显示出来，其疗效来不得半点含糊，特别是有些期前收缩及阵发性心房颤动的患者，病情顽固，病程较长，数年、甚至十余年来经服各种抗心律失常的西药，也曾多方求治，服过不少中药，但效果不理想，或只能于服药期间暂时减轻或控制，药物减量或停用则病情又出现反复，不能得到根治。另外心律失常种类很多，病因复杂，个体差异很大，绝非一方一法所能取得满意疗效。笔者自1962年至今长期从事中医心血管疾病专科医、教、研工作，面对大量难治的心律失常病人，起初也曾感到使用当时常用的治则、方药难以奏效，但经过结合实际认真复习、钻研中医古典医籍，特别是李时珍著《濒湖脉学》受益匪浅，该书对于有关心律失常脉象的定义、主病的描述，特别是其对类似脉的鉴别要点的叙述非常详尽、中肯，其中一些观点确实令人耳目一新，应用到心律失常的辨证治疗中，经临床反复验证，切实可行，使得疗效大大提高。经过长期、大量认真的临床实践，观察总结，形成了自己独特的治疗心律失常"以脉为主，四诊合参，以寒热为纲，分为两类、十型三证候"的辨证论治的思路和方法及系列治疗方药，对于难治性心律失常取得了满意的治疗效果。总结自己治疗心律失常的经验和教训，结合我所见到的目前中医治疗心律失常的情况，在努力继承发扬祖国医学遗产，提高中医学术水平的热情鼓舞下，冒昧地将我自己对心律失常的拙见记录如下，与同仁讨论、交流。

（一）独特的分类、证型与证候

笔者将心律失常分为两大类，每类又辨为五种证型，各型又可能出现三种证候。简称为"两类、十型、三证候"。临床中要首先分类，次辨证型，再辨证候。这个与众不同的分类、分证型与证候的方法，是笔者经过长期将心律失常的理论结合大量临床实践观察分析、摸索、研究、总结的结果，是疗效领先的关键。

［分类］

笔者认为心律失常临床中首先根据主脉分为两类：即阳热类与阴寒类。以寒热为纲，掌握好大方向是首要的。分清类别后，治疗中拟定治法、选方、用药就有了正确大方向。否则治疗将发生阴阳颠倒、寒热错位，选方用药难免火上添油，或雪上加霜，非但无效，还会使病情加重。

1. 阳热类（快速类。类似于西医诊断的快速型心律失常但不完全等同，少数不一致。如各种期前收缩，西医均属快速型，而中医辨证须根据脉象分为阳热类及阴寒类，若心室率快的期前收缩为促脉属阳热类，而心室率慢的期前收缩为结脉则属阴寒类，但绝大多数为促脉，而极少数为结脉。）

（1）主要脉象：数、疾、促、促代、涩而数等快速类脉象。

（2）主要病机：心脏亏虚、血脉瘀阻、瘀而化热。

2. 阴寒类（缓慢类。类似于西医诊断的缓慢型心律失常，还包括心室率慢的期前收缩。）

（1）主要脉象：缓、迟、结、涩、结代等缓慢型脉象。

（2）主要病机：心脾肾虚、寒、湿、痰饮阻滞心脉。

总之，心律失常分类的依据是病性属热？属寒？即依据"寒、热"来划分类别。

[分型]

临床中，分类后还须进一步分型，选择处方用药才能精当。

1. 阳热类可分五型

（1）心气阴虚、血脉瘀阻、瘀而化热。

（2）心脾不足、湿停阻脉、瘀而化热。

（3）心气衰微、血脉瘀阻、瘀而化热。

（4）心阴血虚、血脉瘀阻、瘀而化热。

（5）心气阴虚、肺瘀生水、瘀而化热。

2. 阴寒类亦分五型

（1）心脾气虚、心脉瘀阻、血流不畅。

（2）心脾气虚、湿邪停聚、心脉受阻。

（3）心脾肾虚、寒邪内生、阻滞心脉。

（4）心脾肾虚、寒痰瘀结、心脉受阻。

（5）心肾阴阳俱虚、寒湿瘀阻、心脉涩滞。

分为上述十型的依据如下：

（1）引起"心脉瘀阻"的因素中虚实的分别：笔者认为形成心律失常的必要环节是"心脉瘀阻"。根本因素是"心脏亏虚"。但是形成"心脉瘀阻"的直接因素又有"虚实"之分，且为分型的主要依据。如阳热类中的（1）型是心气阴虚而致血脉瘀阻，（2）型则是湿停阻脉。两型引起心脉瘀阻的因素有虚实的不同。虽然（2）型中引起湿停的根本因素仍是心脾气虚而致，但引起心脉瘀阻的直接因素则是湿邪，治疗时则（1）型用益气养心通脉，而（2）型则需化湿通脉。又如阴寒类中的（1）型与（2）型均是心脾气虚，但（1）型为气虚导致的血脉瘀阻，（2）型则是湿邪阻脉。

（2）引起心脉瘀阻的病邪之种类的区别：引起心脉瘀阻病邪的种类不同，也是心律失常分型的依据。如阴寒类中的（2）型是湿邪阻脉，（3）型是寒邪阻脉，（4）型是寒、痰瘀结，（5）型是寒邪及湿邪阻脉等。因引起心脉瘀阻的病邪不同而形成不同的临床类型。

（3）形成心律失常的根本因素"心脏亏虚"的不同种类：心律失常分型的另一依据是其根本因素——"心脏亏虚"的不同种类。心脏亏虚可分为心气虚、心血虚、心阴虚、心阳虚。不同种类形成不同证型。如阳热类中的（1）型是心气阴两虚，而（3）型是心气衰微，（4）型是心阴血虚。阴寒类中的（1）型是心脾气虚，（3）、（4）型是心脾肾阳虚，（5）型则是心肾阴阳俱虚。这些必须分清，治法、用药才能有的放矢，效如桴鼓。

（4）病位方面所涉及的不同脏腑：心律失常的病位在心，这是各类型心律失常所共同的。但除了共同的病位外，各型病人所涉及其他脏腑有所不同，成为心律失常分型的依据之一。如阳热类中的（1）型未涉及其他脏腑，（2）型则涉及于脾，（5）型则涉及于肺。阴寒类中的（1）及（2）型涉及于脾，（3）型及（4）型涉及于脾肾两脏。这些也必须分清，处方及用药才能精当。

[证候]

临床中确定分类和证型后还须再辨证候。各型心律失常治疗过程中，常常会临时出现一些兼有的证候，当出现兼有证候时，必须给予特别的重视，甚至根据"急则治其标"的原则，先治其兼证，方可取效。心律失常各型中常可见如下三种不同证候：①气机郁结；②神魂不宁；③风热化毒。其中风热化毒往往影响更大。各型心律失常均可时而出现咽痛、口干欲饮、咳嗽、鼻塞或见发热恶寒等外感风热化毒证候，此时往往心律失常表现加重，或病情已经控制，当风热化毒时心律失常又可出现。此时宜特别重视风热的治疗，甚至应暂停原方药，而改用疏风清热之方，待风热退后再使用原法，否则若不使用足量的疏风清热之剂，只是一味坚守原方，则心律失常不但无效，其病情还可能会进一步加重，这也是临床常见的问题。同样，当出现神魂不宁、失眠、烦躁、惊惕等症状时，宜加用安神定志类药物。气滞明显则应重用理气解郁之品，这些在治疗心律失常时都是不可忽视的。

总之，笔者认为心律失常的中医病名可称心悸病。本病病性乃本虚标实，虚实兼杂之证，其病位在心，涉及肺、脾、肝、肾等脏腑。本虚主要是心脏或兼有其他脏腑的气、血、阴、阳的亏虚，病邪主要分热、寒、痰、水湿、风邪、气滞和瘀血。虽然心律失常辨证类型复杂多变，但引起心律失常的必要环节均是"心脉瘀阻"，形成"心脉瘀阻"的根本因素是"心脏亏虚"，即"心脉瘀阻"和"心脏亏虚"是各类型心律失常所共有的，治疗时必须抓住"补心"和"活血通脉"这两个共同治则。但各类型心律失常又有其不同的特点，必须把其特点的关键之处抓住分辨清楚，才能取得满意的疗效。笔者认为心律失常的辨证宜首先分为"阳热"和"阴寒"两类，即以寒热为纲。西医方面，心律失常临床分为快速型和缓慢型两大类，西医诊断属于快速型者，基本为阳热类，而缓慢型者基本为阴寒类（不是完全等同，少数不一致。如各种期前收缩，西医均属快速型，而中医辨证须根据脉象分为阳热类及阴寒类，若促脉属阳热类，而结脉则属阴寒类，但绝大多数为促脉，而极少数为结脉。）。阴阳寒热分清后就保证了治法处方大方向的正确性。但目前临床辨证中存在的一个主要问题却是寒热错位。如期前收缩，其脉可分为促脉及结脉。促脉为脉数而有间歇，结脉乃脉缓而有间歇，即促脉是心率快或不慢而有期前收缩，而结脉是心率慢而有期前收缩，促脉占绝大多数，而极少数为结脉，所以，绝大多数的期前收缩患者属于阳热类。因促脉主热，即属于促脉的期前收缩发病的关键是热，热的产生是由于心气亏虚，血脉瘀阻，瘀郁化热。瘀可致乱，热可致急，脉急而乱的心律失常，关键是热。故治疗时必须抓住"热"这一关键，组方中不遗漏凉血清热这一重要法则，才能取得满意疗效。但"热"这一因素却不但往往被忽视，而且常被其他非反映心律失常本质的症状迷惑而误辨为"寒"。如一些促脉患者除心悸、气短、乏力、胸痛、舌暗红等症状外，尚有"肢凉"这一症状，于是往往被认为是心气不足，心阳不振而致心脉瘀阻，于是使用益气养心、温阳通脉之法，用炙甘草汤加通脉之品，大量使用桂枝、肉桂等温阳药，往往效果不明显。其实，此时"肢凉"一症并非为心阳不振所致，乃是由于血脉瘀阻引起，脉促为瘀郁化热之象，若抓住本质，采用益气养心、理气通脉、凉血清热之法，则疗效显著。结脉则为阴寒类，使用补气养心、化湿祛痰、温阳散寒、通脉散结之法，则可使期前收缩消失。若与促脉不分，而仍然使用前述之益气养心、理气通脉、凉血清热之法，则不会获效。快速型心律失常的窦性心动过速、阵发性室上性心动过速、阵发性室性心动过速、快速心房颤动等均属于阳热类，窦性心动过缓、窦房传导阻滞、房室传导阻滞等多属于阴寒类。两型分清后还须进一步根据其病机特点的不同详细地分析，以分出不同类型，才能进一步提高疗效。笔者认为阳热类中可分为五型，阴寒类中也可分为五型。其分型的依据前已叙述，对于各型患者治疗过程中，当临时兼有证候时，必须及时采取临时处理方法，不能死守原法原方，也是非常重要的。

（二）独特的"以脉为主，四诊合参"的辨证方法

心律失常的辨证中，最具有鉴别价值的是脉象的变化。因为心律失常是指心脏搏动频率与节律的异常，心搏频率与节律的变化必然要在脉象上反映出来，所以不同种类的心律失常必然出现反应各自根本特点的脉象。如窦性心动过速出现数脉，而阵发性室上性心动过速或室速则出现疾脉、极脉或脱脉；窦性心动过缓出现缓脉，而病态窦房结综合征则出现迟脉；期前收缩者心率快者为促脉，而心率慢者为结脉；心房颤动心室率慢者为涩脉，快速房颤则为涩而数之脉。总之，如上所述，临床常见的各种心律失常都各自有其相应的主脉，而各个主脉也都有其相应的主病，如数脉、疾脉、促脉、均主"热"，而缓脉、迟脉、结脉主阴主寒，涩脉主阴血不足，代脉乃气虚为甚而致气衰。数、疾、促脉同为主"热"，但又有区别。数脉乃热，疾为热更盛而阴伤，促脉则为热盛阴伤、血脉瘀阻更为明显之象。缓与迟脉同属阴寒，但缓主气虚，湿痰及风邪阻脉，而迟为"寒"。临床辨证时首先应弄清脉象，抓住了大纲，也就有了正确的治疗大方向，就不会被患者所出现的非本质表现引入歧途，而出现阴阳颠倒、寒热反谬的错误。我体会在心律失常的辨证中应以脉为主，四诊合参，当脉症或脉舌有矛盾时，可按照"从脉舍症"或"从脉舍舌"的原则，反之则会影响疗效。目前因辨脉的重要性认识不足，而不能按照"舍症从脉"的原则处理，是心律失常辨证中存在

的影响疗效的重要原因之一。如期前收缩的病人，其主脉多为细促脉，症状多见心悸、气短、胸闷、憋气，舌苔薄黄，舌质暗红，有时兼见肢凉不温。因促脉的主病是"热"，故其发病的关键在于"热"，而热产生的必要环节是心脉瘀阻，脉阻的根本原因又是心气不足，不能帅血畅行，心悸、气短、脉细为心气虚之象，舌暗乃血瘀之征，总之其病机应为心气不足、血脉瘀阻、瘀郁化热。若据此病机采用益气通脉、凉血清热之法，则会取得很满意的疗效。但其中有一症状是"肢凉不温"，肢凉是寒象，与主"热"之促脉相矛盾，此时若从肢凉之症，而舍主"热"之促脉，则辨证为心阳气不足、血脉瘀阻，使用温阳散寒、益气通脉之法，临床实践证实，其疗效往往不佳。笔者亦曾走过这样的弯路，而深深体会到此时必"舍症从脉"。

（三）对心律失常病因病机的认识

综合历代医家对心律失常病因病机的认识，通过长期临床观察总结，笔者认为，临床中心律失常可分为两类、十种证型、三种证候。两类是阳热类（快速类）和阴寒类（缓慢类）。

1. 阳热类（快速类）心律失常的病因病机

为了更好地理解阳热类（快速类）心律失常的病因病机，首先需要了解它的主症、主脉及主要舌象。

主要症状：心悸、气短、胸闷痛等。

主要舌象：舌苔薄白或薄黄、舌质暗红。

主要脉象：数、疾、促、促代、涩而数。

阳热类心律失常的主要病机是：心脏亏虚、血脉瘀阻、瘀而化热。

心主血脉，心气阴血不足，无力帅血运行，血脉流通不畅，而出现瘀阻，瘀久化热。热可致急，瘀可致乱，遂引起脉数且不齐，而现数脉、促脉、促代脉、疾脉或数而叁伍不调的涩数脉等快速类心律失常。阳热类心律失常形成的关键是"热"，必要环节是"血脉瘀阻"，根本因素是"心脏亏虚"。由于形成血脉瘀阻又有几种不同的途径，所以又可分为五种不同的证型，即心气阴虚，血脉瘀阻，瘀而化热；心脾不足，湿停阻脉，瘀而化热；心气衰微，血脉瘀阻，瘀而化热；心阴血虚，血脉瘀阻，瘀而化热；心气阴虚，肺瘀生水，瘀而化热这五种不同的临床证型，其主要病机均为"心脏亏虚，血脉瘀阻，瘀郁化热"，从而导致心体失健心用失常。其中"化热"又成了发病的关键。目前中医界治疗阳热类心律失常时，以补气养心、通阳、活血、化痰湿及安神等法则较多，而对"凉血清热"治则很少应用。本人在实践中摸索到，治疗该类疾病时，根据"热"在病变中的重要作用，在充分运用益气养心，通脉活血法则的基础上，加清热凉血法十分重要。如治疗期前收缩（房早、结早、室早）、阵发性室上性心动过速、阵发房颤、窦性心动过速等病人，用炙甘草汤、归脾汤、养心汤加丹参饮、血府逐瘀汤等往往疗效不显著时，可在益气养心、活血通脉的基础上，加用凉血药物，则疗效会明显提高。

关于"热"在快速型心律失常发病当中的重要性，明代李时珍《濒湖脉学》中早有论述："促脉数而时一止，此为阳极欲亡阴，三焦郁火炎炎盛，进必无生退可生。""促脉惟将火病医""数脉为阳热可知"。快速类心律失常的主要脉象是数脉和促脉，故治疗本病加用清热凉血药物，亦为一种正治法。

阳热类心律失常的病因：情志失调、七情所伤，如思虑过度及忧郁惊恐等；饮食不节及劳累过度（包括体劳及房劳）；先天禀赋心气阴血亏虚；大病久病耗伤心气阴血；外感六淫之邪伤及心体，阻滞心脉，均可成为快速型心律失常的病因。即情志失调，七情所伤、思虑过度及忧郁惊恐等均可使心气阴血耗伤，心气阴血亏虚，无力帅血运行，而致血脉瘀阻，瘀久而化热，从而导致本病的发生。饮食不节及劳累过度均可伤及脾胃，脾虚化源不足，不能滋养于心，可引起心血亏虚，心血不足，心脉失养，血流涩滞，血脉瘀阻，瘀久而化热。又房事不节，肾阴亏虚，肾虚不能上济于心，使心气阴血不足，致使血脉瘀阻，瘀久而生热。先天禀赋心气不足或大病、久病耗伤心气阴血等均能引起心气阴血亏虚，而致血脉瘀阻，瘀久而生热。本病除心气阴血亏虚而致血脉瘀阻这一根本原因外，尚可兼有痰湿、气滞、水饮、风热等病邪阻滞心脉，致使心脉流通不畅，而引起心律失常，治疗中必须辨证求因，妥善处理。

2. 阴寒类（缓慢类）心律失常的病因病机

为了更好地理解阴寒类（缓慢类）心律失常的病因病机，首先需要了解它的主症、主脉及主要舌象。

主要症状：心悸、气短、胸闷或胸痛、乏力、怕冷或不怕冷或怕热、肢凉或肢温。

主要舌象：舌质暗淡，苔薄白或白腻。

主要脉象：缓、迟、结、涩、结代。

综合其主要症状、舌象，尤其是脉象，可以看出，缓慢类（阴寒类）心律失常的主要病机是心脾肾阳气亏虚或兼阴血不足，寒湿、痰饮之邪阻滞心脉，心脉瘀阻流通不畅。本类心律失常表现的特点是脉搏迟缓，或迟缓而兼有间歇，或叁伍不调等涩滞不通之象。形成本病的关键是"阴寒"，必要环节是"心脉瘀阻"，根本因素是"心脾肾脏亏虚"。心主血脉，若心阳气亏虚或兼阴血不足，气虚无力帅血运行，阳虚无力鼓动血脉流通，阴血不足不能濡润心脉，再兼脾肾阳虚，气化失常，水湿痰饮停聚，阴寒之邪内生，而致心脉阻滞。阴寒之邪可致脉迟缓，瘀而致脉乱，故可见脉迟缓而不齐（结、代、涩）的缓慢类（阴寒类）心律失常。本病又可分为五种证型，即由于亏虚的脏腑不同，亏在心脾或亏在心肾。又由于亏虚在气或在阳，或在阴液精血的不同。另外还在于是湿邪阻脉，还是寒邪阻脉，或痰饮阻脉的区别，再者与本虚标实两者间所占不同比例的差异。五型的病机：①心脾气虚，无力帅血运行，心脉瘀阻，血流不畅而致缓脉；②心脾气虚，气虚无力帅血运行，再兼脾虚运化失常而湿邪停聚，阻滞心脉，而致心脉受阻，形成缓脉；③心脾肾虚，寒邪内生，阻滞心脉。心脾肾阳不足，阳虚生内寒，阳虚鼓动无力，寒邪阻滞心脉而致迟脉；④心脾肾虚，寒痰瘀结，心脉受阻。气虚帅血无力，阳虚鼓动无能，脾虚生痰，阳虚生寒，气滞血瘀，寒、痰、瘀血凝聚阻脉形成结脉；⑤心肾阴阳俱虚、寒湿瘀阻，心脉涩滞。心气虚而帅血无力，阳虚鼓动无能，阳虚生寒、水湿不化而停聚阻脉，再兼阴虚脉失濡润，使得血流更加涩滞不畅，于是形成缓而叁伍不调的涩脉。

缓慢类（阴寒类）心律失常的病因，也是与七情所伤；饮食不节及劳累过度；先天禀赋心脏亏虚，大病久病耗伤心脏，以及外感六淫之邪伤及心脾、阻滞心脉等因素有关。上述病因引起的心脏亏虚是此类心律失常的最根本因素。思虑过度，忧郁不解，日久耗伤心之气阳、阴血。大惊大恐也能使心气大伤。饮食不节劳累过度，脾土生化之源受伤，化源不足，无力奉养于心，而致心脏亏虚。大病、久病耗伤心之气阳及阴血。外感六淫之邪，久而不解，内舍于脉，而成脉痹，脉痹不已，内舍于心，致使心体受伤，心脉阻滞。总之上述诸内因、外因、不内外因等因素均可使心气阳、阴血耗伤，致使气虚无力帅血运行，阳虚无力鼓动血脉流通，阴血虚而不能濡润心脉，故此出现脉搏缓慢，且涩而结滞的心律失常。

再者，饮食不节，劳累过度，脾土受伤；郁怒伤肝、肝木克土，亦能伤脾；思虑过度伤及脾；感受风湿之邪，困阻脾阳等均能使脾失健运，而风湿痰饮停聚，中阳不足而阴寒之邪内生。又房劳过度，大惊大恐，或大病久病，或感受寒湿之邪等可伤及肾阳，肾之气化失常，水湿、痰饮之邪停聚，肾阳亏虚、寒邪内生。总之水湿、痰饮、寒邪阻滞心脉，是构成缓慢类（阴寒类）心律失常的重要因素。同时需要注意，先天禀赋不足，心阳亏虚也是形成缓慢类心律失常的重要病因。

（四）精当的选药、用量、配伍

笔者对治疗阳热类心律失常具有关键作用的凉血清热药物，以及对治疗阴寒类心律失常有关键作用的祛风药物的选择，是经过了长期的探索过程，通过对大量清热药物的临床观察比较后，确定丹皮、赤芍对阳热类心律失常的治疗作用要比其他清热凉血药物作用显著；羌活对阴寒类心律失常疗效显著。

辨证治法、处方选药都很恰当后，有时尚不能取得满意疗效，还需从药物剂量上斟酌，若药量不够，往往也不能奏效。如治疗阳热类心律失常，使用的清热凉血药物丹皮、赤芍，经多年摸索发现用量必须较大，15～30g，方效果显著，若只用10g则效果不明显。又如治疗阴寒类心律失常的缓脉，所使用的祛风药物羌活也必须用量大至15～30g，效果方能显著。但丹皮、赤芍若用量大，因其性寒凉，有时可出现滑肠现象，如遇脾虚肠滑之人，便会便溏甚至腹泻，此时需发挥方剂配伍中佐药的作用，可于处方中加用厚肠之黄连（同时也清热）、大量白术、炒薏米或温中之干姜，甚或加用涩肠之品如诃子肉等，则可消除其弊端。这些往往在临床中被忽视，使心律失常的治疗不能取得显著疗效。

（五）心律失常两类、十型、三证候的证治

1. 阳热类（快速类）

主要症状：心悸、气短、胸闷痛。

主要舌象：舌苔薄白或薄黄，舌质暗红。

主要脉象：数、疾、促、促代、涩而数。

本类包括西医所指的各种快速型心律失常心室率快或不慢者。

阳热类心律失常根据引起血脉瘀阻的不同途径，又可分为如下五种证型。

（1）心气阴虚，血脉瘀阻，瘀而化热

主要症状：心悸，气短，疲乏无力，胸闷或有疼痛，面色少华，口干欲饮。

主要舌象：舌质暗红、碎裂，苔薄白或薄黄。

主要脉象：数、疾、促、细。

本型主要包括窦性心动过速，阵发性室上性心动过速，心室率偏快的各种期前收缩、室性心动过速等。

辨证分析：此型患者多因思虑过度，心之气阴暗耗，或因忧郁、惊恐七情所伤等，使心气阴耗损；亦可因饮食不节，劳累过度（体劳或房劳），伤及脾肾，脾虚化源不足，不能滋养于心，肾虚不能上济于心，而致心气阴血不足；大病、久病耗伤心气阴血；或先天禀赋不足等，也可引起心气阴血亏虚。心之气阴不足是本型的根本所在，心主血脉，心气亏虚，无力帅血运行，血脉流通不畅而出现瘀阻，于是形成血脉瘀阻的重要环节。瘀久而化热。热可致急，瘀可致乱，遂引起数脉或疾脉，或数而时止的促脉。"化热"是形成此型的关键。总之，此型的病机是心气阴不足，血脉瘀阻，瘀而化热。脉数、疾、促均是血瘀化热的表现，心悸气短，疲乏无力，面色少华，脉细为心气阴不足之征。胸闷或胸痛，舌暗红，碎裂为心之气阴不足，血脉瘀阻之兆。若见薄黄之苔，更可证明化热。

治法：益气养心、理气通脉、凉血清热。

方药：自拟清凉滋补调脉汤。

太子参 30g、麦冬 15g、五味子 10g、丹参 30g、川芎 15g、香附 10g、香橼 10g、佛手 10g、丹皮 15g、赤芍 15g、黄连 10g。

方解：太子参、麦冬、五味子益心气养心阴；丹参、川芎活血通脉；丹皮、赤芍凉血清热；香附、香橼、佛手理气以助通脉；黄连为佐厚肠以防止寒凉致泻。全方共奏益气养心、理气通脉、凉血清热之功，以使心气阴足、血脉通，而瘀热清，数、疾、促脉平，心悸止。

（2）心脾不足，湿停阻脉，瘀而化热

主要症状：心悸，气短，疲乏无力，胸闷或有疼痛，口苦，纳差，脘腹痞满，大便不实、黏而不爽。

主要舌象：苔白厚腻或兼淡黄，舌质暗红。

主要脉象：数、疾、促、滑。

此型可见于窦性心动过速，阵发性室上性心动过速，阵发性室性心动过速，各种心室率偏快的期前收缩。

辨证分析：此型患者多因思虑过度，心脾受伤，脾失健运，湿邪停聚；或因饮食不节，中土受伤，脾失健运，湿邪停聚；或因外淫湿邪内侵。总之，湿邪阻脉，致使心脉瘀阻不畅，湿邪郁久化热，遂形成此型。脉数、疾、促、滑是湿热阻脉的见证。脘腹胀满、便粘不爽、口苦、纳差、苔白厚及厚腻兼黄亦是湿热困脾之象。胸闷或有疼痛、舌质暗、脉促（数而时一止）均为心脉瘀阻之征。心悸、气短、疲乏无力、大便不实是为心脾不足所致。

治法：理气化湿、凉血清热、补益心脾。

方药：自拟清凉化湿调脉汤

苏梗10g、陈皮10g、半夏10g、白术30g、茯苓15g、川朴10g、香附10g、乌药10g、川芎15g、丹皮15g、赤芍15g、黄连10g、太子参30g。

方解：白术、茯苓、陈皮、半夏健脾化湿；苏梗、川朴、香附、乌药理气宽胸，以助湿化；川芎活血通脉；丹皮、赤芍凉血清热；黄连厚肠；太子参补益心脾。全方共奏理气化湿、凉血清热、补益心脾之功，使心脾气充足、停湿消退、心脉通畅、瘀热化解，而数、疾、促脉得以恢复，心悸病愈。

（3）心气衰微，血脉瘀阻，瘀而化热

主要症状：心悸，气短，疲乏无力，胸闷或有疼痛，劳累后心悸，气短尤甚。

主要舌象：舌胖淡暗或暗红，苔薄。

主要脉象：促代。

本型主要见于频发室性期前收缩、频发房性期前收缩或频发结性期前收缩，甚至形成二联律或三联律者。

辨证分析：此型患者虽与上述两型同时具有"血脉瘀阻，瘀久化热"之形成促脉的病机，但是此型患者是促代脉，而前面两型是促脉。促脉是指脉数而有间歇，代脉是指脉间歇频发的脉象。因代脉主病是脏气虚衰，所以此型患者的病机是心气虚衰，血脉瘀阻，瘀而化热。与单纯促脉的区别是此型心气虚的程度严重，已达到虚衰的程度。此型患者多因先天禀赋心气不足，加之七情所伤，如大惊大恐心气耗伤，惊则气乱，恐则气下，都可损伤心气；或因忧思伤及心脾，亦可耗伤心气，致使心气更虚而达到虚衰之程度；饮食不节，脾气受伤，脾虚运化失常，化源不足，不能上奉于心，致使心之气血不足；劳累过度亦能伤脾，脾虚而致心气不足；或大病久病伤及心气等因素，均使心气大伤，亦致使心气衰微，不能帅血运行而致血脉瘀阻，瘀久化热，遂形成此型。本型表现在脉象的特点是见到促代脉。症状的特点是劳累后心悸加重及心律失常更加明显。

治法：补气通脉，清热凉血。

方药：自拟清凉补气调脉饮。

生芪 30g、太子参 30g、人参 10g、麦冬 15g、五味子 10g、丹参 30g、川芎 15g、香附 10g、香橼 10g、佛手 10g、丹皮 15g、赤芍 15g、黄连 10g。

方解：生芪、太子参、人参大补心气；麦冬、五味子养心阴以助补气；丹参、川芎活血通脉；香附、香橼、佛手理气以助通脉；丹皮、赤芍凉血清热；黄连厚肠。此方与治疗阳热类 1 型心律失常方——清凉滋补调脉汤的区别是，此方是前方加用生芪、人参等大补心气之品。因而前方功效只是补气滋阴、通脉凉血；此方功效则重补心气、通脉凉血；前方主治心气阴虚、血脉瘀阻、瘀而化热；此方则主治心气衰微、血脉瘀阻、瘀而化热。

（4）心阴血虚，血脉瘀阻，瘀而化热

主要症状：心悸，气短，胸闷，胸痛，面色不华，疲乏无力，大便易秘。

主要舌象：舌质红暗碎裂，薄白或少苔。

主要脉象：涩而数。

本型见于快速型心房颤动。

辨证分析：此型患者临床表现的特点是见涩而数脉。涩脉是细而迟，叁伍不调。此型的脉是叁伍不调，但不迟反而数，即快速型心房颤动。涩脉的主病是心阴精血亏虚，加之寒湿之邪闭阻血脉，所以典型的涩脉是细迟而叁伍不调。此型的脉象数而叁伍不调，是因为此型的病机为心阴精血亏虚而致血脉瘀阻，瘀而化热，而无寒湿之邪阻脉。此型与单纯涩脉型比较，心阴精血损伤更甚。此型的形成是由于先天禀赋阴精不足或失血、大汗等阴液精血耗伤，或五志过极，心之阴液精血耗伤，或因劳倦，特别是房劳过度损伤肾阴，肾水不能上济于心而致心阴液精血亏虚。以上诸多因素致心阴精血亏虚，不能濡润心脉，而致心脉瘀阻，瘀久化热，而成涩而数之脉象。舌质红暗碎裂，大便秘等也是阴液精血亏虚的征兆。

治法：滋养阴血、理气通脉、清热凉血。

方药：自拟清凉养阴调脉汤。

太子参 30g、沙参 30g、麦冬 15g、五味子 10g、白芍 15g、生地 15g、丹参 30g、川芎 15g、香附 10g、香橼 10g、佛手 10g、丹皮 15g、赤芍 15g、黄连 10g。

方解：沙参、麦冬、五味子、白芍、生地滋补心血；太子参补气以生阴血；丹参、川芎活血通脉；丹皮、赤芍清热凉血；黄连厚肠；香附、香橼、佛手理气以助活血通脉；全方共奏滋养阴血、理气通脉、凉血清热之功。此方的特点是滋养阴血，主治因心阴血亏虚，血脉瘀阻，瘀而化热而致之涩数脉。

（5）心气阴虚，肺瘀生水，瘀而化热

主要症状：心悸，气短，胸闷，胸痛，咳喘，甚而不能平卧，尿少，水肿。

主要舌象：舌质红暗，苔薄白或薄黄。

主要脉象：细数。

本型见于心力衰竭心动过速者。

辨证分析：此型患者的特点是除因心之气阴亏虚，血脉瘀阻，瘀而化热而引起的脉细数外，尚兼有肺失肃降，水饮停聚的表现。因此，其临床症状，除见心悸，气短，胸闷，胸痛等外，尚见咳喘，甚而不能平卧，尿少肢肿，舌质暗红，苔薄白或薄黄。此型数脉的形成除了因气阴两虚引起的血脉瘀阻，瘀久化生之"热"鼓动血脉，使脉搏增快外，尚有因水饮停聚，阻滞血脉，使血脉更加壅阻，瘀热更盛。因此这型的治疗法则，除益气养心、理气活血、凉血通脉外，尚需肃肺利水，使水饮去，血脉通，瘀热除，而数脉平。

治法：补气养心、肃肺利水、凉血清热。

方药：自拟清凉补利调脉饮。

生芪30g、太子参30g、麦冬15g、五味子10g、丹参30g、川芎15g、桑白皮30g、葶苈子30g^{包煎}、泽泻30g、车前子30g^{包煎}、丹皮15g、赤芍15g、黄连10g。

方解：生芪、太子参大补心气；麦冬、五味子滋心阴；丹参、川芎活血通脉；桑白皮、葶苈子、泽泻、车前子泻肺利水；丹皮、赤芍清热凉血；黄连厚肠。全方共奏补气养心、肃肺利水、凉血清热之功，使得心气阴充足，肺血运行，肺脉流通，水道通利，瘀热消退，而心悸平复、数脉调整。

2. 阴寒类（缓慢类）

主要症状：心悸，气短，胸闷，或胸痛，乏力，怕冷或不怕冷或怕热，肢凉或肢温。

主要舌象：质淡暗，苔薄白或白腻。

主要脉象：缓，迟，结，涩。

本类包括窦性心动过缓，病态窦房结综合征，房室传导阻滞，窦房传导阻滞及心室率慢的各种期前收缩，结区心律及室性自搏性心律等。

本类心律失常的主要病机是心脾肾气阳阴血虚损，寒湿、痰饮之邪阻滞心脉，心脉瘀阻不畅。总属阴寒类。本类可分为五型。各型间的差别是由于亏虚的脏腑不同，即亏在心脾或亏在心肾。再者是亏虚在气，或在阳，或在阴液精血的不同。另外还在于是湿邪阻脉，还是寒邪阻脉，或痰饮阻脉的不同。还有由于本虚表实孰轻孰重的区别。各型临床表现的主要差别是脉象，下面分别叙述之。

（1）心脾气虚，心脉瘀阻，血流不畅

主要症状：心悸，气短，胸闷或胸痛，乏力，不怕冷，可怕热，肢温不凉。

主要舌象：质淡暗，苔薄白。

主要脉象：缓而细弱。

本型可见于窦性心动过缓，结区心律，加速的室性自搏心律。

辨证分析：思虑过度，耗伤心脾，致使心脾不足；饮食不节，脾胃受伤，而致脾虚；劳累过度及先天禀赋心脾不足，大病久病耗伤心脾等均可致使心脾气虚、心脉失养、运行无力缓慢而出现缓脉。此型的特点是脉缓而非迟、非结，不怕冷，甚至怕热，四肢不凉而温，苔薄白质暗淡，一派心脾气虚，心脉失养，流行缓慢滞而不畅之象。但病在心脾而不在心肾，是虚证而不是虚寒证，无明显的痰湿之邪。

治法：健脾补气，活血升脉。

方药：自拟健脾补气调脉汤。

太子参 30g、生芪 30g、白术 30g、陈皮 10g、半夏 10g、茯苓 15g、羌活 15g、川芎 15g、丹参 30g。

方解：太子参、黄芪补气升阳；茯苓、白术、陈皮、半夏健脾化湿；羌活祛风以助化湿；川芎、丹参通脉。全方共奏健脾补气、活血通脉之功，使心脾气充足，心脉得养，缓脉得以平复。

（2）心脾气虚，湿邪停蓄，心脉受阻

主要症状：心悸，气短，胸闷或胸痛，乏力，不怕冷，肢温，脘腹胀满，纳差，大便不实不爽，头晕胀。

主要舌象：苔白厚腻，质淡暗。

主要脉象：脉缓而弦滑。

此型亦见于窦性心动过缓，结区心律及加速的室性自搏心律等。

辨证分析：情志所伤，思虑过度，耗伤心脾，脾失健运，湿邪停聚，心脉被阻。另外，饮食不节，劳累过度，先天禀赋心脾亏虚，大病久病耗伤心脾，也能使湿邪停聚，心脉被阻，致使脉搏缓慢。郁怒伤肝，肝木克土，气结湿停，心脉被阻。外感湿邪，阻滞心脉亦能引起脉搏缓慢，形成此型。这一类型的特点与前一类型相同之处是脉缓，不怕冷，肢温不凉，说明其病位同在心脾，同是心脾气虚为本，病位未涉及于肾，病情属于心脾气虚而无明显肾虚之象。与前一型不同之处是，此型以湿邪停聚为主，本虚标实，且标实表现突出，所以症见脘腹胀满，纳差，便不实不爽，头胀而晕，苔白厚腻，脉缓兼弦滑等湿停气结之象，但同时又有心悸，气短，乏力，舌淡暗等心脾气虚之证。此型是以湿为标，以虚为本。临床遇此型时宜急则治其标，化湿为主，兼顾健脾补气。待湿化后可按心脾不足，心失所养的（1）型治疗原则继续治疗，调养收功。

治法：化湿理气，活血升脉。

方药：自拟理气化湿调脉汤。

苏梗 10g、陈皮 10g、半夏 10g、白术 30g、茯苓 15g、川朴 10g、香附 10g、乌药 10g、羌活 15g、川芎 15g、丹参 30g、太子参 30g。

方解：白术、茯苓、陈皮、半夏健脾化湿；苏梗、川朴、香附、乌药理气化湿；羌活祛风以助化湿；川芎、丹参活血通脉；太子参补益心脾。全方共奏化湿通脉，补益心脾之功，使湿邪化，心脉通，心气足，缓脉愈。

（3）心脾肾虚，寒邪内生，阻滞心脉

主要症状：心悸，气短，胸闷，胸痛，乏力，怕冷，肢冷，便溏，腰腿酸软无力或可伴头晕耳鸣，阳痿等。

主要舌象：舌质淡暗，苔薄白或白滑。

主要脉象：迟脉。

此型主要见于病态窦房结综合征，三度房室传导阻滞，或二度Ⅱ型房室传导阻滞及室性自搏心律等。

辨证分析：禀赋薄弱，或老年脏气虚衰，劳倦过度，房事不节，生育过多，久病失养，暴病伤阳等导致心肾阳虚，阴寒之邪内生，阻滞心脉，致使脉迟。此型的特点是脉迟而非缓、非结，自觉怕冷，肢凉不温。所以此型的病性是阳虚而寒之证，不同于前面两型之气虚无寒。病位方面此型不仅在心脾而且涉及肾，所以可见腰腿酸软、头晕、耳鸣、阳痿等。此型之治则宜用辛温辛热之品温阳散寒，使寒痰祛而心脉通，迟脉转常，虚寒之证消失。

治法：温阳散寒，活血升脉。

方药：自拟温阳散寒调脉汤

生芪30g、太子参30g、白术30g、茯苓15g、附片10g、肉桂10g、鹿角10g、桂枝10g、川芎15g、丹参30g、干姜10g。

方解：附片、肉桂、鹿角、干姜、桂枝温阳散寒；生芪、太子参、白术、茯苓健脾益气，以助温阳散寒；川芎、丹参活血通脉。全方共取温阳散寒，活血升脉之功效。

（4）心脾肾虚，寒痰瘀结，心脉受阻

主要症状：心悸，气短，乏力，胸闷，胸痛，怕冷或不怕冷，肢温或肢冷。

主要舌象：舌质淡暗，苔薄白。

主要脉象：结脉（缓而间歇或迟而间歇），结代脉。

本型主要见于期前收缩而心室率慢者，二度Ⅰ型房室传导阻滞及心室率慢的窦房传导阻滞等。

辨证分析：本型的特点是结脉，或结代脉。结脉可有缓而间歇，或迟而间歇。两者的病机尚有分别，缓而时止是因心脾气虚加之湿痰与气血凝结阻滞心脉而成，迟而时止是因心脾肾阳虚，寒痰与气血凝结阻滞心脉。两者除脉有差别外尚可见症状有差别。缓而间歇者不怕冷、肢温，迟而间歇者怕冷而肢凉，同时迟而间歇者还可兼有头晕耳鸣、腰腿酸软等。此型与1型、2型的差别是此型为结脉而1、2型是缓脉，与3型的差别是此型为结脉而3型是迟脉。结脉与缓脉和迟脉形成方面的差别，是结脉除心脾肾虚极、寒痰湿阻脉等因素外，尚有气、血、老痰相凝结而心脉被阻的特点，因此脉流更加结滞不通，而出现脉有间歇之象。治疗结脉除补气或温阳散寒外，宜重在通气活血，逐痰破瘀散结。

结代脉是结脉而间歇频繁出现，甚而连续出现。结代脉与单纯结脉形成的区别是，结代脉的形成是气虚更甚，达到衰微的程度。所以治疗结代脉时要更加重用补气之品方可取得满意效果。

治法：温补心肾，祛寒化痰，活血散结。

方药：自拟温化散结调脉汤。

生芪30g、太子参30g、白术30g、茯苓15g、肉桂10g、鹿角10g、干姜10g、白芥子

10g、莱菔子 10g、陈皮 10g、半夏 10g、川芎 15g、三七粉 3g^{分冲}等。

方解：干姜、肉桂、鹿角温阳散寒；白芥子、莱菔子、陈皮、半夏、白术、茯苓化痰湿；生芪、太子参补气以助通阳散寒化痰湿之力；川芎、三七粉活血通脉散结。全方温补、散寒化痰、活血通脉散结。治疗心脾肾虚、寒痰瘀结、心脉受阻之脉结证。

（5）心肾阴阳俱虚，寒湿瘀阻，心脉涩滞

主要症状：心悸，气短，胸闷，胸痛，乏力，大便偏干。

主要舌象：舌暗红或兼碎裂，苔薄白。

主要脉象：细涩。

本型主要见于心室率缓慢的心房颤动。

辨证分析：本型的特点是见细迟且叁伍不调的涩脉。涩脉的形成与本型的病机是心脾肾之阴精及气阳俱虚，且阴津精血不足为主。阴血不足，心脉失其濡养，气阳不足，心脉失其温煦，且兼寒湿之邪阻滞心脉，诸多因素致使心脉受损，故出现脉缓而叁伍不调的涩脉。此型为阴阳气血俱虚，心脾肾俱病且兼寒湿之邪停蓄的复杂证型，因此治疗法则较其他类型更为复杂，取效更为困难。

治法：滋阴温阳、化湿散寒、活血通脉。

方药：自拟滋养温化调脉汤。

生芪 30g、太子参 30g、白术 30g、茯苓 15g、陈皮 10g、半夏 10g、干姜 10g、肉桂 10g、桂枝 10g、阿胶 10g、当归 10g、白芍 15g、生地 15g、川芎 15g、丹参 30g 等。

方解：白术、茯苓、陈皮、半夏健脾化湿；干姜、肉桂、桂枝温阳散寒；生芪、太子参补气，以助散寒化湿；当归、白芍、生地、阿胶滋补心肾之阴；川芎、丹参活血通脉。全方共使寒湿消散，心肾阴阳充足，心脉得以温煦濡润，心血得以畅通，涩脉得以纠正。

3. 三种兼有证候

在病程中各型均可能出现以下三种证候。

（1）气机郁结

主要兼有症状：脘腹、胸胁胀满，郁闷少欢。常叹息，大便欠畅，食纳欠佳。

主要兼有舌象：舌暗更甚。

主要兼有脉象：弦脉。

辨证分析：常因情志不舒，郁郁少欢，日久致肝气郁结，气机不畅，致使心脉瘀阻更甚，可加重前述各类型心律失常，或成为各型心律失常发作的诱因，因此各类各型心律失常如兼见气机郁结证候时须予以重视，加用疏郁理气药物方可取得良好疗效。

可选用郁金 10g、枳壳 10g、香附 10g、乌药 10g、大腹皮 10g、川朴 10g 等药。

（2）神魂不宁

主要兼有症状：失眠多梦，易惊，胆怯，精神不易集中，或坐卧不宁。

主要兼有舌象：舌淡暗。

主要兼有脉象：动脉。

辨证分析：此证候多为惊恐、郁怒、思虑、忧郁等情志损伤心神，使神魂不宁。心脏两大生理功能是：一为心主血脉，一为心藏神。心脏病变可分别出现两种功能失调的表现，同时两者又可互为影响。心脉流通不畅可致心神不宁，心神不宁又可加重心脉流通不畅。因此心律失常时若见神魂不宁则应予以重视，应加以相应治疗，否则治疗不会取得良好效果。尤其是睡眠不安及失眠会加重心律失常的出现，必须加用宁心安神之品。

各型如兼见神魂不宁，须在原有治法中加入安神定志之品，可选用菖蒲 10g、远志 10g、炒枣仁 30g、夜交藤 30g、合欢花 10g、莲子心 1.5g、百合 15g、生龙骨 15g^{先煎}、生牡蛎 15g^{先煎}等药。

（3）风热化毒

主要兼有症状：咽痒，咽痛，鼻塞，流涕，甚或恶寒发热，肢体酸痛，口干欲饮。

主要兼有舌象：舌红，苔薄白或薄黄。

主要兼有脉象：浮。

辨证分析：兼此证型时是因兼感上焦风热。心律失常的患者发病的重要环节是心脉瘀阻，若加之外感风热之邪，阻滞心脉，则必然加重心律失常的病情。尤其是阳热类心律失常再加风热之邪，内外之热相合，可使脉更急而更乱，则数、疾、促脉更加明显，所以若兼感风热时必须予以高度重视。此时需暂用疏风清热之方，待风热消退后再继续用原治疗心律失常之方药才为适宜。

疏风清化之品，可选用薄荷 10g、荆芥 10g、连翘 15g、双花 15g、板蓝根 10g、锦灯笼 10g 等药。

二、冠心病心绞痛辨证论治要旨

冠心病心绞痛是冠状动脉供血不足，心肌急剧地暂时性缺血缺氧引起的以发作性胸痛为主要表现的临床综合征。西医学认为该病病变主要为冠状动脉内膜脂质沉积和纤维组织增生引起血管腔狭窄，当血管腔狭窄小于 50% 时患者可无症状，当狭窄介于 50%~75% 时心肌缺血、需氧与供氧失衡时，由于代谢异常产生的腺苷、乳酸、激肽等致痛物质造成心绞痛。

《内经》中有关冠心病心绞痛有如下记载"心病者，胸中痛、胁下痛、膺背肩胛间痛、两臂内痛""手少阴之脉动，则病嗌干心痛，渴而欲饮，是为臂厥，是主心所生病者……""忧思则心气急，心气急则气道约，约则不利""手少阴气绝则脉不通，脉不通则血不流"。魏执真教授根据这些记载分析认为，冠心病心绞痛的中医病名为"胸痹""心痛"，其病位在心，病理是心脉不通，不通则痛，病性属本虚标实。心主血脉，脉为血之府，血液充盈方可循行脉内周流不息。而血液的周流又赖于心阳气的鼓动。心为阳中之太阳，以阳气为用。

心的阳气具有温煦和推动的作用，只有心阳气充沛，方能使血液正常运行，通达全身。如果心阳气衰弱，便使心用障碍，血行不利。另一方面，心脏以血为体，心阳气的温煦和推动正常，有赖于心阴血的濡养和滋润，正所谓"阴在内，阳之守也；阳在外，阴之使也"。若心阴血及心阳气不足，则心体、心用受损，均能引起血流不畅通的心痛。所以，心阳气及心阴血不足是冠心病心绞痛的根本原因。另外，忧郁思虑等情致因素伤及心脏，而致心脉气机阻滞；饮食不节，痰湿内生，阻滞心脉；寒邪内侵，阻滞心脉等也是心脉不通的原因。

因此，对于冠心病心绞痛的治疗，魏教授谨承恩师秦伯未老的教导，认为必须标本兼顾。治本，即补养阴血，扶助心阳，以促进血脉循行流畅。魏教授通过长期临床观察总结，临床上所见患者主要表现心之气阴不足，而单纯心阳虚者不多见，因此在药物选择上常用太子参、麦冬、五味子以扶正。太子参味甘微苦，性平，功能补气生津，为补气药中的清补之品，补而不燥。麦冬味甘微苦，性微寒，滋补肺胃之阴，兼养心阴，补而不腻。五味子味酸性温，可生津止渴，养心敛汗。三味药共用，又寓"生脉散"之意，既可补气，又能养阴，不燥不腻，对于心之气阴亏虚所致诸症，尤为适宜。另一方面，气属阳，补气也可扶助阳气。治标，即调理气机，活血通脉。这里魏教授用药的特点是"和血"。魏教授认为，该病的病理乃心脉阻滞，血流不畅，即血液在经脉之中流通不畅，并不等同于"瘀血"。瘀血致病的特点可见疼痛为刺痛、痛处固定、入夜尤甚，或见肿块、出血，或见面色黧黑、肌肤甲错，与心绞痛所见之症不同。所以魏教授在用药上，注重和血，避免应用三棱、莪术、水蛭、虻虫等破血之品，以免损伤正气。魏教授常用丹参、川芎二药。丹参一味，功同四物，其味苦，性微寒，善祛瘀生新，调养血脉。川芎乃血中气药，味辛性温，可上行头目，下行血海，行气活血，走而不守。二药一寒一温，相互配合，活血通脉而不伤正，并使药性不至于过寒或过温。另一方面，血属阴主静，血不能自行，需赖于气的推动，即"气为血之帅"之意。气机郁滞则血行不利，流通不畅，不通则痛，故而魏教授还十分重视理气药的应用，通过理气以助活血通脉。因该病之本为"虚"，魏教授认为当理气而不能破气，喜用香橼、佛手轻清之品，而很少应用青皮、枳实之属。香橼味辛酸苦，性温，有调气、宽胸、化痰之功；佛手味辛苦酸，性温，可理气和中，疏肝解郁。二味药皆药性和平，可调理气机，久用而不致伐伤正气。又因二药药力缓和，故魏教授还喜于方中同时应用香附一味。香附味辛微苦微甘，性平，《本草纲目》谓其"利三焦，解六郁，……其味多辛能散，微苦能降，微甘能和。乃足厥阴肝、手少阳三焦气分主药，而兼通十二经气分。"且香附兼入血分，为"血中气药"。香附、香橼、佛手三药共用，药力适中，使气机调畅，血行流通，而不流于耗气破气之弊。魏教授有时方中只有调气之品，而无活血之药，仍能取效，推究其中奥妙，概气行则血行，通过理气使血脉通畅，故而虽未用丹参、川芎，心痛亦解。此外，川芎毕竟性偏温，香附前人亦有"苦燥而能耗血散气"之说，久用稍有耗气伤阴之弊，而方中有太子参、麦冬、五味子，则可佐制二药的温燥之性。由此亦可以看出魏教授组方之严谨、轻灵、巧妙。另外，由于饮食不节，痰湿内生，或寒邪内侵，皆可阻滞心脉，而致心脉不通，故临床上魏教授还根据患者具体病因而相应选用化痰湿、逐寒邪等法则。

魏教授通过长期临床观察总结，认为冠心病心绞痛以下两型临床最为常见。

（一）心气阴虚、郁瘀阻脉

主要症状：心痛时作，心悸气短，胸闷憋气，疲乏无力，口干欲饮，大便欠畅。

主要舌象：舌质略红或嫩红裂，少苔或薄白苔。

主要脉象：细弦。

分析：忧郁思虑，使心之气阴耗损，气机不调，心脉瘀阻，心神失养，故见心痛时作，心悸气短，胸闷憋气，疲乏无力；舌质略红或嫩红裂、少苔、口干欲饮、大便欠畅为阴虚气滞所致。

治法：益气养心，理气通脉。

方药：自拟通脉理气汤。

太子参30g、麦冬15g、五味子10g、香附10g、香橼10g、佛手10g、丹参30g、川芎15g等。

方解：太子参、麦冬、五味子益心气养心阴；丹参、川芎活血通脉；香附、香橼、佛手理气以助通脉。全方共奏益气养心、理气通脉之功。

（二）心脾不足、痰湿阻脉

主要症状：心痛时作，心悸气短，乏力，胸胁苦满，脘腹痞胀，大便不爽，纳谷不香。

主要舌象：舌胖质淡暗，苔白厚腻。

主要脉象：弦滑。

分析：多食多饮伤及脾胃，脾失健运则痰湿内生，阻遏气机，痰气交阻，令心脉不通，故见心痛时作；脾气耗伤，心失所养，故见心悸气短，乏力；湿阻中焦，气机不畅，故见胸胁苦满，脘腹痞胀，尿便不爽，纳谷不香；舌胖质淡暗，苔白厚腻，脉沉滑或弦滑为脾虚湿盛，气滞痰阻之征。

治法：疏气化痰，益气通脉。

方药：自拟疏化活血汤。

苏梗10g、香附10g、乌药10g、川朴10g、陈皮10g、半夏10g、太子参30g、白术10g、茯苓15g、川芎15g、丹参30g等。

方解：白术、茯苓、半夏、陈皮健脾祛湿化痰；苏梗、川朴、香附、乌药理气宽胸，以助痰湿之邪得化；丹参、川芎活血通脉；太子参补益心脾。全方共奏疏气化痰，益气通脉之功。

三、糖尿病性心脏病辨证论治要旨

糖尿病性心脏病是糖尿病最主要的并发症之一，其中包括冠状动脉粥样硬化性心脏病（冠心病）、糖尿病性心肌病、微血管病变和自主神经功能紊乱所致的心律失常以及心功能不全，还可包括高血压性心脏病，总称为糖尿病性心脏病。其临床表现特点有休息时心动过速、心绞痛、无痛性心肌缺血、无痛性心肌梗死、直立性低血压和猝死、心力衰竭等。

糖尿病性心脏病的发病机制十分复杂，尚未完全阐明。目前认为，糖尿病性心肌病的发病机制可能与糖尿病所致的心肌细胞代谢紊乱，心肌内微血管病变有关；而糖尿病的冠状动脉粥样硬化则与高血糖症、高胰岛素血症、高血压、高脂蛋白血症以及血小板功能亢进、凝血异常、自主神经病变有关；至于心脏自主神经病变的主要病理改变，则为心脏自主神经纤维发生节段性断裂、增厚、嗜银高反应性和纤维数减少，这些可能与微血管病变引起神经营养失调，脂肪、糖和蛋白质的代谢紊乱有关。

在中医古代文献中，虽无糖尿病心脏病的名称，但有消渴并发心痛的记载。如东汉张仲景在《伤寒论》中曾有"消渴，气上撞心，心中痛热……"的记载。隋代巢元方在《诸病源候论》中也有"消渴重，心中痛"的论述。现多数人把糖尿病心脏病归属于"消渴"、"胸痹"、"心悸"的范畴，魏执真教授认为"糖尿病心脏病"的中医病名可称为"消渴病心病"；"糖尿病冠心病"的中医病名可称为"消渴病胸痹"；"糖尿病心脏病心律失常"可称为"消渴病心悸"；"糖尿病心脏病心衰"可称"消渴病心衰病"等。

魏执真教授认为：消渴病心病的病因属消渴病未能及时治疗进一步发展而成，其病位在心，涉及于肺、脾胃、肝、肾等脏腑，以心气阴虚或心脾两虚、血脉瘀阻、郁热或痰湿阻脉为其特点，病变总属本虚标实之证，进一步发展可致心气衰微，水饮停聚，甚或阴竭阳绝阴阳离绝证或阴阳猝绝而致厥证。

（一）消渴病心病的辨证规律及要点

消渴病的主要病机是肺脾肾之阴虚燥热，若不及时治疗，不断耗气伤阴进而涉及于心，使得心脏气阴耗伤，心体受损，心用失常，于是心脉瘀阻，心神不安，遂形成消渴病心病（糖尿病性心脏病）。另外，消渴病人多食多饮使中土受伤，脾失健运，痰湿内生，痰湿之邪阻滞气机，痰气互阻也可引起心脉不通而形成消渴病心病（糖尿病性心脏病）。其中心气阴虚，瘀郁阻脉或心脾两虚，痰湿阻脉而成消渴病胸痹（糖尿病冠心病或糖尿病心肌病）；心气阴虚，心脉瘀阻，瘀久化热而形成消渴病心悸病（糖尿病快速型心律失常）；心脾两虚，痰湿阻脉亦可形成消渴病心悸病（缓慢型心律失常）；若心脏病再进一步发展而成心用衰微，心脉瘀阻，进而引致其他脏腑经脉瘀阻，脏用失常而形成消渴病心衰（糖尿病心衰）。如血瘀于肺致肺失通调，三焦不利，水饮停聚而上逆，凌心射肺，可见心悸，气短，咳喘不能平卧，水肿，尿少。心气衰微，心脉瘀阻而致肝脾胃血脉瘀阻，可见胁胀痛，胁下痞块，腹胀，纳呆，大便溏或不爽，水肿加重。消渴病心病晚期肾阴阳虚衰，肾脉瘀阻，开阖失司可更致尿少，水肿，动则喘甚，同时头晕，目眩，腰膝酸软乏力，面目黧黑，肢凉。心气衰微，再进一步加重而致阴竭阳绝，阴阳离绝，则会出现消渴病脱证（休克），或阴阳猝绝离则可致消渴病厥证（猝死）。

（二）治疗方法

《素问·阴阳别论》载"二阳结谓之消"。《临证指南医案》亦指出"三消之证，虽有上、中、下之分，其实不越阴亏阳亢，津涸热淫而已"。从古至今多数医家都认为消渴病的基本病机为阴津亏耗，燥热偏盛，阴虚为本，燥热为标。魏执真教授认为，由于消渴病心病是消渴病演变而来，故本病发病早期的证候表现多与心脏气阴耗伤，或阴血亏虚、心脉瘀阻、瘀郁化热有关，治疗宜以益气养心、滋阴养血、理气通脉、清热凉血为主；发病中晚期，消渴病失治已久，心脾肺肾诸脏皆受损，阴阳俱虚，寒痰瘀血，水湿内停，治疗则应以温阳散寒，化湿理气，活血升脉，泻肺利水为主。如遇情志，外感所伤，出现气机郁结，神魂不宁，风热化毒等兼挟证候，也需辨证施治，灵活加减用药，以求疗效更佳。

（三）消渴病心病的辨证分型及治疗

1. 消渴病胸痹（糖尿病冠心病或糖尿病心肌病心绞痛）

（1）心气阴虚，瘀郁阻脉

主要症状：心痛时作，心悸气短，胸闷憋气，疲乏无力，口干欲饮，大便偏干。

主要舌象：舌质略红或嫩红裂，少苔或薄白苔。

主要脉象：细数或细弦数。

分析：消渴病耗气伤阴损及心脏，令心之气阴耗伤，血脉瘀阻，心神失养，故见心痛时作，心悸气短，胸闷憋气，疲乏无力；舌质略红或嫩红裂，少苔，口干欲饮，大便偏干为阴虚内热，耗伤阴津所致。

治法：益气养心，理气通脉。

方药：自拟通脉理气汤。

沙参30g、太子参30g、麦冬15g、五味子10g、生地10g、花粉10g、香附10g、香橼10g、佛手10g、丹参30g、川芎15g、三七粉3g^{分冲}等。

（2）心脾不足，痰气阻脉

主要症状：心痛时作，心悸气短，乏力，胸胁苦满，脘腹痞胀，大便不爽，纳谷不香。

主要舌象：舌胖质淡暗，苔白厚腻。

主要脉象：沉细而滑或弦滑。

分析：消渴病多食多饮伤及脾胃，脾失健运则痰湿内生，阻遏气机，痰气交阻，令心脉不通，故见心痛时作；脾气耗伤，心失所养，故见心悸气短，乏力；痰阻中焦，气机不畅，故见胸胁苦满，脘腹痞胀，尿便不爽，纳谷不香；舌胖质淡暗，苔白厚腻，脉沉滑或弦滑为脾虚湿盛，气滞痰阻之征。

治法：疏气化痰，益气通脉。

方药：自拟疏化活血汤。

苏梗 10g、香附 10g、乌药 10g、川朴 10g、陈皮 10g、半夏 10g、太子参 30g、白术 10g、茯苓 15g、川芎 15g、丹参 30g 等。

2. 消渴病心悸（糖尿病性心脏病心律失常）

消渴病心悸临床分两类、十种证型、三种证候。两类是阳热类（快速类）和阴寒类（缓慢类），各分为五种证型，各型又可兼见三种证候。

（1）阳热类

1）心气阴虚，血脉瘀阻，瘀郁化热

主要症状：心悸，气短，疲乏无力，胸闷或胸痛，面色少华，急躁怕热，口干欲饮。

主要舌象：舌质暗红，碎裂，苔薄白或薄黄。

主要脉象：数、疾、促、细。

分析：消渴日久伤及心脏，致使心脏气阴耗损，心脉瘀阻，瘀久化热，热可致急，瘀可致乱，遂引起胸闷或胸痛，心悸，数脉、疾脉，或数而时止的促脉；气短乏力，面色少华，口干欲饮，舌暗红碎裂，苔薄黄，脉细为心气阴虚，瘀郁化热之征。本型主要包括糖尿病心脏病合并窦性心动过速，阵发性室上性心动过速，心室率偏快的各种期前收缩，室性心动过速等。

治法：益气养心，理气通脉，凉血清热。

方药：自拟清凉滋补调脉汤加味。

太子参 30g、沙参 30g、麦冬 15g、五味子 10g、丹参 30g、川芎 15g、香附 10g、香橼 10g、佛手 10g、丹皮 15g、赤芍 15g、黄连 10g、葛根 15g、花粉 10g 等。

2）心脾不足，湿停阻脉，瘀郁化热。

主要症状：心悸，气短，疲乏无力，胸闷或有疼痛，口苦，纳差，脘腹痞满，大便溏，粘而不爽。

主要舌象：苔白厚腻或兼淡黄，舌质暗红。

主要脉象：数、疾、促、滑。

分析：消渴日久致脾虚痰湿内停，痰湿阻脉，心气耗损，痰气瘀阻，瘀久化热，热可致急，瘀可致乱，遂致数、疾、促、滑脉象；脘腹胀满、便黏不爽、口苦、纳差、苔白厚腻或兼淡黄是湿热困脾之象；胸闷或痛、舌质暗红为心脉瘀阻之征；心悸、气短、疲乏无力为心脾不足所致。此型亦可见于窦性心动过速、阵发性室上性心动过速、阵发性室性心动过速及各种心室率偏快的期前收缩。

治法：理气化湿、凉血清热、补益心脾。

方药：自拟清凉化湿调脉汤加味。

苏梗 10g、陈皮 10g、半夏 10g、白术 30g、茯苓 15g、川朴 10g、香附 10g、乌药 10g、川芎 15g、丹皮 15g、赤芍 15g、黄连 10g、太子参 30g、沙参 30g、石斛 10g、白芍 15g 等。

3）心气衰微，血脉瘀阻，瘀郁化热

主要症状：心悸，气短，疲乏无力，胸闷或有疼痛，劳累后心悸，气短尤甚。

主要舌象：舌胖暗红，苔薄。

主要脉象：促代。

分析：本型见促代脉，代脉主脏气衰微，故此型患者的病机是心气虚衰，血脉瘀阻，瘀郁化热，与单纯促脉的区别是此型心气虚的程度严重，已达到虚衰的程度。消渴病失治之初，致心气阴受损，血脉瘀阻，再失治则气阴由虚损至衰微，血脉瘀阻，瘀久化热，而致脉促代。劳累后心悸，气短尤甚，舌胖淡暗或暗红，为心气衰微、血脉瘀阻之征。本型主要见于频发室早，频发房早或频发结早，甚至形成二联律或三联律者。

治法：补气通脉，清热凉血。

方药：自拟清凉补气调脉饮加味。

生芪 30g、沙参 30g、人参 10g、麦冬 15g、五味子 10g、丹参 30g、川芎 15g、香附 10g、香橼 10g、丹皮 15g、赤芍 15g、黄连 10g 等。

4）心阴血虚，血脉瘀阻，瘀郁化热

主要症状：心悸，气短，胸闷，胸痛，面色不华，疲乏无力，大便易秘。

主要舌象：舌质暗红碎裂，薄白或少苔。

主要脉象：涩而数。

分析：此型的形成是由于先天禀赋阴精不足或失血，大汗等阴液精血耗伤，或五志过极，心之阴液精血耗伤，或因劳倦，特别是房劳过度损伤肾阴，肾水不能上济于心而致心阴液精血亏虚，不能濡润心脉，而致心脉瘀阻，瘀久化热，而成涩而数之脉象。舌质红暗碎裂，大便秘结等也是阴液精血亏虚的征象。本型主要见于快速型心房颤动。

治法：滋养阴血、理气通脉、清热凉血。

方药：自拟清凉养阴调脉汤加味。

太子参 30g、麦冬 15g、五味子 10g、白芍 15g、生地 15g、阿胶 10g[烊化]、丹参 30g、川芎 15g、香附 10g、香橼 10g、佛手 10g、丹皮 15g、赤芍 15g、黄连 10g 等。

5）心气阴虚，肺瘀生水，瘀郁化热

主要症状：心悸，气短，胸闷，胸痛，咳喘，甚而不能平卧，尿少，水肿。

主要舌象：舌质暗红，苔薄白或薄黄。

主要脉象：细数。

分析：此型的病因是由于阴虚燥热之消渴病未能及时治疗而致心气阴受损，血脉瘀阻，瘀而化热；心脉瘀阻进而涉及其他脏腑，肺脉瘀阻常先出现，导致肺用失常，肺失肃降，水饮停聚，遂出现心悸，气短，且咳喘不能平卧，尿少，水肿。舌暗红为血瘀之象，脉细数，苔薄黄乃气阴虚衰，瘀而化热之征。本型见于心力衰竭的心动过速者。主要见于消渴心衰病中重度（Ⅱ～Ⅲ度），以左心衰为主者。

治法：补气养心、肃肺利水、凉血清热

方药：自拟清凉补利调脉饮加味。

太子参30g、沙参30g、石斛10g、麦冬15g、五味子10g、丹参30g、川芎15g、桑皮30g、葶苈子30g^{包煎}、车前子30g^{包煎}、丹皮15g、赤芍15g、黄连10g等。

（2）阴寒类

1）心脾气虚，血脉瘀阻，血流不畅

主要症状：心悸，气短，胸闷或胸痛，乏力，不怕冷，口干，可怕热，肢温不凉。

主要舌象：舌质暗红，苔薄白。

主要脉象：细缓。

分析：阴虚燥热之消渴病失治日久，涉及心脾，致使心脾气虚，心脉失养，血流不畅，运行无力缓慢而出现缓脉。此型的特点是脉缓而非迟，非结，不怕冷，甚至怕热，四肢不凉而温，苔薄白质暗淡，一派心脾气虚，心脉失养，流行缓慢滞而不畅之象。但病在心脾而不在肾，是虚证而不是虚寒证，无明显的痰湿之邪。本型可见于窦性心动过缓，结区心律，加速性室性自主心律。

治法：健脾补气，活血升脉。

方药：自拟健脾补气调脉汤加味。

太子参30g、沙参30g、石斛10g、生芪30g、白术10g、陈皮10g、半夏10g、茯苓15g、羌活15g、川芎15g、丹参30g等。

2）心脾气虚，湿邪停聚，心脉受阻

主要症状：心悸，气短，胸闷或胸痛，乏力，不怕冷，口干，肢温，脘腹胀满，纳差，大便不实不爽，头晕胀。

主要舌象：舌质暗红，苔白厚腻。

主要脉象：脉缓而弦滑。

分析：此型的特点与前一类型相同之处是脉缓，不怕冷，肢温不凉，说明其病位同在心脾，同是心脾气虚为本，病位未涉及肾，属心脾气虚而无明显肾虚之象；与前一类型不同之处是，此型以湿邪停聚为主，本虚标实，且标实突出，故见脘腹胀满，纳差，便不实不爽，头胀而晕，苔白厚腻，脉缓兼弦滑等湿停气结之象，同时又有心悸，气短，乏力，舌淡暗等心脾气虚之证。此型亦见于窦性心动过缓、结区心律、加速性室性自主心律等。

治法：化湿理气，活血升脉。

方药：自拟理气化湿调脉汤加味。

苏梗 10g、陈皮 10g、半夏 10g、白术 10g、茯苓 15g、川朴 10g、香附 10g、乌药 10g、羌活 15g、川芎 15g、丹参 30g、太子参 30g、石斛 10g 等。

3）心脾肾虚，寒邪内生，阻滞心脉

主要症状：心悸，气短，胸闷，胸痛，乏力，怕冷，肢冷，便溏，腰腿酸软无力或可伴头晕耳鸣、阳痿等。

主要舌象：舌质淡暗，苔薄白或白滑。

主要脉象：迟脉。

分析：消渴病失治日久而致心肾阳虚，阴寒之邪内生，阻滞心脉，致使脉迟。此型的特点是脉迟而非缓、非结，自觉怕冷，肢凉不温，所以此型的病性是阳虚而寒之证，不同于前面两型之气虚无寒。病位则不仅在心脾，而且涉及肾，故可见腰腿酸软、头晕、耳鸣、阳痿等。此型主要见于病态窦房结综合征，三度房室传导阻滞或二度Ⅱ型房室传导阻滞及室性自主心律等。

治法：温阳散寒，活血升脉。

方药：自拟温阳散寒调脉汤加味。

生芪 30g、太子参 30g、白术 10g、茯苓 15g、附片 10g、肉桂 10g、生鹿角 10g、桂枝 10g、川芎 15g、丹参 30g、干姜 10g 等。

4）心脾肾虚，寒痰瘀结，心脉受阻

主要症状：心悸，气短，乏力，胸闷，胸痛，怕冷或不怕冷，肢温或肢冷。

主要舌象：舌质淡暗，苔薄白。

主要脉象：结脉（缓而间歇或迟而间歇），结代脉。

分析：本型的特点是脉结或结代。结脉可有缓而间歇，或迟而间歇，两者的病机尚有区别，缓而时止者是因心脾气虚加之湿痰与气血凝结，阻滞心脉而成；迟而时止者是因心脾肾阳虚，寒痰与气血凝结，阻滞心脉。两者的症状尚有差别，缓而间歇者不怕冷，肢温；迟而间歇者怕冷而肢凉。结代脉是结脉间歇频繁出现，甚而连续出现。结代脉与单纯结脉的区别是气虚更甚，已达到衰微的程度。本型主要见于期前收缩而心室率慢者，二度Ⅰ型房室传导阻滞及心室率慢的窦房传导阻滞等。

治法：温补心肾，祛寒化痰，活血散结。

方药：自拟温化散结调脉汤加味。

生芪 30g、太子参 30g、白术 10g、茯苓 15g、肉桂 10g、生鹿角 10g、干姜 10g、白芥子 10g、莱菔子 10g、陈皮 10g、半夏 10g、川芎 15g、三七粉 3g^{分冲}等。

5）心肾阴阳俱虚，寒湿瘀阻，心脉涩滞

主要症状：心悸，气短，胸闷，胸痛，乏力，大便偏干。

主要舌象：舌暗红或兼碎裂，苔薄白。

主要脉象：细涩。

分析：本型的特点是细迟且叁伍不调的涩脉。涩脉的形成与本型的病机是心脾肾之阴精及气阳俱虚，且阴津精血不足为主。阴血不足心脉失其濡养；气阳不足，心脉失其温煦，且兼寒湿之邪阻滞心脉，诸多因素致使心脉受损，故出现脉细且缓而叁伍不调的涩脉。此型为阴阳气血俱虚，心脾肾俱虚且兼寒湿之邪停蓄的复杂证型。本型主要见于心室率缓慢的心房颤动。

治法：滋阴温阳、化湿散寒、活血通脉。

方药：自拟滋养温化调脉汤加味。

生芪 30g、太子参 30g、白术 10g、茯苓 15g、陈皮 10g、半夏 10g、干姜 10g、肉桂 10g、阿胶 10g烊化、当归 10g、白芍 15g、生地 15g、川芎 15g、丹参 30g 等。

（3）三种兼有证候

1）气机郁结

主要兼有症状：脘腹、胸胁胀满，郁闷少欢。常叹息，大便欠畅，食纳欠佳。

主要兼有舌象：舌暗更甚。

主要兼有脉象：弦脉。

分析：常因情志不舒，郁郁少欢，日久致肝气郁结，气机不畅，致使心脉瘀阻更甚，可加重前述各类型心律失常，或成为各型心律失常发作的诱因。

治法：须在该型原有治法中加入理气解郁药物。

用药：可选用郁金 10g、枳壳 10g、香附 10g、乌药 10g、大腹皮 10g、川朴 10g 等药。

2）神魂不宁

主要兼有症状：失眠多梦，易惊，胆怯，精神不易集中，或坐卧不宁。

主要兼有舌象：舌淡暗。

主要兼有脉象：动脉。

分析：此证候多为惊恐、郁怒、思虑、忧郁等情志损伤心神，使神魂不宁，从而加重心脉流通不畅。

治法：须在该型原有治法中加入安神定志药物。

用药：可选用菖蒲 10g、远志 10g、炒枣仁 30g、夜交藤 30g、合欢花 10g、莲子心 1.5g、百合 15g、生龙骨 20g先煎、生牡蛎 20g先煎等药。

3）风热化毒

主要兼有症状：咽痒，咽痛，鼻塞，流涕，甚或恶寒发热，肢体酸痛，口干欲饮。

主要兼有舌象：舌红，苔薄白或薄黄。

主要兼有脉象：浮。

分析：兼此证候是因兼感上焦风热。心律失常的患者发病的重要环节是心脉瘀阻，若加之外感风热之邪，阻滞心脉，则必然加重心律失常的病情。尤其是阳热类心律失常再加风热之邪，内外之热相合，可使脉更急而更乱，则数、疾、促脉更加明显。

治法：暂停原方，运用疏风清热之法，直至风热之邪消退。

用药：可选用薄荷10g、荆芥10g、连翘15g、双花15g、板蓝根10g、锦灯笼10g、黄芩10g等药。

3. 消渴病心衰（糖尿病性心脏病心功能不全）

（1）心气阴衰，血脉瘀阻，心用失司

主要症状：心悸，气短，气喘，动则尤甚。

主要舌象：舌质暗红少津，苔薄白。

主要脉象：细数。

分析：阴虚燥热之消渴病未能及时治疗而致心气阴受损，血脉瘀阻，再失治则心气阴由虚损至衰微，血瘀更甚，心用失司，则出现心悸、气短、气喘，动则尤甚；脉细数为气阴不足衰微之象，舌暗红为血脉瘀阻之象。此型主要见于消渴病心衰轻度（心功能不全Ⅰ度）。

治法：益气养心，活血通脉。

方药：生黄芪30g、太子参30g（或人参10g）、沙参30g、麦冬15g、五味子10g、丹参30g、川芎15g、香附10g、乌药10g、香橼10g、佛手10g、花粉10g等。

（2）心气阴衰，血脉瘀阻，肺失肃降

主要症状：心悸，气短，咳喘，不能平卧，尿少，浮肿。

主要舌象：舌质暗红，苔薄白。

主要脉象：细数。

分析：阴虚燥热之消渴病未能及时治疗而致心气阴受损，血脉瘀阻，再继失治则心气阴由虚损至衰微，血瘀更甚而致肺脉亦见瘀阻，进而肺失肃降，水湿停聚，遂出现心悸，气短，且咳喘不能平卧，尿少，浮肿。舌暗为血瘀之象，脉细数乃气阴虚衰之脉。此型主要见于消渴病心衰中重度（心功能不全Ⅱ～Ⅲ度），以左心衰为主者。

治法：益气养心，活血通脉，泻肺利水。

方药：生黄芪30g、太子参30g（或人参10g）、沙参30g、麦冬15g、五味子10g、丹参30g、川芎15g、香附10g、乌药10g、桑白皮30g、葶苈子30g、泽泻30g、车前子30g^{包煎}、石斛10g、花粉10g等。

（3）心气衰微，血脉瘀阻，肝失疏泄，脾失健运

主要症状：心悸，气短，胁胀痛，胁下痞块，脘腹胀满，肢肿，尿少，大便溏或不爽。

主要舌象：舌质暗红，苔薄白。

主要脉象：细数。

分析：阴虚燥热之消渴病未能及时治疗而致心气阴受损，血脉瘀阻，再继失治则心气阴由虚损至衰微，血瘀更甚而致肝脾之脉亦见瘀阻，肝失疏泄，脾失健运，故出现心悸，气短，胁胀痛，胁下痞块，脘腹胀满，水肿尿少，大便溏或不爽。此型主要见于消渴病心衰中重度（心功能不全Ⅱ～Ⅲ度），右心衰为主者。

治法：益气养心，活血通脉，疏肝健脾。

方药：生黄芪 30g、太子参 30g、沙参 30g、麦冬 15g、五味子 10g、丹参 30g、川芎 15g、香附 10g、乌药 10g、郁金 10g、青陈皮各 10g、川楝子 10g、白术 10g、茯苓 15g、泽泻 30g、车前子 30g^{包煎}、桃仁 10g、红花 10g、花粉 10g 等。

（4）心气衰微，血脉瘀阻，肾失开阖

主要症状：心悸，气短，咳喘不能平卧，尿少，水肿，头晕，耳鸣，腰酸腿软，面目黧黑，甚而肢凉怕冷。

主要舌象：舌质淡瘦。

主要脉象：细数。

分析：阴虚燥热之消渴病，未能及时治疗而致心气阴受损，心脉瘀阻，再继失治，则心气阴由虚损至衰微，血瘀更甚，而致肾脉瘀阻，进而肾气阴耗伤，开阖失司而致心悸，气短，尿少，水肿，咳喘，耳鸣，腰酸，面目黧黑，甚而肢冷怕冷。此型多见于消渴病心衰晚期。

治法：益气养心，活血通脉，温肾利水。

方药：生芪 30g、太子参 30g、沙参 30g、麦冬 15g、五味子 10g、香附 10g、乌药 10g、丹参 30g、川芎 15g、生地 15g、山萸肉 10g、附子 10g、肉桂 10g、葫芦巴 10g、车前子 30g^{包煎}、泽泻 30g 等。

四、心力衰竭辨证论治要旨

心力衰竭（简称心衰）是由于任何心脏结构或功能异常导致心室充盈或射血能力受损的一组复杂临床综合征，主要表现呼吸困难和乏力（活动耐量受损），以及液体潴留（肺瘀血和外周水肿）。心衰为各种心脏疾病的严重和终末阶段，发病率高，是当今最为重要的心血管病之一。

依据左心室射血分数（LVEF），心衰可分为 LVEF 降低的心衰（heart failure with reduced left ventricular ejection fraction，HF-REF）和 LVEF 保留的心衰（heart failure with preserved left ventricular ejection fraction，HF-PEF）。前者是指传统概念上的收缩性心衰，后者则指舒张性心衰。LVEF 保留或正常的情况下收缩功能仍可能是异常的，部分心衰患者收缩功能异常和舒张功能异常可以共存。LVEF 是心衰患者分类的重要指标，同时与预后及治疗反应相关。

心衰的发病机制主要与心肌病理性重构和神经内分泌系统过度激活导致的系统反应有关。根据心衰发生发展的过程，分为前心衰（A）、前临床心衰（B）、临床心衰（C）和难治性终末期心衰（D）。

心衰按患者所能胜任的体力活动能力将心功能分为 4 级（NYHA 分级）。Ⅰ级：活动不受限，日常体力活动不引起明显的气促、疲乏或心悸。Ⅱ级：活动轻度受限，休息时无症状，日常活动可引起明显的气促、疲乏或心悸。Ⅲ级：活动明显受限，休息时可无症状，轻于日常活动即引起显著气促、疲乏或心悸。Ⅳ级：休息时也有症状，稍有体力活动症状即加重。任何体力活动均会引起不适。该分级心衰症状严重程度与心室功能的相关性较差，但与生存率明确相关，而轻度症状的患者仍可能有较高的住院和死亡的绝对风险。

慢性心衰的治疗自 20 世纪 90 年代以来发生了重大转变，包括长期的修复性策略，采用神经内分泌抑制剂，并积极应用非药物的器械治疗。心衰的治疗目标不仅要改善症状、提高生活质量，更重要的是防止和延缓心肌重构的发展，从而降低心衰的病死率和住院率。

舒张性心衰目前认为是由于左室舒张期主动松弛能力受损和心肌顺应性降低，导致左室在舒张期充盈受损，心搏量减少，左室舒张末期压增高而发生的心衰。可与收缩功能障碍同时出现，也可单独存在。主要临床表现有：①有典型心衰的症状和体征；②LVEF 正常或轻度下降（≥45%），且左心室不大；③有相关结构性心脏病存在的证据（如左心室肥厚、左心房扩大）和（或）舒张功能不全；④超声心动图检查无心脏瓣膜病，并可排除心包疾病、肥厚性心肌病、限制性心肌病等。

针对 HF-PEF 的临床研究未能证实对 HF-REF 有效的药物如 ACEI、ARB、β 受体阻滞剂等可改善 HF-PEF 患者的预后和降低病死率。VALIDD 试验提示对伴有高血压的心衰患者降压治疗有益。

魏执真教授认为心衰的病机，是各种心体病变日久不愈，心体受损，心气衰微，其病位在"心"，心气衰微是该病的关键。心主周身之血脉，心气衰微不能帅血畅行，进而引起其他脏腑经脉瘀阻，气机壅塞，脏用失常。心衰影响他脏大体上是沿着肺—肝—脾—胃—肾的顺序发展。根据这一特点，在心衰的治疗上，以益气养心、理气通脉为基本法则，再依据他脏受损情况，分别加用调整相应受损脏腑功能的治法。以下分别叙述之。

（一）心气衰微，血脉瘀阻，心用失司

主要症状：心悸且烦，神疲乏力，动则气喘，汗出，口唇暗紫。

主要舌象：舌质暗红，苔薄白。

主要脉象：细数无力。

分析：各种心体病变日久不愈，心体受损，心气衰微，心用失司，则出现心悸且烦，神疲乏力，动则气喘，汗出，口唇暗紫；脉细数无力为心气不足衰微之象，舌暗红为血脉瘀阻之象。

治法：益气养心，理气通脉。

方药：生黄芪 30g、太子参 30g、麦冬 15g、五味子 10g、丹参 30g、川芎 15g、香附 10g、乌药 10g、香橼 10g、佛手 10g 等。

方解：生黄芪、太子参、麦冬、五味子益气养阴，丹参、川芎活血通脉，香附、乌药、

香橼、佛手理气以助通脉。

（二）兼肺脉瘀阻

兼有症状：胸闷气憋，咳逆倚息不能平卧，尿少肢肿。

主要舌象：舌质暗红，苔腻。

主要脉象：弦滑数。

分析：心气衰微不能帅血畅行，进而引起肺脉瘀阻，致肺失肃降，治节失司，不能通调水道下输膀胱，而致水饮停聚，上逆凌心射肺，出现胸闷气憋，咳逆倚息不能平卧，尿少肢肿；舌暗红苔腻、脉弦滑为血脉瘀阻，兼有水湿之象。

治法：益气养心，理气通脉，泻肺利水。

方药：生黄芪30g、太子参30g、麦冬15g、五味子10g、丹参30g、川芎15g、香附10g、乌药10g、香橼10g、佛手10g、桑白皮30g、葶苈子30g、泽泻30g、车前子包煎30g等。

方解：于益气养心、理气通脉之基本方中加用桑白皮、葶苈子、泽泻、车前子以清肃肺气、泻肺利水。

（三）兼肝脉瘀阻

兼有症状：胁胀疼痛或胁下痞块。

主要舌象：舌质紫暗。

主要脉象：细弦数。

分析：肝脉瘀阻，致肝失疏泄，则见胁胀疼痛或胁下痞块；舌紫暗、脉弦为血脉瘀阻、肝失疏泄之象。

治法：益气养心，行气活血，养阴柔肝。

方药：生黄芪30g、太子参30g、麦冬15g、五味子10g、丹参30g、川芎15g、香附10g、乌药10g、香橼10g、佛手10g、郁金10g、青皮10g、当归10g、白芍15g、桃仁10g、红花10g、赤芍10g等。

方解：于益气养心、理气通脉之基本方中加用郁金、青皮、当归、白芍、桃仁、红花、赤芍以行气活血、养阴柔肝。

（四）兼脾胃脉络瘀阻

兼有症状：脘腹胀满不适，纳呆，恶心，便溏。

主要舌象：舌质暗舌体偏胖，苔腻。

主要脉象：细弦数或滑数。

分析：脾胃脉络瘀阻，致脾失健运，胃失受纳，则出现脘腹胀满、纳呆、恶心、便溏；舌暗略胖苔腻、脉细弦或滑为脾胃脉络瘀阻，脾失健运，水湿内生之象。

治法：益气养心，理气通脉，健脾利湿。

方药：生黄芪30g、太子参30g、麦冬15g、五味子10g、丹参30g、川芎15g、香附10g、乌药10g、香橼10g、佛手10g、白术15g、茯苓15g、陈皮10g、半夏10g、泽泻30g、车前子^{包煎}30g、川朴10g、大腹皮10g等。

方解：于益气养心、理气通脉之基本方中加用白术、茯苓、陈皮、半夏健脾和胃，泽泻、车前子利水渗湿，川朴、大腹皮行气以助湿化。

（五）兼肾脉瘀阻

兼有症状：尿便闭塞不通，腰酸肢冷，耳鸣，头晕，肢凉怕冷，面色黧黑。

主要舌象：舌质暗红，苔薄白腻，或舌光红而瘦。

主要脉象：细滑数。

分析：肾脉瘀阻，关门开合不利，则见尿便闭塞不通等症；舌质暗红，苔薄白腻，或舌光红而瘦，脉细滑为肾脉瘀阻，肾用失司之象。

治法：益气养心，理气通脉，温肾利水。

方药：生黄芪30g、太子参30g、麦冬15g、五味子10g、丹参30g、川芎15g、香附10g、乌药10g、香橼10g、佛手10g、山萸肉10g、山药10g、制附子10g、肉桂10g、葫芦巴10g、泽泻30g、车前子^{包煎}30g等。

方解：于益气养心、理气通脉之基本方中加用制附子、肉桂、葫芦巴以温肾阳，山药健脾补肾，山萸肉既能补肾益精，又能温肾助阳，寓"善补阳者，必于阴中求阳"之意，泽泻、车前子利水。

由于心衰在不同阶段各脏腑受损程度不同，因此上述心气衰微、心用失司及

他脏兼证出现于心衰不同阶段，大体上，心衰Ⅰ度时，主要为心气衰微、心用失司；而心衰Ⅱ～Ⅲ度时，则为涉及肺、肝、脾胃、肾等脏。从另一角度看，兼见肺脉瘀阻时主要见于左心衰；兼见肝、脾胃及肾脉瘀阻时主要见于右心衰。心衰晚期则出现肾脉瘀阻，肾阴耗竭，肾阳衰竭，导致阴竭阳绝、阴阳将脱的垂危状态，此时急宜回阳救逆，用独参汤、四逆汤加五味子、山萸肉等以治疗。

以上所述，为以"心"为中心，按照他脏受影响的顺序来分析心衰的治疗。下面，从辨证分型角度，再行分析。根据主症舌脉，临床上常见以下几种分型。

（一）心气衰微，血脉瘀阻，心用失司（类似于心衰Ⅰ度）

主症：心悸，气短，气喘，活动多则出现。

主舌象：舌质暗红少津，苔薄白。

主脉：细数。

治法：益气养心，理气通脉。

方药：生黄芪 30g、太子参 30g（或人参 10g）、麦冬 15g、五味子 10g、丹参 30g、川芎 15g、香附 10g、乌药 10g、香橼 10g、佛手 10g 等。

（二）心气阴衰，血脉瘀阻，肺失肃降（肺瘀生水）（类似于心衰Ⅱ～Ⅲ度）

主症：心悸，气短，咳喘，不能平卧，尿少，水肿。

主舌象：舌质暗红，苔白腻。

主脉：弦滑数。

治法：益气养心，活血通脉，泻肺利水。

方药：生黄芪 30g、太子参 30g（或人参 10g）、麦冬 15g、五味子 10g、丹参 30g、川芎 15g、香附 10g、乌药 10g、桑白皮 30g、葶苈子 30g、泽泻 30g、车前子包煎30g 等。

（三）心气衰微，血脉瘀阻，肝失疏泄，脾失健运（类似于右心衰）

主症：心悸，气短，胁胀痛，胁下痞块，脘腹胀满，肢肿，尿少，大便溏或不爽。

主舌象：舌质暗红，苔薄白。

主脉：细弦数。

治法：益气养心，活血通脉，疏肝健脾。

方药：生黄芪 30g、太子参 30g、麦冬 15g、五味子 10g、丹参 30g、川芎 15g、香附 10g、乌药 10g、枳壳 10g、川朴 10g、白术 15g、茯苓 15g、郁金 10g、青皮 10g、当归 10g、桃仁 10g、红花 10g、泽兰 15g、泽泻 30g 等。

（四）心气衰微，血脉瘀阻，肾失开合（类似于心衰晚期）

主症：心悸，气短，咳喘不能平卧，尿少水肿，头晕，耳鸣，腰腿酸软，面目黧黑，甚而肢凉怕冷。

主舌象：舌质淡瘦，苔少。

主脉：细数。

治法：益气养心，活血通脉，温肾利水。

方药：生黄芪 30g、太子参 30g、麦冬 15g、五味子 10g、丹参 30g、川芎 15g、香附 10g、乌药 10g、山萸肉 10g、山药 10g、生地 10g、肉桂 10g、制附子 10g、葫芦巴 10g、泽兰 15g、泽泻 30g、车前子包煎30g 等。

五、心肌病辨证论治要旨

心肌病是一组原因未明的原发性或特发性心肌疾病。临床表现主要有心脏扩大、心力衰竭、心律失常、血栓栓塞和猝死。分为扩张型（充血型）、肥厚型及限制型心肌病。其中扩张型及肥厚型心肌病临床常见。

扩张型心肌病发病年龄轻，起病缓慢，多在临床症状明显时才就诊，如有气急，甚至端坐呼吸，水肿和肝大等充血性心力衰竭的症状和体征时才被诊断。常合并各种类型的心律失常。心电图常具有非特异性 ST-T 改变，异常 Q 波，左室肥厚，左或右束支传导阻滞或房室传导阻滞，房性或室性心律失常。超声心动图左、右心室扩大，室壁变薄或正常，弥漫性运动减弱；左房扩大，二尖瓣或三尖瓣反流；有时心腔内有血栓；可有左或（和）右室射血分数降低。扩张型心肌病缺乏特异性诊断指标，临床上看到心脏扩大、心律失常和充血性心力衰竭的患者时，如超声心动图证实有心脏扩大与心脏弥漫性搏动减弱，即应考虑有本病的可能，但应除外各种病因明确的器质性心脏病，才可以确立诊断。

肥厚型心肌病以青壮年多见，常有家族史。部分患者可无症状，因猝死或在体检中才被发现。许多患者有心悸、胸痛、劳力性呼吸困难。伴有流出道梗阻的患者可在起立或运动时出现眩晕，甚至神志丧失等。心电图常有左室或双室肥厚及左房扩大改变，左束支传导阻滞，偶有前壁或下壁出现深的 Q 波或 QS 型，酷似心肌梗死，但 Q 波窄、R 波高可鉴别。超声心动图对诊断本病具有重要意义。室间隔不对称性肥厚，舒张期间隔厚度/后壁厚度 >1.3，间隔运动低下。有梗阻的病例可见室间隔流出道部分向左心室内突出，二尖瓣前叶收缩期前向运动（systolic anterior movement，SAM）征及主动脉瓣收缩中期关闭现象。

目前西医治疗心肌病虽有一定疗效，但尚存在许多困难。魏教授通过长期临床观察体会、潜心研究总结，运用中医辨证论治的方法治疗心肌病，可使一些经西医治疗后疗效欠满意的患者，获得比较满意的疗效。

（一）扩张型心肌病

根据扩张型心肌病的临床主要表现是心悸，心率快，气短，乏力，甚至气急，端坐呼吸，水肿和肝大等，魏教授认为该病的病因病机是先天禀赋心气阴血亏虚，心体失养；外感六淫之邪伤及心体；思虑过度、忧郁惊恐、劳倦过度、饮食不节及大病久病等耗伤心气阴血，均使心体受损，心用虚衰，因心气虚衰，无力帅血运行，致心脉瘀阻；进一步引起其他脏腑血脉瘀阻，气机壅塞，诸脏之"用"皆有减损；故本病的病位在"心"，但也涉及肺、脾、胃、肝、肾等脏腑。以心气衰微，水饮停聚，或瘀郁日久化热为其特点。临床上常见如下证型。

1. 心气阴衰，心脉瘀阻

主症：心悸，气短，气喘，活动多则出现。

主要舌象：舌质暗红少津，苔薄白。

主脉：细数。

治法：益气养心，理气通脉。

方药：生黄芪 30g、太子参 30g、麦冬 15g、五味子 10g、丹参 30g、川芎 15g、香附 10g、乌药 10g、香橼 10g、佛手 10g 等。

2. 心气阴衰，血脉瘀阻，肺失肃降

主症：心悸，气短，咳喘，不能平卧，尿少，浮肿。

主要舌象：舌质暗红，苔薄白。

主脉：弦滑数。

治法：益气养心，活血通脉，泻肺利水。

方药：生黄芪 30g、太子参 30g、麦冬 15g、五味子 10g、丹参 30g、川芎 15g、桑白皮 30g、葶苈子 30g、泽泻 30g、车前子[包煎]30g、香附 10g、乌药 10g 等。

3. 心气衰微，血脉瘀阻，肝失疏泄，脾失健运

主症：心悸，气短，胁胀痛，胁下痞块，脘腹胀满，肢肿，尿少，大便溏或不爽。

主要舌象：舌质暗红，苔薄白。

主脉：细弦数。

治法：益气养心，活血通脉，疏肝健脾。

方药：生黄芪 30g、太子参 30g、麦冬 15g、五味子 10g、丹参 30g、川芎 15g、香附 10g、乌药 10g、川朴 10g、郁金 10g、青皮 10g、川楝子 10g、白术 15g、茯苓 15g、泽泻 30g、桃仁 10g、红花 10g 等。

4. 心气衰微，血脉瘀阻，肾失开合

主症：心悸，气短，咳喘不能平卧，尿少水肿，头晕，耳鸣，腰酸腿软，面目黧黑，甚而肢冷怕凉。

主要舌象：舌质淡瘦，少苔或无苔。

主脉：细数。

治法：益气养心，活血通脉，温肾利水。

方药：生黄芪 30g、太子参 30g、麦冬 15g、五味子 10g、香附 10g、乌药 10g、丹参 30g、川芎 15g、生地 15g、山萸肉 10g、制附子 10g、肉桂 10g、葫芦巴 10g、车前子[包煎]30g、泽泻 30g 等。

5. 心气阴虚，肺瘀生水，瘀郁化热

主症：心悸，气短，胸闷，咳喘，甚而不能平卧，尿少，肢肿。

主要舌象：舌质暗红，苔薄白或薄黄。

主脉：脉细数。

治法：补气养心，肃肺利水，凉血清热。

方药：生黄芪 30g、太子参 30g、麦冬 15g、五味子 10g、丹参 30g、川芎 15g、桑白皮 30g、葶苈子[包煎]30g、泽泻 30g、车前子[包煎]30g、丹皮 15g、赤芍 15g、黄连 10g 等。

6. 心阴血虚，血脉瘀阻，瘀而化热

主症：心悸，气短，胸闷，乏力，大便易秘。

主要舌象：舌质红暗碎裂，苔薄白或少苔。

— 35 —

主脉：涩而数。

治法：滋养阴血、理气通脉、清热凉血。

方药：太子参30g、沙参30g、麦冬15g、五味子10g、白芍15g、生地15g、丹参30g、川芎15g、香附10g、香橼10g、佛手10g、丹皮15g、赤芍15g、黄连10g等。

（二）肥厚型心肌病

根据肥厚型心肌病常有家族史，且多数患者有心悸、胸痛、劳力性呼吸困难，有的患者可在起立或运动时出现眩晕等表现，魏教授认为该病的病因病机主要是先天禀赋不足或劳倦过度、思虑忧郁等使心气阴耗伤，心体受损，气血运行不畅，心脉瘀阻；或饮食不节、思虑伤脾，脾失健运，痰湿内生，痰湿之邪阻滞气机，痰气互阻也可引起心脉不通；血脉瘀阻日久又可化热；另外，心脉瘀阻兼肝肾阴虚，可致阴虚肝旺，肝阳上亢。临床常见如下证型。

1. 心气阴虚，心脉瘀阻

主症：心痛时作，心悸气短，胸憋，疲乏无力，口干欲饮，大便偏干。

主要舌象：舌质暗红或嫩红裂，少苔或薄白苔。

主脉：细数或细弦数。

治法：益气养心，理气通脉止痛。

方药：太子参30g、麦冬15g、五味子10g、香附10g、香橼10g、佛手10g、丹参30g、川芎15g等。

2. 心脾不足，痰气阻脉

主症：心痛时作，心悸气短，乏力，胸胁苦满，脘腹痞胀，大便不爽，纳谷不香。

主要舌象：舌胖质淡暗，苔白厚腻。

主脉：沉细而滑或弦滑。

治法：疏气化痰，益气通脉。

方药：苏梗10g、香附10g、乌药10g、川朴10g、陈皮10g、半夏10g、太子参30g、白术10g、茯苓15g、川芎15g、丹参30g等。

3. 心气阴虚，血脉瘀阻，瘀郁化热

主症：心悸，气短，胸闷，乏力，面色少华，口干欲饮。

主要舌象：舌质暗红，碎裂，苔薄白或薄黄。

主脉：数或促。

治法：益气养心，理气通脉，凉血清热。

方药：太子参30g、麦冬15g、五味子10g、丹参30g、川芎15g、香附10g、香橼10g、佛手10g、丹皮15g、赤芍15g、黄连10g等。

4. 阴虚肝旺，肝阳上亢

主症：头晕目眩，头胀，急躁易怒，口干苦，大便偏干。

主要舌象：舌质红，苔黄。

主脉：细弦。

治法：养阴平肝降逆。

方药：白芍 30g、桑叶 10g、菊花 10g、生石决^{先煎}30g、珍珠母^{先煎}30g、钩藤 10g、天麻 10g、川芎 15g、丹参 30g、川牛膝 30g、地龙 30g、香附 10g、乌药 10g 等。

心肌病除以上证型外，病到晚期因心肾阴阳虚衰，进一步发展而致阴竭阳绝，阴阳离绝，则会出现脱症（休克），或阴阳猝厥，而出现厥证（心脏骤停）。此时急宜回阳救逆治疗。

六、脑动脉粥样硬化、脑供血不足辨证论治要旨

脑动脉粥样硬化是由于脂质代谢障碍所引起的一种疾病，是全身动脉硬化的一部分。与该病有关的主要危险因素有血脂异常、高血压、吸烟、糖尿病和高胰岛素血症等。随着脑动脉硬化的逐渐进展，脑组织会因缺血而软化、坏死，脑细胞变性死亡，最后产生脑萎缩和脑动脉硬化性痴呆。

脑动脉硬化可分为三期：第一期，脑动脉硬化症早期，主要是大脑功能减退，表现为头晕、头痛、眼花、耳鸣、记忆力减退，特别是近事遗忘、名称遗忘等。反应变得迟钝，注意力不集中，情绪不稳定，低沉，烦闷急躁，易激惹，对环境的适应能力和工作能力减退。第二期，主要表现为脑供血不足的症状和体征。如意识突然丧失、肢体瘫痪、偏盲或失语等表现，每次发作持续数分钟至数小时，发作过后症状基本消失。又称一过性脑缺血发作，简称TIA。第三期，随着病情的逐渐加重，脑内软化灶相继出现，表现为某些神经系统综合征，如痴呆、精神变态、行动失常、智力及记忆力减退以至性格完全改变等症状。也可在此基础上发生脑血管病。即出现严重的脑卒中（脑出血和脑梗死）而危及生命，即使能存活，也会遗留严重的后遗症。因此及早认识和预防脑动脉硬化是十分重要的。

本病尚缺乏敏感而又特异的早期实验室诊断方法，主要通过①眼底检查：可见动、静脉交叉压迫现象，动脉变细，反光增强，呈银丝样。②高脂血症：低密度脂蛋白、胆固醇、甘油三酯和脂蛋白增高，高密度脂蛋白降低。③颅脑多普勒超声检查（TCD）可发现脑血管弹性减低，血流量减少。脑血流图检查亦可有类似发现。④脑 CT：可看到多个小灶低密度区、脑室扩大、脑沟变宽、脑萎缩等。判断脑供血指标及脑动脉硬化指标。

目前中医界对脑动脉硬化、脑供血不足的治疗，多采用"益气活血"及"理气活血"法，用"补阳还五汤"及"血府逐瘀汤"加减，临床疗效良好。但魏教授通过长期临床观察，认为"养阴平肝降逆法"疗效更优，因绝大多数患者临床所见：头晕、头胀，因烦劳恼怒而加剧，心烦易急，口干口苦，舌红苔黄，脉弦细，此为"阴虚肝旺，肝阳上亢"的表现，而非"气虚血瘀"及"气滞血瘀"的表现。从主症"头晕"的特点分析，"脑动脉

硬化，脑供血不足"之头晕多伴"头胀"，而很少伴"头空虚感"或"头刺痛"。"头胀"是"邪扰清空"，"头空虚感"是"气血亏虚、清空失养"所致，"头刺痛"是"瘀血"的表现。由此可见，"脑动脉硬化，脑供血不足"的主要证型是"阴虚肝旺，肝阳上亢"，选用"养阴平肝降逆"法治疗更为合适。魏教授通过临床观察也证实了养阴平肝降逆法之疗效相比"益气活血"和"理气活血"法更优。脑血管超声检查方面，脑动脉硬化及脑供血指标的改善，"养阴平肝降逆"法也优于"益气活血"及"理气活血"法。

"补阳还五汤"于《医林改错》中记载其主治是：中风后，半身不遂，口眼歪斜，语言蹇涩，口角流涎，大便干燥，小便频数，遗尿不禁者。由此可见"补阳还五汤"治疗的是"脑梗死"及其后遗症，而非"脑动脉硬化，脑供血不足"的"眩晕"症。脑梗死患者虽有脑动脉硬化，但两者是该病的不同阶段，从中医角度看，两者为不同的证。前者是"中风半身不遂"证，后者是"眩晕"证。两种不同证之间的中医治法方药是否可以通用，要由证型是否相同决定，这也体现了中医辨证论治的思想。

另外，"供血不足"不一定是中医"气血虚"之虚证，所以在"供血不足"的治疗中，不宜一概用补气血之法，仍需具体辨清证型后加以施治。同样，治疗"脑动脉供血不足"和"冠状动脉供血不足"的中药方剂之间是否因为"动脉供血不足"而通用，也由证型是否相同而决定。

下面从"脑动脉硬化，脑供血不足"的主症、舌脉、治法和方药分别叙述之：

主要症状：头晕、头胀，因烦劳恼怒而加剧，急躁易怒，口干口苦，大便欠畅。

主要舌象：舌质红，苔黄。

主要脉象：脉弦细。

分析：肝体阴而用阳，其性主动主升。郁怒焦虑，肝失疏泄，肝气郁结，气郁化火，耗伤阴血，阴不制阳；或因肝肾阴虚，阴不涵阳，以致肝阳升动太过；肝阳上亢，清空被扰，则头晕头胀，因烦劳恼怒而加剧。急躁易怒，口干口苦，舌红，苔黄，脉弦细，为阴虚肝旺之征，大便欠畅为气机不调。

治法：养阴平肝降逆

方药：白芍 30g、桑叶 10g、菊花 10g、生石决^{先煎}30g、珍珠母^{先煎}30g、钩藤 10g、天麻 10g、川芎 15g、丹参 30g、川牛膝 30g、地龙 30g、香附 10g、乌药 10g。

方解：白芍苦酸微寒，归肝、脾经，其性柔润，有养肝阴，调肝气，平肝阳之效。生石决、珍珠母，味咸性寒，归肝、心经，皆为介类，介类可潜阳，二药同用，平肝潜阳，清肝明目；钩藤甘微寒，归肝、心包经，天麻甘平，归肝经，二者常共用，可平肝潜阳止眩晕；桑叶苦甘寒，菊花辛甘苦微寒，二药合用，可清肝热利头目，且与生石决、珍珠母、白芍等配伍，能平肝息风。川牛膝苦酸平，功擅苦泄下降，能引血下行，对阴虚阳亢之证，与上述诸药配伍，可加强潜阳摄阴、镇肝息风之力；地龙咸寒，为虫类药，入血搜风、通经力强，活血通络，在此主要起到协助他药、引血下行之功，且川牛膝、地龙用量必大至 30g 方能取效。川芎归肝、胆、心包经，辛散温通，为"血中气药"，上行头目，下行血海，有行气活血、搜风、开郁等作用；丹参归心、肝经，一味丹参，功同四物，为活血化瘀之要药。香附辛、微苦、微甘、平，归肝、脾、三焦经，能通行十二经、八脉的气分，前人称它能"主一切气"，为疏肝解郁、行气止痛之要药；乌药辛温，归肺、脾、肾、膀胱经，可散寒行气止痛，二者相合，主散诸般气症。香附、乌药、川芎偏温燥，但方中有大量白芍阴柔，四药可互相制约各自的温燥阴柔。诸药共用，具有养阴平肝潜阳之功，使亢阳得降，清窍得利，而眩晕止。

临床应用本方时，常根据患者症状加减用药。如耳鸣加灵磁石、蝉衣、胆草；头晕甚、便秘加草决明、潼白蒺藜；腰酸膝软加桑寄生、续断、杜仲；心烦失眠入睡难加莲子芯、黄连、连翘、栀子、黄芩、胆草；早醒加百合；多梦加炒枣仁、夜交藤。

魏教授通过多年临床实践，体会到严格遵照中医理论，密切联系临床实际，准确辨证施治，是提高中医疗效的关键。

七、多发性大动脉炎辨证论治要旨

多发性大动脉炎是常见的周围血管病，又称为缩窄性大动脉炎、无脉病、主动脉弓综合征、高安动脉炎等，是主动脉及其分支的慢性、进行性炎变。本病的病因尚未明确。可引起不同部位动脉的狭窄或闭塞；少数病例因炎变破坏动脉壁，造成动脉扩张或动脉瘤。因病变累及的动脉不同而有不同的临床类型，其中以头和臂部的动脉受累最为常见，常可导致上肢的无脉症，其次是累及降主动脉、腹主动脉所致的下肢无脉症和肾动脉受累引起的肾动脉狭窄性高血压，也可见肺动脉和冠状动脉受累。

临床上由于受累血管的部位、程度和范围不同，症状轻重不一。起病时多有发热、食欲不振、周身不适、体重减轻、夜汗、关节痛、胸痛和乏力等症状，少数病例发病前无任何症状，常因动脉狭窄与闭塞的表现而就诊。头臂动脉型主要是脑缺血的一些表现，如头昏、眩晕、头痛、视力减退等，严重者可有抽搐、失语、偏瘫或昏迷等；上肢缺血可致上肢无力、酸痛、肢体麻木，甚至肌肉萎缩等。查体可见单侧或双侧动脉搏动消失或减弱。肾主动脉型如果是下肢缺血则会出现下肢无力、发凉和间歇性跛行等；腹主动脉狭窄或肾动脉狭窄多伴有高血压，严重高血压可发生心力衰竭；肠缺血可出现肠绞痛、腹泻、便血等。查体可发现下肢动脉搏动减弱或消失，血压明显减低或测不出，病变部位可听到血管杂音。混合型具有上述二型的特点，病变广泛，部位多发，病情一般较重。肺动脉型可出现肺动脉高压的表现，如心悸、气短、肺动脉瓣区第二心音增强。多发性大动脉炎合并高血压者死亡率高。死亡原因最多是心力衰竭，其次是脑出血、心肌梗死、肾功能不全等。

西医治疗应用皮质激素、免疫抑制剂、非甾体抗炎药、抗血小板凝聚剂、血管扩张剂等以及手术均有一定效果，但尚存在很多困难。魏执真教授通过长期临床体会，使用中医辨证论治方法治疗，取得满意效果，使不少西医不能解决病痛的病人得到康复。魏教授通过临床观察，认为该病临床多见以下三种证型。

（一）阴虚肝旺型

主要症状：头晕，头痛，耳鸣，多梦，心悸，乏力，腰腿酸痛，臂凉，大便干结，尿黄。血压一侧或双侧测不到或血压高。

主要舌象：舌质红苔薄黄。

主要脉象：寸口脉细弱或无脉或细弦。

分析：此型患者或因郁怒焦虑，肝失疏泄，肝气郁结，气郁化火，耗伤阴血，阴不制阳；或因肝肾阴虚，阴不涵阳，以致肝阳升动太过；肝阳上亢，清空被扰，则见头晕，头痛，耳鸣。肝失疏泄，气机郁滞，则血行不畅，血脉瘀阻，脉络不通，出现臂凉之症。舌红苔薄黄，大便干结，寸口脉细弱或无脉或细弦等，亦为肝热兼有脉络不通之象。总之，此型的病机特点为阴虚肝旺，脉络欠通。

治法：养阴平肝潜阳，活血通络。

方药：白芍 30g、桑叶 10g、菊花 10g、生石决^{先煎}30g、珍珠母^{先煎}30g、钩藤 10g、天麻 10g、川芎 15g、丹参 30g、川牛膝 30g、地龙 30g、香附 10g、香橼 10g、佛手 10g、片姜黄 10g 等。

（二）心气阴虚型

主要症状：心悸，气短，胸闷，憋气，失眠多梦，上肢无力、凉、麻或疼痛，口干，大便欠畅。上肢血压测不出或明显降低。

主要舌象：舌质暗红，苔薄白或薄黄。

主要脉象：寸口脉沉细弱或无脉。

分析：此型患者因思虑、劳累、大病久病等各种原因导致心气阴血亏虚，气虚无力帅血运行，阴血亏虚血行涩滞，致血脉瘀阻，而见上肢无力、凉、麻或疼痛之症。心悸，气短，胸闷，憋气，失眠多梦，口干，舌质暗红，苔薄白或薄黄，寸口脉沉细弱或无脉，是为心气阴虚，血脉瘀阻之征。总之，此型的病机特点为心气阴虚，血脉瘀阻。

治法：益气养心，活血通脉。

方药：太子参 30g、麦冬 15g、五味子 10g、丹参 30g、川芎 15g、香附 10g、香橼 10g、佛手 10g、鸡血藤 30g、片姜黄 10g 等。

（三）脾虚湿停型

主要症状：心悸，胸闷，憋气，气短，脘腹胀，纳差，大便黏不爽，上肢无力、凉、麻或疼痛，活动后加剧。上肢血压测不出或明显降低。

主要舌象：舌质暗红，苔白厚腻。

主要脉象：寸口沉或无脉。

分析：此型患者因思虑过度、饮食失节等因素导致心脾受伤，脾失健运，湿邪停聚，湿邪阻脉，血脉瘀阻，则见上肢无力、凉、麻或疼痛。心悸，胸闷，憋气，气短，脘腹胀，纳差，大便粘而不爽，舌质暗红，苔白厚腻，寸口沉或无脉等症状及舌脉，是为心脾不足，湿邪停聚之征。总之，此型的病机特点为脾虚湿停，血脉瘀阻。

治法：健脾利湿，活血通脉。

方药：苏梗 10g、陈皮 10g、半夏 10g、白术 10g、茯苓 15g、川朴 10g、香附 10g、乌药 10g、太子参 30g、川芎 15g、丹参 30g、鸡血藤 30g、片姜黄 10g 等。

以上所述为临床常见证型，然而临症治疗时，必须根据患者的具体情况辨证论治，决不能拘泥于这三种证型。此外，还可在辨证论治的基础上随症加减，如视物模糊或复视选加草决明、木贼、潼白蒺藜、蜜蒙花等；耳鸣选加灵磁石、蝉衣、胆草等；鼻塞不闻香臭选加辛夷、白芷、苍耳子等；失眠多梦选加莲子芯、酸枣仁、夜交藤、百合等；腰腿酸软无力选加寄生、续断、杜仲等。

八、原发性高血压病辨证论治要旨

原发性高血压病是心血管内科的常见病、多发病，临床可见体循环动脉压高于正常，是众多心脑血管疾病的危险因素。有效地降低血压，中止中小动脉血管的不良结构重塑，才能真正地保护心、脑、肾等靶器官。高血压病患者临床最主要的症状是眩晕，中医辨证属于"眩晕"范畴。临床或伴有头痛、颈僵、耳鸣、腰膝酸软等兼挟症候。解决这些临床症候正是中医治疗高血压病的优势。魏教授在近 50 年临床实践中运用中医药治疗了大量高血压病患者，取得了良好稳定的临床疗效。

识病，辨证，治疗必须有所本，魏教授认为原发性高血压病发生的关键在于人体的阴阳失调。患者的气血逆乱，或亢害于上，或旁流横行，多见血脉充溢，其中心病机在于阴虚肝旺。魏教授依据《内经》的"诸风掉眩，皆属于肝"的论断，认为原发性高血压所致眩晕的临床诊断和辨证治疗应该主要围绕肝来开展。现代人生活压力增大，精神长期紧张，导致血气不宁，肝阴暗耗；且又忧思郁怒，肝气郁结日久每可化火伤阴；或老年肾亏，或劳伤过度，致使肾水不足，水不涵木，以上种种均可导致肝肾阴亏、肝阳上亢的临床证候，形成现代医学的原发性高血压病。对此，先贤早有相应认识，叶桂在《临证指南医案》中的论述是："肝为风脏，因精血耗竭，水不涵木，木少滋荣，故肝阳偏亢，内风时起。"有鉴于原发性高血压病所致眩晕的中心病机是"阴虚肝旺"，故以柔肝潜阳为法，立"柔肝清眩汤"治疗。

柔肝清眩汤的药物组成是：白芍 30g，川牛膝 30g，地龙 30g，生石决 30g^{先煎}，珍珠母

30g^{先煎}，钩藤 10g，天麻 10g，香附 10g，乌药 10g，丹参 30g，桑叶 10g，菊花 10g。方解：重用白芍为君，养肝血，敛肝阳，益脾肺，柔肝止痛，不健脾而脾自安；以草木介壳沉降之品四位为臣：牛膝补益肝肾，趋下焦，地龙祛风清热，通络利水，合用能引血下行以去有余，又可引诸药下行而补不足，含有上病下取之意；生石决明，珍珠母性属沉静，重用之可以降心火，清肝热，潜肝阳，安心神，利耳目。以下七位共为佐使：钩藤，天麻熄风祛痰，清心止痉；桑叶，菊花秉秋金肃杀之气，疏散风热，廓清外卫；丹参一味，功同四物，入心肝二经，通利血脉，安神定志；香附，乌药相合，主散诸般气症，消七情郁结，顺气则风散，理气则血调，二物温燥，阴虚阳亢证本不宜，但在本方中，与他药相协，可使潜降之品不失于滞重，寒凉之属多几分温煦，且理气活血之外兼能散肝中之郁，以承肝条达之性；全方药味虽多但错落有致，配伍合理，共奏育阴潜阳，柔肝安脾，理气活血，通脉降逆的功效。原发性高血压病的成因复杂，病位更涉及肝，肾，脾，心多脏，临床症状具有多样性，除眩晕这一主要症状之外，可伴有多个兼症，治疗需要全面兼顾。临床应用本方时，每多加味。若便秘加草决明和（或）槟榔；腰酸膝软加桑寄生，续断，杜仲；肢体麻木加蜈蚣，全蝎；颈僵加葛根；心烦加黄连，连翘，栀子；失眠加炒枣仁，夜交藤，莲子芯；健忘加菖蒲，远志。随症变量。

九、魏执真教授关于"心律失常"的临床及研究工作小结

魏执真教授自 1962 年于北京中医学院（现北京中医药大学）毕业后至今，连续专门从事中医心血管病医、教、研工作 50 余年。是我国中医心血管专业及心血管病专科的奠基者及带头人。50 余年来她一直站在心血管病的医、教、研第一线。勤勉治学、孜孜以求、执著不懈、潜心钻研，在心血管的医、教、研工作中做了大量工作，取得了优异的成绩。在长期认真的临床工作中，积累了丰富的临床经验，疗效稳定而显著，深受患者信任。在此基础上于 30 年前率先创建了自己独特的心血管疾病辨证论治理论和诊治方案及系列方药。特别在研究工作中获得了丰硕的研究成果，得到了广泛的社会赞誉，在国内外产生了良好的社会影响。因而在继承发扬祖国医学遗产的工作中做出了突出贡献而荣获国务院政府特殊津贴奖励。被卫计委、国家中医药管理局及劳动人事部授予全国名老中医的光荣称号，建立了国家级及北京市级继承工作室及工作站。更可贵的是退休后她仍以朝气蓬勃的精神和姿态继续奋斗，以脚踏实地的实际工作，不断进取、不断奉献、不断收获。50 余年来她工作的专业是中医和中西医结合心血管专业。其中又以"心律失常"及"糖尿病性心脏病"和"脑动脉硬化、脑供血不足"为其临床诊治及研究重点病种，其中又以"心律失常"方面做的工作更多，研究成果更多。魏教授虽已退休多年但仍坚持以严谨的治学态度和不断求新、锐意进取的敬业风范指导其继承团队不断进取，因而在中医心律失常的临床诊治及临床和实验研究方面的工作目前仍属全国领先水平。现将魏教授在心律失常工作的临床诊治、临床研究及实

验研究方面的工作成绩、成果及今后打算小结如下。

（一）心律失常临床诊疗工作

1. 魏教授在 50 余年的长期心血管病临床诊疗工作中始终以心律失常作为重点病种，通过在门诊开设心律失常专台、在病房专设心律失常科研病床，在各种导医指南中告知患者心律失常是魏教授擅长治疗病种的首位等措施，使得全国各地、海内外的大量病人前来就诊。加之疗效优良、确切而稳定，获得了广泛的赞誉，因而积累了数十万人的病例，奠定了心律失常研究工作的坚实基础。在长期大量诊治各种心律失常病人的基础上，在中医经典理论及历代先师，特别是恩师秦伯未的经验指导下，分析，归纳，反复总结，从而在心律失常的中医辨证论治的学术及技术方面做出了创新性的成绩与贡献，首创了自己独特的学术思想体系及具有技术领先水平的诊治思路和方法及系列方药。

2. 首创独特的系统的心律失常辨证论治理论、诊治方案、系列方药，以及开发了治疗快速心律失常的代表性方剂组成之院内制剂——调脉饮，并申报了专利保护。①以脉为主，四诊合参的诊断方法。②以寒热为纲分为二类十型三症候的辨证分型。③与辨证分型相对应的系列方药。

3. 首次提出快速心律失常：

①"血热"为"发病关键"，"血脉瘀阻"为"必要环节"，"心脏亏虚"为"根本因素"的病机新学说。②梳理出临床常见的五种证型，五种证型中又以"心气阴虚、血脉瘀阻、郁瘀化热"最为常见。③创建了以"益气养心、理气活血、凉血清热"为代表的治疗新法则。④研制了以调脉饮为代表的系列高效的新验方及制剂。

4. 发表了心律失常临床观察方面的系列文章，为进一步深入的临床及实验研究做了大量的前期工作。

（1）辨证治疗期前收缩 4 例：发表于 1986 年《中医杂志》4 期。此篇个案报告是我国国家级中医杂志第一篇用辨证论治方法——口服复方汤剂剂型治疗快速型心律失常中当时中药疗效不明显的期前收缩病例并取得良好的效果的文章。也是第一篇"益气养阴、理气通脉、凉血清热"治疗快速型心律失常的文章。又因此前中医药治疗快速型心律失常期前收缩病例的文章很少，并且都是单味药，所以此文填补了辨证论治方法，口服汤药剂型治疗快速型心律失常中期前收缩病例临床疗效报告文章的空白。

（2）中医药治疗快速型心律失常 20 例临床观察：本文发表于《北京中医学院学报》1986 年第 9 卷第 3 期。该文章是我国国家级中医杂志发表的首篇辨证论治方法——口服复方汤剂治疗治疗快速型心律失常，符合当时规范要求，具有一定病例数目的临床观察报告，也是首篇运用"益气养心理气通脉、凉血清热"法则治疗快速型心律失常的病例观察报告。

（3）中医诊治老年心律失常 40 例临床观察：本文发表于《天津中医》1989 年第一期。该文为我国首批发表的中医辨证论治方法——口服复方剂型治疗老年心律失常（包括快速型及缓慢型心律失常的全部类型）的临床观察报告，并且是首篇运用魏教授独创的思路方法治疗心律失常（快速及缓慢型）取得良好疗效的观察报告。

（4）中医药治疗心律失常124例临床观察：本文发表于《北京中医》1991年第4期。该文章是魏教授1985～1988年门诊及病房运用自己独特的辨证论治思路和方法治疗的心律失常病例（包括快速及缓慢型）中资料完整者的观察报告。本文完整地体现了魏教授对心律失常独特的诊疗思路与方法，即："以脉为主，四诊合参"的诊断方法，"以寒热为纲分为二类十型三症候"的辨证分型以及相应的方药，以及快速型心律失常"血热为发病关键、血脉瘀阻为必要环节、心脏亏虚为根本因素"的病机新学说和魏教授创建的"益气养心、理气通脉、凉血清热"的新治法与以"调脉饮"为代表的高效新验方。该文当时在用中医辨证论治方法治疗心律失常的文章中无论在病例数目、疗效、及思路先进性、创新性等方面均属上承。

以上数篇文章总结了1985～1988年魏教授运用其独创的辨证论治思路和方法诊治心律失常的明显效果，显示出该方法的科学性、先进性、实用性及其学术和应用价值，奠定了立题进行临床及实验研究的基础。于是魏教授于1989年以"调脉饮治疗快速型心律失常的临床及实验研究"为题在北京市中医管理局立项进行研究。其研究结果获1991年北京市中医管理局科技进步一等奖。

（二）临床研究工作

1. 调脉饮治疗快速型心律失常临床及试验研究

在前述长期临床实践观察、探索总结的基础上，于1989年以"调脉饮治疗快速型心律失常临床及实验研究"为题，对魏教授治疗快速型心律失常的代表性高效验方"调脉饮"于北京市中医局立项进行系统的科研工作。该项目包括临床及实验研究两部分。临床研究方面根据中医特色运用循证医学方法，采用前瞻、阳性药物对照（当时公认疗效最佳的西药）、随机、标准的统计方法，纳入快速型心律失常病例共250例（包括门诊及住院病例），治疗组200例，对照组50例。治疗组服用调脉饮，对照组服用普罗帕酮，疗程2个月。结果两组总有效率对比，经统计学分析无显著差异（$P > 0.05$），但功能性病例治疗组优于对照组，治疗组未出现明显不良反应病例。

普罗帕酮为抗心律失常疗效确切良好的西药，本试验结果显示，调脉饮治疗效果与之比较无显著差异，证明调脉饮疗效确切良好。但因近年来抗心律失常西药的致心律失常副作用，特别是可引起严重致命性心律失常的副作用被证实后，有效且安全的中医药疗法显示出其更加重要的意义；又因当时用中医辨证论治方法——口服复方剂型治疗快速型心律失常系统临床研究，并取得与西药普罗帕酮相当疗效，本试验尚属首例；因当时循证医学方法在我国引用时间不长，而且中医研究工作运用循证医学方法更为初始阶段，本试验根据中医特色要求选用循证医学方法进行快速型心律失常研究也成为首例；又因调脉饮是依据魏教授首创的快速型心律失常的病机新学说"心气阴虚，血脉瘀阻，瘀郁化热"，采用"益气养心，理气通脉，凉血清热"法则，选用"太子参、麦冬、五味子、香附、佛手、乌药、丹参、丹皮、赤芍"等药物组成，其理、法、方、药均为首创，具有重要的学术价值，所以该成果在科学性、先进性、实用性、学术价值及应用方面均为领先水平，在防治重大疾病，提高人民健康水平方面有重要价值，对中医药科技发展有明显推动作用，故被评为北京市中医管理局科技成果一等奖（1991 年），成果被国内外学者引用，产生了良好广泛的社会影响，如日本东洋医学专家小高修司先生于日本《中医临床》杂志以"魏氏调脉汤による不整脉の治疗"为题，报道了他临床运用调脉汤治疗心律失常取得的良好效果。中国台湾《大成报》发表了"魏执真半甲子钻研各种心律不整""调脉汤治心搏过速媲美西药"及中国台湾《大成报》记者董崇闵先生在她的著作《各路神仙会北京》中以"神医"之称介绍魏教授的学术成就。中国香港《文汇报》也做了相关报道。主流媒体中央电视台、国际频道《天涯共此时》《中华医药》栏目以及北京电视台都做了魏教授的特别介绍。《光明日报》发表了题为"杏林女杰魏执真"的专访；《北京日报》以"我们身边的王忠诚、魏执真中医克顽疾"为题介绍了魏教授治疗顽固性心律失常的案例；《中国工商报》也刊登了专访："用心治心——记北京中医医院心血管病专家魏执真"详细介绍了魏教授用中医攻克顽疾的成功医案；《中华英才》杂志对魏教授的专访中详细介绍了她的学术思想及成就贡献。该项目以《调脉饮治疗快速型心律失常研究》为题发表于《中国中医药学报》1992 年第 7 卷第 3 期。

2. 糖心宁（调脉饮）治疗糖尿病性心脏病的临床及试验研究

（1）病例选择

1）入选标准：符合 1995 年 WHO 提出的糖尿病诊断标准，并具备以下四项中任意一项者便可入选。①符合冠心病诊断标准（采用 WHO《缺血性心脏病的命名及诊断标准》）。②休息时心动过速，心率 >90 次/分。③超声心动图提示左室收缩功能或舒张功能减退者，或临床表现轻度心功能不全，属心功能 II 级者（参照美国纽约心脏病协会 1974 年标准）。④有不典型心绞痛症状，心电图示 ST-T 改变（ST 段水平型或下斜型下移在 0.05~0.1mV 之间，T 波低、平或双向）。

2）中医诊断及证候标准：参照卫计委 1995 年制定的《中药新药临床研究指导原则》对消渴病和胸痹的诊断标准，选择属心气阴虚、血脉瘀阻、疲郁化热证型患者。主要临床表现为：心悸，气短，胸闷，胸痛，口干欲饮，大便干燥，舌暗红、有瘀点或瘀斑、苔薄黄，脉细数或脉弦细。

3）除外标准：有严重心、肝、肾功能不全者，或合并有其他严重原发性疾病，或近 1个月内有糖尿病酮症、酮症酸中毒以及严重感染者。

（2）试验分组：选用符合诊断标准病例 400 例，治疗组、对照组采用 3∶1 随机分组给药。

1）对照组：给予糖尿病基础治疗（包括控制饮食、口服降糖药或小剂量皮下注射胰岛素调整糖代谢）加硝酸异山梨酯 10mg，每天 3 次，口服。

2）治疗组：给予糖尿病基础治疗（同对照组）加糖心宁 3ml，每天 2 次，口服。治疗期间停用其他对心绞痛、血压、心率、心功能有影响的药物，两组观察时间皆为 8 周。两组间差异均无统计学意义，具有可比性。

（3）观察药物：糖尿病性心脏病的主要病因病机为心气阴虚，血脉瘀阻，瘀郁化热，故当以益气养心、理气通脉、凉血清热为法。糖心宁主要药物组成：太子参、麦冬、五味子、丹参、川芎、香附、香橼、佛手、丹皮、赤芍、黄连等。

（4）观察指标：在 8 周的临床观察中，分别在治疗前和治疗后观察如下指标。

1）中医证候总积分：①主证：心悸、气短、胸闷、胸痛、口干欲饮、大便干燥，以上 6 项症状按 0 分 – 阴性（ – ），2 分 – 轻度（ + ），4 分 – 中度（ + + ），6 分 – 重度（ + + + ）四种程度计分。②舌象：舌暗红计 2 分，有瘀点或瘀斑计 1 分，苔薄黄计 2 分，合计共 6 分（ + + + ）。③脉象：脉细数或脉弦细均可计 6 分（ + + + ）。

2）实验室检查：①普通心电图、动态心电图心脏缺血性改变情况。②动态心电图检查平均心率改变情况。③超声心动图观察左心室射血分数及舒张功能变化情况。④血脂测定。⑤血糖测定。

3）安全指标观察：①详细记录肝肾功能异常患者治疗前后的变化情况。②血、尿常规项目的变化情况。

4）副作用情况：包括种类、出现及持续时间、程度及耐受性等。分别收集治疗前及治疗后的上述资料加以整理，对于治疗前后均在正常范围的某些资料或无变化的资料，用 N 表示，以便于统计分析。

（5）统计分析方法：各病例资料均输入计算机，数据统计用 $\bar{x} \pm SD$ 表示，计量资料数据统计采用 t 检验，等级资料采用 χ^2 检验，疗效统计资料处理采用 Ridit 分析检验。

（6）结果

1）症候总积分，平均心率及心功能的变化。结果表明调脉饮明显改善病人的临床症状，减慢病人的心率，对其心脏自主神经功能有调节作用，并具有改善糖心病人舒张功能作用。① 证候总积分：治疗组治疗前后对比 $P < 0.01$；对照组治疗前后对比 $P < 0.05$。② 24h 动态心电图平均心率（次/分）：治疗组治疗前对比 $P < 0.01$；治疗后治疗组于对照组比 $P < 0.01$，显示可明显减慢糖心病病人中心动过速者的心率。③超声心动：射血分数：治疗组与对照组治疗前后对比均 $P > 0.05$；舒张功能：治疗组治疗前后对比 $P < 0.01$，对照组治疗前后对比 $P > 0.05$，两组间治疗后对比 $P < 0.05$，显示可明显改善舒张功能。

2）心脏缺血改变：① EKG：治疗组治疗前后对比 $P < 0.01$，对照组治疗前后对比 $P < 0.05$，两组间治疗后对比 $P < 0.01$。②动态心电图缺血改变：治疗组及对照组治疗后对比 P 均 < 0.05。两组间疗后对比 $P < 0.01$，说明调脉饮可明显改善冠脉及微血管供血。

3）血糖（空腹及餐后 2 小时）：治疗组疗前后对比 $P < 0.01$，对照组疗前后对比 $P < 0.01$，两组间疗后对比 $P > 0.05$，两组血糖均控制良好，说明调脉饮对血糖影响不明显。

4）血脂：两组间疗前后对比及两组疗前后对比均 $P > 0.05$，说明对血脂无影响。

5）对血尿便、肝肾功能无影响。

6）总有效率：共纳入糖尿病性心脉病 400 例，其中治疗组 300 例，对照组（硝酸异山梨酯治疗）100 例，结果治疗组总有效率92.3%，显效率70.7%，对照组总有效率79.0%，显效率56.0%，两组对比有效显著差异（$P < 0.01$）

本研究发表于 2002 年 11 月《中医治疗糖尿病及其并发症的临床经验方案与研究进展》，该项目系 1997 年完成的北京市中医局立项资助之课题，获 1998 年北京市科技进步二等奖。此研究项目系从临床及试验两方面证实调脉饮对糖尿病性心脏病，并从整体、器官及细胞分子水平对其作用机制，特别是早期糖尿病性心脏病微血管病变和心肌病变，心脏自主神经损害所致心动过速的显著治疗作用进行了探讨。

糖心宁（调脉饮）是魏执真教授通过长期临床实践探索形成的验方，由益气养心、理气通脉、凉血清热法则组成。本项目临床研究方面，系根据中医学术特色采用循证医学方法，前瞻、双盲、随机对照方法，观察其对糖尿病性心脏病治疗的有效性及安全性。共纳入糖尿病性心脏病病人 400 例，其中治疗组 300 例。硝酸异山梨酯对照组 100 例，疗程为 8周。结果治疗总有效率 92.3%，显效率 70.7%；对照组总有效率 79.0%，显效率 56.0%，两组对比有极显著差异（$P < 0.01$）临床研究结果显示调脉饮明显改善病人的临床症状，明显改善心肌供血，减慢病人的心率，对其心脏自主神经功能有调节作用，并具有改善糖尿病性心脏病病人舒张功能作用。因西医对糖尿病性心脏病的疗效不够满意，中药尚未见到系统研究报告及中药新药上市，但本病发病率及病死率却很高，因此，糖心宁将有明显的社会和经济效益，又因该项目在我国糖尿病性心脏病中药研究方面起步早、选题先进、试验研究采用形态学方法，目前尚未见到报道，同时用形态学方法进行中药心脏病方面的研究也鲜见报道，故居国内领先水平，具有重要学术价值，对中医药科技发展有明显推动作用，被评为北京市科技进步二等奖。

3. 糖心宁（调脉饮）治疗糖尿病性冠心病的临床研究

本文发表于《中华临床研究》2003 年 5 期。本研究采用前瞻、随机对照方法，选取糖尿病合并冠心病心绞痛患者 60 名，治疗组 30 名，对照组选用鲁南欣康，疗程 4 周。结果显示：可改善心绞痛等临床症状，升高硝酸甘油停减率，可改善心电图心肌缺血状态，可明显降低 A/E 比值，升高 EF 斜率及左室舒末内径数值对左室舒张功能有明显的改善作用；提高射血分数及左室短轴缩短率，增高心输出量，对左室收缩功能也有良好影响；可纠正脂肪代谢紊乱，能降低血清总胆固醇甘油三酯及载脂蛋白 B，升高高密度脂蛋白－胆固醇和载脂蛋白 A1。结果如下。

（1）治疗及对照组两组患者，治疗前后对比及两组间对比，心绞痛疗效及硝酸甘油停减率均显著改善，均为治疗组显著高于对照组（$P < 0.05$）。

（2）临床症状积分方面同样是治疗组改善明显并优于对照组（$P < 0.01$）。

（3）心电图改善方面同样是治疗组改善明显并优于对照组（$P < 0.05$）。

（4）超声心动图改善比较。

1）治疗组疗前后的左室舒张功能的比较：①A/E 显著下降（$P < 0.01$）EF 斜率及左室

舒末内径（Dd）显著上升（$P<0.05$）E峰最大流速（Emax）及左室后壁运动幅度虽有上升趋势，但无统计学意义（$P>0.05$）。A峰最大流速（Amax）左室后壁厚度（LPWA）虽有下降趋势，但无统计学意义（$P>0.05$）。②对照组患者疗前后前述指标虽有上升和下降趋势但均无统计学意义（$P>0.05$）。③疗后两组间上述各项指标对比经t检验均无显著性差异（$P>0.05$）表明治疗组对舒张功能有一定改善作用。

2）左室收缩功能方面的比较：①治疗组患者疗前后左室收缩功能的变化：EF及左室短轴缩短率（AD）显著升高（$P<0.01$）每搏输出量（SV）亦显著提高（$P<0.05$）而每分输出量和主动脉最大流速（Vmax）无显著变化（$P>0.05$）。②对照组疗后EF显著升高（$P<0.05$）而上述其他指标无显著变化（$P>0.05$）。③疗后两组间各项指标对比无显著差异（$P>0.05$）。

表明治疗组对左室收缩功能有良好影响。

3）对心肌缺血指标的影响：治疗组患者疗后室间隔厚度显著降低（$P<0.05$）而室间隔运动幅度及主动脉运动幅度虽有上升趋势，但无统计学意义（$P>0.05$）。主动脉内径虽有下降趋势，亦无统计学意义（$P>0.05$），室间隔运动幅度虽有上升趋势，亦无统计学意义（$P>0.05$），疗后两组间各项比较（$P>0.05$）无显著差异，表明治疗组对心肌缺血有一定改善作用。

4）心脏形态学其他参数的变化比较：两组患者治疗前后左室收缩半径（DS）左室舒张末期容积（VD）左室收缩末期容积（VS）左房及左室前后径均无显著变化（$P>0.05$）且疗后两组各项比较亦无显著性差异（$P>0.05$）表明对其他形态学参数无明显影响。

5）两组治疗前后血脂变化：两组患者总胆固醇（CHOL）、甘油三酯（TC）、低密度脂蛋白（LDC）、载脂蛋白（APO-B）高于正常，高密度脂蛋白–胆固醇（HDL-C）载脂蛋白A1低于正常，治疗组治疗后CHOL，TC，APO-B显著下降，HDL-C，APO-B显著升高 $P<0.05$，而LDL虽下降趋势，但无统计学意义（$P>0.05$）。疗后两组间比较治疗组对CHOL的降低作用以及对BDL-C，APO-A1的升高作用明显优于对照组（$P<0.05$）治疗组心率有显著下降，两组对比有显著差异（$P<0.05$）而两组血压、体重无影响。

4. 心律失常患者微量元素变化及调脉汤对其影响的临床研究

（1）临床资料：病例总数为106例，其中女性63人，男性43人20~30岁者14人，31~40岁者35人，41~50岁者22人，51~60岁者19人，大于60岁者16人；治疗组共30例，其中男性17人，女性13人，年龄在21~60岁之间；健康人对照组共38例，其中男性17人，女性21人，年龄在21~60岁之间。各组之间在性别及年龄方面均具有可比性。

（2）病例纳入标准：①以北京市中医医院门诊和病房经心电图、动态心电图检查确诊为心律失常的患者为观察对象。（2）中医辨证分型标准参照《1980年全国冠心病中医辨证标准》1985年修订版本。各种期前收缩病例中，室性期前收缩选择3次/分以上，房性期前收缩5次/分以上，Holter每小时3个以上。健康人为本院职工居民，经询问病史及检查不存在功能性或器质性心脏病或其他疾病者。

（3）方法

1）治疗方法：调脉汤服法每天煎1剂，分2次温服。治疗期间不得使用与本病有关的其他药物和方法。

2）微量元素检测：①标本的采集：选择距头皮1～4cm，2g重的头发，采样部位为枕部及颞部。用不锈钢剪刀剪下，放入清洁的纸袋中，防止采样器具对人发样品的污染，凡2个月之内冷烫与染发者均为剔除对象。②发样的预处理：用1%上海海鸥牌洗涤剂于100ml烧杯中（约60℃），洗1min后用蒸馏水冲洗干净，再用亚沸水洗3次，于105℃温度下烘干。③发样的消化：称取0.4g发样于50ml烧杯中，采用优级纯高氯酸及优级纯硝酸，于400℃中消化，定溶10ml。④测定方法：采用原子吸收分光光度计及伏安极谱仪测定，质控标准物质选用GBW07601。

3）统计学方法：t检验。

（4）结果

1）心律失常患者头发微量元素的变化见表1。

2）不同类型心律失常患者头发中微量元素的比较见表2。

3）调脉汤对心律失常患者头发中微量元素的比较见表3。

表1　健康人与心律失常患者头发微量元素比较（$\bar{X} \pm S$，μg/g）

分组	例数	Cu	Cu/Za	Mo	Zn	Se	Fe
健康组	38	12.229 ± 0.778	0.0717 ± 0.004	0.217 ± 0.0037	176.53 ± 8.68	0.424 ± 0.028	16.11 ± 0.995
心律失常组	106	9.41 ± 0.196	0.625 ± 0.002	0.0547 ± 0.003	153.15 ± 3.95	0.423 ± 0.013	15.86 ± 1.084
P		<0.01	<0.05	<0.001	>0.05	>0.05	>0.05

表2　快速型与缓慢型心律失常患者头发微量元素比较（$\bar{X} \pm S$，μg/g）

分组	例数	Cu	Cu/Za	Mo	Zn	Se	Fe
快速型	85	9.6 ± 0.23	0.068 ± 0.002	0.053 ± 0.004	151.12 ± 4.66	0.413 ± 0.012	13.99 ± 1.28
缓慢型	21	9.03 ± 0.37	0.99 ± 0.003	0.064 ± 0.004	151.12 ± 4.66	0.441 ± 0.003	19.5956 ± 1.74
P		>0.05	>0.05	>0.05	>0.05	>0.05	>0.05

表3 调脉汤对心律失常患者头发微量元素影响的比较 ($\bar{X} \pm S$, μg/g)

分组		例数	Cu	Cu/Za	Mo	Zn	Se	Fe
健康组		38	12.23 ± 0.78	0.022 ± 0.044	0.022 ± 0.004	176.53 ± 8.68	0.424 ± 0.028	16.11 ± 0.995
治疗组	疗前	30	9.38 ± 0.32	0.059 ± 0.004	0.056 ± 0.008	169.26 ± 9.58	0.408 ± 0.025	20.42 ± 0.999
	疗后	30	10.3 ± 0.24	0.065 ± 0.004	0.035 ± 0.007	156.32 ± 8.68	0.421 ± 0.022	20.19 ± 0.999

4）检测 106 例心律失常患者头发中 5 种微量元素（铜、钼、锌、硒、铁），结果提示与健康组比较铜偏低 $P < 0.01$ 铜/锌下降（$P < 0.05$）钼偏高（$P < 0.001$）。

5）检测 30 例气阴两虚组，血脉瘀阻，瘀郁化热，服用调脉汤治疗有效的患者发现治疗前与健康组比较呈现头发中铜降低（$P < 0.01$）铜/锌降低（$P < 0.05$）钼偏高（$P < 0.001$），治疗后铜较疗前增高（$P < 0.05$）钼较前降低（$P < 0.05$）。提示调脉汤对心律失常患者微量元素有调节作用。

本文发表于《中国中医药科技》2002 年第 9 卷第 1 期。

5. 清凉滋补调脉汤治疗阵发性房颤的疗效观察

（1）临床资料：全部病例均为 2010 年 11 月 1 日至 2013 年 11 月 30 日我院门诊和住院患者，共 48 例。其中男 26 例，女 22 例；年龄 44 ~ 87 岁，平均（67.42 ± 9.50）岁；病程 1 个月 ~ 10 年，平均（2.75 ± 2.02）年。采用随机数字表随机分为治疗组 25 例和对照组 23 例。治疗组中男 14 例，女 11 例；平均年龄（65.72 ± 10.54）岁，平均病程（2.23 ± 1.75）年。对照组中男 12 例、女 11 例；平均年龄（69.26 ± 8.05）岁，平均病程（3.30 ± 2.19）年。

（2）组患者性别、年龄、病程比较，差异无统计学意义（$P > 0.05$），具有可比性。

1）诊断标准：①西医诊断标准：符合阵发性房颤诊断标准。②中医证候诊断标准：参照《心律失常中医诊治》，符合气阴不足、血脉瘀阻、瘀而化热证型者，症见阵发心悸，气短、胸闷、头晕，乏力，口干喜饮，大便干。舌红或红暗、暗红，苔薄黄，或少苔，脉细或细涩，或兼见数脉。

2）纳入标准：符合西医诊断标准及中医证候诊断标准者；年龄 > 18 岁。患者知情同意。

3）排除标准：甲状腺功能亢进者。电解质紊乱、药物所致阵发性房颤者。急性心肌梗死、不稳定心绞痛者。严重心力衰竭，心功能Ⅲ级以上者；严重肝肾功能损害者。

（3）治疗与观察方法

1）治疗方法：①治疗组：在常规治疗原发病的基础上，选用清凉滋补调脉汤，方药组成：太子参 30g，麦冬 15g，五味子 10g，香附 10g，香橼 10 g，佛手 10g，乌药 10g，丹参

30g，川芎 15g，牡丹皮 15g，赤芍 15g，黄连 10g，水煎服，每次 200ml，早晚 2 次分服。②对照组：在常规治疗原发病的基础上，服用胺碘酮［可达龙，赛诺菲（杭州）制药有限公司，批准文号 H19993254］，每次 0.2g，每日 3 次。1 周后减为 0.2g，每日 2 次。2 周后改维持量为 0.2g，每日 1 次。

以上 2 组疗程均为 3 个月。

2）观察指标与方法：①安全性观察：血、尿常规，肝肾功能检查；同时观察不良反应。②疗效性观察：治疗前后房颤发作频率、症状改善情况，治疗前后心电图、动态心电图、超声心动图的变化。

3）统计学方法：采用 SPSS 16.0 软件处理，计量资料以均数 ± 标准差（x ± s）表示，采用 t 检验，计数资料采用 χ^2 检验。$P < 0.05$ 为差异有统计学意义。

（4）疗效观察

1）疗效判定标准：①临床总疗效：参考《中药新药临床研究指导原则》《常见心律失常病因、严重程度及疗效参考标准（1979 年）》制定：显效：心悸症状消失，房颤发作基本控制或频发转为偶发；有效：心悸症状大部分消失，房颤发作较治疗前减少 50% 以上，持续时间较原有者缩短 50%；无效：用药后无变化。②中医症状评分：参考《中药新药临床研究指导原则》评价，按照症状轻、中、重度分别计 2、4、6 分。

2）结果：①2 组临床疗效比较：2 组间总有效率差异无统计学意义（$P > 0.05$）。②2 组治疗前后中医症状积分比较：2 组治疗前后中医症状积分差异均有统计学意义（$P < 0.01$）；2 组间治疗后症状积分比较差异无统计学意义（$P > 0.05$）。治疗组心悸、胸闷、气短、乏力、口干症状积分均较治疗前明显改善（$P < 0.01$），而头晕症状改善差异无统计学意义（$P > 0.05$）；治疗后组间比较，治疗组心悸、胸闷、气短、乏力、头晕及口干症状改善优于对照组（$P < 0.05$，$P < 0.01$）。③不良反应监测：2 组治疗前后的血、尿常规及肝肾功能检查无明显异常。治疗过程中，治疗组 2 例出现胃脘部不适，饭后服药，症状消失；3 例出现大便溏软，于方中加入诃子后好转。对照组 5 例出现胃部不适，1 例出现恶心，予对症处理后好转。清凉滋补调脉汤治疗房颤临床疗效与胺碘酮比较无显著性差异；但改善患者心悸、胸闷、气短、头晕、乏力、口干等症状疗效优于胺碘酮；组间中医症状总积分比较无明显差异，提示清凉滋补调脉汤治疗阵发房颤具有一定临床疗效。

本文发表于《北京中医药》2015，34（3）：182 - 184。

6. 调脉饮治疗气阴两虚兼瘀郁化热型快速型心律失常的临床研究

（1）目的：评价自拟凉血清热的调脉饮治疗气阴两虚兼瘀郁化热型快速型心律失常的临床疗效。

（2）方法：将符合入选标准的 60 例快速型心律失常患者，随机分为 2 组各 30 例，治疗组服用调脉饮，对照组服用琥珀酸美托洛尔缓释片（美托洛尔缓释片），2 组均治疗 4 周，观察 2 组患者治疗前后中医证候疗效、心电图及 24h 动态心电图及安全性指标的变化。

（3）结果：心电图及动态心电图疗效比较，治疗组总有效率为 86.67%（26/30），对照组总有效率为 56.67%（17/30），2 组比较差异有统计学意义（$\chi^2 = 6.708$，$P < 0.05$）中医证候疗效比较，治疗组总有效率为 93.33%（28/30）、对照组为 63.33%（19/30），2 组比较差异有统计学意义（$\chi^2 = 7.957$，$P < 0.05$）治疗组气短[（1.40 ± 2.112）分比（2.10 ± 1.874）分，t = −3.341]、乏力[（1.30 ± 2.331）分比（2.10 ± 1.843）分，t = −3.262]、口干喜饮[（0.09 ± 1.342）分比（2.50 ± 2.411）分，t = −3.194]、舌象[（1.90 ± 1.647）分比（3.90 ± 1.812）分，t = −3.217]、脉象[（2.60 ± 1.711）分比（5.10 ± 2.553）分，t = −3.283] 5 项中医症候积分均明显低于对照组（$P < 0.01$）。

（4）结论：调脉饮可减少气阴两虚兼瘀郁化热型快速型心律失常发作及伴随症状，且心律改善情况优于美托洛尔缓释片，对心电图 PR 间期、QT 间期无影响。

本文发表于《国际中医中药杂志》2016，38（7）：585−588。

（三）实验研究工作

1. 调脉汤对乌头碱引起心律失常的实验动物的治疗作用

选用健康猫 24 只，雌雄各半，体重 1.8 ~ 3.2kg；大鼠 10 只，雄性，体重 280 ~ 340g。随机分组，分别为空白对照组、调脉汤组。将动物用戊巴比妥麻醉，静脉注入乌头碱，心律失常出现 20 分钟后，空白组以水灌胃，调脉汤组灌胃给药，并观察心电图结果。结果见下表。

从表中可以看出调脉汤能使乌头碱诱发猫、大鼠的室性期前收缩和 T 波倒置在较短时间内恢复正常，与空白对照组比较，差异非常显著（$P < 0.01$）另外，急性毒性试验和长期毒性试验均未出现毒性作用。

附表　调脉汤治疗乌头碱致动物心律失常的疗效

动物	组别	动物数	时间（M ± SD，min）		
			作用出现时间	T 波翻转时间	恢复正常时间
猫	空白对照组	8	−	−	>180
（室性期前收缩、	调脉汤 I 组	8	13.75 ± 9.16	20.65 ± 12.37	41.25 ± 12.46 *
T 波倒置）	调脉汤 II 组	8	11.25 ± 8.35	21.25 ± 11.88	39.38 ± 14.25 *
大鼠	空白对照组	5	−	−	>60
（心电图同上）	调脉汤组	5	3.20 ± 1.64	7.00 ± 2.14	16.00 ± 6.52 *

* 与空白对照组相比，$P < 0.01$

本实验结果以"调脉汤治疗快速型心律失常的研究"为题，发表于《中国医药学报》1992 年第 7 卷第 3 期。实验结果显示乌头碱中毒引起猫、大鼠的室性期前收缩、T 波倒置于灌胃调脉汤后，短时间内可以出现良好的治疗效果，说明调脉汤治疗心律失常确实有效，并以见效迅速为特征。乌头碱能使钠通道开放，加速钠内流，促使细胞膜去极化，加速起搏点的自律性，可形成多源性异位节律性，缩短不应期，而导致心律失常，本实验证实调脉汤对其有对抗作用，提示调脉汤可能有阻滞钠通道的作用。

对实验动物乌头碱诱发猫、大鼠和小鼠的心律失常分别在药后 5～30min（猫）、5min（大鼠）和 5～10min（小鼠）出现作用；分别在药后 20～60min（猫）、10～25min（大鼠）和 10～20min（小鼠）恢复正常。而空白对照组 180min（猫）、60min（大鼠）、100min（小鼠）心电图仍未恢复正常。

2. 调脉饮注射液抗心律失常的实验研究

（1）材料

1）动物：昆明种小鼠、SD 大鼠由中国中医科学院实验动物中心提供，豚鼠由中国医学科学院药物研究所提供。

2）药品：调脉饮（处方：丹皮，赤芍，黄连，太子参，麦冬，五味子，香附，香橼，川芎，丹参，白术。北京中医药大学中药学院制剂室制成注射液，每支 2ml，相当于生药 1g/ml）；乌头碱、哇巴因（德国 E · Merk 药厂，用蒸馏水溶解）；SOD，MDA 试剂盒（南京建成生物工程研究所）；普罗帕酮、利多卡因注射液（市售医用品）。

（2）方法和结果

1）调脉饮注射液的小鼠急性毒性试验（LD50）：取体重（20.3±3.7）g 的昆明种小鼠 32 只，按序贯法尾静脉注射调脉饮注射液，采用 Brownlee 法计算半数致死量为 50.96g/kg（95% 可信限为 43.85～58.07g/kg）。

2）调脉饮对氯仿所致小鼠室颤的预防作用：取体重（24.3±2.5）g 的昆明种小鼠 56 只，随机分为 4 组，分别尾静脉注射调脉饮注射液小剂量组 2g/kg，大剂量组 4 g/kg，或等容量生理盐水（NS），或利多卡因 40mg/kg。30 min 后，放入含有 2ml 氯仿棉球的倒置 500ml 烧杯中（每换 1 只鼠追加氯仿 1ml），待动物呼吸停止后立即打开胸腔观察有无室颤发生。以室颤发生的阴性率作 χ^2 检验，比较给药组与对照组之间的差异（表1）。

3）调脉饮对乌头碱诱发大鼠心律失常的影响：取体重（264±56）g 的 SD 大鼠 36 只，随机分为 4 组，对照组使用生理盐水，实验组使用调脉饮注射液，小剂量组用量为 2.5 g/kg，大剂量组用量为 5 阳性对照组使用普罗帕酮注射液，用量为 3.0 mg/kg。对照组大鼠经 20% 乌拉坦 6 ml/kg 腹腔麻醉后，分离一侧颈外静脉，插管待用，观察一段正常 Ⅱ 导心电图。从颈静脉注入生理盐水 4.5 ml/kg，1.5min 内注毕，观察 3min 后，恒速滴入 1.0μg/（ml·min）乌头碱溶液，连续观察 Ⅱ 导心电图，记录动物出现室性期前收缩（ventricular extrasystole，VE）、室性心动过速（ventricular tachyrhythmi，VT）、室颤（ventricular fibrillation，VF）及心搏停止（cardiac arrest，CA）的时间，然后换算为致心律失常乌头碱的累积量。比较各组出现 VE，VT，VF，CA 的乌头碱累积用量（μg/kg），进行 t 检验。结果见表2。

4）调脉饮对哇巴因诱发豚鼠心律失常的影响：取体重（274±23）g的豚鼠37只，随机分为4组，操作同前。调脉饮小剂量组用量为1.5g/kg，大剂量组用量为3 g/kg；普罗帕酮组用用量为1.0mg/kg；哇巴因溶液以10μg/（ml·min）恒速静脉滴入，观察Ⅱ导心电图，记录动物出现VE、VT、VF和CA的时间，然后换算为致心律失常哇巴因的累积量（μg/kg），与对照组比较进行t检验（表2）。

5）调脉饮对大鼠心肌缺血再灌注损伤的保护作用：①动物分组和模型制备：取体重（267±31）g的SD大鼠41只，随机分为4组。按文献[2,3]方法，以20%乌拉坦溶液腹腔注射麻醉动物，气管插管，行正压人工呼吸（潮气量2ml/kg，50次/分）。分离左侧颈静脉，各组分别注入调脉饮注射液，小剂量组用量为2.5 g/kg，大剂量组用量为5g/kg，等容量生理盐水，复方丹参注射液800g/kg；用药后经左侧胸骨第4肋间（心尖搏动处）开胸，暴露心脏，于左冠状动脉主干下穿线，将丝线两端一起穿入直径为2 mm的聚乙烯管中，稳定5 min后，抽紧丝线，将聚乙烯管压向冠状动脉并与丝线一并夹往，阻断冠脉血流，造成心肌缺血。5min后，放松聚乙烯管和丝线，以造成再灌注损伤。②心律失常观察：用标准肢体Ⅱ导联心电图监测，在冠脉结扎前及结扎后，每分钟记录心电图1次，共5 min，随后在解除结扎后10s、20s、30s及1min、2min、3min、4min、5min、10 min记录心电图，观察VT、VF、室性异位节律（VEB）发生率和心律失常持续时间，与对照组比较进行χ^2及t检验（表3）。③心肌SOD、丙二醛（MDA）的测定：实验结束后，取心脏，用滤纸吸去血液、迅速称重，置于预冷的组织研磨器中，用生理盐水制成10%心肌匀浆，按文献方法进行测定。SOD测定采用化学比色法，MDA采用TBA分光光度法（表4）。

6）调脉饮对麻醉大鼠心电图的影响：取体重（210±17）g的SD大鼠10只，腹腔注射乌拉坦麻醉，分离一侧颈静脉，观察一段Ⅱ导心电图。静注生理盐水4.5 ml/kg后5min，记录5min心电图。1h后，静注调脉饮注射液，剂量及分组同前。5min后记录心电图1h，比较心率P-R间期和Q-T间期的变化，自身对照作t检验（表5）。

表1 调脉饮注射液对氯仿诱发的小鼠室颤的对抗作用

组别	剂量（g/kg）	动物数（只）	室颤阳性数（只）	室颤阴性数（只）	阴性率（%）
NS	-	15	13	2	2．15[1]
利多卡因	0.04	14	3	11	11.14[2]
调脉饮	2	12	4	8	8.12[2]
	4	15	5	10	10.15[2]

注：与NS组比较[1] $P<0.5$，[2] $P<0.01$（表2至表5同）

表 2　调脉饮对乌头碱诱发大鼠、喹巴因诱发豚鼠心律失常的影响 $(\bar{X} \pm S)$

组别	剂量（g/kg）	n	VE	VT	VF	CA
大鼠 NS	–	9	23.04 ± 2.36	27.72 ± 2.71	34.51 ± 5.54	94.96 ± 16.7
心律平	0.003	8	33.38 ± 3.08[2]	40.9 ± 2.32[2]	59.22 ± 8.83[1]	139.83 ± 32.08[1]
调脉饮	2.5	10	25.01 ± 3.28	30.33 ± 5.36	40.8 ± 10.2	96.91 ± 20.78
	5	9	28.13 ± 4.23[1]	37.32 ± 7.6[1]	48.2 ± 10.79[1]	101.22 ± 18.05
豚鼠 NS	–	10	171.24 ± 32.47	209.03 ± 45.51	269.56 ± 60.67	306.79 ± 56.97
心律平	0.001	9	230.02 ± 34.81[2]	295.58 ± 65.33[1]	378.97 ± 77.19[1]	411.5 ± 59.76[2]
调脉饮	1.5	9	180.12 ± 35.33	223.7 ± 51.23	288.36 ± 65.3	310.25 ± 58.21
	3	9	199.36 ± 35.61[1]	234.61v43.12	298.49 ± 62.71	339.23 ± 54.92

表 3　调脉饮对在体大鼠心肌缺血再灌注心律失常的影响

组别	剂量（g/kg）	n	VEB%	VT%	VF%	心律失常持续时间（s）
NS	–	11	44.44	77.78	55.56	140.22 ± 84.92
复方丹参	0.8	10	37.5	62.5	25	62.38 ± 36.23[1]
调脉饮	2.5	9	42.2	68.67	46.67	110.25 ± 39.21
	5	11	25	50	25	57.56 ± 35.92[1]

表 4　调脉饮对在体大鼠缺血再灌注心肌 SOD 和 MDA 的影响 $(\bar{X} \pm S)$

组别	剂量（g/kg）	n	SOD（nU/ml）	MDA（nmol/ml）
NS	–	11	53.07 ± 20.27	156.88 ± 31.26
复方丹参	0.8	10	98.06 ± 14.53	154.51 ± 38.88
调脉饮	2.5	9	69.01 ± 20.12	143.25 ± 38.77
	5	11	112.05 ± 8.94	144.11 ± 56.67

表 5　调脉饮注射液对麻醉大鼠心电图的影响 $(\bar{X} \pm S)$

组别	剂量（g/kg）	n	P-R（ms）	Q-T（ms）	心率（次/分）
NS	–	10	56.89 ± 4.01	87.56 ± 19.93	328.75 ± 71.27
调脉饮	2.5	9	56.32 ± 5.2	89.55 ± 12.23	301.47 ± 69.11
	5	10	59.23 ± 6.01[1]	95.55 ± 18.57[1]	274.44 ± 60.91[1]

本实验发表于《中国医药学报》2004年第19卷增刊，该实验是在调脉饮口服剂型抗心律失常作用的临床及动物实验均取得良好效果的基础上，对其注射液剂型采用多种动物模型进行了更进一步的研究，并初步探讨了其抗心律失常的作用机制。本实验观察了：

1）调脉饮注射液的小鼠急性毒性试验（LD50）结果半致死量为50.96g/kg（95%可信限为43.85～59.07g/kg）。

2）调脉饮注射液对氯仿所致小鼠室颤有良好的对抗作用，与NS组比较$P<0.01$。

3）调脉饮注射液对乌头碱诱发大鼠心律失常（VE，VT，VF，CA）均有良好的对抗作用，与对照组（普罗帕酮）比较$P<0.05$。

4）调脉饮注射液对哇巴因诱发豚鼠心律失常（VE，VT，VF，CA）对抗作用较弱。与对照组比较$P>0.05$，除VF为$P<0.05$外，其他均>0.05。

调脉饮注射液哇巴因诱发心律失常对抗作用较弱而对氯仿及乌头碱诱发的心律失常有明显的对抗作用，因此推测其作用机理可能与心肌细胞钙内流无关，而与心肌细胞钠内流及阻断B受体有关。①调脉饮注射液对麻醉大鼠心电图的影响，显示调脉饮注射液能减慢实验动物的心率，与NS组比较$P<0.05$。②调脉饮注射液对大鼠心肌缺血再灌注损伤心律失常有明显的保护作用。（VE，VT，VF发生率，心律失常持续时间与对照组复方丹参注射液比较$P<0.05$）。③调脉饮注射对大鼠缺血再灌注心肌SOD和MDA的影响显示：调脉饮注射液能减少MDA含量，明显提高SOD活性，提示调脉饮注射液的抗心律失常作用可能与其抑制脂质过氧化，减少自由基损伤有关。

3. 调脉注射液对大鼠心肌细胞功能不应期（FRP）的影响

（1）材料

1）实验动物：SD大鼠，雄性，由中国中医研究院实验动物中心提供。

2）试剂与药品：①调脉饮注射液，由北京中医药大学中药学院制剂室提供，批号980605。每支2ml，相当于生药1g/ml。②普罗帕酮注射液，广州明兴制药厂产品，批号（1996）第103268号。③氯化钠，北京益利精细化学品有限公司产品，分析纯。④氨基甲酸乙酯（乌拉坦），北京通县育才精细化工厂，化学纯。

3）主要仪器：①四导生理记录仪，RM-6000，日本光电株式会社。②电子分析天平，MP120-1型，上海第二天平仪器厂。③动物用呼吸机，江湾Ⅰ型，上海第二军医大学校办工厂生产。④刺激器，SEN-7103型，日本光电株式会社。⑤隔离器，S-320J型，日本光电株式会社。

（2）方法

1）动物分组：健康大鼠30只，体重210±45g，随机分为3组。对照组使用生理盐水，实验组使用调脉饮注射液，阳性对照组使用普罗帕酮注射液。

2）实验步骤：大鼠采用20%乌拉坦腹腔麻醉，分离一侧颈静脉，插管备用。气管插管，行正压人工呼吸（潮气量每次10ml，50次/分），记录Ⅱ导心电图。开胸，暴露心脏，刺激电极置于左心室尖部，描记Ⅱ导心电图。采用 SEN-7103 型刺激器和 SS-102J 隔离器，利用心电图 R 波作为触发，产生双脉冲。双脉冲间距以 1 毫秒的间距连续调节，可以连续读出双脉冲间距值。先确定刺激阈，即以第二个脉冲引发早搏的最小电压值作为阈值，然后以 5 倍于阈值得电压给心室肌连续施以波宽 5ms、频率 1Hz、波幅相等的两个强刺激。随后由短至长逐渐改变第二个刺激的延迟时间。记录对第二个脉冲引起期前收缩的最短延迟时间，此时两脉冲的最小距离即为 FRP。休息 5 分钟后，从颈静脉按组别分别注入生理盐水 4.5ml/kg 及普罗帕酮注射液 3.0mg/kg。5 分钟后同前法测 FRP，记录 FRP 的改变。

心率的改变可以影响 FRP 的大小。心率减慢，不应期将相应延长（调脉饮对心率的影响见附表 1）。为了消除心率改变对不应期的影响，采用 FRP／（Q-T 间期）比值反映药物对 FRP 的实际作用和影响。由于 Q-T 间期的长短与 R-R 间期（或心率）有关，须对实测的 Q-T 间期进行校正（校正后记作 Q-Tr），校正公式如下：

$$Q\text{-}T_r = \frac{实测\ Q\text{-}T}{K \times \sqrt{R\text{-}R\ 间期}}$$ 其中，K 为常数，大鼠 K 值为 0.22 ± 0.04。

在心电图，Q-T 间期代表心室去极到完全复极的时间，R-R 间期在窦性心率时取决于窦房结发放冲动的频率。

3）仪器条件：四导生理记录仪：Sensitivity，1；Lead Selector，Ⅱ；VOLTAGE，6V。

4）实验指标及统计学处理：记录刺激器双脉冲最小间距值，即 FRP 的数值。根据动物心电图测量 Q-T 间期和 R-R 间期，计算 Q-Tr 及 FRP／（Q-Tr 间期）比值，与对照组比较，进行 t 检验，求出 P 值。

（3）结果：在大鼠调脉饮注射液能够减慢窦性心率，并且能够明显延长心肌细胞功能不应期的绝对值，与生理盐水对照组比较有极显著差异（$P < 0.01$）。用药前后自身对照也有显著性差异（$P < 0.01$），但调脉饮注射液对 ERP／（Q-T 间期）比值的影响与对照组比较无显著性差异，而普罗帕酮注射液能延长心肌细胞功能不应期的绝对值，并能使 ERP／（Q-T 间期）比值增加，与对照组比较有显著性差异（$P < 0.05$）。

本实验结果发表于《中国医药学报》2000 年第 15 卷增刊。结果显示如上述。不应期是反应兴奋性和传导性的客观指标，心肌电生理学把不应期的测定分为：①有效不应期（ERP）。②相对不应期（RRP）。③功能不应期（FRP）。三者的改变均可反映出组织兴奋性及传导性的改变，此三者的测定以 FRP 最简便易行，所以本实验采用功能不应期（FRP）测定的方法研究调脉饮注射液抗心律失常的作用机制。不应期的改变与折返性心律失常的发生密切相关，不应期的改变是形成折返的一个重要方面。冲动的折返现象是局部传导障碍密切相关的一种电生理现象。它是许多心律失常发生的基础。如果组织的不应期延长，长于折返时间，则折返激动不能发生，所以延长不应期有利于消除折返。测定不应期的改变可以了解药物对组织兴奋性和传导性的影响，有利于发现药物抗心律失常的作用机制。很多药物对折返性心律失常有效，其药理学原理主要针对传导离散和（或）单向阻滞。20世纪70年代研究发现一些中药具有延长心肌细胞有效不应期的效应，如常咯啉、蝙蝠葛碱、小檗碱、桑寄生黄酮苷等，但都限于中药单体（有效成分）。本实验采用在体大鼠测定复方调脉饮注射液对FRP的功能不应期影响，是我国测定复方中药对FRP影响的首例。结果表明调脉饮能够明显延长心肌细胞FRP的绝对值（$P < 0.01$），但对FRP/Q-T间期无显著差异（$P > 0.05$），说明调脉饮可能对FRP无直接延长作用，此药物使FRP绝对值增加与动物心率减慢有关。调脉饮能抗多种心律失常的作用机制有待进一步研究。

4. 糖心宁（调脉饮）对实验性糖尿病大鼠心脏超微结构的影响

（1）材料和方法

1）糖尿病大鼠模型的制造：Wistar大鼠，雄性，体重为190～220g，禁食12小时后，每只腹腔注射用0.1mol/L柠檬酸缓冲液（pH4.2）配制的0.6% STZ（60mg/kg体重，STZ由Serva公司提供），一周后采用葡萄糖氧化酶法（北京化工厂生产，批号060424）尾静脉取血测空腹血糖，血糖高于250mg/dl（13.9mmol/L）为造模成功。

2）动物的分组及处理：实验动物共分四组：①正常对照组（6只）：不做任何处理。②糖尿病对照组（10只）：造模一周的糖尿病大鼠每日灌喂自来水4ml。③低剂量治疗组（10只）：造模一周的糖尿病大鼠每日喂灌糖心宁口服液（北京中医院制剂室生产，批号：950412）3ml，用自来水稀释一倍后灌喂。④高剂量治疗组（10只）：造模一周的糖尿病大鼠每日喂灌糖心宁口服液6ml，用自来水稀释一倍分2次喂灌。

3）动物的存活期：上述四组动物自造模之日起分别存活3周（给药2周）和5周（给药4周）。取材前用同样的方法测所有组别大鼠的空腹血糖。第一批取材时每组大鼠随机各取3只；第二批是将每组剩余的大鼠都取材。

4）动物取材及电镜步骤：动物的存活期满，分别用10%的水合氯醛腹腔麻醉后，再用0.1mol/L磷酸缓冲液配制的4%的多聚甲醛、2.5%的戊二醛经心脏升主动脉灌流固定，灌毕，取心室肌后并将其切成1mm³左右的小组织块，放入上述固定液中固定12～24小时后，将组织块经锇酸缓冲液、醋酸双氧铀固定，丙酮梯度脱水，Epon812环氧树脂包埋，LKB-V型超薄切片机切片，然后用醋酸双氧铀－枸橼酸铅染色，透射电镜观察。

（2）结果

1）动物的一般状况造模后的实验性糖尿病大鼠都表现为食欲亢进，饮水量增多，后来食量减少，精神渐差，体重下降，毛发无光泽，但治疗组大鼠的精神要好于糖尿病对照组大鼠。

2）动物的空腹血糖（表6）

表 6 各组大鼠不同存活期的空腹血糖（单位 mg/dl）$\bar{X} \pm S$

组　别	造膜后 1 周（给药前）	造膜后 3 周（给药后 2 周）	造膜后 5 周（给药后 4 周）
正常对照组	157.69 ± 10.36（6）		
糖尿病对照组	563.26 ± 54.29* （10）	664.15 ± 68.46（7）	533.5 ± 83.96（2）
低剂量治疗组	682.32 ± 61.32* （10）	725.11 ± 89.42（8）	507.16 ± 42.78（5）
高剂量治疗组	520.95 ± 51.28* （10）	493.77 ± 31.91（9）	614.54 ± 10.38（5）

注：* 与正常对照组比较；$P < 0.001$，△与给药前比较；$P < 0.05$，n 为大鼠只数。1mg/dl = 0.0555mmol/L

3）心肌的超微结构变化：①光镜观察：造模 5 周治疗 4 周时，可见模型大鼠心肌细胞肿胀，因肌肌丝丢失而变得排列稀疏，紊乱、断裂、溶解，心肌出现大面积玻璃样变性及坏死灶。中药治疗低剂量足与高剂量组之间没有差异，基本同正常组，偶见心肌小面积玻璃样改变。②电镜观察：造模后 5 周时，可见模型组大鼠心肌出现空泡样或灶性坏死，心肌肌丝排列紊乱、稀疏，明暗带不明显；有的肌丝断裂，肌原纤维减少或丢失，心肌细胞的线粒体排列紊乱、肥大肿胀，形成管状或空泡样变性及髓样变性，线粒体内有沉淀物。另外，还可见到心肌内有较多的脂滴沉积。中药治疗低剂量组与高剂量组之间无明显差别，较模型组病理改变明显减轻，唯可见线粒体增多，心肌偶可见坏死灶，但未见髓样物，脂滴沉积也较少。

4）心脏微血管的变化：光镜观察，心肌间小血管增生活跃，血管壁增厚，管腔变窄。中药治疗低剂量组与高剂量组之间无差异，基本同正常对照组，血管正常，未见微血管增生及血管壁增厚。电镜观察，造模 5 周，可见模型组心肌细胞内微血管内皮细胞肿胀、内质网扩张、内腔狭小扭曲，心肌内微血管数量明显增多，但微血管的基底膜增厚并不明显。中药治疗组大鼠心肌内的微血管数量及形态变化不大，基本同正常组大鼠。

本实验发表于《中国中医基础医学杂志》1998 年 1 月 4 卷 1 期。该实验系用形态学方法观察调脉饮对实验性糖尿病大鼠心肌及心脏微血管的影响，结果显示调脉饮对实验性糖尿病大鼠心肌及心脏微血管有明显的治疗作用。它可减少糖尿病大鼠心肌内脂质的沉积，减缓或抑制糖尿病性心肌病变冠状动脉粥样硬化和微血管的发生。此实验为调脉饮对心脏器官细胞水平的实验研究，属我国首例。

5. 实验性糖尿病大鼠的血浆 ATII 与 C 肽变化及调脉饮对其影响的实验研究

（1）材料与方法

1）动物分组、模型制造及处理：雄性 Wistar 大鼠 40 只，体重为 190～220g，随机分为 4 组。①正常组 10 只。②糖尿病模型组 10 只。③低剂量中药治疗组 10 只。④高剂量中药治疗组 10 只。正常组不做任何处理，模型组于禁食 12h 后，腹腔注射 0.6% STZ（用 0.1mol

柠檬酸缓冲液配制，60mg/kg 体重）。STZ 由 Serva 公司提供。治疗组于造模后 1 周灌服糖心宁（糖心宁由北京中医院提供）。其中低剂量组每只大鼠 3ml/d；高剂量组每只大鼠 6ml/d。对照组造模后 1 周口服蒸馏水 4 周。

2）取材与标本处理：①于造模后 1 周、3 周和 5 周各组动物取静脉血，用葡萄糖氧化法测空腹血糖。②于造模后 2 周、4 周各组动物取静脉血，加入抗凝剂和抑肽酶后迅速离心，（3000r/min，20min）取血浆低温保存待测。③放射免疫分析测定：AT Ⅱ、C 肽药盒由北京福瑞生物工程公司提供。检测按药盒说明书。用顺序保和加样法。

（2）结果

1）血糖和 C 肽值的变化：对照组及治疗组的血糖值显著高于正常组（$P < 0.01$）而治疗组与对照组之间的各时期血糖值差异不明显 C 肽值在对照组和治疗组基本呈下降趋势，2周下降明显高于 4 周（$P < 0.01$）C 肽值的组间差异表现为治疗组（除高剂量组 4 周外）均高于对照组（$P < 0.01$）治疗组之间也表现出显著性不同（$P < 0.01$）见表 26。此外，血糖值升高时 C 肽基本显示为下降。

2）ATⅡ和 C 肽值的变化：ATⅡ含量变化表现为对照组在各时期高于正常组（$P < 0.01$）治疗组接近或低于正常值（$P > 0.05$）而显著低于对照组（$P < 0.01$）C 肽与 AT Ⅱ关系表现为在 C 肽值降低时 ATⅡ升高，呈负相关趋势。

本实验发表于《北京中医药大学学报》1997.20（6）。实验结果显示糖尿病心脏病大鼠 ATII 水平显著增高，并且与 C 肽的分泌呈负相关趋势。说明糖尿病心血管并发症的发生可能与抗体内分泌失衡后多种激素作用紊乱有关，其中 AT Ⅱ可能是一种潜在的导致系统紊乱的因素，同时，本实验结果表明治疗组大鼠 AT Ⅱ含量比对照组显著下降，同时伴随 C 肽值升高（B 细胞功能改善），提示调脉饮有改善内分泌及调整改善神经、体液、内分泌及代谢系统功能的作用。

6. 糖心宁（调脉饮）治疗糖尿病性心脏病的实验研究

（1）形态学实验研究

1）糖尿病大鼠模型的制造机分组：Wistar 大鼠，雄性，体重 190～220g，禁食 12h 后，每只腹腔注射用 0.1mol/L 柠檬酸缓冲液（pH＝4.2）配制的 0.6% 链脲佐菌素（STZ，60mg/kg 体重，Serva 公司提供），1 周后采用葡萄糖氧化酶法测空腹血糖，高于 250mg/dl（13.9mmol/L）者为造模成功。分为正常对照组：不做特殊处理。模型对照组：喂灌饮用水 6ml/d。中药低剂量治疗组：喂灌糖心宁口服液（北京中医医院制剂室生产，批号：950412）3ml/d。中药高剂量治疗组：灌喂糖心宁口服液 6ml/d。

①动物取材及处理：根据动物的不同存活期，取心室肌，用 10% 福尔马林固定，制成石蜡切片，进行 HE 染色和 PAS 染色，在光镜下观察；取心室肌，用 4% 的多聚甲醛及 2%、

5%的戊二醛固定后，组织块再经锇酸缓冲液、醋酸双氧铀固定，丙酮梯度脱水，Epon812环氧树脂包埋，LKB-V型超薄切片机切片，醋酸双氧铀–柠檬酸铅染色，透射电镜观察；取存活13周动物，在解剖显微镜下取冠状动脉，其余处理同前，透射电镜观察。

②结果

动物的空腹血糖：造模后各组大鼠的血糖均比正常对照组明显升高（$P < 0.01$）只有中药高、低剂量治疗组疗后比疗前有所下降（$P < 0.05$）说明糖心宁有一定降低血糖的作用。

光镜观察：造模5周、治疗4周时，可见模型对照组大鼠心肌细胞肿胀，因肌丝丢失而变得排列稀疏，肌丝断裂、溶解，心肌出现大面积玻璃样变性及坏死灶；心肌间小血管增生活跃，血管壁增厚，管腔变窄。中药治疗低、高剂量组之间没有差异，基本同正常对照组，偶见心肌小面积玻璃样改变，血管正常，未见微血管增生及血管壁增厚。

电镜观察：①心肌的超微结构变化：造模后5周，模型对照组大鼠心肌出现空泡样或灶性坏死，心肌肌丝排列紊乱、稀疏、明暗带不明显；有的肌丝断裂、肌原纤维减少或丢失；心肌细胞的线粒体排列紊乱、肥大肿胀、形成管状或空泡样变性及髓样变性，线粒体内有沉积物。另外还见到心肌内有较多的脂滴沉积。中药治疗低、高剂量组之间无明显差别，但较模型对照组病理改变明显减轻，唯可见线粒体增多，心肌间偶可见坏死灶，但未见髓样物，心肌间脂滴沉积也较少。②心脏微血管的变化：造模后5周，模型对照组大鼠心肌细胞内微血管内皮细胞肿胀，内质网扩张，内腔狭小、扭曲，心肌内微血管数量明显增多，但微血管的基底膜增厚不明显。中药治疗组大鼠心肌内的微血管数量及形态变化不大，基本同正常对照组。③冠状动脉的超微结构变化：造模后13周，模型对照组大鼠冠状动脉内皮及内皮下层均有不同程度的增厚，冠状动脉的中层平滑肌细胞出现坏死和增生，且几乎所有模型对照组大鼠的冠状动脉都处于紧张状态。而中药高、低剂量治疗组大鼠冠状动脉的内皮、内皮下层和中层平滑肌细胞形态、数量则变化不大，基本同正常对照组。

（2）分子生物学研究

1）血管平滑肌细胞（VSMC）的培养鉴定与实验分组

①VSMC的培养与鉴定：取纯种日本大耳白兔胸主动脉，去除血管内膜及外膜后，将中膜剪成$1mm^2$大小，贴于培养皿底部，用含20%胎牛血清（FCS）的DMEM液培养，细胞生长融合后，用0.125%胰蛋白酶消化传代。细胞在光镜下呈典型的峰–谷状表现，电镜检查显示细胞质内含有大量肌原纤维，免疫细胞化学检查抗α-SM actin和抗myosin抗体染色阳性，故鉴定是VSMC。

②对体外高糖培养条件下VSMC增殖影响的观测：实验共分5组，培养基中加入①不含药血清（正常糖）组：不含药血清终浓度20%；②高糖＋不含药血清组：①组加入终浓度30mmol/L葡萄糖液；③高糖＋含糖心宁高剂量血清组：同②组等量的葡萄糖液＋终浓度

20％的含糖心宁高剂量组；④高糖＋含糖心宁中剂量血清组：同②组等量的葡萄糖液＋终浓度20％的含糖心宁中剂量组血清；⑤高糖＋含糖心宁低剂量血清组：同②组等量的葡萄糖液＋终浓度20％的含糖心宁低剂量组血清。

③对高糖及外源内皮素-1（ET-1）介导的VSMC增殖影响的观测：共分8组，培养基中加入①不含药血清（正常糖）＋ET-1组：不含药血清终浓度20％；②高糖＋不含药血清＋ET-1组：①组＋终浓度30mmol/L葡萄糖液；③高糖＋含糖心宁高剂量血清组：同②组等量的葡萄糖液＋终浓度20％糖心宁高剂量组血清；④高糖＋含糖心宁中剂量血清组：同②组等量的葡萄糖液＋终浓度20％糖心宁中剂量组血清；⑤高糖＋含糖心宁低剂量血清组：同②组等量的葡萄糖液＋终浓度20％糖心宁低剂量组血清；⑥高糖＋含鲁南欣康血清组：同②组等量的葡萄糖液＋终浓度20％鲁南欣康血清；⑦高糖＋不含药血清组：终浓度30mmol/L葡萄糖液＋不含药血清；⑧不含药血清（正常糖）组：终浓度20％不含药血清。

2）含药血清的制备：取纯种日本大耳白兔15只，随机分为糖心宁高、中、低3个剂量组、鲁南欣康组和不含药血清组（每组3只）。糖心宁组每日依照分组分别按8ml/kg、4ml/kg、1ml/kg给予糖心宁口服液灌胃；鲁南欣康组每日按2.4mg/kg量灌胃；不含药血清组给予等量生理盐水灌胃。以上各组均连续用药7天，在最后1次灌胃2h后心脏采血，分离血清，56℃灭活30min，分装后–20℃保存备用。

3）统计分析方法：实验数据运用SPSS统计软件，进行组间比较。

4）结果

①含糖心宁血清对体外高糖培养条件下的VSMC增殖的影响：①VSMC增殖的测定结果——MTT法：高糖刺激下VSMC 24h和48h值均升高（$P < 0.01$）说明在体外高糖培养条件下可以刺激VSMC的增殖；而加入含糖心宁药物血清组较对照组②组均低（$P < 0.01$）说明其对高糖刺激下VSMC的增殖有明显的抑制作用。②血小板衍化生长因子（PDGF）的测定：高糖刺激VSMC 24h和48h后，PDGF含量明显升高（$P < 0.01$）说明在体外高糖培养条件下可促进VSMC自分泌PDGF；而加入含糖心宁药物血清组较对照组②组PDGF含量均低（$P < 0.01$）说明其具有明显抑制高糖促平滑肌细胞（SMC）自分泌PDGF的作用。③原癌基因c-myc基因表达的测定——2h Northorn Blot结果：高糖刺激VSMC 2h后，c-myc表达量较不含药血清（正常糖）对照组明显增强，提示高糖通过促进c-myc表达而促使SMC增殖。在含药血清组中，不同剂量组糖心宁药物血清可呈药物剂量依赖性地抑制SMC的c-myc的表达。④原癌基因c-fos基因表达的测定——0.5h Northern Blot结果 c-fos表达量较不含药血清（正常糖）对照组明显增强，提示高糖通过促进c-fos表达而促使SMC增殖。在含药血清组中，不同剂量组糖心宁药物血清可以呈药物剂量依赖性地抑制SMC的c-fos的表达，提示它是通过抑制C-fos的表达而起到抑制VSMC增殖的

作用。

②含糖心宁血清对 ET-1 介导的 VSMC 增殖的观测：①VSMC 增殖的测定：高糖和/或 ET-1 刺激 VSMC24h 和 48h 值均升高，与⑧组比较：$P < 0.01$，说明在体外培养条件下高糖和/或 ET-1 可以刺激 VSMC 增殖；而加入含糖心宁药物血清组较对照组②组值均降低（$P < 0.01$）说明其对高糖及 ET-1 协同促 VSMC 的增殖有明显抑制作用。②PDGF 的测定：高糖和/或 ET-1 刺激 VSMC 24h 和 48h 后，PDGF 含量均明显升高，与对照组⑧组比较：$P < 0.01$，说明在体外高糖和/或 ET-1 可以促进 VSMC 自分泌 PDGF；而加入含糖心宁药物血清组较对照组②组值均降低 $P < 0.01$，说明其具有明显抑制高糖及 ET-1 协同促 SMC 自分泌 PDGF 的作用。③原癌基因 c-myc 基因表达的测定——2hNorthorn Blot 结果：刺激 2h 后，不同剂量组糖心宁药物血清可以呈药物剂量依赖性地抑制 SMC 的 c-myc 的表达，说明它具有很好地拮抗高糖和 ET-1 协同促 SMC 的 c-myc 基因表达作用。④原癌基因 c-fos 基因表达的测定——0.5h Northorn Blot 结果：不同剂量组糖心宁药物血清可以呈药物剂量依赖性地抑制 SMC 的 c-fos 的表达，说明它具有很好地拮抗高糖和 ET-1 协同促 SMC 的 c-fos 基因表达作用。

本实验发表于《中国医药学报》2004 年第 19 卷第 10 期本文报告了两方面的实验，其一是用形态学方法从器官细胞水平研究了调脉饮（糖心宁）治疗糖尿病心脏病的疗效和作用机制。选用糖尿病心脏病大鼠模型，用光镜和电镜观察实验动物的心肌、心脏微血管、冠脉的结构及超微结构及服用调脉饮后的治疗效果。结果显示调脉饮对实验性糖尿病心脏病大鼠的心肌、微血管及冠脉均有明显的治疗作用，并能减少心肌内脂质的沉积。其二是用分子生物学方法从分子水平研究了调脉饮对血管平滑肌细胞增殖的影响。糖尿病冠心病发病机理中已被公认的一个重要过程是血管平滑肌细胞在各种因素作用下的增殖迁移，因此也是众多治疗措施所针对的主要途径。本实验即是根据此认识设计的。实验结果显示，调脉饮对于体外高糖培养条件下的 VSMC 增殖有明显的抑制作用。同时还根据已被许多学者证实的发现：在糖尿病性冠心病中引起 VSMC 增殖的因素不仅是高糖，同时 PDGF 因子（血小板衍化生成因子），及 ET-1、c-myc 和 c-fos 都是重要的因素，实验的结果表明含糖心宁（调脉饮）药物血清对于高糖及外源 ET-1 刺激下的 VSMC 的增殖也有较好的抑制作用，且显著地拮抗了其促 SMC 的 PDGF 自分泌作用和 c-myc 及 c-fos 基因的表达。总之，本实验显示调脉饮可以抑制 SMC 增殖，其主要作用机制是抑制 SMC 自身 PDCF 的分泌及抑制 SMC 原癌基因 c-myc 及 c-fos 的表达。

7. 糖心宁（调脉饮）治疗糖尿病性心脏病的临床及实验研究

（1）糖尿病大鼠模型的制造：

Wisatr 大鼠，雄性，体重为 190 ~ 220g，禁食 12 小时后，每只腹腔注射用 0.1mol/L 柠檬酸缓冲液（pH4.2）配制的 0.6% STZ（60mg/g 体重，STZ 由 Sevra 公司提供），1 周后尾静脉取血采用葡萄糖氧化酶法（北京化工厂生产，060424）测空腹血糖，血糖高于

250mg/dl（13.9mmol/L）为造模成功。

（2）动物的分组及处理

实验动物共分4组：①正常对照组：不做特殊处理；②模型组：造模1周的糖尿病大鼠每日喂灌饮用水6ml；③中药低剂量治疗组：造模1周的糖尿病大鼠每日喂灌糖心宁口服液（北京中医医院制剂室生产，批号：950412）3ml，用饮用水稀释一倍后灌喂；④中药高剂量治疗组：造模1周的糖尿病大鼠每日灌喂糖心宁口服液6ml，用饮用水稀释一倍分两次灌喂。

（3）动物的存活期

上述四组动物自造模之日起分别于存活3周（给药2周）、5周（给药4周）和13周（给药12周），取材前测所有组别大鼠的空腹血糖。

（4）动物的取材及处理

1）形态学观察：根据动物的不同存活期，取心室肌，用10%福尔马林固定，制成石蜡切片，进行HE染色和APS染色，在光镜下观察。

根据动物的不同存活期，取心室肌，用4%的多聚甲醛及2.5%的戊二醛固定后，组织块再经锇酸缓冲液、醋酸双氧铀固定，丙酮梯度脱水，Epon812环氧树脂包埋，LKB-V型超薄切片机切片，醋酸双氧、铀–柠檬酸铅染色，透射电镜观察。取存活13周动物，在解剖显微镜下取冠状动脉，其余处理同前，透射电镜观察。

2）心率和血黏度的观察：测定各组大鼠心电图，以针灸针当电极，插入大鼠四肢皮下，不麻醉状态下描记心电图变化，第6周断头取血，取4ml左右，肝素抗凝，恒温水浴25℃下，先测全血黏度（锥板式黏度计测定11.25S^{-1}、15.75 S^{-1}、15.75 S^{-1}、45.0 S^{-1}、75.0 S^{-1}、225.0 S^{-1}、375.0 S^{-1}各变率下的全血黏度值），将血液以3000转/分离心5分钟，测以上各切变率下血浆黏度，并测红细胞压积，一天内测完。

3）血管紧张素Ⅱ（ATⅡ）、C肽及心钠素的测定：于造模后2周、4周各组动物取静脉血，加入抗凝剂和抑肽酶后迅速离心，以3000转/分离心20分钟后，取血浆低温保存待测。

放射免疫分析测定采用北京福瑞生物工程公司提供的药盒，ATⅡ、C肽及心钠素的检测按药盒说明书，采用顺序保和加样法。

（5）统计分析方法：全部实验数据均输入计算机，数据统计用 X±S 表示，采用 t 检验。

（6）结果

1）动物取空腹血糖：各组大鼠的血糖均明显比正常组升高（P<0.01）只有糖心宁治疗组疗后比疗前下降（P<0.05）说明其有一定降糖作用。

2）形态学

①光镜造模5周、治疗4周时，可见模型组大鼠心肌细胞肿胀，因肌丝丢失而变得排列

稀疏，肌丝断裂、溶解，心肌出现大面积玻璃样变性及坏死灶，心肌间小血管增生活跃，血管壁增厚、管腔变窄。中药治疗低剂量组与高剂量组之间没有差异，基本同正常对照组，偶见心肌小面积玻璃样改变。血管正常，未见微血管增生及血管壁增厚。

②电镜：心肌的超微结构变化：造模后5周时，可见模型组大鼠心肌出现空泡样或灶性坏死；心肌肌丝排列紊乱、稀疏、明暗带不明显；有的肌丝断裂、肌原纤维减少或丢失；心肌细胞的线粒体排列紊乱、肥大肿胀、形成管状或空泡样变性及髓样变性，线粒体内有沉积物。另外还可见到心肌内有较多的脂滴沉积。中药治疗低剂量组与高剂量组之间无明显差别，较模型组病理改变明显减轻，唯可见线粒体增多，心肌间偶可见坏死灶，但未见髓样物，心肌间脂滴沉积也较少。心脏微血管的变化：造模后5周，可见模型组大鼠心肌细胞内微血管内皮细胞肿胀，内质网扩张，内腔狭小、扭曲，心肌内微血管数量明显增多，糖原颗粒沉积较多，但微血管的基底膜增厚不明显。而中药治疗组大鼠心肌内的微血管数量及形态变化不大，基本同正常组大鼠。冠状动脉的超微结构变化：造模后13周时，可见模型组大鼠冠状动脉内皮及内皮下层均有不同程度的增厚，冠状动脉的中层平滑肌细胞出现坏死和增生，而且几乎所有模型组大鼠的冠状动脉都处于紧张状态。而中药高低剂量治疗组大鼠冠状动脉的内皮、内皮下层和中层平滑肌细胞形态、数量变化不大，基本同正常组大鼠。

形态学观察显示，糖心宁对实验性糖尿病性心脏病大鼠的心肌、微血管和冠状动脉均具有明显的治疗作用，它可减少糖尿病大鼠心肌内脂质的沉积，减缓或抑制糖尿病性心肌病、冠状动脉粥样硬化和微血管病变的发生。

3）对心率和血黏度的影响：表7，表8。

模型组心率比正常组明显加快，中药治疗组心率在正常组与模型组之间，说明调脉饮有明显减慢心率的作用。

模型组的血黏度高于正常组，中药治疗组在两者之间，说明有降低血黏度之作用。

表7 糖心宁对糖尿病大鼠心率的影响 ($\overline{X} \pm S$)

组别	动物只数	心率（次/分）
正常组	5	404.8 ± 101.01
模型组	5	484.0 ± 20.15
低剂量组	5	476.6 ± 23.89
高剂量组	5	454.2 ± 20.54[*]

注：*与模型组比较 $P < 0.05$。

表 8　糖心宁对糖尿病大鼠模型血液流变学指标的影响 ($\bar{X} \pm S$)

组别	动物只数	全血黏度（pa. s）			血浆黏度（pa. s）		
		高切	中切	低切	高切	中切	低切
正常	3	0.003306 ± 0.00182	0.003942 ± 0.000188	0.0044 ± 0.000161	0.001269 ± 0.000125	0.001243 ± 0.000184	0.00109 ± 0.000328
模型	3	0.003789 ± 0.000115△	0.004585 ± 0.000146△△	0.004620 ± 0.000539	0.001873 ± 0.000878	0.003090 ± 0.3613	0.008990 ± 0.003669△
低剂量	3	0.003426 ± 0.000255*	0.004012* ± 0.000311	0.004995 ± 0.000814	0.001382 ± 000062	001480 ± 000052	001403 ± 000308*
高剂量	3	0.003313 ± 0.000147*	0.004430 ± 0.000553	0.005330 ± 0.00182	0.001608 ± 000286	002002 ± 000883	002353 ± 001815

注：* 与模型组比较 $P < 0.05$；△ 与正常组比较 $P < 0.05$；△△ 与正常组比较 $P < 0.01$。

4）对心钠素的影响（表9）：模型组的心钠素比正常组明显升高，中药治疗组在2周时低剂量组高于正常组，与模型组无显著差异，4周时两组高剂量组均低于或接近正常，比模型组明显下降。提示治疗组大鼠心肌受损程度轻于模型组，所以没激活心钠素大量分泌，从而说明调脉饮可改善糖尿病心脏损害的程度。

表 9　心钠素不同时期变化数值 ($\bar{X} \pm S$；ng/ml)

组别	动物只数	2 周	4 周
正常组	10	423.34 ± 47.25	391.8 ± 59.28
模型组	10	522.33 ± 70.36△	611.06 ± 56.42△
低剂量组	10	503.21 ± 55.23△	396.35 ± 79.05*
高剂量组	10	397.88 ± 20.47*	313.59 ± 31.57*

注：△ 与模型组比 $P < 0.01$；* 与正常组比 $P < 0.01$。

5）对 C 肽的影响（表10）：模型组2周时 C 肽较正常组明显下降，中药治疗组两高低剂量组 C 肽值明显高于模型组，其中高剂量组升高幅度大。第4周时，模型组 C 肽值仍然低于正常，中药高剂量组的 C 肽继续上升，接近正常，与正常组无显著差异，明显高于模型组，而中药高剂量却有所下降，说明调脉饮改善胰岛 B 细胞功能。

6）血管紧张素Ⅱ的影响（表11）：本实验结果显示糖心病大鼠 ATⅡ浓度显著高于正常组大鼠（$P < 0.01$）而中药治疗组 ATⅡ水平低于模型组（$P < 0.01$）说明调脉饮有降低 ATⅡ分泌的作用。但是直接或间接作用途径尚需进一步实验证明。

表 10　C 肽不同时期变化数值 $(\bar{X} \pm S; \; ng/ml)$

组别	动物只数	2 周	4 周
正常组	10	1.366 ± 0.095	1.345 ± 0.079
模型组	10	$0.455 \pm 0.109^{\triangle}$	$1.045 \pm 0.139^{\triangle}$
低剂量组	10	$0.753 \pm 0.103^{*}$	$1.408 \pm 0.074^{*}$
高剂量组	10	$1.308 \pm 0.111^{*}$	1.013 ± 0.089

注：* 与模型组比 $P < 0.01$；△与正常组比 $P < 0.01$。

表 11　血管紧张素 II 不同时期变化数值 $(\bar{X} \pm S; \; ng/ml)$

组别	动物只数	2 周	4 周
正常组	10	414.57 ± 40.78	450.41 ± 43.88
模型组	10	$511.84 \pm 66.8^{\triangle}$	$594.42 \pm 65.09^{\triangle}$
低剂量组	10	$388.37 \pm 40.83^{*}$	$469.16 \pm 75.02^{*}$
高剂量组	10	$300.03 \pm 32.59^{*}$	$368.88 \pm 59.64^{*}$

注：* 与模型组比 $P < 0.01$；△与正常组比 $P < 0.01$。

本文发表于 2002.11《中医治疗糖尿病及其并发症的临床经验方案与研究进展》，该项目从临床和实验两方面证实了糖心宁（调脉饮）对糖尿病性心脏病，特别是早期糖尿病性心脏病微血管病变、心肌病变、冠脉心脏自主神经损害所致心动过速的显著治疗作用，并初步探讨了其作用机制。实验方面用形态学方法证明糖心宁（调脉饮）对实验性糖尿病性心脏病大鼠的心肌、微血管及冠脉均有明显的治疗作用，并能减少心肌内脂质的沉积，减慢其心率，降低血糖及血黏度，改善胰岛 B 细胞功能，减少心钠素及血管紧张素 II 的大量分泌，从而对糖尿病性心脏病的心脏具有保护作用。减少心脏损害的程度。目前西医对糖尿病的治疗效果不够满意，中医药方面尚未见到对本病系统研究的报告及中药新药上市，但其发病率及病死率却很高，因此，糖心宁（调脉饮）的出现具有明显的社会和经济效益。该项目在我国糖尿病中医药研究方面起步早，选题先进，实验研究采用形态学方法，目前尚未见到报道，同时用形态学方法进行中医药心脏病方面的研究亦鲜见报道，故属国内领先水平，具有重要的学术价值，对中医药科技发展有明显推动作用，故被评为北京市科技进步二等奖（1997 年）。

8. 调脉饮拆方抗心律失常作用的研究

（1）材料

1）动物：Wistar 大鼠，雄性，SPF 级，体重（280 ± 20）g，由中国医学科学院实验动物研究所提供［批号 SCXK（京）2005 - 0013］。豚鼠，雄性，普通级，体重（300 ± 20）g，由北京芳元缘养殖场提供［批号SCXK（京）2009－0014］。

2）受试药物中药饮片：由北京中医医院药剂科提供。调脉饮全方组（丹皮、赤芍、黄连、太子参、麦冬、五味子、香附、香橼、佛手、川芎、丹参）和益气养心组（太子参、麦冬、五味子）2组药材分别按原用量比例，加水浸泡1h，加热煎煮2次，滤过，合并水煎液，冷藏过夜，分取上清液，浓缩至实验用量；凉血清热组（丹皮、赤芍、黄连）和行气通脉组（香附、香橼、佛手、川芎、丹参）2组药材水煎方法同前，分取上清液，浓缩至相对密度1.13～1.15（60℃热测），放冷后加入95%乙醇，使醇浓度为80%，放置过夜，去除沉淀，回收乙醇至无醇味后，继续浓缩至实验用量，冷藏备用。实验用量根据临床等效剂量换算（生药量g/kg）：全方组大鼠剂量22 g/kg，豚鼠剂量19 g/kg；凉血清热组大鼠剂量7 g/kg，豚鼠剂量6 g/kg；行气通脉组和益气养心组大鼠剂量7.5g/kg，豚鼠剂量6.5 g/kg。

（3）试剂与药品乌头碱：中国药品生物制品检定所。批号110720；普罗帕酮：中诺药业（石家庄）有限公司，批号07115071；戊巴比妥钠：Sigma公司，批号018K0754；哇巴因：ColBiochem公司，批号D00056511。

（4）仪器Powerlab四通道生理记录仪，埃德仪器有限公司；微量注射泵，BRAUN公司；VL-8动物呼吸机，上海奥尔科特科技有限公司。

（2）方法

1）动物分组将动物随机均分为6组：模型组，调脉饮全方组、凉血清热组、益气养心组、行气通脉组和普罗帕酮组，每组10只。按1.2给出剂量给予相应药物，模型组给予等量生理盐水，灌胃给药7 d，10ml/kg，末次给药30min后进行实验。

2）对乌头碱诱发心律失常的影响用0.4%戊巴比妥钠麻醉，仰卧位固定鼠台上，连接生理记录仪导联电极，常规记录Ⅱ导心电图（ECG），若造模前有心律失常则弃之不用。用恒速微量注射泵从股静脉恒速输入50mg/L"乌头碱溶液1ml/h，监测心电图，分别记录室性期前收缩（VPB）、室性心动过速（VT）和室颤（VF）出现的时间及死亡（CA）时间，计算出现VPB，VT，VF及CA时乌头碱用量（trg/kg）。

3）对哇巴因诱发心律失常的影响将豚鼠麻醉，常规记录Ⅱ导心电图，用恒速微量注射泵从颈外静脉恒速输入300 mg/L哇巴因溶液1 ml/h，监测心电图，分别记录室性期前收缩、室颤出现的时间及死亡时间，计算出现VPB，VF及CA时哇巴因用量。

4）对冠脉结扎致心律失常的影响将大鼠麻醉，常规记录Ⅱ导心电图，分离气管，接人工呼吸机（人工呼吸机各参数如下：呼吸比为1∶2；呼吸频率为60次/分；潮气量为0.06ml/g）。在胸左侧第4肋间（心尖搏动处）开胸，暴露心脏，于左冠状动脉胸主干下穿线，将丝线两端一起穿入直径为2 mm的聚乙烯管中，稳定5min后，抽紧丝线，将聚乙烯管压向冠状动脉并与丝线一并夹往，阻断冠脉血流，造成心肌缺血。5min后，放松聚乙烯管和丝线，以造成再灌注损伤。观察解除结扎后10min内VT，VF和VPB发生率和心律失常持续时间。

（5）统计学处理采用 SPSS13.0 统计软件包进行分析。计量资料以 $X \pm s$ 表示，采用单因素方差分析（One. Way ANOVA），方差齐性采用 LSD 检验，$P < 0.05$ 有统计学意义。

（3）结果

1）对乌头碱诱发心律失常的影响结果。

与模型组相比，调脉饮全方组与凉血清热组对乌头碱致大鼠心律失常具有抑制作用，其中全方组抗室性期前收缩有统计学意义（$P < 0.05$）

2）对哇巴因诱发心律失常的影响结果。

哇巴因致豚鼠心律失常均有一定的作用，其中全方组抗与模型组相比，调脉饮全方组与各拆方组抑制哇巴室速和死亡有统计学意义（$P < 0.05$）

3）对冠脉结扎致心律失常的影响结果。

与模型组相比，调脉饮全方及各拆方组对冠脉结扎致大鼠心律失常发生率均有一定的抑制作用，并且全方组、凉血清热组和行气通脉组均能降低心律失常的持续时间，有统计学意义（$P < 0.05$）

本文发表于 2011 年 1 月《中国实验方剂学杂志》，研究结果表明，调脉饮全方组对 3 种实验性心律失常均有一定的抑制作用，验证了该方的疗效。通过拆方研究发现，凉血清热组与行气通脉、益气养心组相比，对乌头碱诱发大鼠心律失常、哇巴因诱发豚鼠心律失常的抑制作用较为明显，且能够降低心律失常的持续时间，与调脉饮以"热"为中心的组方思路相契合，相关作用机制仍有待于进一步研究。因此，从"热"论治，以清热药为主治疗快速性心律失常，可为临床用药提供实验依据和应用基础。

9. 调脉饮及拆方对实验性室性心律失常的作用和分子机制研究

目的：观察调脉饮全方及拆方对 2 种实验性心律失常动物模型的作用及相关机制。方法：将动物随机分为模型组、调脉饮全方组、凉血清热药组、去凉血清热药组和阳性药组。采用生理记录系统观察调脉饮全方及拆方对氯化钙（$CaCl_2$）诱发大鼠室性心律失常、哇巴因诱发豚鼠室性心律失常的影响；采用 Western blot 法检测豚鼠心肌组织钠，钾－腺苷三磷酸酶（$Na^+ K^+ - ATP$）、钙－腺苷三磷酸酶（$Ca^{2+} - ATP$）和电压门控钠通道 5α（sodium voltage-gated channel alpha subunit 5，SCN5α）的蛋白表达。结果：调脉饮全方组和凉血清热药组均可延迟 $CaCl_2$ 诱发大鼠的室性早搏和死亡时间，调脉饮各组方对于哇巴因诱发豚鼠室性早搏和死亡时间均有一定的延长作用，其中全方组和凉血清热药组延迟死亡时间较为显著，有统计学意义（$P < 0.05$）。调脉饮各组豚鼠心肌 $Na^+ K^+ - ATP$、$Ca^{2+} - ATP$ 的蛋白表达降低，SCN5α 的表达无显著差异。结论：调脉饮全方组与凉血清热药组具有对抗实验性室性心律失常的作用。

10. MMPs 和 TIMPs 与糖尿病心肌病心室重构的关系及糖心宁的干预作用

目的：探讨 MMP-2、MMP-9、TIMP-2、TIMP-1 在糖尿病心肌病心室重构过程中的作用，以及糖心宁的心肌保护作用及机制。方法：36 只 SD 大鼠，其中 9 只作为空白对照组，27 只腹腔注射链脲佐菌素（STZ）制备糖尿病心肌病大鼠模型，随机分为模型组、糖心宁高剂量组、糖心宁等效剂量组 3 组，糖心宁组灌服中药，模型组及空白对照组灌服等量清洁饮用水，给药 8 周后处死大鼠，计算左心室肥厚指数，检测血清 TSOD 活性和 MDA 含量；Masson 染色观察心肌组织中胶原，免疫组化法检测心肌组织 MMP-2、MMP-9、TIMP-2、TIMP-1 的蛋白表达。结果：糖尿病心肌病大鼠用药 8 周后，糖心宁高剂量组、糖心宁等效剂量组均能降低左心室肥厚指数，减少 MDA 含量，升高 TSOD 水平，且同时升高 MMP-9/TIMP-1 和 MMP-2/TIMP-2 比值，降低心肌胶原含量。结论：糖心宁具有通过改善氧化应激，重新调整 MMP-9/TIMP-1 平衡、减弱 TIMP-1 对 MMP-9 抑制从而减轻 DCM 心室重构的作用。

11. 基于 ROCK-MAPK 通路观察糖心宁干预糖尿病心肌病作用机制研究

目的：观察糖心宁对糖尿病心肌病大鼠心肌组织 ROCK、JNK 及 P38MAPK 蛋白表达的影响，探讨其对 ROCK-MAPK 信号通路的作用机制。方法：采用链脲佐菌素制备糖尿病心肌病大鼠模型，40 只雄性 SD 大鼠随机分为空白组、模型组、法舒地尔组、糖心宁高剂量组、糖心宁等效剂量组各 8 只。空白组及模型组灌服等量清洁饮用水，法舒地尔组给予法舒地尔腹腔注射，糖心宁组灌服中药糖心宁，给药 8 周后处死大鼠，计算左心室肥厚指数，检测血糖、血脂水平；HE 染色观察心肌细胞形态学变化；免疫组化法检测心肌组织 ROCK、JNK、P38MAPK 蛋白表达情况。结果：给药 8 周末，模型组大鼠空腹血糖、甘油三酯明显高于空白组（均 $P < 0.05$），与模型组比较，法舒地尔组、糖心宁高剂量组、糖心宁等效剂量组甘油三酯水平明显降低（均 $P < 0.05$），但空腹血糖未见明显变化（均 $P > 0.05$）。模型组大鼠心肌肥厚指数明显高于空白组（$P < 0.05$），与模型组比较，法舒地尔组、糖心宁高剂量组、糖心宁等效剂量组心肌肥厚指数均低于模型组（$P < 0.05$）。HE 染色光镜下观察，空白组大鼠心肌细胞肌节完整，肌丝、线粒体排列比较整齐。模型组大鼠心肌细胞肿胀，肌丝排列稀疏，肌丝断裂、溶解，心肌出现大面积玻璃样变性及坏死。糖心宁高剂量组、糖心宁等效剂量组、法舒地尔组大鼠心肌细胞肿胀，肌丝排列均较模型组有明显好转。与空白组大鼠比较，模型组大鼠的 ROCK1 蛋白表达显著增加（$P < 0.05$），而 ROCK2 蛋白表达未见明显增加（$P > 0.05$），与模型组大鼠比较，法舒地尔组、糖心宁高剂量组、糖心宁等效剂量组的 ROCK1 蛋白表达受到显著抑制（$P < 0.05$），ROCK2 蛋白表达未见明显改变（$P > 0.05$）。与法舒地尔组比较，糖心宁高剂量组明显抑制 ROCK1 蛋白表达（$P < 0.05$），而糖心宁等效剂量组则并不明显（$P > 0.05$），与空白组大鼠比较，模型组大鼠的 JNK、P38MAPK 蛋白表达均显著增加（$P < 0.05$），与模型组大鼠比较，法舒地尔组、糖心宁高、等效剂量组大鼠 JNK、P38MAPK 蛋白表达均明显受到抑制（$P < 0.05$）。结论糖心宁能减轻糖尿病心肌病大鼠的心室重构，其机制可能与抑制 ROCK-MAPK 信号通路有关。

十、"益气养心，理气通脉，凉血清热"法及其组方"调脉饮"治疗快速型心律失常的临床及实验研究概述

魏执真教授自1986年至今30余年来，对其首创的辨证治疗快速型心律失常的"益气养心，理气通脉，凉血清热"法及其组方"调脉饮"连续未间断进行了大量、全面、深入地临床及实验研究，取得了具有领先水平、有重要应用及学术价值、有理论及技术创新性、对中医药科技发展有明显推动作用、属原创性的重要研究成果。该项目曾于1991年获北京中医局科技进步一等奖，1997年获北京市科技进步二等奖，成果被收录于1994年出版的《20世纪中国医学首创者大辞典》及1995年出版的《中国实用成果大辞典》。"调脉饮"临床应用至今30余年来疗效显著。成果目前仍居领先水平，被国内外同行引用和运用，得到了国内外广泛的赞誉，产生了良好的社会影响，很值得进一步推广应用。

（一）"调脉饮"组方及其依据

魏执真教授1962年毕业于北京中医学院（现北京中医药大学），为新中国首所国立中医学院的首届毕业生，并从师于当代著名临床家、教育家、学者秦伯未先生。毕业后就职于北京中医医院（现首都医科大学附属北京中医医院），从事内科及心血管科临床、教学、科研工作至今。曾任内科副主任及心血管科主任，兼中国中医药学会心病学会及老年心病委员会常委、副主任委员，及糖尿病专业委员会副主任委员，并为上述学会主要组建者。50余年来站在心血管病医、教、研工作第一线，力行中医为主，中西结合，中医理论和临床实践紧密结合，勤勉治学，潜心钻研。临床经验丰富，疗效显著、稳定，深受患者信赖。尤其对心律失常研究得更加深入。在长期大量诊治各种心律失常病人基础上，在中医经典理论及历代先师，特别是李时珍《濒湖脉学》和恩师秦伯未先生的学术思想和临床经验的指导下，分析、归纳、反复总结，从而在心律失常的中医辨证论治的学术及技术方面做出了创新性的成绩与贡献。于30年前率先创建了独特的心律失常辨证论治纲领（以脉为主，四诊合参，以寒热为纲，分为二类十型三证候）及其相应的诊治方案和系列方药。针对快速型心律失常首创了"心脏亏虚，血脉瘀组，瘀郁化热"，"血热为发病关键，血脉瘀阻为必要环节，心脏亏虚为根本因素"的病机新学说。创立了"益气养心，理气通脉，凉血清热"的代表性治法及其代表性验方——调脉饮。调脉饮由太子参、麦冬、五味子、香附、香橼、佛手、丹皮、赤芍等组成。针对热可致数、急，瘀可致乱所引起的脉数、促、疾、涩数等快速型心律失常，使之热清，瘀通，律齐。

（二）临床研究工作

自1986年起，于《中医杂志》第4期发表第一篇此研究项目前期工作的文章后，相继

发表了一系列相关临床观察报告，此后相继进行了长期系列的临床及实验研究工作，取得了丰硕的成果。

1. 在大量的临床研究前期工作的基础上，于 1989 年以"调脉饮治疗快速型心律失常临床及实验研究"为题于北京市中医局立项进行了研究。该项目在临床在研究方面，根据中医特色，运用循证医学方法，采用前瞻、对照、随机、单盲方法，纳入快速型心律失常病例 250 例（包括门诊及住院病人）。治疗组 200 例，对照组 50 例，对照组选用普罗帕酮。观察指标为症状、心电图、动态心电图、心律失常总有效率及副作用等。疗程为 2 月。结果显示：两组总有效率及其他各项指标比较，经统计学处理，无显著差异（$P > 0.05$），但功能性者治疗组优于对照组。治疗组未出现明显不良反应病例。普罗帕酮为抗心律失常疗效确切、良好的西药，本试验结果显示，调脉饮的疗效与之比较无显著差异，证明调脉饮疗效确切良好。而且未出现不良反应。但因抗心律失常西药的致心律失常副作用，特别是可引起严重致命性心律失常的副作用被证实后，有效且安全的中医药疗法显示出其更加重要的意义。又因当时用中医辨证论治方法，口服复方制剂治疗快速型心律失常系统临床研究，并取得与西药普罗帕酮相当的疗效，本试验尚属首例。且因当时循证医学方法被我国引用时间不长，中医研究工作运用循证医学方法更为初始阶段，本试验根据中医特色选用循证医学方法进行快速型心律失常的研究也成为首例；又因调脉饮是根据魏执真教授首创的快速型心律失常的病机新学说——"心气阴虚，血脉瘀阻，瘀郁化热"采用"益气养心，理气通脉，凉血清热"法则，选用太子参、麦冬、五味子、香附、香橼、佛手、丹皮、赤芍等组成。其理、法、方、药均为首创，具有重要学术价值。所以该项成果在科学性、先进性、实用性、学术价值方面均为领先水平，在防治重大疾病、提高人民健康水平方面有重要价值，对中医药科技发展有明显推动作用，故被评为"北京市中医局科技成果一等奖（1991 年）"，此成果被国内外学者广泛引用并学习运用，产生了良好的社会影响。如日本东洋医学专家小高修司先生于日本《中医临床》杂志以"魏氏调脉汤による不整脉の治疗"为题报告了他运用调脉汤治疗心律失常所取得的良好疗效。中国台湾《大成报》发表了《魏执真半甲子钻研各种心律不整》、《调脉汤治疗心搏过速媲美西药》等文章介绍此学术成果。中国香港《文汇报》、韩国《医林》杂志等也做了介绍。国内主流媒体，如《中央电视台》、《北京电视台》、《光明日报》、《北京日报》、《中国工商报》、《中华英才杂志》等均做了特别介绍。并被 1994 年版《20 世纪中国医学首创者大辞典》及 1995 年版《中国实用科技成果大辞典》收录。论文发表于《中国中医药学报》1992 年 7 卷第 3 期。

2. 调脉汤（糖心宁）治疗糖尿病性心脏病临床及实验研究 北京中医局资助之项目，获得 1998 年度北京市科技进步二等奖。临床研究方面：采用前瞻、随机、双盲方法，选取糖尿病性心脏病人 400 例（包括糖尿病冠心病、心肌病、微血管病变及心脏自主神经病变所致心动过速）。治疗组 300 例，对照组 100 例，治疗组服调脉汤，对照组服硝酸异山梨酯，疗程 2 月。结果：①证候总积分：治疗组治疗前后对比 $P < 0.01$。治疗前组间对比 $P > 0.05$。

治疗后：治疗组与对照组对比 $P < 0.01$，说明调脉汤可明显改善症状。②24 小时动态心电图平均心率：治疗组治疗前后 $P < 0.01$。治疗前组间对比 $P > 0.05$，治疗后治疗组与对照组对比 $P < 0.01$。说明调脉汤可明显减慢心率，对心脏自主神经功能有调整作用。③心脏缺血改变：心电图，治疗组疗前后组间对比 $P > 0.05$，治疗后两组间对比 $P < 0.01$，说明调脉汤可改善冠脉及心肌和微血管病变供血。④超声心动图所测左心室射血分数：治疗组与对照组前后对比及组间对比均 $P > 0.05$，说明对收缩功能无明显影响。⑤舒张功能：治疗前后对比 $P < 0.01$。对照组治疗前后对比 $P > 0.05$，治疗前后两组间对比均 $P > 0.05$，说明治疗组具有一定改善舒张功能的作用。⑥总有效率：治疗组 93.3%，显效率 70.7%，对照组总有效率 79.0%，显效率 56.0%。两组对比有极显著差异（$P < 0.01$）总之，试验结果显示：调脉饮对早期糖尿病心肌病、冠心病、微血管病变，特别是心脏自主神经病变所致的心动过速有明显改善作用。论文发表于 2002 年 11 月《中医治疗糖尿病及其并发症的临床经验方案与研究进展》。

3. 调脉饮（糖心宁）治疗糖尿病冠心病的临床研究　本研究采用前瞻、随机、单盲法选取糖尿病合并冠心病心绞痛患者 60 名，治疗组 30 名，对照组 30 名。对照组用硝酸异山梨酯，疗程 4 周。结果显示：治疗组可改善心绞痛等临床症状，升高硝酸甘油停减率；可改善心电图心肌缺血状态、可明显降低 A/E 比值，升高 EF 斜率及左室舒张内径，对左室舒张功能有明显改善作用，并能提高射血分数及左室短轴缩短率，增高心输出量，对左室收缩功能也有良好影响；能降低血清总胆固醇、甘油三酯及载脂蛋白 A，升高高密度脂蛋白和载脂蛋白 A1。说明对脂肪代谢紊乱有一定调整作用。论文发表于《中华临床研究》2003 年 5 期。

4. 心律失常患者微量元素变化及调脉汤对其影响的临床研究　本试验经检测 106 例心律失常患者头发 5 种微量元素（铜、钼、锌、硒、铁）与健康者对比，显示铜偏低（$P < 0.05$）铜/锌比值下降（$P < 0.05$）钼偏高（$P < 0.01$）检测 30 例属气阴两虚，血脉瘀阻，郁瘀化热型心律失常患者服用调脉汤治疗有效的患者头发中微量元素，发现治疗前与健康组比较显现铜降低（$P < 0.01$）铜/锌比值下降（$P < 0.05$）钼升高（$P < 0.01$）治疗后铜较治疗前增高（$P < 0.05$）钼较治疗前降低（$P < 0.05$）提示调脉饮对心律失常患者微量元素有调节作用。论文发表于《中国中医药科技》2002 年第 9 卷第 1 期。

5. 清凉滋补调脉汤治疗阵发性房颤的疗效观察　将 48 例阵发性房颤患者随机分为治疗组 25 例，对照组 23 例。在常规治疗原发病的基础上，治疗组选用魏执真教授自拟清凉滋补调脉汤，对照组予胺碘酮口服。疗程均为 3 个月。结果：2 组总有效率比较差异无统计学意义（$P > 0.05$）。治疗组心悸、胸闷、气短、乏力、口干的中医症状积分均较治疗前明显改善（$P < 0.01$），中医症状总积分也有明显改善（$P < 0.01$）；治疗后组间比较，治疗组心悸、胸闷、气短、乏力、头晕及口干症状疗效优于对照组（$P < 0.05$，$P < 0.01$）结论：清凉滋补调脉汤治疗阵发性房颤具有一定的临床疗效。

本研究乃魏执真教授继承团队医生主持之北京中医局资助课题（2012－2013 年度）。发表于《北京中医药》2015，34（3）：182－189.

6. 调脉饮治疗气阴两虚兼瘀郁化热型快速型心律失常的临床研究

目的：评价自拟凉血清热的调脉饮治疗气阴两虚兼瘀郁化热型快速型心律失常的临床疗效。

方法：将符合入选标准的 60 例快速型心律失常患者，随机分为 2 组各 30 例，治疗组服用调脉饮，对照组服用美托洛尔缓释片（琥珀酸美托洛尔缓释片），2 组均治疗 4 周，观察 2 组患者治疗前后中医证候疗效、心电图及 24h 动态心电图及安全性指标的变化。

结果：心电图及动态心电图疗效比较，治疗组总有效率为 86.67%（26/30），对照组总有效率为 56.67%（17/30），2 组比较差异有统计学意义（$\chi^2 = 6.708$，$P < 0.05$）中医证候疗效比较，治疗组总有效率为 93.33%（28/30）、对照组为 63.33%（19/30），2 组比较差异有统计学意义（$\chi^2 = 7.957$，$P < 0.05$）治疗组气短[（1.40 ± 2.112）分比（2.10 ± 1.874）分，t = − 3.341]、乏力[（1.30 ± 2.331）分比（2.10 ± 1.843）分，t = − 3.262]、口干喜饮[（0.09 ± 1.342）分比（2.50 ± 2.411）分，t = − 3.194]、舌象[（1.90 ± 1.647）分比（3.90 ± 1.812）分，t = − 3.217]、脉象[（2.60 ± 1.711）分比（5.10 ± 2.553）分，t = − 3.283]5 项中医症候积分均明显低于对照组（$P < 0.01$）

结论：调脉饮可减少气阴两虚兼瘀郁化热型快速型心律失常发作及伴随症状，且心律改善情况优于美托洛尔缓释片，对心电图 PR 间期、QT 间期无影响。

本文发表于《国际中医中药杂志》2016，38（7）：585 − 588。

7. 魏执真学术思想与临床经验总结及从调脉饮拆方探讨凉血清热法在快速心律失常的应用

目的：研究魏执真教授凉血清热法对快速性心律失常的治疗疗效。

方法：以中医辨证理论为前提，从方证对应角度，采用随机单盲、平行对照的研究方法，选取符合纳入标准的快速性心律失常患者 60 例，随机分为调脉饮治疗组和调脉饮减方对照组（去丹皮、赤芍）各 30 例，疗程 4 周，观察两组患者治疗前后中医症候疗效和快速性也律失常发作情况、心电图和动态心电图等疗效性指标及安全性指标。

结果：心电图及动态心电图疗效比较，治疗组总有效率为 83.33%（25/30），对照组总有效率为日 50.00%（15/30），两组比较差异有统计学意义（$X^2 = 7.800$，$P < 0.05$）。中医证候疗效比较，治疗组总有效率 86.67%（26/30）对照组总有效率 53.33%（16/30），两组比较差异有统计学意义（$\chi^2 = 11.111$，$P < 0.01$）。治疗后，中药治疗组心悸[（2.50 ± 2.374）分比（4.00 ± 2.634）分，t = − 3.340]、胸闷[（2.40 ± 2.283）分比（3.70 ± 2.5753）分，t = − 3.261]、口干喜饮[0.09 ± 1.398 分比（2.40 ± 2.415）分，t = − 3.18]、舌象[1.90 + 1.6680 分比（3.60 ± 1.831）分，t = − 3.194]、脉象[（2.60 ± 1.714）分比（4.20 ± 2.565）分，t = − 3.117]五项中医症候积分均明显低于对照组（$P < 0.01$），而气短、乏力改善程度两组无显著差异（$P > 0.05$）。安全性观察，两组安全性指标均未出现异常，不良事件发生率比较无显著差异（$P > 0.05$）。

结论：魏执真教授的调脉饮治疗快速性也律失常疗效确切，在中医症候总体改善、用药安全性方面均显著优于减方组，表明丹皮、赤芍在调脉饮方中是起到主要治疗作用的关键药物，提示凉血清热法在快速性心律失常（阳热类心悸病）治巧中是关键治法。

8. 魏执真学术思想与临床经验总结及对其治疗快速型心律失常证治规律的研究，北京中医药大学 2011 年博士论文。

9. 调脉合剂治疗冠心病室性期前收缩的临床研究。北京中医管理局基金资助项目（2016 年）。

（三）实验研究工作

1. 调脉饮研究时间跨度长　此项目自 20 世纪 80 年代初开始持续不断进行，历经 20 世纪 90 年代至 21 世纪初，跨越 2 个世纪，长达 30 余年之久，发表相关文章十余篇：

（1）第一篇相关文章发表于 1986 年《中医杂志》——《辨证治疗期前收缩 4 例》；同时尚有《中医药治疗快速型心律失常 20 例临床观察》1986 年发表于《北京中医学院学报》，《中医诊治老年心律失常 40 例临床观察》1989 年发表于《天津中医》，《中医治疗心律失常 124 例临床观察》1991 年发表于《北京中医》等实验研究前期工作。

（2）《调脉汤治疗快速型心律失常的临床及实验研究》，于 1991 的获得北京中医管理局科技成果一等奖。

（3）《调脉汤治疗快速型心律失常研究》发表于 1992 年第 2 卷第 3 期《中国医药学报》。

（4）《实验性糖尿病大鼠的血浆 AT II 与 C 肽变化及糖心宁（调脉饮）对其影响的实验研究》发表于《北京中医药大学学报》1997 年 20 卷 6 期。

（5）《糖心宁（调脉饮）对实验性糖尿病大鼠心脏超微结构的影响》发表于《中国基础医学杂志》1998 年 4 卷 1 期。

（6）《糖心宁（调脉饮）治疗糖尿病性心脏病的临床及实验研究》发表于《北京中医》1998 年 17 卷 4 期。

（7）《调脉饮注射液对大鼠心肌细胞功能不应期（FRP）的影响》，发表于《中国医药学报》2000 年第 15 卷增刊。

（8）《调脉饮注射液抗心律失常的实验研究》发表于《中国医药学报》2004 年 19 卷增刊。

（9）《糖心宁（调脉饮）治疗糖尿病性心脏病的实验研究》发表于《中国医药学报》2004 年 19 卷第 10 期。

（10）《调脉饮对血管平滑肌细胞原癌基因 C-myc 和 C-fos 表达的影响》发表于《中医杂志》2004 年 45 卷第 4 期。

（11）《调脉饮注射液抗心律失常实验研究》发表于《中国中药杂志》2006 年 5 月第 31

卷第 9 期。

（12）《调脉饮拆方抗心律失常作用的研究》发表于《中国实验方剂学》2011 年 1 月。

（13）《调脉饮及拆方对实验性室性心律失常的作用和分子机制研究》发表于 2017 年《中华中医药学刊》。

（14）调脉饮对快速型心律失常大鼠模型心肌 L 型钙通道 mRNA 表达的影响，实验正在进行中。

（15）《基于 ROCK-JNK 通路观察糖心宁（调脉饮）对糖尿病心肌病作用机制的研究》发表于《中国中医急症》2017 年 1 月第 26 卷第 1 期。

（16）《MMPs 和 TIMPs 与糖尿病心肌病心室重构的关系及糖心宁的干预作用》发表于 2017 年 1 月第 12 卷第 1 期。

2. 实验数量多，达 30 余项之多，全面、系统、深入（广度、深度均为可观）

（1）实验运用多种方法，几乎涵盖了目前各种实验手段。

1）经典药效学实验（生理学方法）：①氯仿所致小鼠室颤。②乌头碱诱发大鼠心律失常（VE，VT，VF，CA）。③乌头碱致猫、大鼠心律失常（VE，VT，VF，CA）并见 T 倒置恢复。④哇巴因致豚鼠心律失常（VE，VT，VF，CA）。⑤氯化钙致大鼠心律失常。⑥麻醉大鼠 EKG。⑦糖心病大鼠 EKG。⑧心肌缺血再灌注大鼠心律失常（VE，VT，VF，CA）。

2）心肌细胞电生理（细胞电生理学）：①有效不应期。②离子通道。

3）形态学实验（解剖、病理生理、病理学）：心肌及微血管和冠脉外观及其微结构和超微结构。

4）神经体液、内分泌学实验（生化方法）：①血糖及 C 肽。②血管紧张素 Ⅱ。③心房钠尿肽。④血液流变、血黏度。⑤MDA 及 SOD。⑥微量元素。

5）分子生物学实验：①调脉饮对心肌血管平滑肌细胞血小板衍化因子、原癌基因（c-myc 和 c-fos）的表达的影响。②调脉饮拮抗高糖及对 ET-1 协同的 PDGF 自分泌作用的影响。③调脉饮拆方对实验性快速型心律失常动物 Na^+-K^+-ATP 酶及 Ca^{2+}-ATP 酶影响及 SCN5A 表达的影响。④调脉饮对快速型心律失常大鼠模型心肌 L 型 Ca^{2+} 通道 mRNA 表达的影响。⑤基于 Amg Ⅱ 介导 Rock-P38MAPK 通路，调脉饮对糖尿病心肌病作用机制的研究。⑥调脉饮基于 ROCK-JNK 通路干扰糖尿病心肌病作用机制的研究。

（2）多种动物：小鼠、大鼠、豚鼠、兔、猫。

（3）多层次实验

1）整体：经典药效学实验

2）器官：实验性糖心病大鼠心肌，微血管及冠脉解剖形态实验等。

3）系统：（神经、体液、内分泌系统）血糖、C 肽、血流改变、血黏度、血管紧张素 Ⅱ、心房钠尿肽、血浆 SOD、MDA 等试验。

4）细胞：心肌细胞电生理（有效不应期、离子通道），形态学（心肌—微血管等、冠脉细胞微结构及超微结构）。

5）分子：心肌血管平滑肌细胞、血小板生成衍化因子、原癌基因 c-myc 和 c-fos 表达；Na$^+$-K$^+$-ATP 酶及 Ca^{2+}-ATP 酶；心肌 L 型 Ca 通道 mRNA 表达；AmgⅡ介导 Rock-P38MAPK 通路、ROCK-JNK 通路。

（4）多项机制探索实验

1）有效不应期（折返）。

2）离子通道。

3）心肌供血（T 倒置）、心肌缺血再灌注。

4）血管紧张素、心房钠尿肽、C 肽、血糖、血流变、MDA、SOD。

5）心肌血管平滑肌细胞血小板生成衍化因子、原癌基因 c-myc 和 c-fos 表达、Na$^+$-K$^+$-ATP 酶及 Ca^{2+}-ATP 酶、心肌 L 型 Ca^{2+}；通道 mRNA 表达、AmgⅡ介导 Rock-P38MAPK 通路、ROCK-JNK 通路。

3. 实验结果充分显示了调脉饮对快速型心律失常肯定良好的疗效，并且显示出多途径、多靶点的作用机制。提示具有多离子通道阻滞；非离子通道阻滞；选择性离子通道作用的特点。

（1）调脉饮及调脉饮注射液对麻醉大鼠 EKG 影响观测均证明调脉饮能减慢其窦性心律。

（2）调脉注射液对氯仿所致小鼠室颤有良好对抗作用。

（3）调脉注射液对乌头碱诱发大鼠心律失常（VE，VT，VF，CA）均有良好的对抗作用。

（4）调脉饮对乌头碱诱发大鼠及猫心律失常（VE，VT，VF，CA）均有良好的对抗作用。

（5）调脉饮对实验性糖尿病心脏病大鼠心脏自主神经损害所致窦性心动过速有明显治疗作用，能显著减慢其窦性心律。

（6）调脉注射液对大鼠心肌缺血再灌注损伤心律失常（VE，VT，VF，CA）发生率及持续时间有明显保护作用。

（7）调脉注射液对哇巴因诱发豚鼠心律失常（VE，VT，VF，CA）对抗作用较弱（$P < 0.05$），但另一项重复实验显示哇巴因诱发豚鼠心律失常作用明显。

（8）调脉饮对哇巴因引起豚鼠心律失常（VE，VF，CA）有明显对抗作用（$P < 0.05$）。

（9）调脉饮对于氯化钙引起小鼠心律失常（VE，VT，VF，CA）有明显对抗作用（$P < 0.05$）

（10）调脉注射液可减慢实验性大鼠的窦性心率，能明显延长心肌细胞功能不应期的绝对值（与对照组比较有极显著差异，$P < 0.01$）

（11）调脉饮能减少实验性豚鼠心肌缺血再灌注损伤心肌丙二醛（MDA）含量，明显提高过氧化物歧化酶（SOD）活性，提示其作用机制可能与其抑制脂质过氯化减少自由基损伤有关。

（12）调脉饮对实验性糖尿病心脏病大鼠心肌、心脏微血管及冠脉的器官功能状态（冠脉及微血管）及过度收缩的紧张状态及其细胞微结构和超微结构均有明显保护及治疗作用。

（13）调脉饮对实验性糖尿病心脏病大鼠空腹血糖有一定降低作用（$P < 0.01$）

（14）调脉饮对实验性糖尿病心脏病大鼠血浆黏度有明显降低作用（$P < 0.01$）

（15）调脉饮对实验性糖尿病心脏病大鼠C肽值有明显升高作用（$P < 0.01$）说明其可改善胰岛功能。

（16）调脉饮能减低实验性糖尿病大鼠血浆AT Ⅱ的升高，提示其可能通过降低AT Ⅱ的过量分泌对心肌产生保护作用。

（17）调脉饮对实验性糖尿病心脏病大鼠血浆心房钠尿肽的升高有明显对抗作用，提示其由于对心肌损伤有明显保护作用，因而没能激活心房钠尿肽的大量分泌。

（18）形态学方法证明调脉饮对实验性糖尿病大鼠的心肌、微血管及冠脉均有明显的治疗作用，并能减少心肌内脂质的沉积，减慢心率，降低血糖、血黏度，增加血浆C肽水平，改善胰岛β细胞功能，减少心房钠尿肽及血管紧张素Ⅱ的大量分泌，从而对糖尿病的心脏具有保护作用，减少心脏损害的程度，对抑制心室重构有积极影响。

（19）分子生物学方法证明含糖心宁药物血清对于高糖及外源ET-1刺激下的血管平滑肌细胞增生亦有较好的抑制作用，且显著拮抗高糖及ET-1协同的PDGF自分泌作用，并显著抑制c-myc和c-fos基因的表达，是调脉饮重要的作用抑制。

（20）心律失常患者微量元素变化及调脉汤对其影响的研究显示，心律失常患者铜低（$P < 0.01$）铜/锌下降（$P < 0.05$）钼高（$P < 0.001$）调脉汤能使铜增高（$P < 0.05$）钼降低（$P < 0.05$）铜/锌升高（$P < 0.05$）提示调脉饮对心律失常患者微量元素的失调有调节作用。

（21）调脉饮降低哇巴因诱发室性心律失常豚鼠心肌细胞钠－钾腺苷三磷酸（ATP）酶，钙腺苷三磷酸（ATP）酶蛋白表达，对scn5a的表达无影响，提示其多离子通道的调节作用。

（22）糖心宁（调脉饮）能减轻糖尿病大鼠的心室重构，其机制可能与抑制poct-Mapk信号通路有关。

（四）本系列实验研究的另一个特点。在中医药治疗快速型心律失常的实验研究方面，不仅运用西医的指导思想、理论探索其作用及机制，而且用中医辨证论治的学术思想、理论作为指导思想、研究内容及目标和方法路线设计，目前尚少见报道，而本项系列实验正是具有如此特点。近年来魏老指导其团队完成的几项成果如"调脉饮及拆方对实验性快速心律失常的作用和分子机制"等具体体现了这一思路。魏老强调这一思路是因为她认为：综观我国自从贯彻毛主席的继承发扬祖国医药学遗产的英明指示并确定为国策后的60余年来，中医研究工作取得了以获得诺贝尔奖的青蒿素研究为代表的许多重大成果。展望今后的研究方向应是进一步深化以临床实践为基础的中医原理论学术研究。60 年来的实践证明中医学理论不仅具有目前实际应用的指导作用，而且具有一定的与西医理论比较的超前内含。进一步深入研究探索中医学理论有望对人类健康事业做出惊人的贡献。

第二节 魏执真教授诊治心血管病学术经验医案选录

一、心律失常验案

（一）阳热类心律失常

1. 窦性心动过速（数脉）

××，女，58 岁，退休工人。初诊日期：2013 年 4 月 23 日。

患者近 3 个月来自觉心悸、心率快，自测心率常在 100 次/分，活动时则达 120 次/分，于西医医院系统检查未发现器质性心脏病变依据，也未发现甲亢、高血压及糖尿病等疾病。诊断心律失常，窦性心动过速。予服 β 受体阻滞剂，未见明显效果。遂来求治。现症见心悸气短，胸闷，乏力，口干，大便干、日一次，睡眠欠安。舌质暗红苔薄黄，脉细数。查体：血压 110/75mmHg，双肺未闻及干湿性啰音，心率 110 次/分，心律齐，各瓣膜听诊区未闻病理性杂音，腹软，肝脾未及，双下肢不肿。心电图示：窦性心动过速（心率 120 次/分）。动态心电图示：窦性心动过速。超声心动图：未发现异常。西医诊断：心律失常，窦性心动过速。中医诊断：心悸。辨证：心气阴虚，血脉瘀阻，瘀而化热。治法：益气养心，活血通脉，凉血清热。方用自拟清凉滋补调脉汤。处方：太子参 30g、麦冬 15g、五味子 10g、丹参 30g、川芎 15g、香附 10g、香橼 10g、佛手 10g、丹皮 15g、赤芍 15g、黄连 10g。水煎服，日一剂。

服药 1 周后，患者心率快有所下降，自测心率 95 次/分左右，心悸气短、胸闷、乏力明显减轻，大便转通畅，但仍睡眠欠安。上方加莲子芯 1.5g。3 周后患者自测心率 80 次/分左右，心悸气短、胸闷、乏力基本消失，大便畅，睡眠安。5 周后患者心动过速未再发生，诸症消失，大便畅，睡眠安。查体：心率 72 次/分，律齐，脉舌正常。

按：该患者为窦性心动过速，脉属数脉。根据笔者在心律失常辨证方面，要以脉为主，四诊合参的经验，辨证时，首先抓住数脉这一主症，因数脉主热，故可考虑热为该患者发病的关键因素，再结合心悸、气短，胸闷、乏力，舌质暗红苔薄黄所显示出的"心气阴虚""血脉瘀阻"以及"瘀而化热"的表现分析，患者热的产生是由于血脉瘀阻，因血脉瘀阻而瘀郁化热，而血脉瘀阻，乃因心气阴虚所致，所以热是该患者发病的关键，血脉瘀阻是其必要环节，心气阴虚是发病的根本原因。总之该患者辨证应为，心气阴虚，血脉瘀阻，瘀郁化热。若从心律失常分"两类、十型、三证候"方面分析，则属阳热类、第一型，即心气阴虚，血脉瘀阻，瘀而化热型。选用益气养心，活血通脉，凉血清热之法，其中凉血清热又是该患者治法中之关键，因患者之热为血脉瘀郁之热，而非气分之热，所以选用凉血清热之丹皮、赤芍，而不用栀子、黄芩、生石膏等清气分热的药。方中黄连是佐药，因为根据笔者临床所见，丹皮、赤芍用量达到治疗心律失常有效的剂量，必须较常用量10g要大，但因其性寒凉，若遇脾胃功能较弱之人，则可能出现便溏、腹泻，故加用厚肠之黄连为佐药。方中太子参、麦冬、五味子益心气养心阴；丹参、川芎活血通脉；香附、香橼、佛手理气以助通脉。诸药共用则心气阴足、血脉通、而瘀热清，数脉平，心悸止。

2. 阵发性室上性心动过速（疾脉）

××，女，70岁，退休干部。初诊时间：2012年1月10日。

患者近1月因劳累出现阵发心悸，发作时心率甚快，每周2～3次，每次持续2～5小时，一般可自行终止，但严重时需到医院急诊处置。曾在某医院急诊留观，诊为阵发性室上性心动过速，当时心率达150～180次/分。经给予西药治疗，阵发室上速仍每周发作2～3次。刻下症：发病时心悸明显，平时无心悸，常感胸闷憋气，气短，疲乏无力，寐少梦多，汗出较多，时有咽干咽痛，便干不畅，2～4日一行。发现糖尿病13年，一直服用降糖药治疗，血糖控制良好。否认高血压、冠心病病史。查体：血压135/85mmHg，神清，精神可，双肺未闻及干湿啰音，心界不大，心率80次/分，心律齐，各瓣膜听诊区未闻及病理性杂音，腹软，肝脾未及，双下肢不肿。舌质暗红有裂纹，苔薄黄有剥脱，脉细弦，发病时脉为疾脉。心电图示：窦性心律，轻度ST-T改变。发作时心电图示：阵发性室上性心动过速。超声心动图：左室顺应性减低，EF为63%。西医诊断：心律失常，阵发性室上性心动过速。中医诊断：心悸。辨证：心气阴虚，血脉瘀阻，瘀而化热。治法：益气养心，活血通脉，凉血清热。方用清凉滋补调脉汤加味。处方：太子参30g、沙参30g、玄参30g、麦冬15g、五味子10g、丹参30g、川芎15g、香附10g、佛香橼10g、佛手10g、丹皮20g、赤芍20g、黄连10g、槟榔10g。水煎服，日一剂。

服药1周后，心悸发作2次，发作时心率在150次/分左右，持续约1小时，可自行缓解终止，发病次数、持续的时间较前减少，大便仍干，舌脉如前。上方加生地30g。3周后，心悸只发作1次，发作程度明显减轻，发作时心率约120次/分，持续2～3分钟即缓解终止，大便已转通畅略粘滞，仍有咽干咽痛，舌质暗红有裂纹，苔薄黄剥脱面积较前减少，脉细弦稍数。此次发作为窦性心动过速，已非阵发室上速，患者及家属惊喜不已。前方加板蓝根10g、锦灯笼10g。5周后，心悸发作2次，发作程度较轻，发作时心率100次/分左右，持续10～20分钟可自行缓解，仍为窦性心动过速，大便畅略黏腻。咽干轻咳，痰少色白。前方加青黛^包10g、浙贝10g、钩藤10g、蝉衣10g、炙杷叶10g。2个月后，患者心悸发作2次，程度极轻，发作时心率80～90次/分，持续数秒～2分钟即缓解。大便畅。咳嗽咽痛已除。舌质暗红有裂纹，苔薄白略剥脱，脉细弦。前方去板蓝根、锦灯笼、青黛、浙贝、钩藤、蝉衣。2个半月后，患者心悸已无发作，体力显著好转，可以料理家务。舌质暗红有裂纹，苔薄白无剥脱，脉略细弦。查体：心率78次/分，律齐。心电图示：窦性心律，轻度ST-T改变。4个月后，患者心悸未再发作，病情平稳。继续守方服药1个月后停药。随访半年无复发。

按：该患者乃年过七旬老年女性，且有10余年糖尿病病史。年老久病心气阴血本已亏虚，又因劳累过度后诱发心悸，其心律失常表现为阵发性室上性心动过速，脉属疾脉。与数脉相比，疾脉比数脉搏动更快，主阳热极盛，阴液将竭，再结合心悸、胸闷憋气，气短汗出，疲乏无力，寐少梦多，舌质暗红有裂纹，苔薄黄有剥脱，所显示出的"气阴亏虚"、"血脉瘀阻"以及"瘀郁化热"的表现分析，该患者热的产生乃因心之气阴暗耗，心气亏虚，无力帅血运行，血脉瘀阻，瘀久化热而致。咽干咽痛提示兼挟风热化毒证候，便干不畅为气机郁结证候。总之该患者辨证应为：心气阴虚，血脉瘀阻，瘀而化热。若从心律失常分"两类、十型、三证候"方面分析，则属阳热类、第一型，即心气阴虚，血脉瘀阻，瘀而化热型，选用益气养心、活血通脉、凉血清热法，而凉血清热又是该患者治法中之关键，方中选用丹皮、赤芍凉血清热；太子参、麦冬、五味子、沙参、玄参益心气养心阴；丹参、川芎活血通脉；香附、香橼、佛手、槟榔疏理气机以助通脉。疾脉与数脉主病均为"热盛阴伤"，但疾脉"热盛阴伤"之程度更甚，故此例与病例1比较，加用了沙参、生地、玄参养阴清热之品，且丹皮、赤芍也比病例1用量加大。全方共用使心气阴足、心脉通、瘀热清而疾脉平，心悸病愈。治疗中因出现风热化毒兼有证候故曾加用板蓝根、锦灯笼、青黛、贝母、钩藤、蝉衣、炙杷叶以疏风清热、解毒化痰利咽。

3. 阵发性室上性心动过速（疾脉）

××，男，40岁，自由职业者。初诊日期：2008年12月28日。

患者近3年来无明显诱因发作性心悸，呈突发突止，发作时自数脉搏每分钟200多次，每次发作持续4～10分钟后自行缓解，发作不规律，有时3～4天发作1次，有时发作频繁，每天10余次。刻下症：气短，乏力。诉心悸发作时伴有胸闷、憋气，出汗，口干。纳可，脘腹胀满，眠安，大便易溏。既往史：否认肝炎等传染病、高血压病、糖尿病病史。查体：血压120/70mmHg，双肺呼吸音清，心界不大，心率80次/分，律齐，各瓣膜听诊区未闻及病理性杂音，腹软，肝脾未及，双下肢不肿。舌质暗红苔薄黄，脉细弦。发病时脉为疾脉。食管调搏诱发心动过速，以房室折返性心动过速（AVRT）可能性大。心电图及心脏超声：正常。诊断：西医：心律失常，阵发性室上性心动过速；中医：心悸。辨证：心气阴虚，血脉瘀阻，瘀郁化热。治法：益气养心，活血通脉，凉血清热。方用自拟的清凉滋补调脉汤加减。处方：太子参30g、麦冬15g、五味子10g、丹参30g、川芎15g、香附10g、乌药10g、丹皮15g、赤芍15g、黄连10g、诃子肉10g、白术30g。水煎服，日一剂。

服药1周，患者心悸发作2次，持续4～10分钟，自数脉搏150～180次/分。胃脘胀好转，大便尚调。3 周后心悸发作 2 次，持续 1~5 分钟，心率 150 次/分左右，1 月后心悸发作 1 次，持续约 1 分钟即缓解。服药 3 月后，病情基本控制，阵发室上速未发作。随后守方服药 2 个月，随访半年阵发室上速未发作。

按：患者 3 年来无明显诱因出现阵发心悸，从脉象上分析：发作心悸（阵发室上速）时脉属疾脉，疾脉主阳热极盛，阴液将竭，再结合心悸、胸闷憋气、头晕，舌质暗红苔薄黄，所显示出的"气阴亏虚"、"血脉瘀阻"以及"瘀郁化热"的表现分析，该患者辨证为心气阴虚、血脉瘀阻、瘀而化热。该患者大便易溏，为防止寒凉伤脾引起腹泻，丹皮、佐以诃子肉、白术健脾涩肠。药后大便调，未出现腹泻，且阵发室上速好转。

4. 阵发性室性心动过速（疾脉）

××，男，12 岁，学生。初诊日期：2005 年 3 月 31 日。

患者 1 年前因上课时晕厥而发现心律失常，阵发室性心动过速。经系统检查未发现其他器质性病变，也无心肌炎病史，诊断为特发性室速。服美托洛尔效不明显，室速仍频繁发作，已被迫休学半年余。近月来隔 2~3 天发作 1 次，发作前自觉心悸，随即晕厥。平时气短、乏力，脘腹胀满，口干不欲饮，纳佳，大便欠畅。查体：患儿体胖，血压 120/70mmHg，神清，精神可，双肺呼吸音清，未闻及干湿啰音，心界不大，心率 82 次/分，心律齐，各瓣膜听诊区未闻及病理性杂音，腹平软，无压痛，肝脾未及，双下肢不肿。舌质暗红，苔厚腻黄白相兼，刻下诊脉细弦数，发作时为疾脉。今查心电图：正常。2001 年 3 月 10 日发作时心电图：室性心动过速。西医诊断：阵发性室性心动过速（特发性）。中医诊断：心悸。辨证：心脾不足，湿停阻脉，瘀而化热。治法：理气化湿，凉血清热，补益心脾。方用自拟清凉化湿调脉汤加味：苏梗 10g、半夏 10g、陈皮 10g、白术 15g、茯苓 15g、川朴 10g、丹参 30g、川芎 15g、香附 10g、乌药 10g、丹皮 15g、赤芍 15g、黄连 10g、太子参 30g。水煎服，日一剂。

服药 2 周后，气短、乏力症状明显减轻，脘腹胀满消失，大便通畅，心动过速发作次数减少，约每 10 天发作 1 次。服药 1 个月后，心动过速只发作 1 次。服药 3 个月后，病情基本控制。服药半年后复学。

按：该患者为阵发性室性心动过速，发作时的脉象为疾脉。根据笔者在心律失常辨证方面要以脉为主，四诊合参的经验，辨证时首先抓住疾脉这一主症。数脉主热，而疾脉是指比数脉搏动更快的脉象，主病是阳热极盛。故可考虑热为该患者发病的关键因素。再结合症状：气短、乏力为心气亏虚；体胖、脘腹胀满、口干不欲饮水、大便不畅为脾虚不运，湿邪停聚。湿邪阻脉，心脉瘀阻不畅，瘀而化热则致疾脉。舌质暗红，苔厚腻黄白相兼也为湿停阻脉，瘀而化热之象。综合脉、症、舌象所显示出的"心脾不足""湿停阻脉"以及"瘀而化热"表现分析，患者热的产生是由于脾虚失运，湿邪停聚，湿邪阻脉，致使心脉瘀阻不畅，瘀久化热所致。热是该患者发病的关键，湿邪停聚，心脉瘀阻是必要环节，心脾不足是发病的根本原因。总之该患者辨证应为心脾不足，湿停阻脉，瘀而化热。若从心律失常分

"两类、十型、三证候"方面分析，则属阳热类、第二型，即心脾不足，湿停阻脉，瘀而化热。选用理气化湿，凉血清热，补益心脾之法。其中凉血清热是该患者治法中的关键，选用丹皮、赤芍凉血清热；佐黄连厚肠以防丹皮、赤芍寒凉致泻；又因热的产生是由于脾虚湿停，湿邪阻脉，瘀而化热，所以必须祛除产生热的根源，选用白术、茯苓、陈皮、半夏健脾化湿；苏梗、川朴、香附、乌药等理气宽胸，以助化湿；丹参、川芎活血通脉；太子参补益心脾。全方共奏理气化湿、凉血清热、补益心脾之功，使心脾气充足，停湿消退，心脉通畅，瘀热化解而疾脉消失。

5. 房性期前收缩（促脉）

××，男，44 岁，干部。出诊日期：2014 年 1 月 5 日。

患者近 2 月来因工作繁忙出现阵发心悸，伴胸闷憋气、气短乏力，遇劳则甚。期前收缩持续存在，持续 8～15 次/分，睡眠欠安，口干欲饮，便略干，日一次。于某医院做心电图示：窦性心律，频发房性期前收缩。超声心动图检查心内结构正常。动态心电图示：窦性心律，频发房性期前收缩，12537 次/24 小时。既往史：否认肝炎等传染病、高血压病、糖尿病病史。查体：血压 110/75mmHg，神清，精神可，双肺未闻及干湿性啰音，心率 82 次/分。心律不齐，期前收缩 8～12 次/分，腹软，肝脾未及，双下肢不肿。舌质暗红，苔薄黄，脉细促。心电图示：窦性心律，心率 77 次/分，频发房性期前收缩。诊断：西医：心律失常，频发房性期前收缩。中医：心悸。辨证心气阴虚，血脉瘀阻，瘀郁化热。治法：益气养心，活血通脉，凉血清热。方用自拟的清凉滋补调脉汤。处方：太子参 30g、麦冬 15g、五味子 10g、丹参 30g、川芎 15g、香附 10g、香橼 10g、佛手 10g、丹皮 15g、赤芍 15g、乌药 10g、炒枣仁 30g。水煎服，日一剂。

服药 1 周后，心悸胸闷气短乏力感减轻，但期前收缩无明显变化。服药 3 周后，心悸胸闷气短乏力明显减轻，睡眠改善。早搏不再呈持续状态，而呈时发时止，有时可 4～5 小时无间歇心悸感，出现时 4～6 次/分。1 个半月后，期前收缩次数明显减少，期前收缩中断的时间延长，有时一天仅出现期前收缩 2～3 次，自感体力明显增加。2 个半月后，期前收缩发作 3 次，每次瞬时即缓解。3 个半月后，仅发作 1 次期前收缩，数分钟即缓解。继续守方服 2 周，期前收缩未再发作。

按：患者因工作繁忙出现阵发心悸、频发房性期前收缩 2 个月，伴胸闷憋气，气短乏力，影响正常生活和工作。辨脉：脉搏数而有间歇属促脉，其主病是主阳、主热、主火，为阳热极盛，阴液欲亡，故该患者属阳热类心悸。气短乏力、睡眠欠安为心气不足、心神失养所致，胸闷憋气、口干、大便略干为气机郁阻、阴液亏虚之征。舌质暗红，苔薄黄为血脉瘀阻、瘀而化热之象。若从心律失常分"两类、十型、三证候"方面分析，则属阳热类、第一型，即心气阴虚，血脉瘀阻，瘀郁化热型，选用益气养心，活血通脉，凉血清热治法。方中太子参、麦冬、五味子益心气养心阴；丹参、川芎活血通脉；丹皮、赤芍清热凉血；香附、香橼、佛手、乌药理气以助通脉；加炒枣仁养心安神。全方共奏益气养心、理气通脉、凉血清热之功，使心气阴充足，血脉通，瘀热清，而促脉平。

6. 室性期前收缩（促脉）

××，男，43岁，工人。2013年2月12日初诊。

患者6年来阵发心悸，外院就诊查心电图为室性期前收缩，曾服用中成药治疗，效果不显。半月来心悸加重，心悸甚，感心悸频繁发作，有心悸感时，自测脉搏偏快，100次/分，脉间歇10次/分左右，无感觉时脉间歇亦有，约5次/分，几乎呈持续状态。现症见：心悸气短，疲乏无力，寐少梦多，头晕目眩，胸闷憋气，口干口苦，纳呆恶心，脘腹胀满，大便粘而不爽，日一行。既往史：脂肪肝10年，未经治疗。查体：血压130/90mmHg，神清，精神可，双肺未闻及干湿性啰音，心率100次/分，期前收缩6次/分，律不齐，各瓣膜听诊区未闻病理性杂音，腹软，肝脾未及，双下肢不肿。舌质暗红，苔白厚腻兼黄，脉促。心电图示：窦性心动过速，频发室性期前收缩，轻度ST-T改变。诊断：西医：心律失常，窦性心动过速、频发室性期前收缩。中医：心悸。辨证：心脾不足，湿停阻脉，瘀而化热。治法：健脾化湿，理气通脉，凉血清热。方用清凉化湿调脉汤加味。处方：苏梗10g、陈皮10g、半夏10g、白术30g、茯苓15g、川朴10g、香附10g、乌药10g、太子参30g、川芎15g、丹参30g、丹皮15g、赤芍15g、黄连10g、菖蒲10g、远志10g。水煎服，日一剂。

服药1周后，患者心率快有所下降，心悸明显减轻，恶心、脘腹胀满好转，大便已然通畅。查：心率90次/分，心律不齐，期前收缩4次/分。心电图示：ST-T改变，偶见室性早搏。舌脉如前。服药2周后，心率快好转，心悸偶有发作，胃纳改善，脘腹胀满减轻，大便成形且通畅，入睡较难。查：心率80次/分，心律不齐，早搏2~3次/分。前方加莲子芯1.5g，服药3周后，仍间有心悸发作，于方中加三七粉3g活血通脉。5周后患者病情明显减轻，仅发作1次心悸，睡眠改善。查：心率80次/分，心律齐。7周后，心悸已无发作，前述诸症已消失，恢复正常工作。查：心率80次/分，心律齐。继服2周后期前收缩基本未再出现（2年后患者因感冒来诊时叙述）。

按：患者心悸、窦性心动过速、室早已6年，辨证首先从脉象入手。其脉象数而时止，为促脉、主热，故热为该患者发病的关键因素。心悸气短、疲乏无力、胸闷憋气、纳呆恶心、口干口苦、脘腹胀满、大便黏腻不畅及舌质暗红、苔白厚腻兼黄为心脾不足，脾失健运，湿邪停聚化热，湿热阻脉之象；头晕目眩为痰湿上扰清窍所致。因此可见该患者之热的产生乃因中土受伤，湿邪阻脉，致使心脉瘀阻，瘀而化热所致。热是该患者发病的关键，血脉瘀阻是其必要环节，心脾不足是发病的根本原因。总之该患者辨证应为：心脾不足，湿停阻脉，瘀而化热。若从心律失常分"两类、十型、三证候"方面分析，则属阳热类、第二型，即心脾不足，湿停阻脉，瘀而化热型，选用健脾化湿，理气通脉，凉血清热之法。方中白术、茯苓健脾化湿；陈皮、半夏温化痰湿；苏梗、川朴、香附、乌药理气宽胸，以助湿化；丹参、川芎活血通脉；丹皮、赤芍凉血清热；菖蒲、远志化痰通心窍，以安神志；太子参补益心脾，黄连厚肠。全方共奏理气化湿、凉血清热、补益心脾之功，使心脾气充足，停湿消退、心脉通畅、瘀热化解而促脉得以恢复。方中随症加入莲子芯清热安神；三七粉活血通脉。随症加减，共服药2月余期前收缩基本未再出现。

7. 室性期前收缩、交界区性期前收缩（促脉 兼有三证候之风热化毒候）

××，男，58岁，干部。初诊日期：2004年8月5日。

患者7个月前开始无明显诱因发作心悸，3天前外感后心悸加重，伴有咽痒咳嗽，于外院查心电图示：窦性心律，频发室性期前收缩，结区期前收缩。予口服西药治疗，效果不明显，遂来就诊。现症见：咽干咽痒，时有轻咳，痰少，多晨起有痰，心悸频繁，常感心跳间歇，基本呈持续状态，并觉乏力、气短，平素易感冒，纳少，寐尚安，大便干溏不定，日一次，小便黄。既往史：否认肝炎等传染病、高血压病、糖尿病病史。查体：血压135/60mmHg，神清，精神可，双肺未闻干湿性啰音，心率84次/分，心律不齐，期前收缩6~10次/分，各瓣膜听诊区未闻及病理性杂音，腹软，肝脾不大，双下肢不肿。舌质暗红，苔薄黄，脉细促。心电图示：窦性心律，频发室早。超声心动图：左室舒张功能减低。西医诊断：心律失常，频发室早，频发结早。中医诊断：心悸。辨证：心气阴虚，血脉瘀阻，瘀而化热兼风热化毒证候。治法：急则治标，先予疏风清热、宣肺止咳、解毒利咽之法。处方：前胡10g、白前10g、炙杷叶10g、紫菀10g、双花15g、连翘15g、板蓝根10g、锦灯笼10g、钩藤10g_{后下}、蝉衣10g、贝母10g、黄芩10g、甜杏仁10g。水煎服，日一剂。

服药5天后，外感风热症状已愈，咳嗽已除，心悸减轻，期前收缩减少，改用益气养心、理气通脉、凉血清热法。用自拟的清凉滋补调脉汤。处方：太子参30g、麦冬15g、五味子10g、丹参30g、川芎15g、香附10g、香橼10g、佛手10g、乌药10g、丹皮15g、赤芍15g、黄连10g。水煎服，日一剂。

服药3周后，心悸、气短、乏力明显改善，期前收缩开始减少，出现期前收缩时自数4~6次/分。服药1个半月后，期前收缩基本消失，偶有，自测心率74次/分，期前收缩每分钟不到4个，心悸不甚。服药3个半月后，期前收缩无发作。随访半年未复发。

按：该患者心律失常为频发室性期前收缩、交界区性期前收缩，辨证首先从脉象入手，其脉细促，促脉是数而有间歇，主病是主阳、主热、主火，为阳热极盛，阴液欲亡，为阳热类心悸；从舌象看其舌质暗红苔薄黄，为血脉瘀阻、瘀而化热之征。乏力、气短，易感冒，为心气阴虚、卫表不固所致。故必须抓住"火热"这一核心予以治法处方，因本次心悸发作由3天前外感后引发，现除心悸外，咽干咽痒、咳嗽咯痰为主要症状，故从心律失常分"两类、十型、三证候"方面分析，则属阳热类、第一型，即心气阴虚，血脉瘀阻，瘀郁化热型兼风热化毒证候。急则治标，先予疏风清热、宣肺止咳、解毒利咽方。药用双花、连翘、蝉衣疏风清热，前胡、白前、炙杷叶、紫菀、贝母、甜杏仁、黄芩清热宣肺止咳，钩藤、板蓝根、锦灯笼解毒利咽，全方共用可使表证解、风热清、咽喉利，心悸减轻。待风热基本消退，则改用益气养心、理气通脉、凉血清热法。方中太子参、麦冬、五味子益心气养心阴；丹参、川芎活血通脉；丹皮、赤芍清热凉血；黄连厚肠；香附、乌药、香橼、佛手理气以助通脉。全方共奏益气养心、理气通脉、凉血清热之功，使心气阴足，血脉通，瘀热清，诸症好转，早搏消失。

8. 室性期前收缩（促代脉 兼有三证候之风热化毒候）

××，男，22岁。2010年2月5日初诊。

患者阵发心悸4年，每于劳累及便溏后加重。心电图示：窦性心律、频发室早。1周来心悸发作，气短，乏力，胸闷，口干不欲饮水，胃脘堵闷，纳可，眠安，便溏明显。既往史：经外院检查未发现心脏及其他器质性病变依据。查体：血压120/70mmHg，神清，精神可。双肺未闻干湿性啰音，心界不大，心率90次/分，心律不齐，期前收缩20次/分，各瓣膜听诊区未闻及病理性杂音，腹软，肝脾不大，双下肢不肿。舌质红苔厚腻黄白相兼，脉促代。心电图：频发室早（三联律）。超声心动图：心内结构未见明显异常，心功能正常。动态心电图示：频发室性期前收缩，14300次/24小时。西医诊断：心律失常，频发室性期前收缩。中医诊断：心悸。辨证：心脾不足，湿停阻脉，瘀而化热。治法：理气化湿，清热凉血，补益心脾。方用清凉化湿调脉汤加味。处方：苏梗10g、陈皮10g、半夏10g、白术30g、茯苓15g、川朴10g、香附10g、乌药10g、太子参30g、西洋参10g^{代茶饮}、丹参30g、川芎15g、丹皮15g、赤芍15g、黄连10g、炒苡米30g。水煎服，日一剂。

服药1周后，患者心悸、胸闷、乏力减轻，脉间歇减少，仍口干不欲饮，脘堵，大便溏显著减轻。查体：心率80次/分，律不齐，期前收缩5次/分。舌质红苔白腻淡黄，脉促。前方加枳壳10g。服药2周后，心悸著减，脉间歇减少，无明显胸闷乏力，无口干、脘堵，大便正常。查体：心率80次/分，律不齐，期前收缩1次/分。舌质红苔根部厚腻，脉弦细促。服药3周后，患者不慎外感，鼻塞，流涕，咽轻痛，轻咳有痰，无恶寒发热，脉间歇较多。查体：心率78次/分，期前收缩6次/分。舌质红苔黄腻，脉促。暂时改用疏风清热解表之剂。处方：薄荷10g^{后下}、桑叶10g、菊花10g、双花15g、连翘15g、青黛10g、贝母10g、钩藤10g、蝉衣10g、辛夷10g、苍耳子6g、甜杏仁10g、板蓝根10g、锦灯笼10g。服药5天后，感冒愈，心悸、脉间歇减少，但仍乏力，口干欲饮明显，纳可，眠安，便调。舌质暗红苔薄黄，脉弦细促。停用前治疗法则，予益气养心、理气通脉、凉血清热法，处方：沙参30g、麦冬15g、五味子10g、丹参30g、川芎15g、香附10g、佛手10g、丹皮15g、赤芍15g、黄连10g、诃子肉10g。

服药1周后，心悸减轻，脉间歇减少，纳可，眠安，大便软、日一行。舌脉同前。前方把沙参改为太子参30g。继服1个月后，诸症消除，脉无间歇。复查动态心电图：窦性心律，最快心率110次/分，最慢心率56次/分，平均心率80次/分，无房早及室早。再服上药2周巩固疗效。半年后随访未复发。

按：患者心律失常为频发室性期前收缩呈三联律，期前收缩多而持久，辨证首先从脉象入手，其脉促代，促脉是指脉数而有间歇，代脉是指脉间歇频发，因代脉主病是脏器虚衰，故此型患者的根本病机是心气虚衰、血脉瘀阻、瘀而化热，属"阳热类"心悸；患者便溏、胃脘堵闷、胸闷乏力，舌苔厚腻、黄白相兼为脾虚湿停、内蕴化热所致。若从心律失常"两类、十型、三证候"方面分析，则属阳热类，综合判断初诊时为第二型即心脾不足、湿停阻脉、瘀而化热型，选用健脾理气化湿，活血通脉，凉血清热之法，方中白术、茯苓健脾化湿；太子参补益心脾；陈皮、半夏温化痰湿；苏梗、川朴、香附、乌药理气宽胸，以助湿化；丹参、川芎活血通脉；丹皮、赤芍凉血清热；黄连厚肠。全方共奏理气化湿、凉血清热、补益心脾之功。因此型为促代脉，代脉乃心气衰微，故重用益气养心之品，加西洋参；因脾虚便溏，加用炒苡米。后患者感冒出现风热化毒证候，则暂时改用疏风清热解表之剂。待感冒愈，根据症舌脉所显示出的"心气阴虚""血脉瘀阻"以及"瘀而化热"的表现，选用益气养心、理气通脉、凉血清热法。方中沙参、麦冬、五味子益心气养心阴；丹参、川芎活血通脉；丹皮、赤芍清热凉血；香附、佛手理气以助通脉；黄连、诃子肉厚肠涩肠以防寒凉致泻。

9. 阵发心房扑动，阵发心房颤动，房性期前收缩（涩而数脉及促代脉）

××，男，69岁，退休干部。2011年12月10日初诊。

患者1年前无明显诱因出现心悸，于外院查心电图示频发房早。4个月来心悸加重，在外院查动态心电图示：房早二联律，2400次/24小时；房扑部分未下传，房扑6阵/24小时，每次心室率90次/分；阵发房颤，房颤2次，每次心室率100次/分。房扑、房颤时心悸明显，感觉持续1~2小时自行缓解，房早时亦感心悸，平时房颤不发作时脉间歇约10次/分。经治疗效不显，遂来就诊。刻下：心悸阵发，时气短，疲乏无力，无胸闷，口干咽痒，纳少，寐少梦多，便干，日一次，小便略黄。既往史：糖尿病病史13年，一直服药治疗，血糖控制良好。查体：血压145/85mmHg，神清，精神可，双肺未闻干湿性啰音，心率78次/分，心律不齐，期前收缩10次/分，各瓣膜听诊区未闻病理性杂音，腹软，肝脾未及，双下肢不肿。舌质红暗碎裂，苔薄黄有剥脱，脉细促，发病时脉象涩而数或促代脉。心电图示：窦律，频发房早，时呈二联律。超声心动图：左室顺应性减低，EF59%。西医诊断：心律失常，阵发心房扑动，阵发快速心房颤动，房性期前收缩二联律。中医诊断：心悸。辨证：心气阴血俱虚，血脉瘀阻，瘀而化热。治法：益气养心，滋阴养血，理气通脉，凉血清热。处方：太子参30g、玄参30g、生地30g、麦冬15g、五味子10g、丹参30g、川芎15g、香附10g、佛手10g、丹皮20g、赤芍20g、槟榔10g。水煎服，日一剂。

服药1周后，房颤发作2次，持续约20分钟自行缓解，较前持续时间明显减少，无心悸时自测脉搏时有间歇，4~6次/分，大便仍干。服药3周后，发作心悸1次，自测为房颤，发作程度明显减轻，持续2~3分钟即缓解，平素无心悸时常测脉，脉律齐，无间歇，患者及家属喜甚，大便转畅。服药1个半月后，心悸发作2次，发作程度极轻，持续1~2分钟即缓解，偶有脉间歇。服药2月后，心悸发作1次，瞬间即缓解。2个半月后，患者心悸已无发作，体力显著好转，可以料理家务。查体：血压130/80 mmHg，心率78次/分，心律齐。心电图：窦性心律。舌质红暗，苔薄黄无剥脱，脉细略弦。继服药1月巩固疗效，患者心悸无发作，自测脉搏无间歇。随访半年未复发。

按：患者糖尿病病史13年，久病消渴阴津亏虚、肾阴暗耗。其发作心悸1年，加重4个月，心律失常为频发房早时呈二联律、阵发房颤、房扑，为快速型心律失常。辨证首先从脉象入手，发病时脉象涩而数或促代脉，故属"阳热类"心悸。涩脉的主病是心阴津血亏虚，加之寒湿之邪痹阻血脉，如脉象数而叁伍不调，则病机为心阴精血亏虚而不能濡润心脉，致血脉瘀阻，瘀郁化热；促脉主阳、主热、主火，促代脉则气虚程度更重，达到衰微的程度。再结合心悸、气短、疲乏无力，口干，大便干，小便黄，舌质红暗碎裂，苔薄黄有剥脱等症状及舌象，所显示出的"气阴血虚""血脉瘀阻"以及"瘀久化热"的表现分析，该患者辨证：气阴血虚，血脉瘀阻，瘀而化热，若从心律失常"两类、十型、三证候"方面分析，该型介于阳热类第三、四两型，即心气阴血俱虚甚、血脉瘀阻、瘀而化热。予益气养心、理气通脉、凉血清热之法。方中重用滋养阴血之品。太子参补气以生阴血；麦冬、五味子、生地、玄参养阴滋补心血；丹参、川芎活血通脉；丹皮、赤芍清热凉血；香附、佛手理气以助活血通脉；槟榔行气通腹。全方共奏益气、滋养阴血、理气活血通脉、凉血清热之功，使心气阴血足，心脉通，瘀热清，涩数、促代脉愈。心律失常房早、房颤、房扑得到控制。

10. 心房扑动、心功能不全（数脉）

××，女，52岁，退休工人。初诊日期：2009年1月30日。

患者心悸、动则气喘、夜间不能平卧2月余。2个月前开始出现心悸诸症，在外院就诊诊断为心功能不全，持续心房扑动，服西药治疗，仍心悸。刻下症：心悸，动则气喘，气短乏力，夜间不能平卧，上三层楼则气喘明显，咳嗽，咯黄痰，无咽痛，无发热，小便略少，下肢肿，纳少，大便偏软。既往史：先天性心脏病（三尖瓣下移畸形）。查体：血压120/80mmHg，双肺底可及湿啰音。心率100次/分，心律齐，三尖瓣听诊区可闻及收缩期吹风样杂音。腹软，双下肢肿。舌质暗红苔黄，脉细数。心电图：心房扑动（以2:1下传），心室率103次/分。超声心动图：先心病，三尖瓣下移畸形。西医诊断：先天性心脏病，三尖瓣下移畸形，心房扑动，心功能Ⅲ级（NYHA分级）。中医诊断：心悸。辨证：心气阴虚，肺瘀生水，瘀而化热。治法：补气养心、肃肺利水、凉血清热。方用自拟清凉补利调脉汤加减。处方：太子参30g、麦冬15g、五味子10g、丹参30g、川芎15g、香附10g、佛手10g、桑白皮15g、葶苈子15g、泽泻30g、青黛^(包煎)10g、贝母10g、丹皮15g、赤芍15g、黄连10g。水煎服，日一剂。

服药2周后，患者心悸，气短、乏力改善，咳嗽止，夜间已能平卧，上三层楼气喘较前减轻，尿量正常，仍大便软。心电图仍为心房扑动（呈2:1下传），心室率90次/分。前方去桑白皮、葶苈子、青黛、贝母，加白术、茯苓、生黄芪。服药1个半月后，患者诸症明显改善，体力明显增加，从事较重的体力活时觉心悸、气短，上三楼已不喘息，下肢不肿，大便成形。

心电图仍为心房扑动（呈 2：1 下传），心室率 80 次/分，心率下降，心室率得以控制。

按：本例患者为先天性心脏病、三尖瓣下移畸形，属于先天心气不足，至年老则心气衰微，心律失常，出现心功能不全，持续心房扑动。患者脉为数脉，根据笔者在心律失常辨证方面，要以脉为主，四诊合参的经验，辨证时，首先抓住数脉这一主症，再结合心悸、动则气喘、气短乏力，夜间不能平卧，咳嗽，咯黄痰，小便略少，下肢肿，舌质暗红苔黄等症状及舌象，所显示出的"心气阴虚""肺瘀生水"以及"瘀而化热"的表现分析，该患者是由于心气阴两虚，血脉瘀阻，瘀而化热；又有肺失肃降，水饮停聚，阻滞血脉，使血脉更加瘀阻，瘀热更甚。总之该患者辨证应为，心气阴虚，肺瘀生水，瘀而化热。若从心律失常分"两类、十型、三证候"方面分析，则属阳热类、第五型，即心气阴虚，肺瘀生水，瘀而化热。予补气养心，肃肺利水，凉血清热法，方中太子参补益心气；麦冬、五味子滋养心阴；丹皮、赤芍清热凉血；丹参、川芎活血通脉；香附、佛手理气以助活血通脉；桑白皮、葶苈子、泽泻泻肺利水；黄连厚肠；青黛、贝母清热化痰。服药 2 周后，水饮停聚之象明显减轻，咳嗽已除，故去桑白皮、葶苈子、青黛、贝母，加白术、茯苓、生黄芪健脾益气化湿。全方共奏补气养心、肃肺利水、凉血清热之功，使心气阴充足，肺脉流通，水道通利，瘀热消退，而心悸、气喘平复，心功能改善，房扑的心室率亦下降。

11. 持续房颤转复窦律

××，女，46 岁。初诊时间：2007 年 4 月 5 日。

患者反复心悸 14 年，加重 1 个月。患阵发性房颤 14 年，2 月来转为持续房颤。持续房颤心室率不快，一般在 70 次/分左右。刻下症：心悸，伴乏力，气短，睡眠差，多梦易醒，胸闷，纳可，口干欲饮，脘腹胀，大便欠畅。查体：血压 130/80mmHg。双肺呼吸音清，未及干湿啰音，心界不大，心率 74 次/分，心律绝对不齐，各瓣膜听诊区未闻及病理性杂音，腹平软，肝脾未及，双下肢不肿。舌质红暗碎裂，苔薄，脉细涩。心电图示：心房颤动（心室率 74 次/分）。超声心动图：心内结构未见异常。动态心电图：心房颤动，最小心率 63 次/分，最大心率 117 次/分，平均心率 72 次/分。西医诊断：心律失常 持续房颤。中医诊断：心悸。辨证：心阴血虚，心脉涩滞。治以滋阴养血，理气通脉。方用清凉养阴调脉汤加减。处方：太子参 30g、麦冬 15g、五味子 10g、北沙参 30g、香附 10g、香橼 10g、佛手 10g、乌药 10g、枳壳 10g、阿胶烊化10g、当归 10g、白芍 15g、炒枣仁 30g、夜交藤 30g。水煎服，日一剂。

服药 2 周后，患者自觉心悸、胸闷、气短、乏力改善，大便已通畅，精神亦好转，查心电图仍为心房颤动。服药 2 个半月后，患者持续房颤转为阵发房颤。3 个月后，患者房颤未发作，查心电图示窦性心律。半年后随访未复发。

按：该患者持续房颤 2 月余，其心室率一般在 70 次/分左右，脉属涩脉。根据笔者在心律失常辨证方面，要以脉为主，四诊合参的经验，辨证时首先抓住涩脉这一主症。涩脉的特点是细而迟，叁伍不调，主血少及伤精，结合该患者心悸、胸闷、乏力、气短、舌红暗碎裂，苔薄，则属心气阴血亏虚，心脉涩滞流通不畅，治以滋养阴血、益气养心、理气通脉之法。方中北沙参、麦冬、五味子、阿胶、当归、白芍滋阴养血；太子参补气以生阴血；香附、香橼、佛手、乌药、枳壳理气以助通脉；炒枣仁、夜交藤养心安神。全方共用，使心气阴血充足，心脉得以濡养，患者持续房颤转复。

12. 持续房颤转复窦律

××，男，55岁，干部。初诊日期：2006年8月12日。

患者近2月余持续心悸。于某医院系统检查，诊断为持续房颤，但未发现心脏器质性病变。刻下症：自觉心悸气短，乏力，胸闷，口干欲饮，多梦，纳可，小便调，时大便溏。查体：血压120/70mmHg。神清，精神可。双肺呼吸音清，未及干湿啰音，心界不大，心率101次/分，心律绝对不齐，各瓣膜听诊区未闻及病理性杂音，腹平软，肝脾未及，双下肢不肿。舌质红暗，苔薄黄，脉细涩。心电图：心房颤动。西医诊断：心律失常，持续房颤。中医诊断：心悸。辨证：心阴血虚，血脉瘀阻，瘀而化热。治法：滋养阴血，理气通脉，清热凉血。方用自拟清凉养阴调脉汤加减。处方：太子参30g、麦冬15g、五味子10g、香附10g、香橼10g、佛手10g、丹皮15g、赤芍15g、川连10g、诃子肉10g、白术30g、乌药10g。水煎服，日一剂。

服药1周后，患者心悸气短减轻，大便软好转，查心电图示房颤，心室率98次/分。服药1个月后，患者诸症明显减轻，房颤转为阵发性，偶有发作，于方中加入阿胶、西洋参以增强养血补气之力。1个半月后，心悸未作，查体：心率54次/分，心律齐。2个月后，患者未发作房颤。2个半月后，病情稳定，房颤未作。随访半年未再复发。

按：该患者为持续房颤，心率偏快，脉属涩脉，再结合患者心悸、气短、乏力、口干，舌红暗苔薄黄，所显示出的"心阴血虚""血脉瘀阻"以及"瘀而化热"的表现分析，该患者辨证应为心阴血虚，血脉瘀阻，瘀而化热，若从心律失常"两类、十型、三证候"方面分析，则属阳热类、第四型，即心阴血虚，血脉瘀阻，瘀而化热。与上一病例比较，该患者心室率偏快，故从病机上分析，热象更为突出，因此以滋养阴血、理气通脉、清热凉血治法。方中太子参补气，麦冬、五味子滋补阴液；丹皮、赤芍清热凉血；香附、香橼、佛手、乌药理气以助活血通脉；黄连、诃子肉、白术厚肠涩肠健脾以防寒凉致泻。全方共用，使心气阴血足，血脉通畅，瘀热清解，药后持续房颤转为阵发性，又予阿胶、西洋参加强养血补气，最终房颤消失。随访半年未再发作房颤。

13. 持续房颤转复窦律

××，女，72岁，退休干部。初诊日期：2007年4月5日。

患者阵发房颤病史半年，1月来转为持续房颤。自觉心悸气短，乏力，口干，眠差多梦，纳可，大便偏干。查体：血压140/80mmHg。双肺未及干湿啰音，心率110次/分，心律绝对不齐，腹软，肝脾未及，双下肢不肿。舌质红暗，苔薄黄，脉细涩而数。心电图：心房颤动，心室率113次/分，ST-T改变。西医诊断：心律失常，持续房颤。中医诊断：心悸。辨证：心阴血虚，血脉瘀阻，瘀而化热。治法：滋养阴血，理气通脉，清热凉血。方用自拟清凉养阴调脉汤加减。处方：太子参 30g、沙参 30g、麦冬 15g、五味子 10g、白芍 15g、生地 15g、丹皮 15g、赤芍 15g、香附 10g、佛手 10g、香橼 10g、乌药 10g、炒枣仁 30g。水煎服，日一剂。

服药 2 周后，患者心悸、气短减轻，睡眠改善，心电图仍为快速房颤。2 个月后，转复窦律，阵发房颤，房颤发作时心室率 120 次/分左右，平时为窦性心动过缓，心率 43～45 次/分，于方中加桂枝 10g、羌活 15g。2 个半月后，患者心率升至 50～52 次/分，仍阵发房颤，房颤时心室率 120 次/分左右，患者并觉眠差易醒，于方中去羌活，加百合 15g。3 个月后，患者睡眠改善，偶有心悸。复查动态心电图：最小心率 42 次/分，最大心率 150 次/分，平均心率 80 次/分，阵发房颤，偶发室上性期前收缩伴成对，短阵房速，偶发室性期前收缩，ST-T 未见动态变化。3 个半月后，患者无房颤发作，平日心率 55 次/分左右，于方中加羌活 15g。4 个月后，患者房颤未作，心率无明显变化，于方中加肉桂 10g。5 个月后，房颤未发作，平日心率 55～58 次/分，患者诸症平复。

按：该患者为持续房颤，心室率偏快，脉为涩兼数脉，其主病为心气阴血亏虚，血脉瘀阻，瘀久化热，其中阴血不足更甚。再结合患者心悸、气短、口干、大便干，舌红暗苔薄黄，所显示出的"心气阴虚""心血瘀阻"以及"瘀而化热"的表现分析，该患者心气阴血皆虚，而阴血不足更为突出，血脉瘀阻，瘀而化热，故治法滋阴养血，理气通脉，清热凉血。方中沙参、麦冬、五味子、白芍、生地滋阴养血；太子参补气以生阴血；丹皮、赤芍凉血清热；香附、香橼、佛手、乌药理气以助活血通脉；炒枣仁养心安神。

14. 房扑转复窦律

××，女，64 岁，退休工人。初诊日期：2010 年 3 月 20 日。

患者心悸、气短 2 月余，在外院就诊诊断持续心房扑动（不纯性心房扑动）。刻下症：心悸，气短乏力，口干欲饮，纳可，大便易溏。既往史：冠心病史。查体：血压 120/80mmHg，双肺呼吸音清，未闻及干湿啰音。心率 142 次/分，心律绝对不齐，腹软，肝脾未及，双下肢无浮肿。舌暗红苔薄黄，脉涩而数。心电图：不纯心房扑动，心室率 142 次/分。西医诊断：心律失常，不纯性心房扑动。中医诊断：心悸。辨证：心阴血虚，血脉瘀阻，瘀而化热。治法：滋阴养血，理气通脉，凉血清热。方用自拟清凉养阴调脉汤加减。处方：太子参 30g、麦冬 15g、五味子 10g、香附 10g、香橼 10g、佛手 10g、丹皮 15g、赤芍 15g、黄连 10g、诃子肉 10g、阿胶烊化10g。水煎服，日一剂。

服药 2 周后，患者心悸、气短、乏力减轻，大便尚成形。心电图仍为不纯房扑。1 个半月后，转为阵发房扑。2 个半月后，患者房扑未再发作，诸症平复。

按：该患者为不纯性房扑，脉为涩兼数脉，其主病为心之气阴血虚，血脉瘀阻，瘀而化热，与单纯数脉比较，其阴血不足更为突出。再结合心悸、气短、乏力、口干，舌暗红苔薄黄，所显示出的"心气阴虚""血脉瘀阻"以及"瘀而化热"的表现分析，该患者证属心阴血虚，血脉瘀阻，瘀而化热，若从心律失常"两类、十型、三证候"方面分析，则属阳热类、第四型，即心阴血虚，血脉瘀阻，瘀而化热，该患者心气阴血皆虚，但阴血不足更为突出。治法滋养阴血，理气通脉，清热凉血，方中麦冬、五味子、阿胶滋阴养血；太子参补气；丹皮、赤芍清热凉血；香附、香橼、佛手理气以助通脉；黄连、诃子肉厚肠涩肠。全方共用，使心之气阴血充足，血脉通，瘀热清，涩兼数脉得愈。

15. 心室颤动

×××，男，74 岁，工人。住院时间：1986 年 5 月 ~1986 年 6 月。

患者冠心病史 6 年，伴频发室性早搏呈三联律 8 个月，因心悸，胸闷而急诊。在急诊室时出现室颤，经抢救复律后入院。入院后予心电监护，吸氧，扩冠药物及抗心律失常药物利多卡因等持续静脉点滴，心电示波仍为反复出现频发室早，时呈"R on T"继而室颤，均经电除颤复律。入院两天来共出现室颤近 20 次，遂加用中药治疗。当时患者自觉胸闷憋气，心悸，气短，乏力，口干，大便干，3 天未行，纳食尚可，观其舌质暗红，苔薄黄，脉细促。证属心气阴虚，血脉瘀阻，瘀而化热。治以益气养阴，活血通脉，凉血清热之法。处方：太子参 30g、麦冬 15g、五味子 10g、沙参 30g、白芍 30g、丹参 30g、川芎 15g、香附 10g、香橼 10g、佛手 10g、丹皮 30g、赤芍 30g、黄连 10g。水煎服，日一剂。

服药一天后室早明显减少，未出现"R on T"现象，未出现室颤。服药 3 天后室早消失，2 周后可下地活动，患者感觉良好，病情稳定，住院一月余出院。出院后仍于门诊继服中药治疗，追踪观察 3 年未见室颤发作。

按：该患者为频发室早基础上出现室颤，病情危重。气阴耗伤，瘀热扰心，心烦少寐；气阴不足，心失所养则乏力，气短，胸闷；阴虚则口干、大便干。舌脉均为气阴两虚，瘀热内生之象。故治以益气养阴，清热凉血，活血通脉。方中沙参、白芍、太子参、麦冬、五味子共用以益气养阴，丹参、川芎活血通脉；以大剂量丹皮、赤芍、黄连清热凉血；以香附、香橼、佛手疏肝和中，理气以助活血通脉散郁热，全方共奏益气养阴，清热凉血，活血通脉之功。

（二）阴寒类心律失常

1. 窦性心动过缓（缓脉）

××，女，65 岁，退休职工。初诊日期：2005 年 12 月 17 日。

患者无明显诱因出现阵发心悸 3 月余，加重 1 月。发作时伴胸闷、憋气、乏力，曾查心电图示窦性心动过缓。刻下症：心悸，恶心，脘腹胀，口干，易饥，眠差，大便不爽。既往史：既往体健。查体：血压 120/70mmHg，双肺呼吸音清，未及干湿啰音，心界不大，心率 56 次/分，心律齐，各瓣膜听诊区未及病理性杂音，腹软，肝脾未及，双下肢不肿。舌质暗，苔白厚腻，脉细缓。心电图示：窦性心动过缓，心率 56 次/分，T 波 V5 低平、双向。超声心动图未见异常。动态心电图示：最慢心率 36 次/分，最快心率 76 次/分，平均心率 52 次/分，结论：①窦性心动过缓；②ST-T 改变。食管调搏未见异常。西医诊断：心律失常，窦性心动过缓。中医诊断：心悸。辨证：心脾气虚，湿邪停聚，心脉受阻。治法：化湿理气，活血升脉。方用自拟理气化湿调脉汤加减。处方：苏梗 10g、陈皮 10g、半夏 10g、白术 30g、茯苓 15g、香附 10g、乌药 10g、太子参 30g、川芎 15g、丹参 30g、羌活 15g、菖蒲 10g、远志 10g。水煎服，日一剂。

服药 1 周，症状改善不明显，2 周后，心悸、胸闷、憋气、乏力均减，口干、恶心、腹胀、易饥等症亦改善。查体：心率 63 次/分，律齐。3 个半月后，患者心率在 60～62 次/分，偶有心悸、气短，大便已调，舌苔转薄白，病情平稳。4 个半月后，患者心率升至 66 次/分左右，无特殊不适，诸症除。随访半年未复发。

按：该患者为窦性心动过缓，脉为缓脉，根据笔者心律失常辨证方面，要以脉为主，四诊合参的经验，辨证时首先抓住缓脉这一主症。缓脉的主病是脾虚及营阴不足，湿证及风证，再结合心悸、胸闷、乏力、恶心、脘腹胀，大便不爽，舌暗苔白厚腻，所显示出的"心脾气虚"，"湿邪停聚"及"心脉受阻"的表现分析，该患者属阴寒类心悸，是由于心脾气虚，致湿邪停聚，心脉受阻。因此，心脉瘀阻是该患者发病的必要环节，心脾气虚是发病的根本原因。总之，该患者辨证应为心脾气虚，湿邪停聚，心脉受阻，若从心律失常"两类、十型、三证候"方面分析，则属阴寒类、第二型，即心脾气虚，湿邪停聚，心脉受阻。予以化湿理气，活血升脉法，其中化湿理气又是该患者治法中的关键。方中白术、茯苓、陈皮、半夏健脾化湿，苏梗、香附、乌药理气化湿，羌活祛风以助化湿，川芎、丹参活血通脉，太子参补益心脾，远志、菖蒲化湿安神。全方共奏化湿理气，活血升脉之功，使心脾气充足，湿邪渐化，心脉通畅而缓脉愈。

2. 窦性心动过缓（缓脉）

××，男，64 岁，退休职工。初诊日期：2003 年 10 月 11 日。

患者心悸反复发作 3 年，加重 1 月。3 年前始发作心悸，时伴有胸闷，胸闷发作与体力活动无关，无胸痛，于某医院就诊，诊为"冠心病"（未作冠脉造影检查）。1 个月前，无明显诱因心悸、胸闷加重，查心电图示"窦性心动过缓，ST-T 改变，心率 52 次/分"。刻下症：心悸、胸闷，乏力、气短，大便干。既往史：否认高血压病、高脂血症、糖尿病等病史。查体：血压 120/80mmHg，神清，精神可，双肺未闻及干湿性啰音，心率 50 次/分，心律齐，各瓣膜听诊区未闻病理性杂音，腹软，肝脾未及，双下肢不肿。舌质暗淡，苔薄白，脉缓略沉。心电图：窦性心动过缓，ST-T 改变。超声心动图：左室顺应性减低。西医诊断：心律失常，窦性心动过缓。中医诊断：心悸。辨证心脾气虚，心脉瘀阻，血行不畅。治法：健脾补气，活血升脉。方用健脾补气调脉汤加减。处方：太子参 30g、生黄芪 30g、白术 15g、陈皮 10g、丹参 30g、川芎 15g、香附 10g、乌药 10g、羌活 15g、槟榔 10g。水煎服，日一剂。

服药 1 周，心率升为 58 次/分，心悸、胸闷、气短减轻，大便干好转。1 个半月后心率增至 64 次/分，于方中加入三七粉以加强活血通脉之力。3 个月后患者心率增至 74 次/分，无自觉不适。随访半年无复发。

按：该患者为窦性心动过缓，脉为缓脉，根据笔者心律失常辨证方面，要以脉为主，四诊合参的经验，辨证时首先抓住缓脉这一主症。缓脉的主病是脾虚及营阴不足，湿证及风证。再结合心悸、胸闷、乏力、气短，舌淡暗，苔薄白所显示出的"心脾气虚"，"心脉瘀阻"以及"血行不畅"的表现分析，该患者是由于心脾气虚，心脉失养，血流缓慢，滞而不畅，出现缓脉。与前一病例比较，该患者并无明显的湿邪停聚，而主要是心脾气虚。总之，该患者辨证为心脾气虚，心脉瘀阻，血行不畅，若从心律失常"两类、十型、三证候"方面分析，则属阴寒类、第一型，即心脾气虚，心脉瘀阻，血行不畅。予健脾补气，活血升脉治法，其中健脾补气是该患者治法中的关键。方中太子参、黄芪补气升阳，白术、陈皮健脾理气，丹参、川芎活血通脉，羌活祛风以助化湿，香附、乌药、槟榔理气通腑，全方共奏健脾补气，活血升脉之功，使心脾气充足，心脉得养，血流通畅而缓脉愈。

3. 窦性心动过缓（缓脉）

××，女，50岁，退休工人。初诊日期：2005年2月14日。

患者半月前反复发作心悸，外院就诊查心电图：窦性心动过缓，一度房室传导阻滞，心率50次/分。刻下症：心率缓慢约50次/分，心悸气短，疲乏无力，畏热自汗，眼睑轻度浮肿，腹胀，口干喜饮，时有头晕空感，寐少梦多，便软日一次。既往史：否认高血压、高脂血症、糖尿病病史。查体：血压115/70mmHg，神清，精神可，双肺未闻及干湿性啰音，心率55次/分，心律齐，各瓣膜听诊区未闻病理性杂音，腹软，肝脾未及，双下肢不肿。舌质暗红，苔白厚腻，脉细缓。心电图示：窦性心动过缓（心率55次/分），一度房室传导阻滞。动态心电图：窦性心动过缓，一度房室传导阻滞，最小心率42次/分，最大心率93次/分，平均心率53次/分。西医诊断：心律失常，窦性心动过缓，一度房室传导阻滞。中医诊断：心悸。辨证心脾气虚，湿邪停聚，心脉受阻。治法：健脾化湿，活血升脉。方用理气化湿调脉汤加减。处方：苏梗10g、陈皮10g、半夏10g、白术30g、茯苓15g、香附10g、乌药10g、太子参30g、生黄芪30g、羌活15g、浮小麦30g、丹参30g、川芎15g。水煎服，日一剂。

服药2周，患者心悸、头晕、腹胀好转，心率在52～56次/分。服药3周后，患者心率增加至60次/分。服药3个月后，患者心率增至68次/分，心悸、气短已除。继服2月巩固疗效，患者未再出现窦性心动过缓。复查心电图示：窦性心律，心率68次/分，一度房室传导阻滞。

按：该患者为窦性心动过缓，一度房室传导阻滞，脉象为缓脉。根据笔者在心律失常辨证方面，要以脉为主，四诊合参的经验，辨证时首先抓住缓脉这一主症，再结合患者心悸、气短、疲乏无力、腹胀，舌暗红苔白厚腻，所显示出的"心脾气虚"，"湿邪停聚"及"心脉受阻"的表现分析，该患者是由于心脾气虚，致湿邪停聚，阻滞心脉引起脉搏缓慢。与病例1比较，该患者除窦性心动过缓外，又有一度房室传导阻滞，但二者皆表现为缓脉，又都有湿邪停聚的表现，因此辨证治法大致相同。从心律失常"两类、十型、三证候"方面分析，属阴寒类、第二型，即心脾气虚，湿邪停聚，心脉受阻。治以化湿理气，活血升脉，其中化湿理气又是该患者治法中的关键。方中白术、茯苓、陈皮、半夏健脾化湿；苏梗、香附、乌药理气化湿；羌活祛风以助化湿；川芎、丹参活血通脉；太子参补益心脾；生黄芪益气升阳；浮小麦敛汗。全方共奏化湿理气，活血升脉之功，使心脾气充足，湿邪得化，心脉通畅而缓脉愈。

4. 病态窦房结综合征（结脉）

××，男，63岁，退休干部，初诊日期：2005年10月12日。

患者心悸反复发作5年，加重4个月。5年来反复发作心悸，于某医院就诊查心电图示窦性心律不齐，偶见房早。未经系统治疗，间断服用复方丹参滴丸、黄杨宁片，效果不显。4个月前症状加重，于西医医院就诊时诊为"病态窦房结综合征"。刻下症：心悸气短，疲乏无力，寐少梦多，头晕胸闷憋气，手足不温，纳谷不香，且有恶心，脘腹胀满，大便溏薄。既往史：慢性胃炎30年，否认其他病史。查体：血压90/60mmHg，神清，精神可，双肺未闻及干湿性啰音，心率45次/分，心律不齐，各瓣膜听诊区未闻病理性杂音。腹软，肝脾未及，双下肢不肿。舌质暗淡，体略胖边有齿痕，苔白厚，脉沉结。心电图示：窦性心动过缓，心率48次/分。动态心电图：最低心率40次/分，最快心率72次/分，平均心率52次/分，可见二度Ⅱ型窦房传导阻滞，并见窦性停搏，最长R-R间期达2.9秒。超声心动图：大致正常。西医诊断：病态窦房结综合征。中医诊断：心悸。辨证心脾肾虚，寒痰瘀结，心脉受阻。治法：温补心肾，祛寒化痰，活血散结。方用自拟温化散结调脉汤加减。处方：生黄芪30g、太子参30g、白术30g、茯苓15g、肉桂10g、干姜10g、丹参30g、川芎15g、莱菔子10g、白芥子10g、陈皮10g、半夏10g、香附10g、乌药10g、远志10g、菖蒲10g。水煎服，日一剂。

服药2周后，患者自觉心悸减轻，恶心、脘腹胀满好转，心率未见明显提高，前方加附片10g。服药2个月后，心率升至54～58次/分，间歇2～3次/分。服药2个半月后，病情平稳，舌苔已转薄白，纳食转佳，恶心、脘腹胀满已除，脉缓，遂专以温阳散寒，活血升脉治之，处方：生芪30g、太子参30g、白术30g、茯苓15g、桂枝10g、肉桂10g、仙茅15g、附片10g、干姜10g、生鹿角10g、川芎15g、丹参30g。水煎服，日一剂。

服此方2周后，心率升至60次/分（齐）。后患者舌苔又见厚腻，于方中再加入理气化湿之品，处方：苏梗10g、陈皮10g、半夏10g、白术30g、茯苓15g、川朴10g、香附10g、乌药10g、太子参30g、川芎15g、丹参30g、远志10g、菖蒲10g、羌活15g、干姜10g、肉桂10g、附片10g、生鹿角15g。

服药1个月后，心率增至64次/分（齐）。患者共服中药近半年后，病情平稳，无自觉不适，复查心电图：窦性心律，心率64次/分。随访2年无复发。

按：该患者为病窦综合征，窦性心动过缓，二度Ⅱ型窦房传导阻滞，窦性停搏，脉属结脉。根据笔者在心律失常辨证方面，要以脉为主，四诊合参的经验，辨证时首先抓住结脉这一主症。结脉主阴盛气结，寒痰血瘀。与迟脉比较，其为血瘀与寒痰瘀结，故脉迟而有间歇。再结合患者心悸、气短、乏力、头晕、胸闷、纳差、腹胀、手足不温，舌暗淡胖边齿痕苔白厚等症状及舌象，所显示出的"心脾肾虚"，"寒痰瘀结"及"阻滞心脉"的表现分析，患者发病的关键是寒痰瘀结，其产生是由于心脾肾阳虚，寒、气、血、老痰相凝结，致心脉受阻，脉流结滞不畅，而出现脉迟有间歇。心脉阻滞是该患者发病的必要环节，心脾肾虚是发病的根本原因。总之，该患者辨证应为心脾肾虚，寒痰瘀结，心脉受阻，若从心律失常"两类、十型、三证候"方面分析，则属阴寒类、第四型，即心脾肾虚，寒痰瘀结，心脉受阻，选用温补心肾，祛寒化痰，活血散结之法，其中温阳祛寒散结是该患者治法中的关键。方中干姜、肉桂温阳散寒；生芪、太子参补气以助通阳散寒化湿；白术、茯苓、莱菔子、白芥子、陈皮、半夏健脾化痰；川芎、丹参活血通脉；香附、乌药理气以助通脉；菖蒲、远志化湿安神益智，全方共奏温阳散寒，健脾化痰，活血通脉散结之功。待湿邪化后，则专以温阳散寒、活血升脉之法，方中又有桂枝、仙茅、附片、生鹿角温阳散寒之品。后患者又出现舌苔厚腻，则以温阳散寒、健脾益气、理气化湿、活血通脉法治疗。患者心脾肾阳气充足，寒痰瘀结逐步消散，心脉流畅，而诸症平复。

5. 病态窦房结综合征（迟脉）

××，女，退休职工，63 岁，初诊日期：2004 年 12 月 18 日。

1 年来因反复发生晕厥，心率慢，于某西医医院检查诊断为病态窦房结综合征。患者因故未安装起搏器。近因晕厥仍反复发作，频繁出现，遂希望中医治疗。现症状心悸，心率慢，自数脉搏 40～42 次/分，伴胸闷，憋气，乏力，怕冷，纳差，大便稀。查体：血压110/75mmHg，双肺未闻及干湿啰音，心率 40 次/分，心律齐，各瓣膜听诊区未闻及病理性杂音，腹软，肝脾未及，双下肢不肿。舌质暗淡苔薄，脉迟。心电图示：窦性心动过缓，心率 40 次/分。动态心电图示：最低心率 39 次/分，最快心率 78 次/分，平均心率 52 次/分，可见二度Ⅱ型窦房传导阻滞，最长 R-R 间期达 2.5 秒。超声心动图：未发现异常。西医诊断：病态窦房结综合征。中医诊断：心悸。中医辨证：心脾肾虚，寒邪内生，阻滞心脉。治法：温阳散寒，活血升脉。方用自拟温阳散寒调脉汤。处方：生芪 30g、太子参 30g、麦冬15g、五味子 10g、白术 30g、茯苓 15g、生鹿角 10g、桂枝 10g、干姜 10g、羌活 15g、丹参30g、川芎 15g、香附 10g、香橼 10g、佛手 10g。水煎服，日一剂。

服药 1 周后，心悸、胸闷、憋气、气短、乏力诸症减轻，食纳增，腹泻止。2 周后心率较前增加，由 40～42 次/分增至 45～46 次/分。1 个月后心率增至 50 次/分。3 个月后心率增至 60 次/分，患者无任何不适。半年后心率增至 72 次/分。复查动态心电图：平均心率 65次/分，未见窦房传导阻滞。

按：本患者为病态窦房结综合征，窦性心动过缓，脉属迟脉。根据笔者在心律失常辨证方面，以脉为主，四诊合参的经验，该患者辨证时，首先抓住迟脉这一主症。因迟脉主寒，故可考虑寒为该患者发病的关键因素，再结合心悸、胸闷、憋气、乏力、怕冷，舌质暗淡苔薄等症状及舌象，所显示出的"心脾肾虚""寒从内生""心脉瘀阻"表现分析，患者寒的产生是由于心脾肾虚，失于温煦，寒从内生，因寒性凝滞，而致心脉瘀阻。因此，寒是该患者发病的关键，心脉瘀阻是其必要环节，心脾肾虚是发病的根本原因。总之，该患者辨证应为心脾肾虚，寒邪内生，阻滞心脉。若从心律失常分"两类、十型、三证候"方面分析，则属阴寒类、第三型，即心脾肾虚，寒邪内生，阻滞心脉型。选用温阳散寒，活血升脉之法。其中温阳散寒又是该患者治法中的关键，方中生鹿角、桂枝、干姜、羌活温阳散寒升脉；生芪、太子参、麦冬、五味子、白术、茯苓益气养心健脾，以助温阳散寒升脉；丹参、川芎活血通脉；香附、香橼、佛手理气以助升脉。全方共奏温阳散寒，活血升脉之功。因切中病机，效如桴鼓。

6. 病态窦房结综合征（慢-快综合征）——缓脉、疾脉

××，男，73岁，退休工程师。初诊时间：2010年9月4日。

患者阵发心悸5年，发作频繁2个月。5年前偶有心悸，体检发。现频发室早，曾短时间口服莫雷西嗪。2个月前阵发心悸频繁，于西医医院诊断为"病态窦房结综合征"，建议：安装心脏起搏器的前提下，继续服用莫雷西嗪控制室上性心动过速。因患者不愿安起搏器，故来诊治。刻下症：阵发心悸，晨起自数脉搏38～40次/分，活动后多为50～60次/分。口干，怕冷，气短、乏力，腰酸，纳可，眠安，大便溏。舌质暗红苔白淡黄，脉细缓。心悸发作时为疾脉。既往史：否认高血压、冠心病、糖尿病病史。查体：血压130/80mmHg，神清，精神可。双肺呼吸音清，未及干湿啰音，心界不大，心率55次/分，心律齐，各瓣膜听诊区未闻及病理性杂音，腹软，肝脾未及，双下肢无浮肿。心电图示：窦性心动过缓，一度房室传导阻滞。动态心电图：最慢心率38次/分，最快心率170次/分，平均心率54次/分，室性异位搏动4次，室上性异位搏动124次，阵发房性心动过速3组。西医诊断：病态窦房结综合征（慢-快综合征）。中医诊断：心悸。辨证：心肾阴阳俱虚，血脉瘀阻，瘀而化热。治法：益气温阳，养血滋阴，理气通脉，凉血清热。方用自拟清凉滋补调脉汤加减。处方：太子参30g、麦冬15g、五味子10g、桂枝10g、丹参30g、川芎15g、香附10g、香橼10g、佛手10g、丹皮15g、赤芍15g、黄连10g、诃子肉10g。水煎服，日一剂。

服药2周后，阵发心悸减轻，阵发室上速发作1次。晨起自数脉搏45～48次/分。服药1个半月后，晨起自数脉搏50～54次/分，活动后达60次/分以上，阵发室上速发作1次。2个半月后，阵发室上速未再发作。晨起自数脉搏54～57次/分，活动后达65次/分以上。患者脉见缓脉。舌质暗红苔薄白。患者热象不著，故于方中去丹皮、赤芍、黄连、诃子肉，加生芪、白术、茯苓、肉桂。服药2个月后，患者晨起自数脉搏60次/分左右，活动后达74次/分。阵发室上速无发作。

按：该患者为病态窦房结综合征（慢-快综合征），晨起自数脉搏38～40次/分，日间一般都在50～60次/分，就诊时心率55次/分。室上速发作时脉当为疾脉，平日脉则见迟脉、缓脉。再结合心悸、气短、乏力，腰酸，口干，怕冷，舌暗红苔白淡黄，所显示出的

"心肾阴阳俱虚","血脉瘀阻"及"瘀而化热"的表现分析,综合考虑,该患者为心肾阴阳皆虚,心脉失于温煦濡养,血脉瘀阻,而见迟、缓脉。而血脉瘀阻,日久化热,则时而出现热象,脉见疾脉。总之,该患者辨证应为,心肾阴阳俱虚,血脉瘀阻,瘀而化热,治法益气温阳养心,理气通脉,凉血清热。方中太子参、麦冬、五味子益心气养心阴;桂枝温通心阳;川芎、丹参活血通脉;香附、香橼、佛手理气以助通脉;丹皮、赤芍清热凉血;黄连、诃子肉厚肠涩肠。药后瘀热渐清,阵发室上速不再发作,则气虚阳虚为主,于方中加入生芪、肉桂等以益气温阳,提高心率。经逐步调理,患者迟、缓脉得以恢复。

7. 频发室性期前收缩(结脉)

××,女,55岁,退休干部。初诊日期:2004年7月25日。

患者阵发心悸2月余,心电图提示:频发室性期前收缩,曾服用中西药效不明显,遂来就诊。刻下症:心悸,胸闷,憋气,脘腹胀满,大便溏,纳可,眠欠安,入睡困难。既往史:否认高血压、糖尿病、冠心病、高脂血症。已绝经。查体:血压120/65mmHg,神清,精神可。双肺呼吸音清,未及干湿啰音,心界不大,心率60次/分,律不齐,可闻及期前收缩,10~12次/分,各瓣膜听诊区未闻及病理性杂音。腹平软,肝脾未及,双下肢不肿。舌质暗红,苔白厚腻,脉细结。心电图示:窦性心动过缓,频发室性期前收缩。西医诊断:心律失常,窦性心动过缓,频发室性早搏。中医诊断:心悸。辨证:心脾气虚,湿邪停蓄,心脉受阻。治法:化湿理气,活血升脉。予理气化湿调脉汤加减。处方:苏梗10g、陈皮10g、半夏10g、白术30g、茯苓15g、川朴10g、香附10g、乌药10g、枳壳10g、川芎15g、丹参30g、太子参30g、羌活15g、三七粉^{分冲}3g。水煎服,日一剂。

服药1周后,患者症状改善,但期前收缩未见明显减少,脉搏50次/分,间歇10次/分。服药3周后,期前收缩明显减少。服药1个半月后,就诊时未及早搏,脉搏70次/分(齐),舌质暗红,苔薄白,患者已无明显不适。随访1年未复发。

按:该患者为窦性心动过缓,频发室性期前收缩,脉为结脉。结脉为缓有间歇或迟有间歇,该患者属第一种。结脉的特点为痰湿与气血凝结,阻滞心脉,与缓脉比较,其气滞血瘀程度更为严重,脉流更为不畅,致脉有间歇。再结合患者心悸、胸闷、便溏,舌暗红苔白厚腻,所显示出的"心脾气虚","湿邪停聚"及"心脉受阻"的表现分析,该患者辨证应为:心脾气虚,湿邪停蓄,心脉受阻,若从心律失常"两类、十型、三证候"方面分析,则属阴寒类、第二型,即心脾气虚,湿邪停蓄,心脉受阻。治以化湿理气,活血散结。方中白术、茯苓、陈皮、半夏健脾化湿;苏梗、川朴、香附、乌药、枳壳理气化湿;羌活祛风以助化湿;川芎、丹参、三七粉活血通脉散结;太子参补益心脾。该患者治法中较缓脉属心脾气虚、湿邪停蓄、心脉受阻一型的治法,更加重理气活血之品的运用,使血脉通畅,而结脉愈。

8. 室性期前收缩(结脉)

××,男,38岁,职工。2003年1月6日初诊。

患者 9 月前出现心悸、胸闷憋气，脘腹胀满，嗳气频作，食后加重。心率自测常在 60 次/分左右，频发间歇。于当地医院做心电图示：窦性心动过缓，频发室性期前收缩。超声心动图检查心内结构正常，动态心电图示：窦性心动过缓，频发室性期前收缩，11324 次/24 小时，经口服美西律治疗无显效，遂来求治。现症如前，期前收缩频发，几乎呈持续性，6~8 次/分，并伴乏力、气短、便溏，一日 2 次。既往史：否认肝炎等传染病、高血压病、糖尿病病史。查体：血压 120/75mmHg，神清，精神可，双肺未闻及干湿性啰音，心率 60 次/分，心律不齐，期前收缩 6~8 次/分，各瓣膜听诊区未闻病理性杂音，腹软，肝脾未及，双下肢不肿。舌胖大、质暗红、苔白厚腻，脉结。心电图示：窦性心律，心率 61 次/分，频发室性期前收缩。诊断：西医：心律失常，窦性心动过缓、频发室性期前收缩。中医：心悸。辨证：心脾气虚，湿邪停聚，心脉受阻。治法：化湿理气，活血升脉。方用理气化湿调脉汤。处方：苏梗 10g、陈皮 10g、半夏 10g、白术 30g、茯苓 15g、川朴 10g、香附 10g、乌药 10g、太子参 30g、川芎 15g、丹参 30g、羌活 15g、大腹皮 10g。水煎服，日一剂。

服药 1 周后，心悸、胸闷、气短、乏力减轻，大便成形略软。期前收缩由原来的 6~8 次/分减少至 4~6 次/分，仍发作较频繁。服药 1 月后，心悸、胸闷、气短、乏力明显减轻，大便成形。期前收缩不再呈持续状态，而呈时发时止，发作时 4 次/分。服药 2 月后，期前收缩次数明显减少，4~5 天发作 1 次，发作时 1~2 次/分。2 个半月后，仅发作 1 次心悸，自感脉有间歇，几分钟即缓解。4 个月后患者早搏未再发作，随访 1 年未复发。

按：患者频发室性期前收缩 9 个月，基础心率偏慢，60 次/分左右，辨证首先从脉象入手，其脉为缓中时止，属结脉，主病是阴盛气结，寒痰血瘀，为阴寒类心悸。从舌象看其舌苔白厚腻，为脾虚湿盛之征，再结合心悸、胸闷、脘腹胀满、嗳气频作、便溏等症，舌胖大、质暗红所显示出的"心脾气虚""湿邪停聚"以及"心脉瘀阻"的表现分析，该患者辨证为：心脾气虚，湿邪停聚，心脉受阻，若从心律失常分"两类、十型、三证候"方面分析，则属阴寒类、第二型，即心脾气虚，湿邪停聚，心脉受阻型，选用化湿理气，活血升脉之法。方中苏梗、川朴、香附、乌药、大腹皮理气化湿；白术、茯苓、陈皮、半夏健脾化湿；羌活祛风以助化湿升脉；川芎、丹参活血通脉；太子参补益心脾，全方共奏化湿通脉，补益心脾之功，使湿邪化，心脉通，心气足，结脉愈。方中重用理气之品，意在理气以化湿，气调则全身气血通畅，心之血脉调和而心悸愈。

9. 室性期前收缩（结代脉）

××，男，61 岁，干部。2004 年 7 月 20 日初诊。

患者阵发心悸 3 年余，近 1 周频繁发作，心悸、气短、乏力明显。心电图示：窦性心律，频发室早，三联律。经西药治疗，期前收缩未控制。刻下症：心悸、胸闷、憋气、气短、乏力、口干、时有头晕、纳可，眠安，大便调。既往史：高血压病病史 10 余年，服降压药，血压控制尚可。查体：血压 130/85mmHg，双肺未闻干湿啰音，心界不大，心率 55 次/分，心律不齐，期前收缩 10 次/分，各瓣膜听诊区未闻及病理性杂音，腹软，肝脾未及，双下肢无浮肿。舌质暗红苔白，脉结代。心电图示：窦性心律，频发室性期前收缩二联律。超声心动图：左室舒张功能降低。动态心电图：窦性心律，最快心率108次/分，最慢心率49次/分，平均心率66次/分，室性期前收缩3159次/24小时，室上性期前收缩9次/24小时。诊断：西医：心律失常　频发室早。中医：心悸。辨证：心气虚衰，湿瘀结滞，血流不畅。治法：益气养心，活血通脉。处方：太子参30g、人参^{另炖}10g、麦冬15g、五味子10g、丹参30g、川芎15g、香附10g、佛手10g、乌药10g、羌活15g。水煎服，日一剂。

服药2周后，心悸减轻，脉间歇减少，胸闷、憋气、乏力诸症均减。查：心率60次/分，期前收缩3次/分。服药1个半月后，心悸、胸闷、憋气、乏力等症著减，脉间歇基本消失，偶有期前收缩数个，查：心率62次/分，律齐。心电图示：窦性心律。3个半月后，脉间歇未发。

按：患者心律失常为频发室性期前收缩二联律，基础心率偏慢，辨证首先从脉象入手，其脉象符合结代脉，也就是"缓中时止""止有定数"，结脉主病是阴盛气结，寒痰血瘀，为阴寒类心悸；结代脉与单纯结脉形成的区别是气虚更甚，达到衰微的程度。再结合心悸、胸闷、憋气、乏力，舌暗红苔薄白，所显示出的"心气虚衰"，"心脉瘀阻"及"血流不畅"的表现分析，该患者是由于心气虚衰，湿瘀结滞，血流不畅，而出现结代脉。总之，该患者辨证应为：心气亏虚，心脉瘀结，血流不畅，故以益气养心，活血通脉为治法，因患者兼见代脉，气虚更甚，故尤重补气。方中人参、太子参、麦冬、五味子补气扶正，益气养心；丹参、川芎活血通脉；香附、佛手、乌药疏肝理气；羌活祛风化湿升脉，全方共奏益气养心，活血通脉之功，使心气充足，心脉通畅，结代脉愈。

二、冠心病心绞痛验案

1.××，男，46岁，干部。初诊时间：2006年9月10日。

阵发压迫样心前区闷痛3年，加重1月。患者阵发心前区闷痛，于安静时出现，伴出大汗，含硝酸甘油方能缓解。平素感乏力，纳差，时有腹胀吞酸，大便黏而不爽。近1月病情加重，每天发作1～2次，需含硝酸甘油2片后才可缓解。舌暗红，舌边齿痕，苔白厚腻，脉弦细。查：血压130/80mmHg，心率76次/分。胸痛发作时心电图：Ⅱ、Ⅲ、aVF导联ST段抬高0.2mV，V_2～V_4ST段压低0.2mV，V_2 T波倒置，V_3 T波呈负正双向。平日胸痛无发作时心电图：窦性心律，大致正常。2000年初行冠状动脉造影示：前降支肌桥，对角支40%狭窄。西医诊断：冠心病，前降支肌桥，变异型心绞痛。中医辨证：心脾不足，痰气阻脉。治法：疏气化痰，益气通脉。方用：苏梗10g、陈皮10g、半夏10g、白术10g、茯苓15g、香附10g、乌药10g、川朴10g、太子参15g、丹参30g、川芎15g、木香10g、黄连10g、吴茱萸6g。水煎服，日一剂。

服药1周，胸痛发作减少，2～3天发作1次，含硝酸甘油1片后缓解。仍有吞酸，舌脉如前。上方加瓦楞子 15g。7 付药后，胸痛继减，7 天来只发作 1 次。吞酸已除。乏力、纳差亦有好转。舌苔转薄。继续随症加减服药 1 个月，胸痛未作。此后守方服药 2 个月，患者未发作胸痛，纳可，大便调。心电图：窦性心律，大致正常。半年后随访，患者未发作心绞痛。

按：本例中年男性，年届四旬，发现冠心病 3 年余，通过发作时心电图的变化以及冠状动脉造影，诊断为：冠心病，前降支肌桥，变异型心绞痛。综合患者阵发心前区闷痛，乏力，纳差，腹胀吞酸，大便黏而不爽，舌暗红边齿痕，苔白厚腻的症状及舌象，该患者辨证为心脾不足，痰气阻脉，故予疏气化痰，益气通脉之剂。方中苏梗、川朴、香附、乌药疏理调畅气机；白术、茯苓、半夏、陈皮健脾化痰燥湿；太子参补益心脾；川芎、丹参活血通脉；黄连、吴茱萸制酸和胃，且黄连与木香配伍可燥气湿通。诸药共用，使心脾气充足，痰湿得化，气机调畅，血脉流通，药后胸痛发作减少。随症加入瓦楞子，以加强制酸之力。共加减服药 3 个半月，患者病情得到控制，胸痛未发作。

2. ××，男，61 岁，退休职工。初诊时间：2008 年 8 月 17 日。

发现诊断为冠心病、心绞痛 4 年。近 1 月慢走 100 米则胸痛发作，停步后可缓解。伴乏力、气短、汗出，纳可，口干欲饮，时有头晕，眠安，尿便调。舌质暗红有裂纹，苔薄白，脉细弦。既往有高血压病病史 4 年，现服降压 0 号，血压控制在 140 ~ 150/80 ~ 90mmHg 水平。查体：血压 150/80mmHg，心率 76 次/分。心电图：窦性心律，ST-T 改变，ST 段 V_4 ~ V_6 下降 0.1mV，T 波 Ⅱ、Ⅲ、aVF 导联低平，V_4 ~ V_6 倒置。西医诊断：冠心病，恶化劳力型心绞痛。中医辨证：心气阴虚，瘀郁阻脉。治法：益气养心，理气通脉。处方：太子参 30g、沙参 30g、麦冬 15g、五味子 10g、丹参 30g、川芎 15g、香附 10g、香橼 10g、佛手 10g、乌药 10g、川牛膝 30g、地龙 30g。水煎服，日一剂。

服药 1 周后，胸痛减轻，可慢走 300 米，口干、头晕减轻。血压 130/80mmHg。继随症加减，服药 1 个月后，可缓慢步行 2 公里。查心电图与前比较，心肌缺血明显改善。血压正常。继随症加减服药 3 月，可慢走 3 公里不觉胸痛。心电图已转为大致正常。

按：本例老年男性，年过六旬，五脏之气已虚。心主血脉，心气不足，不能帅血运行，心脉痹阻，不通则痛，故动则胸痛发作；乏力、气短、汗出亦为心气虚之表现；口干欲饮，舌质暗红有裂纹、苔薄白为心气阴虚、血脉瘀阻之征。辨证心气阴虚，瘀郁阻脉，治以益气养心，理气通脉。方中太子参、麦冬、五味子、沙参益心气养心阴；香橼、佛手、香附、乌药理气以助通脉；丹参、川芎活血通脉；川牛膝、地龙活血，引血下行。诸药共用，使心气阴足，心脉通畅，胸痛减轻。经逐步调理，直至心绞痛病情控制。

3. ××，女，67 岁，退休职工。初诊时间：2006 年 1 月 12 日。

冠心病史 20 年。近 1 月缓慢步行时常自觉胸痛，伴乏力、胸闷，腹胀，纳可，眠安，尿便调。舌质暗红，苔薄白，脉细弦。既往高血压病病史 10 余年，现服氨氯地平，血压控制在正常水平。查体：血压 120/70mmHg，心率 66 次/分。心电图：窦性心律，ST-T 改变，

ST 段 $V_4 \sim V_6$ 下降 0.1mV，T 波 $V_1 \sim V_3$ 倒置，$V_4 \sim V_6$ 负正双向或低平。西医诊断：冠心病，恶化劳力型心绞痛。中医辨证：心气阴虚，瘀郁阻脉。治法：益气养心，理气活血通脉。处方：太子参 30g、麦冬 15g、五味子 10g、香附 10g、香橼 10g、佛手 10g、乌药 10g、大腹皮 10g、丹参 30g、川芎 15g。水煎服，日一剂。

服药 2 周后症减，步行时稍感乏力、气短，未发作胸痛。眠欠安，易早醒。复查心电图与前比较 ST-T 改变明显改善。于前方加百合 15g，又服药 2 周，症平稳，疾步行走时偶有轻微胸痛，睡眠有所改善。前方继服 2 周，未发作胸痛，但近日头晕、头胀，血压偏高。方中加川牛膝 30g，地龙 30g，服药 2 周后，头晕、头胀消失，胸痛未发作。守方继服药 1 月，病情控制，半年余后随访未发作心绞痛。复查心电图 ST-T 改变基本恢复正常。

按：本例老年女性，年近七旬，五脏之气已虚，且久患胸痹之证，心气已虚。心主血脉，心气不足，不能帅血运行，气虚血瘀，不通则痛，故缓慢步行时常自觉胸痛；心悸、乏力为心气虚损，血运无力所致；胸闷，腹胀为气机阻遏之象；舌质暗红、苔薄白，脉细弦为气阴两虚、血脉瘀阻之征。故予以益气养心，理气活血通脉之剂，方中太子参、麦冬、五味子益气养心；香附、香橼、佛手、乌药理气宽胸；大腹皮行气除腹胀；丹参、川芎活血通脉。随后又因早醒加百合养心安神；头晕、头胀加川牛膝、地龙逐瘀通经，引血下行。诸药共用，病情控制。

4．××，女，72 岁，退休干部。初诊时间：2006 年 9 月 20 日。

冠心病史 20 余年，近半月时感心前区疼痛，每天发作 1～2 次，含硝酸甘油后可缓解。伴乏力，气短，胸闷，头晕头胀，眠欠安，纳可，大便溏，日三行。舌质暗红，苔白厚腻，脉细弦缓。既往高血压病病史 10 余年，现血压控制尚可。心电图：窦性心动过缓（心率 55 次/分），肢导低电压。血压 130/70mmHg。西医诊断：冠心病，不稳定性心绞痛；心律失常，窦性心动过缓。中医辨证：心脾气虚，湿邪停聚，心脉受阻。治法：理气化湿，补益心脾，活血升脉。处方：苏梗 10g、陈皮 10g、半夏 10g、白术 30g、茯苓 15g、香附 10g、乌药 10g、丹参 30g、川芎 15g、太子参 30g、羌活 15g、炒薏米 30g。水煎服，日一剂。

服药 1 周，服药期间胸痛发作 3 次。继服药 2 周后，诸症减轻，每周胸痛发作 1 次。心率升至 58～60 次/分。守方服药 1 月后，诸症消失，胸痛未发作。大便成形。苔转正常。心率升至 64 次/分。

按：本例老年女性，年逾七旬，五脏之气已虚。心气不足，不能帅血运行，血脉瘀阻；脾虚失运，痰湿内生，阻遏气机，痰气交阻，亦可阻滞心脉，故胸痛阵发、脉搏缓慢。再结合乏力、气短、胸闷、大便溏，舌质暗红，苔白厚腻的症状及舌象分析，该患者辨证心脾不足，湿邪阻脉，心脉受阻。故予理气化湿，补益心脾，活血升脉之剂。方中半夏、白术、茯苓、陈皮、苏梗、香附、乌药健脾理气化湿；羌活祛风以助化湿；太子参补益心脾；丹参、川芎活血通脉；炒薏米健脾止泻。药后胸痛发作减少，心率慢改善。共服药近 2 月，诸症除，未发作胸痛，心率亦由 55 次/分升至 64 次/分。

5. ××，男，74 岁，退休干部。初诊时间：2005 年 10 月 27 日。

阵发胸痛 10 月余。每于上三层楼、快走时发作胸痛，停步则缓解。伴心悸、乏力、气短、口干欲饮，纳可，眠安，尿便调。舌质红有裂纹，少苔，脉细弦。既往高血压病病史 10 余年，服降压药，血压控制尚可。查体：血压 130/75mmHg，心率 60 次/分。心电图：窦性心律，ST 段 $V_4 \sim V_6$ 下降 0.2mV。超声心动图：心内结构未见异常。西医诊断：冠心病，稳定劳力型心绞痛。中医辨证：心气阴虚，血脉瘀阻。治法：益气养心，理气通脉。处方：太子参 30g、沙参 30g、麦冬 15g、五味子 10g、香附 10g、香橼 10g、佛手 10g、乌药 10g、丹参 30g、川芎 15g。水煎服，日一剂。

服药 1 周，胸痛减轻，由上三层楼时发作胸痛，转为上五层楼时发作胸痛。心悸、乏力、气短、口干欲饮较前亦有改善。继服药 2 周后，上五层楼时未觉胸痛，复查心电图 ST 段 $V_4 \sim V_6$ 下降 0.1mV。继续服药 1 月后，无心绞痛发作，诸症除。复查心电图大致正常。

按：本例患者，年事已高，脏气已虚。心气不足，气虚帅血无力，血脉瘀阻，则出现活动时胸痛。再结合心悸、乏力、气短，口干欲饮，舌红有裂纹少苔，脉细弦的症状及舌脉分析，证属心气阴不足，血脉瘀阻，故治以益气养心，理气通脉。方中太子参、沙参、麦冬、五味子益心气养心阴；香附、香橼、佛手、乌药理气以助活血通脉；丹参、川芎活血通脉。全方共用，使心之气阴充足，血脉通畅。药后阵发胸痛、心悸等症减轻。最终病情得到控制，胸痛无发作，心悸、气短等症消除。

三、糖尿病性心脏病验案

1. ××，女，62 岁，干部。

2004 年 2 月 17 日初诊：糖尿病病史 5 年，高血压病病史 3 年。现服降压药及降糖药，血压、血糖控制尚可。近 1 年阵发心悸，心率快，最快时达 105 次/分，伴乏力，气短，口干，时有头晕，夜寐欠安，无明显多食易饥，尿便调。舌暗红碎裂，苔薄黄少津，脉细弦数。查体：血压 130/80mmHg，心率 100 次/分，律齐。心电图：窦性心动过速，心率 112 次/分。超声心动图：主动脉硬化，左心室舒张功能减低，心率过速。西医诊断：糖尿病心脏病心律失常。中医诊断：消渴病心悸，辨证：心气阴虚，血脉瘀阻，瘀郁化热。治法：益气养心，理气通脉，凉血清热。方用：沙参 30g、太子参 30g、麦冬 15g、五味子 10g、花粉 10g、丹参 30g、川芎 15g、香附 10g、香橼 10g、佛手 10g、丹皮 15g、赤芍 15g、黄连 10g、莲子心 1.5g。

服药 2 周，心悸减轻，自测脉搏 90 次/分。舌苔薄微黄，较前转润。服药 1 月后诸症均减，心悸明显改善，夜寐转安。心率 82 次/分。此后患者又服药 1 个半月，病情平稳，诸症已除。平日自测脉搏 70 次/分。

按：本例患者糖尿病病史 5 年，症见阵发心悸，心率快，为消渴日久伤及心脏，致使心脏气阴耗损，心脉瘀阻，瘀久化热，热可致急，瘀可致乱，遂引起心悸，脉数。再结合患者乏力，气短，口干，舌暗红碎裂，苔薄黄少津的症状及舌象，辨证心气阴虚，血脉瘀阻，瘀郁化热。故治以益气养心，理气通脉，凉血清热。方中太子参、沙参、麦冬、五味子、花粉益气养阴；丹参、川芎活血通脉；香附、香橼、佛手理气以助通脉；丹皮、赤芍凉血清热；黄连厚肠；莲子心清热安神。诸药共用，使心之气阴足，血脉通畅，瘀热清解，而心悸之症消除。

2. ××，女，72岁，退休工人。

2005年9月23日初诊：发现糖尿病4年余。主诉反复心悸，夜间阵发性呼吸困难9月余，加重半月。患者今年1月开始出现心悸，夜间阵发性呼吸困难，8月因心功能不全住院治疗20天。现口服消心痛，二甲双胍，阿卡波糖片及利尿剂，血糖控制在正常范围。现症见：心悸，气短，乏力，口干，动则气喘，夜间喘憋加重，需高枕卧位。轻咳少痰，双下肢肿，少尿，大便欠畅。舌暗红，苔薄黄少津，脉细数。血压110/70mmHg，心率97次/分，律齐。当日心电图：窦性心律，完全性右束支传导阻滞，Ⅰ度房室传导阻滞，前壁、下壁陈旧心肌梗死，QRS $V_5 \sim V_6$ 电压明显降低。2005年8月20日超声心动图示：节段性室壁运动异常；右心室，右心房扩大；左室收缩、舒张功能降低；二、三尖瓣关闭不全（中度）；肺动脉高压（中）；主动脉瓣关闭不全；心包积液。西医诊断：糖尿病心脏病心功能不全，心功能Ⅲ～Ⅳ级。中医诊断：消渴病心衰。辨证：心气阴衰，血脉瘀阻，肺失肃降，水湿停聚。治法：益气养心，活血通脉，泻肺利水。方药：太子参30g、麦冬15g、五味子10g、沙参30g、丹参30g、川芎15g、香附10g、香橼10g、佛手10g、乌药10g、桑白皮30g、葶苈子^{包煎}30g、泽泻30g、车前子^{包煎}30g。

服药1周，心悸、气短、动则气喘减轻，夜间可平卧，尿量增加，双下肢肿减轻，大便调。舌脉同前。心率90次/分。继服药2周，心悸、气短、动则气喘明显减轻，无阵发性夜间呼吸困难。可于室内活动，双下肢浮肿消退，尿便调。舌暗红，苔薄黄，脉弦细。心率76次/分。此后随症加减服药1个月，病情稳定，心悸、气短、喘憋、乏力和咳嗽等症消除。心率72次/分。

按：本例老年女性，年逾七旬，症见动则气喘，夜间喘憋加重，需高枕卧位，轻咳少痰，双下肢肿，少尿，大便欠畅。此因阴虚燥热之消渴病未能及时治疗而致心气阴受损，由虚损至衰微，心脉瘀阻而致肺脉瘀阻，进而肺失肃降，水湿停聚所致。心气阴衰故见心悸，气短，乏力；血脉瘀阻，肺失肃降故见夜间喘憋，轻咳少痰；肺通调水道失司，水湿停聚，故见双下肢肿，少尿；肺失宣降，气机郁滞，升降失调，故见大便欠畅。舌暗红为血瘀之象，脉细数乃气阴虚衰之征。故予益气养心，活血通脉，泻肺利水之剂，方中太子参、沙参、麦冬、五味子益心气养心阴；香附、香橼、佛手、乌药、丹参、川芎理气活血通脉；桑白皮、葶苈子、泽泻、车前子泻肺利水消肿。诸药共用，使心之气阴足，血脉通畅，肺之肃降正常，水湿祛除，心衰症状很快得到控制。

3. ××，男，52岁，干部。

2005年11月15日初诊：发现糖尿病5年余，现服降糖药，血糖控制一般。患者近半年阵发胸痛，于快走时发作，停步休息可缓解，伴心悸，气短，乏力，口干，脘腹胀满，纳差，大便不爽，夜寐安。舌质红舌体瘦，苔白腻，脉细滑。血压130/75mmHg，心率75次/分，律齐。心电图：窦性心律，ST-T改变，$V_4 \sim V_6$ ST段下降0.1mV，T波倒置。西医诊断：糖尿病性心脏病，冠心病，心绞痛。中医诊断：消渴病胸痹。辨证：心脾不足，痰气阻脉。治法：疏气化痰，益气通脉。方药：苏梗10g、陈皮10g、半夏10g、白术10g、茯苓15g、香附10g、乌药10g、川朴10g、太子参15g、丹参30g、川芎15g、木香10g、黄连10g。

服药2周，快走时无胸痛发作。心悸、气短、口干、脘腹胀满亦减轻。大便畅。舌苔转为薄白，脉细。此时患者痰湿之邪祛除，消渴病之阴虚为本之象显露，故疏方：沙参30g、太子参30g、麦冬15g、五味子10g、石斛10g、香附10g、香橼10g、佛手10g、丹参30g、川芎15g。继服药1月，胸痛无发作，余症亦除。复查心电图：大致正常。

按：本例患者糖尿病5年余，症见阵发胸痛，于快走时发作，停步休息可缓解，为消渴病胸痹之表现。消渴病本有阴虚，患者口干，舌质红舌体瘦，脉细即为阴虚见证；再结合心悸，气短，乏力，脘腹胀满，纳差，大便不爽，苔白腻，脉滑的症状及舌脉分析，患者又有脾虚失运，痰湿内生，阻遏气机，痰气交阻，心脉不通，则见胸痛时发。故治宜先疏气化痰，益气通脉，方中苏梗、川朴、香附、乌药疏理调畅气机；白术、茯苓、半夏、陈皮健脾化痰燥湿；太子参补益心脾；丹参、川芎活血通脉；木香、黄连理气厚肠。诸药共用，使心脾气充足，痰湿得化，气机调畅，血脉流通，药后胸痛无发作，舌苔转薄，痰湿之邪祛除，故又以益气养心、理气通脉为法治疗。方中太子参、麦冬、五味子、沙参、石斛益气养阴；香附、香橼、佛手理气以助通脉；丹参、川芎活血通脉。经逐步调理，病情控制，诸症消除。

4. ××，男，55岁，工人。

2000年9月15日初诊：糖尿病病史6年余。主诉阵发胸闷不适近1年，于慢走约2站路时出现，休息后可缓解。伴心悸，乏力，口干欲饮，纳可，早醒，尿便调。舌质红暗，少苔，脉细。既往高血压病病史5年，现服降压药，血压控制尚可。血压125/70mmHg，心率72次/分，律齐。心电图：窦性心律，$V_4 \sim V_6$ T波浅倒。超声心动图：左心室舒张功能减低。冠脉CTA：未见异常。西医诊断：糖尿病心脏病微血管病变。中医诊断：消渴病胸痹，辨证：心气阴虚，瘀郁阻脉。治法：养阴益气，理气活血通脉。处方：沙参30g、太子参30g、生地10g、石斛10g、麦冬15g、五味子10g、香附10g、香橼10g、佛手10g、乌药10g、丹参30g、川芎15g、百合15g。

服药1周，胸闷减轻，由慢走2站路时发作胸闷，减轻至慢走近3站路时发作。心悸、口干减轻。继服药2周，胸闷无发作，心悸、口干明显改善，乏力亦减，睡眠转安。继守方服药 1 月，病情稳定，未发作胸闷。诸症除。复查心电图：大致正常。

　　按：本例患者糖尿病病史 6 年余，症见阵发胸闷不适，于慢走约 2 站路时出现，休息后可缓解，为消渴病耗气伤阴损及心脏，令心之气阴耗伤，血脉瘀阻所致。心悸，乏力，口干欲饮，舌质红暗，少苔，脉细，亦为气阴亏虚，兼有血瘀之征。综合征、舌、脉，辨证心气阴虚，瘀郁阻脉，故治以养阴益气，理气活血通脉之法。方中沙参、生地、石斛、太子参、麦冬、五味子养阴益气；香附、香橼、佛手、乌药理气以助通脉；丹参、川芎活血通脉；百合清心安神。全方共奏养阴益气、活血通脉之功，使胸闷诸症减轻至消除。

四、充血性心力衰竭验案

1. ××，女，60 岁，干部。初诊日期：2005 年 8 月 5 日。

患风湿性心脏病，心房颤动。近 2 年出现心功能不全改变。服西药氢氯噻嗪、阿替洛尔、阿司匹林等，但仍于上 3 层楼时，乏力、心悸、呼吸困难而需要休息。查体：血压 120/80mmHg，双肺未闻及异常，心率 95 次/分，心律绝对不齐，心尖部可闻及双期杂音，肝右肋缘下 1cm，剑突下 3cm，双下肢不肿。舌暗苔薄黄，脉细涩而数。超声心动图示：心房颤动，左房扩大，二尖瓣狭窄（中度），二尖瓣关闭不全，二尖瓣反流（中量），主动脉瓣反流（少量）。射血分数 47%。西医诊断：风湿性心脏病，二尖瓣狭窄并关闭不全，心房颤动，心衰 I 度。中医辨证：心气虚衰，心脉瘀阻。治法：益气养心，理气通脉。处方：太子参 30g、麦冬 15g、五味子 10g、丹参 30g、川芎 15g、香附 10g、佛手 10g、乌药 10g。水煎服，日 1 剂。

服上方 7 付后，上 3 层楼时乏力、心悸、呼吸困难症状减轻。舌暗苔薄黄，脉细涩，心率 80 次/分，律绝对不齐。继服上方 14 剂，上 3 层楼已不觉心悸、呼吸困难，但仍乏力，舌脉同前。心率 70 次/分，律绝对不齐。两寸脉弱，提示仍气虚，拟加重补气，加生黄芪 30g，服药 1 个月，上 3 层楼已无乏力等不适症状。尊原方继服 2 个月，无不适。复查超声心动图：射血分数提高，由 47% 上升到 78.8%。

　　按：本患者风湿性心脏病，心房颤动，心衰。近 2 年中等体力活动则心悸、乏力、呼吸困难而需休息。心率快，肝肿大。相当于心功能 II 级（心衰 I 度），左心衰竭。中医辨证心体病变日久进一步耗伤心之气阴，而致心气衰微，无力帅血运行，血脉瘀阻，心用失司，故劳累即心悸、乏力、呼吸困难；舌质暗苔薄黄，脉细涩而数，为心气阴虚衰，血脉瘀阻之征。其病位在心，尚未涉及其他脏腑。治以益气养心，理气通脉。方中太子参、生黄芪、麦冬、五味子补益心之气阴；丹参、川芎活血通脉；香附、佛手、乌药调畅气机，又理气以助通脉，合用则心之气阴得补，气血运行通畅，心脏功能恢复。

2. ××，男，69 岁，1985 年 5 月 1 日下午 2 时入院。

患者近 3 年来反复出现憋气，咳喘，下浮肢肿等，外院诊断"高血压，冠心病，心力衰竭"。近 2 周来又咳嗽，喘憋，下肢水肿，尿少，每日尿量仅 400ml 左右。现心悸、气短、喘憋严重，不能平卧，痰多色白呈泡沫状。尿量昨日仅 200ml，大便 3 日未行。查体：半卧位，喘息状，血压 150/110mmHg，双肺偶闻干鸣音，双肺底可闻湿啰音，心界扩大，心率 100 次/分，心律齐，心尖部可闻及 Ⅱ 级收缩期杂音。肝大右肋缘下 4cm，剑下 10cm。双下肢可凹性水肿。舌质暗红苔黄白相兼，脉细数无力。胸片：心脏呈普大型，两肺纹理粗乱。诊断：冠心病，心力衰竭Ⅲ度。高血压病。中医诊断：心衰病。辨证：心气虚衰，血脉瘀阻，肺气壅塞，水饮停聚。治法：益气养心，理气通脉，泻肺利水。处方：太子参 30g、麦冬 15g、五味子 10g、丹参 30g、川芎 15g、香附 10g、乌药 10g、桑白皮 30g、葶苈子包 30g、车前子包 30g。急煎 2 剂，浓煎 200ml，日分 4 次服。服药后当日尿量增至 600ml，大便一次，喘憋减轻，夜间能间断入睡。次日心率下降至 92 次/分，两肺湿啰音明显减少。继服上方，水煎日 1 剂，分 2 次服，连服 3 日，喘咳缓解能平卧，心率下降为 84 次/分，肺部啰音消失。尿量每日 1500ml 左右，浮肿消退。但于活动后仍心悸气短。宗原意加重益气之品，加用生黄芪 30g，继服 20 天，患者一般活动后无不适，生活可自理。心率 80 次/分，血压 150/90mmHg 而出院。

按：该患者高血压，冠心病，心力衰竭已 3 年，近 2 周来又咳嗽、气憋严重，不能平卧，痰多色白呈泡沫状，尿量少。两肺底可闻湿啰音，肝大右肋缘下 4cm，剑下 10cm。双下肢可凹性水肿。胸片：心脏呈普大型，两肺纹理粗乱。从症状和体征看，该患者心功能为 Ⅳ 级（心力衰竭Ⅲ度），全心衰竭以左心衰为主。中医辨证该患者心气衰微，血脉瘀阻，已涉及于肺，肺脉瘀阻，肺失肃降，治节失司，不能通调水道下输膀胱，而致水饮停聚，凌心射肺，出现心悸、气短、咳嗽、喘憋，不能平卧，下肢浮肿，尿少；肺气不降，腑气不通则大便 3 日未行；脉细数无力，舌质暗红，苔黄白相兼，为心气阴衰，血脉瘀阻之征。治拟益气养心，理气通脉，泻肺利水。方中太子参、麦冬、五味子益气养心；丹参、川芎活血通脉；香附、乌药调畅气机，理气以助通脉；桑白皮、葶苈子、车前子清肃肺气，泻肺利水。诸药共用，起到了心气复、血脉通、聚水除、水道利的作用，使心衰缓解。

3. ×× ，女，67 岁，家务。初诊日期：2000 年 5 月 14 日。

冠心病史 10 余年。近半年来反复双下肢水肿，尿少，脘腹胀满，胁胀疼痛，休息时仍有心悸、气喘、乏力。近半月上述症状加重，伴纳呆，便溏。查体：血压 130/80mmHg。心界扩大，心率 90 次/分，心律齐，心尖部可闻及 Ⅱ 级收缩期杂音。腹部膨隆，腹水征阳性，肝大剑突下 11cm，右肋缘下 5cm，双下肢凹陷性水肿。舌质暗红苔薄白，脉细滑数。西医诊断：冠心病，心衰Ⅲ度。中医诊断：心衰病。辨证：心气虚衰，血脉瘀阻，兼肝脾胃脉瘀阻，气机壅塞，水饮停聚。治法：益气养心，理气通脉，舒肝和胃，健脾利水。处方：太子参 30g、麦冬 15g、五味子 10g、丹参 30g、川芎 15g、香附 10g、乌药 10g、郁金 10g、红花 10g、桃仁 10g、陈皮 10g、半夏 10g、白术 10g、茯苓 15g、泽泻 30g、车前子(包)30g、泽兰 15g。

服药 1 周后，尿量增加，下肢水肿及脘腹胀满、胁胀疼痛诸症均减轻。继服原方 2 周，下肢水肿又减，尿量正常，诸症又减，纳增。尊原方继服 1 个月，双下肢轻肿，无脘腹胀满及胁胀疼痛，无心悸气喘，纳可，便调。继续服药 2 个月后，患者生活自理，双下肢水肿基本消失，无明显不适。血压 110/70mmHg，心率 75 次/分，腹部平软，肝剑突下 4cm，右肋缘下 1cm。双下肢无水肿。

按：患者冠心病 10 余年。近半年双下肢水肿，尿少，脘腹胀满，胁胀疼痛，休息时仍有心悸、气喘、乏力。查体：心界扩大，心率 90 次/分，腹部膨隆，腹水征阳性，肝大剑突下 11cm，右肋缘下 5cm，双下肢凹陷性水肿。从症状体征看，该患者相当于心功能Ⅳ级（心衰Ⅲ度），以右心衰为主。中医辨证心气衰微，心脉瘀阻，已涉及肝脾胃血脉瘀阻，使肝失疏泄，脾失健运，胃失和降，则胁下痞块（肝大），脘腹胀满，胁胀疼痛，纳呆，下肢水肿，尿少，大便溏；心悸、气喘、乏力、舌暗红，脉细数，为心气虚衰，血脉瘀阻之象。治以益气养心，理气通脉，舒肝和胃，健脾利水。方中太子参、麦冬、五味子益气养心；丹参、川芎活血通脉；香附、乌药疏肝理气，调畅气机；又有郁金、桃仁、红花加重行气活血之力；陈皮、半夏和胃降逆；白术、茯苓健脾和胃；泽泻、车前子、泽兰利水消肿。诸药合用则心气得补，血脉得通，肝疏脾健胃和。服药后心衰症状很快得以缓解。

五、舒张性心功能不全验案

1. ×××，男，58 岁，初诊日期 2010 年 8 月 12 日。

主诉：阵发心悸胸闷 30 年，加重半月。现病史：患者 30 年前因发作胸闷心悸于当地医院诊断为"阵发性室上速"，约 1 年发作 1 次，持续 5～10 分钟可自行缓解。半月前因劳累心悸胸闷频发，10 天前因心悸胸闷持续约 1 小时不缓解，至当地医院就诊，查心电图示：阵发性室上速，经药物静脉点滴治疗后缓解（具体用药不详），平时胸闷憋气，气短乏力，时有头晕，大便干。查体：血压 120/80mmHg，两肺听诊正常，心率 72 次/分，律齐，腹软，双下肢不肿。舌质暗红，中有裂纹，苔薄黄，脉弦细。辅助检查：心电图示窦性心律，大致正常。心脏超声示左心室舒张功能减低，二尖瓣轻度反流，左室假腱索。动态心电图示频发房早 5013 次，阵发室上速 4 阵，偶发室性期前收缩 28 次，心率 51～43 次/分，平均 78 次/分。西医诊断：心律失常－阵发性室上性心动过速，左心室舒张功能不全，中医诊断：心悸病（心气阴虚，血脉瘀阻），治法：益气养心、活血通脉、凉血清热，处方：沙参 30g、麦冬 15g、五味子 10g、香附 10g、香橼 10g、佛手 10g、乌药 10g、丹皮 15g、赤芍 15g、黄连 10g、白芍 10g。水煎服，日一剂。

服药 1 周后，心悸未发作，偶有胸闷气短，头晕好转，大便正常，前方加太子参 30g，再服 2 周后，曾发作心悸胸闷 1 次，持续约 10 分钟自行缓解，继服 2 月后，心悸胸闷未作，余无不适，复查超声心动：心功能正常，二尖瓣轻度反流，左室假腱索。又随症加减服药2月后停药，随访1年无复发。

按：该患者反复发作室上速30余年，从脉象分析，发作心悸时脉象为疾脉，疾脉主阳热极盛，阴液将竭，热为该患者发病的关键因素。平日胸闷憋气、气短乏力，超声心动示左心室舒张功能减低。治以益气养心、活血通脉、凉血清热，服药2月余，复查心功能恢复正常。方中沙参、麦冬、五味子、白芍益气养阴，香附、香橼、佛手、乌药理气通脉，丹皮、赤芍、黄连凉血清热，诸药共用，使心之气阴得补，血脉通畅，瘀热得除。

2. ×××，男，52岁，初诊日期：2011年11月3日。

主诉：阵发胸闷10年余，加重5月。现病史：患者10余年来每于劳累时出现胸闷憋气，休息数分钟可缓解，5个月前活动时胸闷憋气较前加重，伴头痛，无胸痛，于当地医院就诊，行冠脉造影示三支病变，右冠状动脉100%闭塞，行球囊扩张，未植入支架，平素口服硝酸异山梨酯扩血管、阿司匹林抗血小板聚集、辛伐他汀降脂治疗。出院后仍有活动时胸闷憋气发作，平素气短乏力，口干口苦，时有口腔溃疡，时有头痛，多梦，纳可，大便欠畅。既往高血压病多年，现规律服用降压药，血压控制良好。查体：血压120/70mmHg，两肺听诊正常，心率70次/分，腹软，双下肢不肿。舌质暗红苔薄黄，脉弦细。辅助检查：2011年5月冠脉造影示左前降支近段70%狭窄，远段60%狭窄，第一对角支90%狭窄，回旋支远段60%狭窄，右冠状动脉近段60%狭窄，中段100%狭窄。超声心动示左室舒张功能减低。西医诊断：冠心病，高血压病，左心室舒张功能不全。中医诊断：胸痹心痛病、眩晕病（心气阴虚，血脉瘀阻兼阴虚肝旺），治法：益气养阴，理气通脉兼以养阴柔肝。处方：沙参30g、麦冬15g、五味子10g、香附10g、香橼10g、佛手10g、乌药10g、丹皮10g、木香10g、黄连10g、升麻10g、白芍30g、川牛膝30g。水煎服，日一剂。

服药2周后，胸闷憋气发作减少，口干口苦消失，头痛明显减少，随症加减上方3月，胸闷憋气无发作，余无不适，复查超声心动图示心功能正常。

按：该患者年届五旬，经冠脉造影诊断为冠心病三支病变，经超声心动诊断为左心室舒张功能不全。既往高血压病病史。结合症状舌脉，辨证为子母同病，心气阴虚，血脉瘀阻兼阴虚肝旺，故治以益气养阴，理气通脉兼以养阴柔肝，方中沙参、麦冬、五味子、白芍益气养心、养阴柔肝，川牛膝阴血下行，香附、香橼、佛手、乌药理气以助通脉，丹皮、升麻、黄连清胃火治疗口腔溃疡，患者加减服用3月余，复查超声心功图示心功能恢复正常。

六、心肌病验案

1. ××，男，34岁，初诊日期2002年7月9日。

患者2年来每逢轻度体力活动则觉心悸、气短、乏力，经西医系统检查诊断为扩张型心肌病，曾服中西药物症情改善不著。查体：血压 130/70mmHg，两肺听诊正常，心率 105 次/分，二尖瓣听诊区可闻及 Ⅱ～Ⅲ/6 级收缩期杂音，腹软，肝脾不大，双下肢无浮肿。心电图：ST-T 改变。动态心电图示窦性心律，偶发室性期前收缩。超声心动图示左、右心室扩大，弥漫性运动减弱；左房扩大，二尖瓣和三尖瓣轻度反流；左室射血分数 49%。现仍轻度体力活动则心悸、气短、乏力，多汗，睡眠不实，纳可，大便调。舌质暗红苔薄黄，脉细数。西医诊断：扩张型心肌病，心功能 Ⅱ 级（NYHA 分级）。中医辨证：心气阴衰，心脉瘀阻。治法：益气养心，理气通脉。处方：生芪 30g、太子参 30g、麦冬 15g、五味子 10g、丹参 30g、川芎 15g、香附 10g、香橼 10g、佛手 10g、浮小麦 30g、炒枣仁 30g。水煎服，日一剂。

服药 1 个月后，轻度体力活动时心悸、气短、乏力、多汗等症状较前减轻，心率 90 次/分。原方随症加减服用 2 个月后，轻度体力活动时无心悸、气短、乏力、多汗等症状，心率 85 次/分。又增减服药 2 个月，患者从事一般体力工作无不适症状，纳可，眠安，大便调。心率 70 次/分。复查心电图：ST-T 改变较前明显改善。超声心动图：左、右心室轻度扩大，室壁运动正常；二尖瓣和三尖瓣少量反流；左室室射血分数由 49% 上升到 61%。

按：该患者扩张型心肌病，轻度体力活动则心悸、气短、乏力、多汗，心率快，舌质暗红苔薄黄，脉细略数。其心悸、气短、乏力为心气阴虚衰，心脉瘀阻所致；汗为心之液，心气虚则多汗，而多汗更致心气阴亏；舌暗红苔薄黄，脉细略数也为心气阴虚衰之象；辨证心气阴虚衰，心脉瘀阻。选用益气养心，理气通脉之法。方中生芪、太子参、麦冬、五味子益心气养心阴；丹参、川芎活血通脉；香附、香橼、佛手理气以助通脉；浮小麦止汗；炒枣仁养心安神。诸药合用使心气阴恢复，血脉流畅。服药 3 个月临床症状消失，5 个月后复查超声心动图示：室壁运动由减弱转为正常，左室射血分数由 49% 上升至 61%。

2. ××，女，53 岁，初诊日期：1999 年 9 月 21 日。

阵发胸痛 3 个月。曾住院检查及治疗，诊断为肥厚型心肌病。服西药症状无明显改善。现阵发胸痛，胸闷憋气，心悸，气短，无明显头晕，纳可，眠安，尿便调。舌质暗红苔薄白，脉细弦。查体：血压 130/70mmHg，两肺听诊正常，心率 72 次/分，心尖部可闻及 Ⅱ～Ⅲ/6 级收缩期杂音，腹软，肝脾不大，双下肢无浮肿。超声心动图：室间隔厚度 22mm，运动幅度 10.4mm，射血分数 79%，左室流出道 16mm，舒张功能减低。西医诊断：肥厚型心肌病。中医辨证：心气阴虚，心脉瘀阻。治法：益气养心，通脉理气。处方：太子参 30g、麦冬 15g、五味子 10g、丹参 30g、川芎 15g、香附 10g、香橼 10g、佛手 10g、乌药 10g。

服药 2 周后，胸痛未作，心悸、胸闷憋气、气短诸症减轻。舌质暗红苔薄白，脉细弦。随症加减服药 3 个月后胸痛未作，无心悸，无胸闷憋气及气短。复查超声心动图：室间隔厚度由初诊时的 22mm 减至 16.8mm，运动幅度由 10.4mm 降到 8mm，左室流出道由 16mm 升至 20.3mm。随访 1 年无不适症状。

按：该患者为肥厚型心肌病，以阵发胸痛为主症，此为心气阴亏，心脉瘀阻，不通则痛；心悸，胸闷憋气，气短为心气耗伤，心体受损，心用失常，心脉瘀阻之征；舌质暗红苔薄白，脉细弦也为心气阴亏虚、血脉瘀阻之象。辨证心气阴虚，心脉瘀阻，选用益气养心，通脉理气治法。方中太子参、麦冬、五味子益心气养心阴；丹参、川芎活血通脉；香附、香橼、佛手、乌药理气以助通脉；全方共奏益气养心，通脉理气之功，使心气阴充足，心脉流畅，疗效显著，超声心动图显著好转。

3. ××，男，58岁，初诊日期：2005年4月4日。

患者于去年9月因经常心悸、气短、乏力，经西医全面系统检查诊断：扩张型心肌病，心功能不全Ⅲ度。服西药系统治疗病情变化不显著。现心悸，气短、乏力，不能平卧，阵发呼吸困难，双下肢浮肿，尿量少约600ml/24小时，腹胀，纳可，大便软，日3次。舌质暗苔薄白，脉细。查体：血压120/80mmHg，两肺底可闻湿啰音，心率90次/分，二尖瓣及三尖瓣听诊区可闻及Ⅱ/6级收缩期吹风样杂音，腹部平坦，腹水征阴性，肝右肋缘下3cm，双下肢水肿。超声心动图示：全心扩大，以左心为著，室壁运动普遍减低，主动脉瓣关闭不全（轻度），二尖瓣关闭不全（轻度），三尖瓣关闭不全（轻度），主动脉增宽，肺动脉高压（轻度），左室收缩功能减低。左室射血分数：25.8%。西医诊断：扩张型心肌病，心力衰竭Ⅲ度。中医辨证：心气虚衰，血脉瘀阻，肺失肃降，脾失健运，水饮停聚。治则：益气养心，理气通脉，泻肺利水，健脾。处方：生芪30g、太子参30g、麦冬15g、五味子10g、丹参30g、川芎15g、香附10g、香橼10g、佛手10g、桑白皮15g、葶苈子^包15g、泽泻30g、车前子^包30g、白术30g、茯苓15g。

服药2周后，心悸、气短、乏力减轻，可平卧，未出现阵发呼吸困难，无腹胀，尿量达1000ml/24小时。大便软，日2次。查体双肺湿啰音消失，肝右肋缘下1cm，双下肢轻度浮肿，上方加炒薏米30g，服药2周后，心悸、气短、乏力等明显减轻，双下肢水肿消失，尿量1000~1500ml/24小时，大便调。随症增减继服原方半年后，步行2里路，无心悸、气短、乏力症状。查体双肺呼吸音清，肝肋下未及，双下肢不肿。复查超声心动图：室壁运动减弱明显改善，射血分数提高，EF由25.8%上升到47.3%。

按：本患者扩张型心肌病，心功能不全。心悸、气短、乏力，不能平卧，阵发呼吸困难，双下肢浮肿，尿少。查体：心率偏快，两肺底湿性啰音，肝右肋缘下3cm。属心功能Ⅲ级（心衰Ⅱ度），全心衰竭，以左心衰为主。因心气虚衰，血脉瘀阻，故轻度体力活动则心悸、气短；再结合呼吸困难，不能平卧，腹胀，大便软的表现分析，病已涉及于肺脾，肺失肃降，脾失健运，则见上述症状。舌质暗苔薄白，脉细也为心气虚衰，血脉瘀阻之象。治以益气养心，理气通脉，泻肺利水，健脾之法。方中生芪、太子参、麦冬、五味子益气养心；丹参、川芎活血通脉；香附、香橼、佛手调畅气机；桑白皮、葶苈子、泽泻、车前子泻肺利水；白术、茯苓、炒薏米健脾止泻。全方共奏益气养心，理气通脉，泻肺利水，健脾之功。服药1个月余后心衰缓解。

七、冠状动脉肌桥验案

1. ××，男，44岁，初诊日期2013年9月1日。

主诉：阵发胸闷痛3年，加重1月。现病史：患者近3年来时有心前区闷痛发作，多于安静时出现，伴大汗出，含服硝酸甘油数分钟可缓解，近1月病情加重，每天发作3~5次，需含服硝酸甘油2片方可缓解，平素乏力、纳差，时有腹胀反酸，大便黏而不爽。既往高血压病多年，现规律服用降压药，血压控制良好。查体：血压130/80mmHg，两肺听诊正常，心率74次/分，律齐，腹软，双下肢不肿。舌质暗红苔白厚腻，脉弦细。辅助检查：心电图示窦性心律，大致正常。冠脉造影前降支肌桥。西医诊断：冠状动脉肌桥、高血压病。中医诊断：胸痹心痛病（心脾不足，痰气阻脉）。治法：疏气化痰、益气通脉，处方：苏梗10g、陈皮10g、半夏10g、白术10g、茯苓15g、香附10g、乌药10g、太子参30g、丹参30g、川芎15g、木香10g、黄连10g、吴茱萸6g。水煎服，日一剂。

服药1周后，胸痛发作减少，2~3天发作1次，含服硝酸甘油1片数分钟可缓解，仍有反酸烧心，舌脉同前，上方加瓦楞子15g，再服1周，胸痛仅发作1次，持续3分钟自行缓解，吞酸已除，乏力纳差亦有好转，舌苔转薄，继服1月，胸痛未作，又随症加减服药2个月，患者胸痛未发作，纳眠可，尿便调，半年后随访，患者病情平稳，胸痛未发作。

按：该患者为中年男性，通过冠脉造影诊断为冠状动脉肌桥，心脾不足，痰气阻脉故见胸痛阵发伴乏力纳差，脾虚运化不利故见腹胀、大便黏而不爽，舌暗红、苔白厚腻、脉弦细为心脾不足、痰气阻脉、血脉不畅之象。故治以疏气化痰、益气通脉，方中苏梗、香附、乌药疏调气机，白术、茯苓、半夏、陈皮健脾化痰燥湿，太子参补益心脾，川芎、丹参活血通脉，诸药共用，使心脾之气得补，痰湿得化，气机调畅，血脉疏通，故药后胸痛发作减少，随症加减服药3个月，病情平稳。

2. ××，女，52岁，初诊日期：2012年9月1日。

主诉：阵发胸闷痛2年余，加重1月。现病史：患者近2年来每于劳累时出现胸痛发作，伴胸闷憋气，停下休息2~3分钟可缓解，近1月来行走20米则胸痛发作，休息5~10分钟方可缓解，平素气短乏力、口干，纳可，尿便调。既往高血压病多年，现规律服用降压药，血压控制良好。查体：血压130/80mmHg，两肺听诊正常，心率78次/分，律齐，腹软，双下肢不肿。舌质暗红苔薄黄，脉弦细。辅助检查：2013年12月冠脉造影示左前降支肌桥。超声心动示未见异常。西医诊断：冠状动脉肌桥、高血压病。中医诊断：胸痹心痛病（心气阴虚，血脉瘀阻）。治法：益气养阴、理气通脉，处方：太子参30g、麦冬15g、五味子10g、香附10g、香橼10g、佛手10g、乌药10g、白芍15g。水煎服，日一剂。

服药2周后，胸痛发作减少，行走200米发作1次，仍有乏力口干，舌脉同前，继服上方2周，行走500米无胸痛发作，余无不适，随症加减2月，行走1000米无胸痛。

按：该患者活动中胸闷痛。乃气虚之表现。气为血帅，气虚则帅血无力，血脉不畅，故行走时出现胸闷痛。再结合患者口干、气短乏力、脉细弦、苔薄黄质暗红，综合分析，辨证为心气阴虚、瘀郁阻脉，治以益气养阴、理气通脉。方中太子参、麦冬、五味子益气养阴，香附、香橼、佛手、乌药理气以助通脉，白芍养血，诸药共用，使心之气阴得补，心脉得通。

八、高血压病验案

1. ××，女，69 岁。初诊日期：2004 年 3 月 5 日。

患者高血压病发现 4 个月。未经系统治疗。血压 180/105mmHg。现症状：头晕沉重，眼目间紧胀不舒，前额轻痛，双腿乏力，腹满纳呆，口干苦，寐欠安，大便干，三日一行。舌质暗红，舌苔白厚兼黄根腻，脉弦细有力。此阴虚肝旺，风阳上扰之证，治以柔肝潜阳，兼清腑热。处方：白芍 30g、桑叶 10g、菊花 10g、 生石决 30g先煎、珍珠母 30g先煎、川牛膝 30g、地龙 30g、天麻 10 g、钩藤 10g、丹参 30g、川芎 15g、香附 10g、乌药 10g、草决明 10g、槟榔 10g、川朴 10g、黄芩 10g。七剂，每日一剂，水煎，早晚餐后温服。

本例患者主证明确，以柔肝清眩汤加减，可谓药证相符。该患者眩晕之外，又兼有腹满纳呆，大便干，三日一行。舌苔白厚兼黄。故此仿仲圣"舌黄未下者，下之黄自去"之意，用草决明、槟榔、川朴、黄芩四味相合，清散气分无形之热，兼去胆胃肠腑有形之邪。

1 周后，患者诉眩晕减轻，头目轻快，头已不痛。大便服药次日即下，后三日，每天大便两、三行，无所苦。近二日，大便日一行，畅而不溏。测血压 160/95mmHg。去黄芩、草决明、川芎，加桑寄生 30g，继服十余剂，后待舌苔转薄又略加养阴之品，血压稳定于140/85mmHg，诸症消失。

2. ××，女，63 岁。初诊日期：2003 年 10 月 11 日。

患者头晕 1 天，伴颜面麻木。昨日因情志不畅，出现头晕，右侧颜面麻木感，伴口角流涎，略有胸胁满闷，纳食可，尿便调，血压 170/95mmHg。脑 CT（－）。舌红，苔薄白欠润，脉弦细略数，左寸溢而上鱼。西医诊断：高血压病，面神经炎。中医证属阴虚肝旺，风火相煽，筋脉失养。法以柔肝潜阳、滋阴息风、活血通脉。处方：白芍 30g、桑叶 10g、菊花 10g、生石决 30g先煎、珍珠母 30g先煎、牛膝 30g、地龙 30g、钩藤 10g、天麻 10g、香附10g、乌药 10g、菖蒲 10g、远志 10g、香橼 10g、佛手 10g、丹参 30g、川芎 15g、北沙参30g、全蝎 3g、蜈蚣 3g。

服药 1 周后，血压降至 145/75mmHg，眩晕消失，头面麻木、口角流涎明显好转。加白蒺藜 10g，服十四剂，口角即不流涎。去蜈蚣，加三七、当归，继服二十余剂，病若失。

本例患者为情志不畅引发高血压病，伴有颜面麻木，口角流涎。脉象可见溢脉。《难经·三难》言"脉有太过……遂上鱼为溢。"仍以柔肝清眩汤加味。菖蒲合远志，名"远志汤"，出自《圣济总录》，用以通心窍、化痰浊、交心肾、理气散郁；取效甚捷。菖蒲一味尚有安宫之意。香橼合佛手理气、宽胸、舒肝和胃、健胃化痰；全蝎配蜈蚣，二者俱入肝经，祛风通络、熄风解痉。又重用沙参一味，养阴清肺，益胃生津，《本草纲目》语："专补肺气，益脾与肾"，合同样重用之白芍，对汹汹上亢之风阳有甘以缓之、柔以化之之妙。又，张锡纯谓"能使肺金之气清肃下行，镇戢肝木"，有一药多用之妙。

肝为将军之官，体阴而用阳，有刚脏之用，喜调达而恶抑郁。明乎此，治疗上魏教授主张应顺应"肝"的生理特性，并且结合高血压病病程较长，治疗具有长期性的特点，虽患者偶有变症，医者胸中城府不动，遣方用药仍如抽丝剥茧，决不轻为背城借一之举措。除非将军之官势不可当，有破壁欲出之象，卒中可发于转侧，急切间当然可以灵磁石、生赭石等"镇肝"为挽回之法外，常法仍以"柔肝、缓肝"为根本。正如叶氏治曹氏中风之言，"风火由脏阴而起，刚药必不见效，缓肝之急以熄风，资肾之液以驱热，治法大旨如此。"

3. ××，男，54岁。初诊日期：2004年12月4日。

近半年劳累后，头晕加重，反复发作，发作时常伴心悸，血压时高。因工作忙碌，无暇治疗。来诊时症见：头晕沉重，时发时止，乏力，气短，心烦多梦，睡眠欠安，小便调，大便略干。面色少华。舌暗尖红，苔薄白欠润，脉细弦数。血压160/90mmHg，心率86次/分。证属阴虚肝旺，心气阴虚。法以柔肝潜阳，益气凉血。处方：白芍30g、桑叶10g、菊花10g、生石决30g先煎、珍珠母30g先煎、川牛膝30g、地龙30g、钩藤10g、天麻10g、香附10g、乌药10g、丹参30g、太子参30g、麦冬15g、五味子10g、丹皮15g、赤芍15g、川连10g、炒枣仁30g。

本例患者，阴虚肝旺之外，尚有心气阴虚之象。故加用变味生脉饮益心气养心阴；丹皮、赤芍、川连清热凉血，泻心中伏火以安心神，寓"实则泄子"之意，此时，泻心火即是养肝阴，是不补而补。炒枣仁散心中结气，醒脾气利化源安和五脏。服药七剂，眩晕、心悸均不发作。血压140/80mmHg，心率74次/分。复诊时以下方十余剂收功。处方：太子参30g、沙参30g、麦冬15g、五味子10g、白芍30g、川牛膝30g、地龙30g、香附10g、乌药10g。

魏教授在临床实践中发现，高血压病患者多有兼心跳较常人为快的现象，其原因在于，一方面肝阳挟气血上亢为患，心失所养，渐致心气阴不足，心脉瘀阻，郁而化热，热可致急，脉搏加快；另一方面，肝郁化火，相火横肆，君火不安，神明被扰，心搏失常。故此，魏教授强调心神安则肝阴得养，肝阳易潜，血得凉则静而归藏，肝体得充。在治疗高血压病过程中，应用柔肝潜阳治法的同时，也常用凉血清热，养心安神之法。

4. ×××，男，59岁。初诊日期：2005年4月21日。

眩晕反复2年。外院诊为高血压病，予服西药，或增头痛腿肿，或干咳难耐，遂来就诊。现症见：眩晕，脘腹胀满，时有干呕，纳呆食少，体乏肢倦，心烦，夜寐失眠多梦。大便黏腻不畅。平时血压150/100mmHg。舌质暗红尖甚，苔白厚水润，脉弦滑。证属肝旺脾虚，风痰上扰。方药以理脾和胃，柔肝潜降为法。处方：苏梗10g、陈皮10g、半夏10g、白术15g、茯苓15g、川朴10g、香附10g、乌药10g、川牛膝30g、白芍30g、生石决30g^{先煎}、珍珠母30g^{先煎}、羌活15g、龙胆草3g、莲子心1.5g。

本例患者为肝脾同病。肝郁日久，伤及脾胃，致使脾失运化，胃不降浊，痰浊内生，风阳挟之上扰，冒犯清窍，故作眩晕。

本方以健脾化湿理气之品为众，又重用益肾柔肝之物，用羌活则取风能胜湿之意，且制牛膝、白芍之滋腻，防其困脾。服二十余剂，其间方中或有加用枳壳、大腹皮者，总以清化有形之湿、平衡中焦气机为念，在痰湿消退后，又以柔肝清眩汤加用健脾化湿之品十余剂收功。魏教授在痰湿较盛的同时仍兼重用柔肝之品而取效，不能不使人深思。

九、脑动脉硬化、脑供血不足验案

1. ××，男，62岁，初诊日期：2004年4月29日。

患者阵发头晕1年余，曾查脑血管超声示脑动脉硬化，未予重视。近2月患者阵发头晕加重，曾用西药治疗病情未见明显变化。现症见：头晕，头胀，伴耳鸣，心烦易急，纳可，大便调，入睡难。舌暗红，苔薄黄，脉细弦。查体：血压130/80mmHg，双肺未及干湿啰音。心率70次/分，律齐，各瓣膜听诊区未及病理性杂音。腹软，肝脾未及，双下肢不肿。脑血管超声：脑动脉硬化，大脑中动脉流速低。心电图：正常。西医诊断：脑动脉硬化，脑供血不足。中医诊断：眩晕证。辨证：阴虚肝旺，肝阳上亢。治法：养阴平肝降逆。处方：白芍30g、桑叶10g、菊花10g、生石决^{先煎}30g、珍珠母^{先煎}30g、钩藤10g、天麻10g、川芎15g、丹参30g、地龙30g、川牛膝30g、香附10g、乌药10g、灵磁石^{先煎}15g、蝉衣10g。

服药1周，患者头晕减轻，仍耳鸣，急躁，入睡难。上方加莲子心1.5g。服药2周后，头晕头胀已除，耳鸣减轻，无心烦。睡眠转安。随症加减服药2个月后，患者诸症消除。复查脑血管超声：脑动脉硬化早期血流改变，大脑中动脉流速正常。

按：该患者阵发头晕，头胀，伴耳鸣，此为肝阴不足，肝阳升发太过，血随气逆，上扰清窍所致。要抓住头晕头胀这一证候特点，以区别于气血亏虚的头空虚感和气滞血瘀的头刺痛。再结合心烦易急，入睡难，舌暗红，苔薄黄，脉细弦，所显示出的"肝阴亏虚、肝阳上亢"的症状及舌脉分析，该患者辨证阴虚肝旺，肝阳上亢，治以养阴平肝降逆。方中白芍养阴柔肝以制亢阳；生石决、珍珠母、钩藤、天麻平肝潜阳熄风；桑叶、菊花、蝉衣清肝热利头目；川牛膝、地龙活血引血下行，增强潜阳之力；灵磁石潜阳安神，聪耳明目；丹参、川芎、香附、乌药理气活血通脉；诸药共用具有养阴平肝潜阳之功，使亢阳得降，清窍得利，眩晕止，脑血管超声检查示脑动脉硬化指标改善，脑供血不足指标恢复正常。

2. ××，女，59岁，初诊日期：2005年5月19日。

患者近1个月经常头晕，头胀，脑血管超声示脑动脉硬化、椎-基底动脉供血不足。曾服中药补阳还五汤症状反重。现头晕，头胀，急躁易怒，口干，无心悸，纳可，眠尚安，大便调。舌质红暗苔薄黄，脉细弦。既往高血压、糖尿病病史，服西药降压药，血压控制在120~130/70~80mmHg。服降糖药及控制饮食，血糖基本正常。查体：血压130/80mmHg，双肺未及干湿啰音。心率70次/分，律齐，各瓣膜听诊区未闻及病理性杂音，腹软，肝脾未及，双下肢无浮肿。脑血管超声：脑动脉硬化血流改变，椎-基底动脉供血不足。心电图：正常。西医诊断：脑动脉硬化，椎-基底动脉供血不足。中医辨证：阴虚肝旺，肝阳上亢。治则：养阴平肝降逆。处方：白芍30g、桑叶10g、菊花10g、生石决^{先煎}30g、珍珠母^{先煎}30g、钩藤10g、天麻10g、川芎15g、丹参30g、地龙30g、川牛膝30g、香附10g、乌药10g、沙参30g。

服药1周，头晕、头胀均减轻。3周后，头晕、头胀消失。原方随症增减服用2个月后，患者无任何不适，精神体力佳。复查脑血管超声由初诊时的脑动脉硬化血流改变，椎-基底动脉供血不足，恢复到脑动脉硬化早期血流改变，椎-基底动脉供血正常。

按：本患者西医诊断为脑动脉硬化、椎-基底动脉供血不足，前医根据"脑动脉硬化"和"供血不足"给予益气活血的补阳还五汤治疗，症状反重。"脑动脉硬化"和"供血不足"不一定是中医的"气滞血瘀"和"气血亏虚"。本患者表现为头晕头胀，急躁易怒，口干，舌质红暗苔薄黄，脉细弦等一派肝阴亏虚、肝阳上亢的征象，用药性偏温之益气活血的补阳还五汤，势必使肝阳更加亢盛，则头晕头胀诸症加重。魏教授抓住肝阴亏虚，肝阳上亢而致头晕头胀，急躁易怒，脉细弦等这一病理机制，用养阴平肝降逆法治疗后，患者头晕头胀诸症消失，脑血管超声示脑动脉硬化改善，椎-基底动脉供血恢复正常。

3. ××，女，74岁，初诊日期：2005年3月21日。

患者因头晕胀，曾做脑血管超声示脑动脉硬化、脑供血不足，服益气活血等中药2个月，症状无缓解。近1个月阵发头晕、头胀加重。刻下症：头晕，头胀，两耳听力差，口干口苦，易急躁，纳可，眠差，大便干。无肢麻及力弱。舌质暗红苔薄黄，脉细弦。既往否高血压病病史。查体：血压130/80mmHg，双肺未及干湿啰音。心率73次/分，律齐，各瓣膜听诊区未闻及病理性杂音，腹软，肝脾未及，双下肢不肿。脑血管超声：①脑动脉硬化血流改变（粥样型）。②椎-基底动脉供血不足。头颅CT：双侧多发腔隙性脑梗死。西医诊断：脑动脉硬化，椎-基底动脉供血不足，双侧多发腔隙性脑梗死。中医辨证：阴虚肝旺，肝阳上亢。治则：养阴平肝降逆。方用自拟平肝清眩汤加减，处方：白芍30g、桑叶10g、菊花10g、生石决^{先煎}30g、珍珠母^{先煎}30g、钩藤10g、天麻10g、川芎15g、丹参30g、地龙30g、川牛膝30g、香附10g、乌药10g、栀子10g、龙胆草3g。水煎服日一剂。

服药1周，头晕头胀、口干苦减轻，易急躁消失。继服上方1个月后偶有轻度头晕，无头胀，有时晨起口苦，大便调。服药2个月后，患者诸症已除。复查脑血管超声：由初诊时的脑动脉硬化血流改变（粥样型）、椎-基底动脉供血不足，到脑血管超声未见异常。

按：该患者西医诊为脑动脉硬化、椎-基底动脉供血不足，前医给予益气活血等中药治疗，病情未见减轻。该患者表现为头晕头胀，口干口苦，易急躁，眠差等一派阴虚肝旺，肝阳上亢的征象，而非"气虚血瘀"之证，故采用养阴平肝潜阳之法，并加清心肝火热之栀子、胆草，疗效显著，药后患者头晕头胀等症状减轻直至消除，复查脑超提示脑动脉硬化及供血不足之指标均恢复正常。

十、多发性大动脉炎验案

1. ××，女，56岁，初诊日期：1997年8月14日。

患者近1年头晕胀，右臂凉、乏力，西医院查右无名动脉闭塞，诊断为大动脉炎。曾服用中西药物，症状改善不明显。现头晕胀，耳鸣，易急躁，多梦，头晕严重时伴恶心、呕吐，胸背部隐痛，右臂凉，乏力，大便偏干。舌质暗红苔薄黄，右脉未触及，左脉弦细。查体：血压：左上肢180/90～95mmHg，右上肢15/0mmHg。两肺听诊正常，心率72次/分，律齐，各瓣膜听诊区未闻及病理性杂音，腹软，肝脾不大，双下肢无浮肿，右侧桡动脉搏动消失。血管超声：右无名动脉闭塞。西医诊断：大动脉炎，右无名动脉闭塞。中医辨证：阴虚肝旺，气滞血瘀。治法：养阴平肝，活血通脉。处方：白芍30g、桑叶10g、菊花10g、生石决^{先煎}30g、珍珠母^{先煎}30g、钩藤10g、天麻10g、川牛膝30g、地龙30g、灵磁石^{先煎}15g、丹参30g、川芎15g、香附10g、乌药10g、片姜黄10g。

服药1个月后，患者头晕胀、耳鸣、急躁减轻，恶心呕吐未作，胸背部隐痛减轻，仍睡眠多梦。右脉由触不到变为脉微。血压：左上肢由180/90～95mmHg下降至166/90mmHg，右上肢由15/0mmHg上升至75/30mmHg。上方加炒枣仁30g、夜交藤30g。服药2个月后，无头晕胀、耳鸣及烦躁，无胸背部隐痛，右臂凉减轻且较前有力，睡眠好转。舌暗红苔薄黄，脉左弦细，右脉由微到细。血压：左上肢由1个月前的166/90mmHg降至166/80mmHg，右上肢由1个月前的75/30mmHg升至90/50mmHg。随症增减服药半年后，患者无明显不适，右臂不凉且有力，左脉弦细，右脉细，血压：左上肢由初诊时的180/90～95mmHg降至150/75mmHg，右上肢由初诊时的15/0mmHg升至110/60mmHg。血管超声：由右无名动脉闭塞转为右无名动脉狭窄。

按：本患者大动脉炎，右无名动脉闭塞，右桡动脉不可触及，右上肢血压几乎不可测知。再结合头晕胀、耳鸣、烦躁、多梦及舌质暗红苔薄黄，右脉无，左脉弦细的表现分析，辨证为阴虚肝旺，气滞血瘀。治宜养阴平肝，活血通脉。方中白芍养阴柔肝以制亢阳；生石决、珍珠母、钩藤、天麻平肝潜阳熄风；桑叶、菊花清肝热利头目；川牛膝、地龙活血通络，引血下行，增强其潜阳之力；灵磁石潜阳安神，聪耳明目；丹参、川芎、香附、乌药、片姜黄理气活血通脉；诸药共用具有养阴平肝潜阳、理气活血通脉之功。经治疗患者自觉症状消失，右桡动脉搏动恢复，血压右臂由初诊时的15/0mmHg升至110/60mmHg，左臂由初诊时的180/90～95mmHg降至150/75mmHg。血管超声由右无名动脉闭塞转为狭窄。

2. ××，女，63岁，初诊日期：2005年8月31日。

患者近1年心悸、憋气，经西医检查诊断为：多发性大动脉炎，累及头臂动脉、肺动脉，主动脉瓣关闭不全，心脏扩大，肺动脉高压，心功能Ⅲ级。曾服西药治疗病情未见明显变化。现自觉上二层楼则心悸、憋气、气短、乏力，纳可，尿便调，入睡难，多梦。舌质暗红苔薄白，左右寸口脉不能触及。查体：双上肢血压测不出，双肺呼吸音清，心率67次/分，律齐，二尖瓣听诊区可闻收缩期吹风样杂音，主动脉瓣听诊区可闻舒张期吹风样杂音，肺动脉瓣听诊区第二心音亢进，腹平软，肝脾未及，双下肢无浮肿。外周血管造影：大动脉炎累及头臂动脉、左右颈总动脉，左右锁骨下动脉。心脏超声：主动脉瓣损害，关闭不全为主，主动脉瓣少中量反流，二尖瓣少中量反流，三尖瓣少量反流，肺循环高压。EF59%。西医诊断：多发性大动脉炎累及头臂动脉、左右颈总动脉，左右锁骨下动脉，主动脉瓣关闭不全，心脏扩大，肺动脉高压，心功能Ⅲ级。中医辨证：心气阴虚，血脉瘀阻。治法：益气养心，理气通脉。处方：太子参30g、麦冬15g、五味子10g、丹参30g、川芎15g、香附10g、香橼10g、佛手10g、乌药10g、片姜黄10g、莲子芯1.5g、炒枣仁30g。

服药1个月后症减，原上二层楼则心悸憋气，现上二层楼无心悸憋气，仍入睡难，舌脉如前，心率78次/分。加夜交藤30g。服药2个月后，上三层楼无心悸憋气。舌质暗红苔薄白，脉由左右寸口脉不能触及到脉微。双上肢血压由初诊时测不出，到左上肢50/20mmHg，右上肢40/20mmHg。上方随症加减服3个月后，上四层楼不觉心悸、气短、憋气，纳可，眠安，尿便调。脉由1个月前的脉微到脉细，血压左上肢由1个月前的50/20mmHg升高到65/35mmHg，右上肢由40/20mmHg升高到50/30mmHg。继续随症增减服药半年后，无心悸憋气等症状，无其他不适。脉细，脉率70次/分。血压由初诊时测不出到基本恢复正常，左上肢100/70mmHg，右上肢100/65mmHg。复查心脏超声：EF由初诊时的59%上升至68%。

按：本患者大动脉炎，再结合患者心悸、憋气、气短、乏力，舌质暗红苔薄白，左右寸口脉不能触及等症状和舌脉分析，病机属心气阴虚，血脉瘀阻。治以益气养心，活血通脉之法。方中太子参、麦冬、五味子补益心之气阴；丹参、川芎、片姜黄活血通脉；香附、香橼、佛手、乌药调畅气机，又理气以助通脉；莲子芯、炒枣仁清热养心安神。诸药合用则心之气阴得补，气血运行通畅，诸症平复，双上肢血压由测不出恢复为左上肢100/70mmHg，右上肢100/65mmHg，LVEF也由59%上升至68%。

3. ×××，女，39岁，初诊日期：2002年7月29日。

患者近1年来自觉双上肢无力、麻木。经西医检查，诊断为多发性大动脉炎。现自觉双上肢无力、凉、酸痛、麻，全身乏力，食欲不振，脘腹胀，睡眠尚可，大便溏。舌淡苔白厚腻，左右脉无。查体：双上肢血压测不出，两肺听诊正常，心率67次/分，齐，各瓣膜听诊区未及病理性杂音，腹平软，肝脾不大，双下肢无浮肿，两侧桡动脉搏动消失。血管超声检查：大动脉炎累及左右颈总动脉，左右锁骨下动脉。动脉搏动强度和血流量减低。西医诊断：多发性大动脉炎。中医辨证：脾虚湿停，血脉瘀阻。治法：健脾化湿，活血通脉。处方：苏梗10g、陈皮10g、半夏10g、白术15g、茯苓15g、川朴10g、香附10g、乌药10g、太子参30g、丹参30g、川芎15g、桑枝30g、丝瓜络10g、鸡血藤30g、片姜黄10g。

服药2月后，自觉双上肢无力、酸痛、凉、麻等症状减轻，由左右脉无到脉微，血压由双上肢血压测不出到左上肢100/60mmHg，右上肢90/60mmHg。继续随症增减服药3个月后，双上肢无力、凉、痛、麻等症状消失，纳可，尿便调。舌质淡红苔薄白，脉由微到细。血压左上肢由1个月前的100/60mmHg升至110/70mmHg，右上肢由90/60mmHg升至100/60mmHg。又增减服药3个月，患者精神体力佳，血压由初诊时双上肢血压测不出到左上肢110/75mmHg，右上肢105/70mmHg。复查血管超声正常。

按：本患者大动脉炎，双上肢无力、发凉、麻、酸痛，左右脉无，此为血脉瘀阻之象，再结合患者气短乏力，食欲不振，脘腹胀，大便溏，舌淡苔白厚腻等症状和舌象分析，病机乃属心脾不足，脾虚湿停，血脉瘀阻。治宜益气健脾化湿，活血通脉。方中白术、茯苓、陈皮、半夏健脾化湿；苏梗、川朴、香附、乌药理气化湿；丹参、川芎、桑枝、丝瓜络、鸡血藤、片姜黄活血通脉；太子参补益心脾。全方共奏健脾化湿，理气活血通脉之功。使湿邪化，血脉通，而病愈。

第三节　魏执真教授医话选录

一、心律失常辨证论治中与疗效相关的要点

中医辨证治疗心律失常虽然可以有很好的疗效，但疗效的取得并非轻而易举，必须确实做到辨证准确，选方、遣药、用量、配伍精当，方可疗效满意。因为心律失常不仅只是患者主观感觉的异常，而且还要有明确的客观指标，其指标的改善与否能从心电图上确切显示出来，其疗效来不得半点含糊，特别是有些期前收缩及阵发心房颤动的患者，病情顽固，病程较长，数年、甚至10余年来经服各种抗心律失常的西药，也曾多方求治，服过不少中药，但效果都不理想，或只能于服药期间暂时减轻或控制，药物减量或停用则病情又出现反复，不能得到根治。笔者自1962年至今长期从事中医心血管疾病专科医、教、研工作，面对大量难治的心律失常患者，起初也曾感到使用当时常用的治则、方药难以奏效，但经过结合实际认真复习、钻研中医古典医籍，特别是李时珍著《濒湖脉学》受益匪浅，该书对于有关心律失常脉象的定义、主病的描述，特别是其对类似脉的鉴别要点的叙述非常详尽、简明、中肯，其中一些观点确实令人耳目一新，引用到心律失常的辨证治疗中，经临床反复验证，切实可行，使得疗效大大提高。经过长期、大量认真地临床实践，观察总结，形成了自己独特的治疗心律失常"以脉为主，四诊合参，分为两类、十型、三证候"的

辨证论治的思路和方法。对于难治性心律失常取得了满意的治疗效果。总结自己治疗心律失常的经验和教训，结合我所见到的目前中医治疗心律失常的情况，在努力继承发扬祖国医学遗产，提高中医学术水平的热情鼓舞下，冒昧地提出一些心律失常临床治疗中存在的问题，与同仁讨论。

（一）对脉象在心律失常辨证中的重要地位认识不足

心律失常的辨证中最具有鉴别价值的是脉象的变化，因为心律失常是指心脏搏动频率与节律的异常，心搏频率与节律的变化必然要在脉象上反映出来，所以不同种类的心律失常必然出现反映各自根本特点的脉象。如窦性心动过速出现数脉，而阵发室上速或室速则出现疾脉、极脉或脱脉；窦性心动过缓出现缓脉，而病态窦房结综合征则出现迟脉；期前收缩患者心率快者为促脉，而心率慢者为结脉；心房颤动心室率慢者为涩脉；快速房颤则为涩而数之脉。总之，如上所述，临床常见的各种心律失常都各自有其相应的主脉，而各个主脉也都有其相应的主病，如数脉、疾脉、促脉，均主"热"，而缓脉、迟脉、结脉主阴主寒，涩脉主阴血不足，代脉乃气虚更甚而致气衰。数、疾、促脉同为主"热"，但又有区别。数脉乃热，疾为热更盛而阴伤，促脉则为热盛阴伤，血脉瘀阻更为明显之象。缓与迟脉同属阴寒，但缓主气虚，湿痰及风邪阻脉，而迟为"寒"。临床辨证时首先应弄清脉象，根据脉象辨清疾病种类之纲要，抓住了大纲，也就有了正确的治疗大方向，就不会被患者所出现的非本质表现引入歧途，而出现阴阳颠倒、寒热反缪的错误。我体会在心律失常的辨证中应以脉为主，四诊合参，当脉症或脉舌有矛盾时，可按照"从脉舍症"或"从脉舍舌"的原则，反之则会影响疗效。目前因辨证的重要性认识不足，而不能按照"舍症从脉"的原则处理，是心律失常辨证中存在影响疗效的重要原因之一。如期前收缩的病人其主脉多为细促脉，症状多见心悸、气短、胸闷、憋气，舌苔薄白，舌质暗红，有时兼见肢凉不温，因促脉的主病是"热"，故其发病的关键在于"热"，而热产生的必要环节是心脉瘀阻，脉阻的根本原因又是心气不足，不能帅血畅行，心悸、气短、脉细为心气虚之象，舌暗乃血瘀之征，总之其病机应为心气不足、血脉瘀阻，瘀郁化热，若据此病机采用益气通脉、凉血清热之法，则会取得很满意的疗效，但其中有一症状是"肢凉不温"，肢凉是寒象，与主"热"之促脉相矛盾，此时若从肢凉之症，而舍主热之促脉，则辨证为心阳气不足、血脉瘀阻，使用温阳散寒，益气通脉之法，临床实践证实，其疗效往往不佳。笔者亦曾走过这样的弯路，而深深体会到此时必"舍症从脉"。

（二）对各种心律失常的主脉辨认不清

1. 促、结、代脉不分　目前临床中存在的一个较为普遍的问题是：遇见期前收缩的病人，则将其出现的间歇脉笼统地称为结代脉，然后就不加分析地根据《伤寒论》中"脉结代心动悸，炙甘草汤主之"的经文而用炙甘草汤治疗，因而使大部分期前收缩的病人不能获得满意的疗效。其实期前收缩的病人虽然是间歇脉，但间歇脉却有促、结、代之分。脉数而有间歇，称为促脉；脉缓而有间歇，称为结脉；代脉乃是"止有定数"或"动而中止不能自还，因而复动"，即期前收缩频繁出现，甚至形成二联律、三联律等。促脉与结脉不同，结脉与代脉也是两种不同的脉象，而不是间歇脉的总称。《伤寒论》所载"脉结代，心动悸，炙甘草汤主之"经文中"脉结代"的含义是结脉加代脉，并非是笼统指脉有间歇之意。因促脉主病是"阳热"，结脉主病属"阴寒"，为气血与寒痰凝结而致，代脉乃是气虚甚而致衰的表现。绝大多数期前收缩的病人是心率快或心率偏快，起码是心率不慢而有早搏，只是少数的病人是心动过缓而伴有期前收缩，所以大多数期前收缩患者都表现为促脉。根据《濒湖脉学》记载，形成促脉的关键是"热"，其热的产生乃由于心脉瘀阻，瘀郁化热，而心脉瘀阻又是由于心脏亏虚不能使血脉畅行而致。所以临床若认清促脉而抓住"热"这一关键因素，治疗时在益气养心，理气通脉的基础上再加用凉血清热之法，就会使治疗期前收缩的疗效大大提高，但是目前"热"这个关键因素却往往易被人忽略。若遇到结脉则宜益气温阳，化湿祛痰，活血通脉，而不需使用清热凉血之法。无论是促脉或结脉，若出现间歇频繁、甚或形成二联律、三联律时，证明气虚明显已达虚衰的程度，此时若加重补气药物的比重，则会取得更好的效果。《伤寒论》所载"脉结代，心动悸，炙甘草汤主之"，经文中所指的即是结脉加代脉的心动悸患者，此时用炙甘草汤治疗，则会出现满意疗效。因为从脉象分析，这是心率慢的频发期前收缩甚至形成二联律、三联律者，根据结代脉的主病是心气血阴阳俱虚，而又以气虚明显，所以选用炙甘草汤治疗非常对证。炙甘草汤是益气养心、温阳通脉之方，本方既能补心之气血阴阳，又以补气为重，所以治疗结代脉会取得良好的疗效，反之若为促脉则疗效不佳，而目前一个影响疗效的问题即是不加分析地使用炙甘草汤治疗各种心律失常。

2. 涩脉不辨 目前临床尚常见一些医师遇到心房颤动患者的脉象，因其脉不规则就认为是"结代"脉，这是不确切的。关于"结代"脉的含义前面已经谈到，结脉是缓脉中有歇止，代脉乃歇止频繁之脉，而心房颤动患者脉象的特点不是间歇而是强弱快慢绝对不齐，即中医古籍所描述的"叁伍不调"。"叁伍不调"是"涩脉"的表现，所以房颤是"涩脉"而不是"结代脉"。关于涩脉的特点应包含两方面，一是指脉流濡滞不畅，如"轻刀刮竹"、"病蚕食叶"等；另一特点即是"叁伍不调"，后者往往被忽视。关于涩脉《濒湖脉学》有如下记载："细而迟，往来难，短且散；或一止复来，叁伍不调。如轻刀刮竹"，"如雨沾沙，如病蚕食叶。"另外，按照《濒湖脉学》记载，涩脉除"叁伍不调"的特点外，尚有迟而缓之意，所以涩脉是指心房颤动而且心率慢及偏慢者的脉象，快速房颤则属于涩脉加数脉了。涩脉主病的特点是阴血阴精不足，如《濒湖脉学》所述"涩缘血少或伤精"。房颤的辨证治疗如根据其涩脉而充分地加用滋补阴血之品，则会取得满意的疗效，再进一步分清是涩脉还是涩而数之脉，即分清是心率慢的房颤还是快速房颤，而分别采用不同的治疗法则，就更加辨证精当了。

3. 迟缓不分 目前临床中另一个较为普遍的问题是凡遇到心率慢者就认为是迟脉，辨证为"虚寒"。其实，心率慢应分为缓脉与迟脉。缓脉为"一呼一吸四至"，迟脉为"一呼一吸三至"，缓脉快于迟脉。窦性心动过缓者一般出现缓脉，而病态窦房结综合征则多出现迟脉。根据《濒湖脉学》记载："缓脉营衰卫有余，或风或湿或脾虚"，"迟来一息至惟三，阳不胜阴气血寒。"又云："有力而迟为冷痛，迟而无力定虚寒。"可见缓脉主脾气虚、湿邪与风邪，而迟脉主寒。缓脉者补气健脾，化湿祛风为法即可奏效，这类病人往往不怕冷，无肢凉等寒象，甚至反怕热。若为迟脉，则必须使用辛温之品才可奏效。所以，一般窦性心动过缓的病人多出现缓脉而使用健脾补气，化湿祛风之法；而病态窦房结综合征因迟脉，则必须用辛温之品方可取效。

4. 数脉与疾脉不分 窦性心动过速的脉象属于数脉，这是每个医生都确认无疑的。但对阵发室上速及室速的脉象往往也被认为是"数脉"。其实，窦速及室上速因其心率的不同，而脉象并不一样，根据《四言举要》记载："数脉属阳，六至一息，七疾八极，九至为脱……"故阵发室上速及室速的脉象不是数脉而是疾脉、极脉或脱脉。数脉主阳主热；疾脉则是阳热极盛，阴液欲亡之象；脱脉乃是阳极阴竭，元气将脱。所以，治疗阵发室上速或阵发室速就需在数脉治疗基础上，加重使用清热凉血养阴之品，否则效果欠佳。

（三）辨证纲目不清

综合历代医家对心悸病的认识和治疗经验，结合 50 年来心血管病专科临床观察，总结分析，笔者认为心律失常的中医病名可称心悸病。本病乃本虚标实，虚实兼杂之证，其病位在心，涉及肺、脾、肝、肾等脏腑。本虚主要是心脏或兼有其他脏腑的气、血、阴、阳的亏虚，病邪主要分为热、寒、痰、水湿、风邪、气滞和瘀血。虽然心律失常辨证类型复杂多变，但引起心律失常的必要环节均是"心脉瘀阻"，形成"心脉瘀阻"的根本因素是"心脏亏虚"，即"心脉瘀阻"和"心脏亏虚"是各类型心律失常所共有的，治疗时必须抓住"补心"和"活血通脉"这两个共同治则。但各类型心律失常又有其不同的特点，必须将其特点的关键之处抓住分辨清楚，才能取得满意疗效。笔者认为心律失常的辨证宜首先分为"阳热"和"阴寒"两类，即以阴阳寒热为纲。西医方面，心律失常临床分为快速型和缓慢型两大类，西医诊断属于快速型者，基本为阳热类，而缓慢型者基本为阴寒类（不是完全等同，少数不一致。如各种期前收缩，西医均属快速型，而中医辨证须根据脉象分为阳热类及阴寒类，若促脉属阳热类，而结脉则属阴寒类，但绝大多数为促脉，而极少数为结脉。）阴阳寒热分清后就保证了治法处方大方向的正确性，但目前临床辨证中存在的一个主要问题却是寒热错位。如期前收缩，其脉可分为促脉及结脉，促脉为脉数而有间歇，结脉乃脉缓而有间歇，即促脉是心率快或不慢而有早搏，而结脉是心率慢而有期前收缩，促脉者占绝大多数，而极少数者为结脉，所以，绝大多数的期前收缩患者属于阳热类。因促脉主热，即属于促脉的期前收缩发病的关键是热，热的产生是由于心气亏虚，血脉瘀阻，瘀郁化热，故治疗时必须抓住"热"这一关键，组方中不能遗漏凉血清热这一重要法则，才能取得满意疗效。但"热"这一因素却不但往往被忽视，而且常被其他非反映心律失常本质的症状迷惑而误辨为"寒"。如一些促脉患者除心悸、气短、乏力、胸痛、舌暗红等症状外，尚有"肢凉"这一症状，于是往往被认为是心气不足，心阳不振而致心脉瘀阻，于是使用益气养心、温阳通脉之法，用炙甘草汤加通脉之品，大量使用桂枝、肉桂等温阳药，往往效果不明显。其实，此时"肢凉"一症并非为心阳不振所致，乃是由于血脉瘀阻引起，脉促为瘀郁化热之象，若抓住本质，采用益气养心，理气通脉，凉血清热之法则疗效显著。结脉则为阴寒类，使用补气养心，化湿祛痰，温阳散寒，通脉散结之法，则可使期前收缩消失，若与促脉不分，而仍然使用前述之益气养心，理气通脉，凉血清热之法则不会获效。快速型心律失常的窦性心动过速、阵发性室上性心动过速、阵发性室性心动过速、快速心房颤动等均属于阳热类，窦性心动过缓、窦房传导阻滞、房室传导阻滞等多属于阴寒类。两型分清后还须进一步根据其病机特点的不同，进一步详细地分析，以分出不同证型，才能进一步提高疗效。笔者认为阳热类中可分为五型，阴寒类中也可分为五型。其分型的依据有以下几个方面：①引起心脉瘀阻因素中虚实的不同；②引起心脉瘀阻的病邪种类的区别；③心脏亏虚的种类不同；④病位方面除心脏外所涉及的其他脏腑不同。如阳热类的 1 型是由于心气阴两虚而引起的血脉瘀阻，2 型则是湿停阻脉使血脉瘀阻，这两型虽然同是血脉瘀阻、瘀郁化热而属阳热类，但其形成血脉瘀阻的因素 1 型是心气阴两虚，而 2 型则是湿阻心脉，所以两型治疗时虽同需使用凉血清热、活血通脉之法，但 1 型尚需加用益气养阴药，而 2 型则需加用化湿理气药，否则就不能见到明显效果。又如阴寒类中的 2 型引起心脉瘀阻的病邪是湿邪，而 3 型是寒邪，应区别清楚。再如阳热类中的 1 型是因心气阴两虚所致的，而 3 型则为心气衰微。另外阳热类 2 型病位在心，而阴寒类 2 型为心脾两虚引起湿邪停聚，其病位除了心还涉及于脾。上述这些区别也是往往易被忽视的。

（四）忽视证候

心律失常除可分为两类十型外，常常会临时出现一些兼有的证候，当出现兼有证候时，必须给予特别的重视，甚至根据"急则治其标"的原则，先治其兼证，方可取效。心律失常各型中常可见如下三种不同证候：①气机郁结；②神魂不宁；③风热化毒。其中风热化毒往往影响更大。各型心律失常均可时而出现咽痛、口干欲饮、咳嗽、鼻塞或见发热恶寒等外感风热化毒证候，此时往往心律失常表现加重，或病情已经控制，当风热化毒时心律失常又可出现。此时宜特别重视风热的治疗，甚至应暂停原方药，而改用疏风清热之方，待风热退后再使用原法，否则若不使用足量的疏风清热之剂，只是一味坚守原方，则心律失常不但无效，其病情还可能会进一步加重，这也是临床常见的问题。同样，当出现神魂不宁、失眠、烦躁、惊惕等症状时，宜加用安神定志类药物，而气滞明显则应使用理气解郁之品，这些在治疗心律失常时都是不可忽视的。

（五）选药、用量、配伍、推敲不够

对阳热类心律失常具有关键作用的活血清热药物及治疗阴寒类心律失常有关键作用的祛风药物的选择非常重要。笔者经过了长期的探索过程，通过对大量清热药物的观察比较后，确定的丹皮、赤芍较其他清热凉血药物对阳热类心律失常的治疗作用显著。羌活对阴寒类心律失常疗效显著。辨证治法、处方选药都很恰当后，有时尚不能取得满意疗效，还需从药物剂量上斟酌，若药量不够，往往也不能奏效。如治疗阳热类心律失常，使用的清热凉血药物丹皮、赤芍，经多年摸索发现用量必须较大，15～30g 效果显著，若只用 10g 则效果不明显。又如治疗阴寒类心律失常的缓脉，所使用的祛风药物羌活也必须用量大至 15～30g，效果方能显著。但丹皮、赤芍若用量大，因其性寒凉，有时可出现滑肠现象，如遇脾虚肠滑之人，便会便溏甚至腹泻，此时需发挥方剂配伍中佐药的作用，可于处方中加用厚肠之黄连（同时也清热）、大量白术、炒薏米或温中之干姜，甚或加用涩肠之品如诃子肉等，则可消除其弊端。这些往往在临床中被忽视，使心律失常的治疗不能取得显著疗效。

二、心律失常辨证论治中与疗效相关的细则

笔者自中医学院毕业后，于北京中医医院从事医教研工作至今已经 50 余年了。回顾从医生涯，我深深体会到："辨证论治"确实是伟大中医学宝库的精髓和灵魂；是必须继承和发扬的中医学的主体；临床中不断提高"辨证论治"水平是发挥和保障中医高水平疗效的关键。也就是说面对以西医病名为诊断的病人时，在中医治疗方面选用"辨证论治"的方法，最能发挥中医的疗效特长。具体地说，临床时要做到正确地认识病机、准确地辨证、精当地治法、遣方、选药、酌量，要做到理、法、方、药各环节丝丝入扣。但要达到上述目标并非轻而易举，因为辨证论治的内容包括有理、法、方、药等一套非常系统完整而复杂的法则，要正确地运用这些方法，须有良好的理论水平，并具有各方面基本知识作为基础，尤其在临床上，还要根据具体情况灵活运用。为了不断提高中医疗效而不断提高辨证论治水平，这是作为中医临床医师一生不断努力探索的过程，在辨证论治各个环节中，不仅要注意大的原则方面，而且对小的细微之处也不可忽略，因为细微之处同样对疗效影响至关重要。笔者于前面几篇文章就心律失常辨证论治中的一些大的原则问题谈了点滴体会，在这篇文章里仅就心律失常辨证论治中的一些小的细微的但同样决定疗效的一些问题再谈点经验。因为这些问题看似细小，所以题目拟为心律失常辨证论治琐谈。

（一）心律失常问诊时需详问现服之药物

中医的诊法包括望、闻、问、切四诊。《医宗金鉴·四诊心法要诀》中说"望以目察，闻以耳占，问以言审，切以指参，明斯诊道，识病根源。"关于问诊，明代医家张景岳在其

《景岳全书》中有"十问篇"，清代陈修园将其略作修改，而成"十问歌"。"十问歌"的前半部分我们已耳熟能详，如"一问寒热二问汗，三问头身四问便，……九问旧病十问因"，而后半部分的内容大家有时会忽略，其中有一句为"再兼服药参机变"，这句话虽然放在"十问歌"的下半部分，但它同样有着重要的意义，提醒我们问清患者所服之药物是十分必要的，这在心律失常的问诊中尤其重要。详细询问患者所服之药物，主要目的是为了了解有无影响心率及心跳节律的药物而导致的医源性心律失常，以及有无因药物的影响而产生的伪脉象。最常见的使患者出现假缓脉的抗心律失常药物是β受体阻滞剂，服用该类药物的患者多呈现缓脉，但往往患者服药之前多为心率偏快的情况。前文"论心律失常证治"中在详述心律失常脉象时讲到由于基础心率的快慢不同，可有缓脉与数脉、促脉与结脉、涩脉与涩而数脉之分，这几种脉象有着阴阳寒热本质的区别，其中最主要的鉴别点是基础心率的快与慢，因此一定要除外药物所致的伪缓脉，否则在辨证方面容易出现偏差，进而影响治法、遣方和用药。所问西药的范围还应包括抗心律失常药物以外的药物。如复方降压片中的利血平，可导致心率慢。所以我们应格外注意询问、采集患者全面真实的第一手资料。

病案举例：频发室性期前收缩（促脉误判为结脉）

××，女，65岁，退休干部。2004年7月8日初诊。

患者自去年2月始发现心率慢，40～60次/分。1月前无明显诱因发作心悸，脉有间歇呈持续性，自测6次/分。现症见：心悸，胸闷憋气，气短，无胸痛，胃脘堵，口干眼干，四肢乏力，纳可，眠安，大便干。舌质红暗苔净，脉结。既往史：高血压、冠心病、心律失常、糖尿病10年，目前服降压药及降糖药，血压血糖控制较理想。查体：血压130/80mmHg，神清，精神可，双肺未闻干湿性啰音，心率56次/分，期前收缩5次/分，未闻及瓣膜病理性杂音，肝脾未及，双下肢无浮肿。心电图示：窦性心动过缓（58次/分），ST-T改变。动态心电图：心率最快100次/分，最慢49次/分，平均63次/分，室性期前收缩1567次。西医诊断：心律失常，窦性心动过缓，频发室性期前收缩。中医诊断：心悸。辨证：心脾气虚，心脉瘀阻，血流不畅（阴寒类）。治法：补益心脾，活血升脉。处方：太子参30g、麦冬15g、五味子10g、丹参30g、川芎15g、香附10g、香橼10g、佛手10g、乌药10g、枳壳10g、羌活15g。水煎服，日一剂。

服药七剂后，乏力、胸闷憋气、脘堵症状减轻，仍心悸，脉有间歇同前，口眼干，大便偏干。舌质红暗苔净，脉结。查体：心率60次/分，期前收缩5次/分。仔细询问，患者方回忆起当前服药尚有美托洛尔12.5mg，每天两次，初诊时因遗忘而未告知医生，则目前患者心率慢乃服美托洛尔所致，更正中医辨证为心气阴虚，血脉瘀阻，瘀郁化热（阳热类）。治则：益气养阴，理气通脉，凉血清热。方药：太子参30g、沙参30g、麦冬15g、五味子10g、丹参30g、川芎15g、香附10g、香橼10g、佛手10g、乌药10g、丹皮15g、赤芍15g。服药七剂后，心悸减轻，脉间歇减少，转为阵发，每日午后短暂发作，有时轻度胸闷憋气，无气短乏力，口眼干、大便干好转。舌质暗红苔薄白，脉细弦。此后增减服药四十余剂，心悸未再发作，脉间歇逐渐减少至消失。

按：本例患者频发室性期前收缩，初诊时脉见结脉，按照笔者心律失常辨证方面，要以脉为主，四诊合参的经验，辨证时首先抓住结脉这一主症。该患者是缓而时止，是因心脾气虚加之湿痰与气血凝结阻滞心脉而成。但该患者所见之症状除心悸、胸闷、气短、四肢乏力以外，尚有口干眼干，大便干，且舌质红暗苔净，又与心脾气虚、湿邪内停之证不完全相符。心脾气虚，湿邪停蓄，阻滞心脉，当见大便不爽，舌淡暗，苔白厚腻，而该患者症、舌、脉有矛盾之处。思虑再三，决定按照"从脉舍症"、"从脉舍舌"的原则，将该患者辨为阴寒类心律失常，考虑"心脾气虚"为本，"心脉瘀阻"为必要环节。同时也考虑到患者的舌象及症状所表现出的矛盾之处，遣方用药时趋于"中性"，即未完全按照笔者治疗"心脾气虚，湿邪内停，心脉瘀阻"之常用方药，而选用太子参、麦冬、五味子益气健脾且可养阴，丹参、川芎活血通脉，香附、香橼、佛手、乌药理气以助通脉，羌活祛风以助化湿，枳壳行气宽中。在此笔者未用白术、半夏、茯苓、厚朴等药，是恐化燥伤阴，毕竟患者舌质红暗苔净。药后患者虽胸闷、乏力好转，但心悸、期前收缩无明显改善。对于患者症、舌、脉所表现出的矛盾，以及药后的反应，笔者疑惑之余，想到患者心率慢是否有药物影响？于是又仔细询问患者所服之药物，患者方回忆起在服用美托洛尔，这样一来，所有的疑虑即刻烟消云散，该患者实为"促脉"，辨证当属心气阴虚，血脉瘀阻，瘀郁化热，属阳热类，治宜益气养阴，理气通脉，凉血清热，其中凉血清热为治法中之关键，选用丹皮、赤芍。因患者阴虚较为突出，故又予沙参加强养阴之力。药后患者心律失常很快好转，病情得到控制。

（二）心律失常须根据发作时出现的脉象来辨证

笔者认为，心律失常的辨证重在辨脉。如前所述，各种心律失常都各自有其相应的主脉，而各个主脉也都有其相应的主病，如数脉、疾脉及促脉均主"热"，而缓脉、迟脉和结脉主阴主寒，主病不同，则辨证、治法、处方及用药不同。若寒热误辨，则遣方用药南辕北辙，患者服药后必定无效，甚至雪上加霜。所以发作心律失常时的脉象是辨证时最应该关注的，发病时的脉象多根据心律失常类型的脉律特点来推断。患者来诊时并不一定正处于心律失常的发作期，如阵发性室上性心动过速发作时脉当为疾脉，患者就诊时不一定见到疾脉，所见脉象或弦细，或沉细，或弦滑等，只是大致反映患者心气阴虚，或心脾不足，湿邪内停；而疾脉本身主阳热极盛、阴液将竭，其"热"的形成乃因心之气阴亏虚、血脉瘀阻、瘀而化热，或湿邪阻脉、瘀郁化热，故治疗时重在凉血清热，才能达到"效如桴鼓"，使阵发室上速发作逐步减少至不发作。倘若只根据就诊时的脉象辨证治法处方，忽视发作时的脉象为"疾脉"，未重用凉血清热之品，则往往不能取得好的疗效。因此，以发作心律失常的类型来推断脉象，脉象弄清了，也就抓住了辨证的大纲，从而才能有正确的治疗大方向。当然，在心律失常的辨证中，虽是"以脉为主"，但也需"四诊合参"，这也是中医诊察疾病的基本原则。一般情况下，当脉症或脉舌有矛盾时，可按照"从脉舍症"或"从脉舍舌"的原则；个别情况下，也需排除影响心率的药物所引起的假性的"缓脉"、"结脉"，这种情况在前一"详问现服之药物"中已经论及，在此不再赘述。

病案举例：阵发房颤

××，女，57岁。2009年3月9日初诊。

阵发房颤病史近2年，近2周发作频繁，每2～3天发作1次，每次持续约2小时。房颤发作时心率可达110～130次/分。阵发心悸，胸闷，乏力，口干欲饮，纳差，脘腹胀满，大便欠畅，眠尚可。舌红暗苔薄黄，脉沉细。处方：太子参30g、沙参30g、麦冬15g、五味子10g、香附10g、香橼10g、佛手10g、乌药10g、枳壳10g、丹皮15g、赤芍15g、黄连10g。

服药1周，房颤发作3次，每次持续约1小时左右。仍腹胀。舌脉如前。前方加大腹皮10g，丹皮、赤芍改为20g。服药3周，房颤发作2次，持续约1小时，仍腹胀，大便不畅，加槟榔、木香各10g。服药3周，房颤发作2次，持续半小时～1小时，腹胀、大便不畅好转。继续服药1周，房颤未作，脘腹胀满已除，大便正常。

按：该患者为阵发房颤，来诊时房颤未发作，故脉只见沉细。若只根据沉细脉，再结合症状、舌象进行辨证用药，可能会忽视凉血清热药的运用，则疗效必定受到影响。因此，辨证时要以房颤发作时的脉象为准。根据病史，该患者房颤发作时的脉象为涩而数脉。涩脉主病是血少及伤精，或阳气虚而寒湿痹阻血脉；数脉主热，故涩而数脉主心气阴两虚，血脉瘀阻，瘀久化热，其阴血不足的程度更重。热为该患者发病的关键因素。再结合心悸、胸闷、乏力、口干，舌红暗苔薄黄的症状及舌象，辨证心阴血虚，血脉瘀阻，瘀而化热，选用滋补阴血、理气通脉、清热凉血之法，其中凉血清热是该患者治法中之关键。方中丹皮、赤芍清热凉血，佐黄连厚肠以防丹皮、赤芍寒凉致泻；沙参、麦冬、五味子滋补阴血；太子参补气以生阴血；香附、香橼、佛手、乌药理气以助活血通脉。患者脘腹胀，故加枳壳行气宽中。全方共奏滋补阴血、理气通脉、凉血清热之功。药后房颤发作逐渐减少，仍腹胀、大便不畅，随症加入大腹皮、槟榔、木香，并加大丹皮、赤芍用量，最终腹胀除，大便正常，房颤亦未发作。

（三）应详问患者大便情况

前文中笔者提到，治疗阳热类心律失常具有关键作用的是凉血清热药物，而在众多清热凉血药物之中，丹皮、赤芍对于阳热类心律失常的治疗效果是最为显著的。经多年摸索发现丹皮、赤芍的用量必须较大，一般用至15g，甚至用至30g，方效果显著，若只用10g则效果不明显。但丹皮、赤芍其性寒凉，用量大时，有时可出现滑肠现象，如遇脾虚肠滑之人，便会便溏甚至腹泻。因此，笔者在问诊时对患者的大便情况往往十分关注，常反复询问，以便在方中适当佐入相应药物。一般笔者为防丹皮、赤芍寒凉致泻，常以厚肠之黄连为佐。若患者大便很干，则可不佐黄连。若患者平素大便正常，需再问其进食生冷之品或服清火药后的大便情况。若大便软，甚至很稀，则常佐以黄连、诃子厚肠、涩肠。若大便不软，则一般先予黄连，然后询问服药后大便如何，根据情况再行调整。若患者诉平日大便不成形、大便软，需进一步详问其大便是否"痛快"。若很"痛快"而软，即是大便溏，属脾虚，用药时一方面常用厚肠之黄连、涩肠之诃子肉，另一方面若便溏甚，则常加健脾渗湿止泻之品，如白术、炒薏米，甚或加温中之干姜。若患者大便虽软但黏而不爽，有涩滞难尽之感，则属湿热内蕴，气机不畅，传导不利，此时当用木香、黄连，即为香连丸，该方出自《太平惠民和剂局方》，原用于治疗湿热痢疾，脓血相兼，里急后重等症，在此则取其调气行滞、厚肠止泻之用。

病案举例

某女性患者，阵发室上速。患者阵发心悸，气短。口干，大便偏软。舌暗红有裂苔薄黄，脉沉细。心悸发作时脉为疾脉。处方：太子参 30g、沙参 30g、麦冬 15g、五味子 10g、香附 10g、香橼 10g、佛手 10g、乌药 10g、丹皮 15g、赤芍 15g、黄连 10g、诃子 10g。药后心悸发作减少，时肠鸣，大便溏。于前方中去沙参，加白术 30g、炒薏米 30g 健脾止泻。药后患者大便溏好转，继守方服药 2 月余，诸症消失，阵发室上速未发作。

（四）应关注患者睡眠

前文中提到，心律失常患者常常会出现"三证候"，其中之一是神魂不宁。心主血脉，心藏神。心脏病变可分别出现两种功能失调的表现，同时两者又可互为影响。心脉流通不畅可致心神不宁，而心神不宁又可加重心脉流通不畅。笔者通过长期临床实践，观察到心律失常的患者，很多有睡眠问题，或为入睡困难，或见多梦纷纭，或为早醒，醒后再难入睡；而反过来睡眠不好，可加重心律失常，如早搏增多。因此心律失常时若见神魂不宁则应予以重视，应加以相应治疗，否则治疗不会取得良好效果。

由于阳入于阴则寐，阳出于阴则寤，故笔者认为失眠的根本在于阴虚有热，阳不能入阴，治疗时要抓住这一根本病机，不能单纯着眼于症状而一见失眠，则必用枣仁、龙骨、牡蛎之属。若患者入睡困难，多为心经有热所致，常用莲子心、连翘清心泻火，除烦安神。若兼见肝胆湿热，口苦、心烦，此类患者多伴有高血压，此时笔者常用栀子、胆草以清肝胆之热。若患者口中黏腻，舌苔白厚腻，为痰湿之邪偏重，则予远志、菖蒲，二药合用，辛散温通，散郁化痰，交通心肾，宁心安神。如若患者早醒，则责之于阴虚有热，笔者常用百合一味，以养阴清心安神。倘若患者多梦，多为心肝血虚所致，故常以炒枣仁养心阴、益肝血而宁心安神。

病案举例

×××，男，71 岁，期前收缩病史 5 年余。24 小时动态心电图示：心率最慢 48 次/分，最快 115 次/分，平均 69 次/分，室性期前收缩 467 次，室上性期前收缩 524 次。自觉心悸，气短，乏力，大便干，眠差，入睡难，早醒，常于早醒后觉心悸明显，自测脉搏有间歇。舌暗红，苔黄，脉细。处方：沙参 30g、麦冬 15g、五味子 10g、香附 10g、香橼 10g、佛手 10g、乌药 10g、丹皮 15g、赤芍 15g、黄连 10g、莲子心 1.5g、百合 15g。该患者入睡难、早醒，且常于醒后出现期前收缩，其睡眠问题影响到心律失常的病情，治疗时于方中加入莲子心、百合清心火养阴安神。服药 2 周后，患者睡眠有所改善，且期前收缩减少。

（五）注意有无风热化毒之兼有证候

在前文中提到的"三证候"中最为常见的乃是"风热化毒"证候，而该证候往往对心律失常的病情影响最大。如前所述，心律失常患者发病的重要环节是心脉瘀阻，若加之外感风热之邪，阻滞心脉，则必然加重心律失常的病情。尤其是阳热类心律失常，其主要病机是心脏亏虚，血脉瘀阻，瘀而化热。若再加风热之邪，内外之热相合，势必导致脉更急而更乱，则数、疾、促脉更加明显；或病情已经控制，当风热化毒时心律失常又可出现。所以当兼外感风热时必须予以高度重视。若风热之邪较轻，则可于方中加用疏风清热之品，如板蓝根、锦灯笼、薄荷、连翘、双花；若风热之邪很重，则应本着"急则治其标"的原则，暂停原方药，先用疏风清热之方治其兼证，待风热消退后再继续用原治疗心律失常之方药才为适宜。若不使用足量的疏风清热之剂，只是一味坚守原方，则治疗心律失常不但无效，其病情还可能会进一步加重，这也是临床常见的问题。

笔者在临证时，还常见有患者反复牙龈肿痛，心律失常病情反复者。究其缘由，也是因胃热与血脉瘀阻之"瘀热"相合，加重心律失常病情。牙痛多为胃热上冲所致，笔者常于方中加入黄连、丹皮、升麻，取"清胃散"之意，清热凉血散火解毒。

病案举例

1. ××，男，58 岁。2004 年 6 月 5 日初诊。

患者 7 个月前开始无明显诱因发作心悸，3 天前外感后心悸加重，伴有咽痒咳嗽，于外院查心电图示：窦性心律，频发室性期前收缩，结区期前收缩。服西药治疗，效果欠佳，遂来就诊。现症见：咽干咽痒，时有轻咳，痰少，多晨起有痰，心悸频繁，常感心跳间歇，基本呈持续状态，并觉乏力、气短，平素易感冒，纳少，寐尚安，大便干溏不定，日一次，小便黄。舌质暗红，苔薄黄，脉细促。查体：心率 84 次/分，心律不齐，期前收缩 10 次/分。心电图示：窦性心律，频发期前收缩。超声心动图：左室舒张功能减低。西医诊断：心律失常，频发室性期前收缩，结区期前收缩。中医辨证：心气阴虚，血脉瘀阻，瘀而化热兼风热化毒证候。治法：急则治标，先予疏风清热、宣肺止咳、解毒利咽之法。处方：前胡 10g、白前 10g、炙杷叶 10g、紫菀 10g、双花 15g、连翘 15g、板蓝根 10g、锦灯笼 10g、钩藤 10g后下、蝉衣 10g、贝母 10g、黄芩 10g、甜杏仁 10g。水煎服，日一剂。

服药 5 天后，外感风热症状已愈，咳嗽已除，心悸减轻，期前收缩减少，改用益气养心、理气通脉、凉血清热法。用自拟的清凉滋补调脉汤。处方：太子参 30g、麦冬 15g、五味子 10g、丹参 30g、川芎 15g、香附 10g、香橼 10g、佛手 10g、乌药 10g、丹皮 15g、赤芍 15g、黄连 10g。水煎服，日一剂。

服药 3 周后，心悸、气短、乏力明显改善，期前收缩开始减少，出现期前收缩时自数 4～6 次/分。服药 1 个半月后，早搏基本消失，偶有，自测心率 74 次/分，期前收缩每分钟不到 4 个，心悸不甚。服药 3 个半月后，心悸期前收缩无发作。

按：该患者心律失常为频发室性期前收缩、交界区性期前收缩，辨证首先从脉象入手，其脉细促，促脉主阳、主热、主火，为阳热极盛，阴液欲亡；从舌象看其舌质暗红苔薄黄，为血脉瘀阻、瘀而化热之征。乏力、气短、易感冒，为心气阴虚、卫表不固所致。因本次心悸发作由 3 天前外感后引发，现除心悸外，咽干咽痒、咳嗽咯痰为主要症状，风热化毒之证候较重，故急则治标，先予疏风清热、宣肺止咳、解毒利咽方。药用双花、连翘、蝉衣疏风清热，前胡、白前、炙杷叶、紫菀、贝母、甜杏仁、黄芩清热宣肺止咳，钩藤、板蓝根、锦灯笼解毒利咽，全方共用可使表证解、风热清、咽喉利、心悸减轻。待风热基本消退，则改用益气养心、理气通脉、凉血清热法。方中太子参、麦冬、五味子益心气养心阴；丹参、川芎活血通脉；丹皮、赤芍、黄连清热凉血；香附、乌药、香橼、佛手理气以助通脉。全方共奏益气养心、理气通脉、凉血清热之功，使心气阴足，血脉通，瘀热清，诸症好转，期前收缩消失。

2. 某女性患者，窦房传导阻滞、室性期前收缩，24 小时动态心电图示：心率最慢 39 次/分，最快 129 次/分，平均 69 次/分，室性期前收缩 1328 次。自觉心悸，胸闷，气短，乏力。平日自测脉搏 54～60 次/分。舌暗红苔薄白，脉细结。处方：太子参 30g、麦冬 15g、五味子 10g、丹参 30g、川芎 15g、香附 10g、香橼 10g、佛手 10g、乌药 10g、羌活 15g。服药一段时间后症状减轻，心率升至 62～67 次/分，期前收缩逐步减少。但病情时有反复。经仔细询问，患者诉有慢性牙周炎，时常牙龈肿痛，遂于方中加入丹皮、升麻、黄连，药后患者牙痛减轻，病情亦趋稳定。

（六）遣方用药不离理气之品

"心脉瘀阻"是引起心律失常的必要环节。这里的"心脉瘀阻"，是血流不畅之意，即血液在经脉之中流通不畅，并不等同于"瘀血"。瘀血的治疗必用活血甚至破血之品，而血流不畅的治疗则重在使其通畅。如何使血流通畅呢？笔者认为，关键在于调气。因气为血帅，气行则血行。所以笔者十分重视理气药的应用，通过理气以助活血通脉。纵观笔者治疗心律失常之方药，一定会有理气药，而丹参、川芎不是每方必用。由于形成"心脉瘀阻"的根本因素是"心脏亏虚"，所以当理气而不能破气，笔者喜用香橼、佛手轻清之品，而很少应用青皮、枳实之属。香橼味辛酸苦，性温，能调气、宽胸、化痰；佛手味辛苦酸，性温，可理气和中，疏肝解郁。此二味药皆药性和平，既可调理气机，又适于久用而不致伐伤正气。但二药药力缓和，故笔者还常同时应用香附、乌药。香附味辛微苦微甘，性平，可通行十二经；且兼入血分，为"血中气药"。乌药味辛性温，上走脾肺，下达肾与膀胱，善调诸气，专走气分。二药相伍，行气除胀力增。香橼、佛手、香附、乌药共用，药力适中，使气机调畅，血行流通，而不流于耗气破气之弊。此外，香附前人有"苦燥而能耗血散气"之说，久用稍有耗气伤阴之弊，但方中有太子参、麦冬、五味子，则可佐制其温燥之性。

临床上笔者常根据部位选择理气药。如胸闷不舒，选用香橼、佛手，行气宽胸；若气滞重，兼有血瘀，胸闷胸痛，则加郁金行气解郁，活血止痛。胃脘堵闷者，加用枳壳行气宽中，而作用较枳实缓和。腹胀者，香附、乌药共用可直奔下焦，行气除胀；若腹胀较重，可加大腹皮下气宽中；若大便干，腹胀甚，可加槟榔行气消积导滞。若患者舌苔厚腻，脘腹胀满，则加厚朴行气燥湿，消除胀满。

病案举例

某女性患者，2009年6月11日就诊。心律失常－房性期前收缩病史2年余。阵发房颤7月余，原来每月发作1~2次，近20天发作频繁，2天即发作1次。1周前患者房颤又作，持续至今。自觉心悸，胸闷，气短，乏力，口干欲饮，胃脘堵闷，反酸。纳少，大便干，2~3日一行。眠尚安。舌红暗尖有瘀点，苔薄黄，脉细涩兼数。心电图示房颤，心率120次/分。处方：太子参30g、沙参30g、麦冬15g、五味子10g、香附10g、香橼10g、佛手10g、乌药10g、枳壳10g、丹参30g、川芎15g、丹皮15g、赤芍15g、瓦楞子^{先煎}15g。

服药1剂后，患者转为窦律，但期前收缩较多，7剂药服完后，期前收缩有所减少。时有嗳气，心悸，自觉胃脘堵闷时期前收缩发作。仍大便不畅。舌象如前，脉细促，60次/分，间歇10次。前方加槟榔10g，服药1周，其间患者外感后房颤发作1次，持续2天。现咽痛、咽痒，胃脘堵闷减轻，大便干好转。自觉腹胀。期前收缩时发。舌象如前，脉细，62次/分，间歇4次。前方丹皮、赤芍改为20g，加大腹皮、钩藤、蝉衣、板蓝根、锦灯笼各10g，双花、连翘各15g，服药1周，房颤未作，期前收缩减少，脘腹胀减轻，咽部不适已除。苔转薄白。脉搏64次/分。去钩藤、蝉衣、板蓝根、锦灯笼、双花、连翘，服药2周，房颤未作，时胃脘胀，偶有期前收缩。反酸已除，未觉腹胀，大便正常。前方去瓦楞子、大腹皮、槟榔，继服药2周巩固。

按：该患者为阵发房颤，来诊时正值房颤发作，脉细涩兼数。涩而数脉主心气阴两虚，血脉瘀阻，瘀久化热，其阴血不足的程度更重。热为该患者发病的关键因素。再结合心悸、胸闷、气短、乏力、口干，舌红暗尖有瘀点，苔薄黄的症状及舌象，辨证心阴血虚，血脉瘀阻，瘀而化热，选用滋补阴血、理气通脉、清热凉血之法，其中凉血清热是该患者治法中之关键。方中丹皮、赤芍清热凉血；沙参、麦冬、五味子滋补阴血；太子参补气以生阴血；丹参、川芎活血通脉；香附、香橼、佛手、乌药理气以助活血通脉。患者胃脘堵闷，故加枳壳行气宽中；反酸，故予瓦楞子制酸。全方共奏滋补阴血、理气通脉、凉血清热之功。药后1剂房颤转为窦律，期前收缩时发，于胃脘堵闷时发作，仍大便不畅，故继用枳壳行气，并加槟榔通腹。后又随症加入大腹皮。其间患者外感后房颤发作，按照"风热化毒"证候予以疏风清热解毒治疗。最终腹胀除，大便正常，房颤未发作，期前收缩减少。该患者发病有一特点，即自觉胃脘胀时期前收缩即发，且常腹胀，大便不畅。围绕这一特点，方中除常用调气药香附、香橼、佛手、乌药以外，又加入枳壳、槟榔、大腹皮，俾气机一通，则期前收缩发作自然减少。

三、心律失常常见脉象辨析

心律失常的中医辨证中，最具有鉴别诊断价值的是脉象的变化。因为心律失常主要是指心脏搏动频率与节律的异常。心搏频率与节律的变化必然要在脉象上反映出来，不同种类的心律失常必然出现不同的脉象，因而心律失常中医辨证时最主要最可靠的依据就是脉象。故此要特别在辨脉上下功夫。临症时主要根据脉象，再结合症状和舌象等分析患者的病因病机、分类、分型及证候，采用相应恰当的治则及处方，才能取得良好的疗效。在遇到脉症或脉舌不符时，可采取舍症从脉或舍舌从脉的原则处理。

心律失常多见的脉象有：数脉，疾脉，促脉，代脉，涩脉，缓脉，迟脉，结脉，涩而数脉，促代脉。下面分别对各种脉象进行分析。

（一）数脉

数脉是指脉搏的频率较正常为快。古代医家规定数脉的标准是在医生一呼一息的时间内患者脉搏搏动 6 次或 6 次以上，每分钟 90～120 次，称为数脉。和数脉相类似的脉象有紧脉、促脉和动脉。数脉、促脉、动脉与紧脉相同点都是频率快，但后三者又各具自己的特点。紧脉的搏动，如同触到被弹动的绷紧的绳索一样，是比较硬而有力的；数脉中带有歇止的称为促脉；数而无头无尾如豆状动摇于关部的称为动脉。数脉的主病是"热"，属"阳"，多由心火过旺或肝胆之火过旺，亦有因肺胃之热过盛而致。另外亦有因阴伤不足而引起的虚热。其中以心肾阴虚而生之热为主。另外在少数情况下，在虚寒病中出现数脉，这必定是正气已很衰弱，若不积极救治，再进一步则会出现阴阳离决的脱证。

《濒湖脉学》中关于数脉有如下记载："一息六至，脉流薄疾。""数脉息间常六至，阴微阳盛必狂烦。浮沉表里分虚实，惟有儿童作吉看。""数比平人多一至，紧来如数似弹绳；数而时止名为促；数见关中动脉形。""数脉为阳热可知，只将君相火来医。实宜凉泻虚温补，肺病秋凉却畏之。寸数咽喉口舌疮，吐红咳嗽肺生疡；当关胃火并肝火；尺属滋阴降火汤。"

心律失常中窦性心动过速，非阵发性室性心动过速及非阵发性结性心动过速等可见数脉，其中最常见的病种是窦性心动过速。根据数脉的主病是"热"的道理分析，窦性心动过速的病人多数属于"热证"，其中又分外感热证及内伤热证。窦性心动过速可因外感热邪，扰犯心神，鼓动心脉，而致数脉。内伤生热也可引起窦性心动过速而出现数脉。内伤多为七情所伤，或饮食不节，劳倦过度或疾病后耗伤等因素引起心脏气阴不足，血脉瘀阻，瘀而生热所致。另外晚期病人正气十分虚弱而出现虚寒证时也会出现数脉，但此时已是将要出现阴竭阳绝而阴阳离决的危候。目前临床中对窦速病人的辨证中，"热"这一关键常被忽视，医者往往重视补虚、通阳、调气、通脉等，而常忽视"热"，使得临床疗效受到限制。

（二）疾脉

疾脉是指比数脉搏动更快的脉象。古代医家所规定的疾脉标准是医生一呼一吸的时间内，患者脉搏搏动等于或大于 7 次，即大约每分钟 120 次以上。如果更详细地区分，还可有极脉及脱脉，每一呼一吸间患者脉搏搏动 8 次以上称为极脉，再快，达到医生每一呼一吸患者脉搏 9 至以上，则称为脱脉。疾脉和极脉的主病都是阳热极盛，阴液将竭。是真阴将竭于下，阳热亢于上的现象。在外感病中热极时往往有疾脉，按之益坚，是阳亢无制，真阴垂危之候；疾而虚弱无力是原阳将脱之证。脱脉则见于阳绝，阴阳离决的危候，若不紧急救治，生命则亡。

《濒湖脉学》记载："数脉属阳，六至一息。七疾八极，九至为脱。"心律失常中的阵发室上性心动过速、阵发性室性心动过速发作时的脉象常表现为疾、极或脱脉。所以阵发性室上性心动过速的患者常常辨证为"心气阴亏虚，血脉瘀阻，瘀而化热"而使用益心气滋养心阴，理气通脉，凉血清心之法。阵发室上性心动过速与窦性心动过速两者的病因病机虽然常见同为"心气阴两虚，血脉瘀阻，瘀而化热"的证型，但两者又有区别。因为阵发性室上性心动过速的脉象是疾脉而窦性心动过速的脉象是数脉，数脉与疾脉的形成虽然同为阴虚而阳热亢盛，但疾极脉是阳极而阴将绝，即是阴更虚而阳更盛。所以阵发室上性心动过速的治疗应该较窦性心动过速的治疗更重用填补心阴及清热凉血的药物，少数严重的阵发室上性心动过速或室性心动过速的患者出现脱脉时，为阴竭阳绝，阳气耗竭，阴阳将脱，此时则急宜回阳填阴救逆。目前临床治疗阵发室上性心动过速时常常忽视凉血清心的法则，从而影响疗效。

（三）促脉

促脉是指脉数而带有间歇的脉象。其特点是：一是脉有间歇，二是数脉。促脉与结脉同是有间歇的脉象，而促脉是数而有间歇，结脉为迟缓有间歇，两者必须区别。临床中有些医生凡见脉间歇则一概而论为"结代脉"，这是不确切的。在心律失常的辨证治疗中，促脉和结脉必须区分清楚。因为两者的主病截然相反。如果辨证时不加区别，治疗法则相互混淆，必然不会取得满意的疗效。促脉的主病是主阳、主热、主火，为阳热极盛，阴液欲亡，临床见促脉必须抓住"火热"这一核心予以治法处方。"火热"的性质可分实热及虚热。实热可由于外感六淫之邪产生，感受火热之邪，特别是外感风热，常能引起促脉出现。其次感受其他外邪而化热，也是引起促脉的原因。内生之实热，常见郁怒伤肝而致的肝胆郁热，再者是饮食不节，脾胃受伤，痰湿、湿滞停聚化热而成，但临床最为常见的是血脉瘀阻，日久而致瘀而化热。虚热的产生可由肾阴不足，或心阴亏虚而生。总之治疗"促脉"必须抓住"热"这一关键，才能取得良好效果。

关于促脉在《濒湖脉学》中有如下记载："促脉数，时一止复来。如蹶之趣，徐疾不常。""数见寸口，有止为促。""促脉数而时一止，此为阳极欲亡阴。三焦郁火炎炎盛，进必无生退可生。""促脉惟将火病医，其因有五细推之。时时喘咳皆痰积，或发狂斑与毒疽。""阳盛则促，肺痈阳毒；阴盛则结，疝瘕积郁。"

心律失常中的各种早搏常见促脉，但期前收缩而心室率慢的则不是促脉，而是结脉。室性、房性、结性期前收缩中的促脉往往被忽视，有些医者常把促脉认为结脉或结代脉，辨证方向不准而影响疗效。如果紧紧抓住促脉主阳主热这一关键，而不要忽视凉血清热法则的使用，则会提高治疗效果。

（四）代脉

代脉是指脉有歇止，而且在一止后可以连续地有歇止，一时不能恢复均匀的搏动。结脉和促脉也是有歇止的脉，但一止后又能暂时恢复均匀的搏动。各种早搏频发，特别是呈三联律或四联律等则可以称为"代脉"。也有认为代脉是"脉来一止，止有定数"的脉象，也是指各种早搏中如果期前收缩频发，且有规律地出现，如二联律、三联律等则可以算做代脉。总之关键是期前收缩频发的脉象称为代脉。

代脉的主病是脏气衰。代脉形成的原因是五脏之气衰微。祖国医学认为五脏亏虚的程度可分五级：虚、损、劳、衰、竭。衰是亏虚的高等级，再进一步发展到竭时，生命则要终止了。可见代脉出现于气虚较严重时，其预后较促、结脉为严重。临床中遇到期前收缩频发，甚至出现二联律、三联律等时，说明气虚更加明显，宜于在促脉或结脉的治法中更加重用补气之品。

《濒湖脉学》中有关代脉的记载有："代脉动而中止，不能自还，因而复动。脉至还入尺，良久方来。""动而中止不能还，复动因而作代看。病者得之犹可疗，平人却与寿相关。""数而时止名为促；缓止须将结脉呼；止不能回方为代；结生代死自殊途。""代脉原因脏气衰，腹疼泄痢下元亏，或为吐泻中宫病，女子怀胎三月兮。""五十不止身无病，数内有止皆知定，四十一止一脏绝，四年之后多亡命，三十一止即三年，二十一止二年应，十动一止一年殂，更观气色兼形证。""两动一止三四日，三四动止应六七，五六一止七八朝，次第推之自无失。"《四言举要》记载有："代则气衰，或泄脓血，伤寒心悸，女胎三月"《濒湖脉学》中关于根据脉歇止次数判断生存年限的叙述，千万不能机械地理解。古人的意思是比譬说明，歇止的次数越多则病情越重，预后越差。而且强调指出，对于病情轻重及预后的判断除了脉搏歇止的次数外，还要根据其他诸方面情况来综合分析。

（五）涩脉

涩脉是指往来艰涩不畅的脉象，如轻刀刮竹，如病蚕食叶。涩脉的另一个特点是细而迟，即脉细而且频率低，至数少。再一个特点，也是最重要的一个特点即节律绝对不齐，叁伍不调。涩脉如轻刀刮竹，病蚕食叶的特点容易被牢记，而脉律绝对不齐，叁伍不调却时常被人忽视。因而有人往往把涩脉与结代脉混同，结脉是缓中一止，即缓脉中时而有间歇；代脉是间歇脉，而且间歇频发；涩脉是脉律绝对不齐，即叁伍不调，快慢不均。心律失常中各种期前收缩的脉象是促、结，或促代、结代，而心房颤动所见的脉象即是涩脉（心室率慢的房颤）或涩而数（心室率快或频率正常的房颤）脉。

涩脉的主病是血少及伤精，或阳气虚而寒湿痹阻血脉，另外，妊娠与闭经亦可出现涩脉。心律失常中，心房颤动常常出现涩而数的脉象（快速房颤），而不同于单纯的涩脉。其病机多数是心气阴不足，血脉瘀阻，瘀而化热。与出现促脉的期前收缩病人的区别是：心房颤动病人阴血不足更为明显突出，治疗时应在益气养心，理气通脉，凉血清心的基础上加重养阴血之品。心室率缓慢的房颤，其脉为涩脉，病机是心气阳亏虚，寒湿之邪痹阻心脉，同时心之阴血亦虚，且阴血不足为主。所以出现具有细、迟、涩、散四大特点的涩脉，其与结脉的病机有相同处，又有不同处：两者的相同点为气阳不足，气血、痰湿凝结阻闭心脉。不同之处是涩脉为阴血不足更为明显突出。

《濒湖脉学》中有关涩脉的记载有："涩脉：细而迟，往来难，短且散；或一止复来，叁伍不调。如轻刀刮竹，如雨沾沙，如病蚕食叶。""细迟短涩往来难，散止依稀应指间。如雨沾沙容易散；病蚕食叶慢而艰。""叁伍不调名曰涩，轻刀刮竹短而难。微似秒芒微软甚，浮沉不别有无间。""涩缘血少或伤精，反胃亡阳汗雨淋。寒湿入营为血痹，女人非孕即无经。""寸涩心虚痛对胸，胃虚胁胀察关中；尺为精血俱伤候，肠结溲淋或下红。"《四言举要》载："迟细为涩，往来极难，易散一止，止而复还。""涩脉少血，或中寒湿，反胃结肠，自汗厥逆。"

（六）缓脉

缓脉是指脉搏搏动缓慢，古人所规定的缓脉的标准是：医生一呼一吸之间，患者脉搏搏动4次。相当于每分钟50至60次。缓脉除了频率慢外还有脉象和缓从容、均匀之象。缓脉与迟脉同是频率慢之脉，但两者有所区别。迟脉的至数慢于缓脉，迟脉是医生每一呼一吸之间，患者的脉搏搏动3次。大约每分钟不满50次。缓脉与迟脉的主病不同。临床中，特别是诊治心律失常时需要辨别清楚。心律失常中的窦性心动过缓及结区性心律、非阵发性室性心动过速（加速的室性自搏心律）可见缓脉。

缓脉的主病是脾虚及营阴不足，湿证及风证。脾土不足，中气虚弱，可以出现缓脉；营阴不足，脉失濡养亦可出现缓脉；脾失健运，湿邪停聚，或外淫湿邪入侵，阻滞脉络，致使脉搏缓慢；风邪内侵，阻滞心脉，致血脉运行不畅而出现缓脉。风邪为阳邪，寒为阴邪，风邪与寒邪比较，具有柔和从容的特点，不似寒邪凛冽、收敛，能使气血凝结流通极为不畅，所以，感受风邪出现缓脉，而寒邪出现迟脉。血虚生风，风邪内生，阻滞心脉，亦可出现缓脉。总之，缓脉主病多种，不仅只是"虚"证，既有中气虚及营血不足的虚证，也有湿邪及风邪阻脉的实证。湿邪及风邪中又有感受外风及外湿、内生风邪及内生湿邪的不同。在临床中应仔细辨别，以辨证论治。

心动过缓，对于出现缓脉的心律失常病人应按照上述辨证原则来辨证治疗。目前临床中有些医者，遇到心动过缓的病人，对其脉象不加进一步区分缓脉及迟脉，均一概认为脉迟而按虚寒论治，使用辛热温补祛寒之药物，这样往往使一些脉缓的病人因辨证不准而不能取效，甚至出现副作用，使患者不能耐受。也有一些医者对于缓脉的主病不能全面了解，只知缓脉是虚，而不知还有气虚，营血不足之分，另有湿邪及风邪之别，只知使用补法，而不能取得满意的疗效。相反在临床时遇到心动过缓或病态窦房结综合征及传导阻滞的病人辨证时，首先辨脉，区分开是缓脉还是迟脉。如果是缓脉，再进一步根据症状、舌象，区分清楚是属于中气不足还是营血不足，是湿邪还是风邪阻脉，是外湿或外风入侵还是湿邪或风邪内生，从而分别采用不同的治法，则会取得满意的疗效。

关于缓脉，《濒湖脉学》中有如下的记载："缓脉，去来小快于迟，一息四至。如丝在经，不卷其袖，应指和缓，往来甚均。如初春杨柳舞风之象，如微风轻飐柳梢。""缓脉阿阿四至通，柳梢袅袅飐轻风，欲从脉里求神气，只在从容和缓中。""脉来三至号为迟，小快于迟作缓持；迟细而难知是涩；浮而迟大以虚推。""缓脉营衰卫有余，或风或湿或脾虚，上为项强下痿痹，分别浮沉大小区。寸缓风邪项背拘；关为风眩胃家虚。神门濡泄或风秘，或是蹒跚足力迟。"

《四言举要》记载："风伤于卫，浮缓有汗。寒伤于营，浮紧无汗。""浮迟风虚，浮数风热，浮紧风寒，浮缓风湿。""缓大者风，缓细者湿，缓涩血少，缓滑内热。""中风浮缓，急实则寒。浮滑中痰，沉迟中气。"

（七）迟脉

迟脉是指脉搏缓慢，且较缓脉更慢的脉象，古人制定的标准是：医生一呼一吸之间，病人的脉搏搏动 3 次为迟脉，相当于每分钟 30~40 余次。缓脉较迟脉略快。医生一呼一吸间，患者脉搏搏动 2 次则称为损脉，1 次为败脉。古人认为损脉为夺精之脉，脉已无气，是病已成危候。

迟脉主阴主寒，脉搏有力而迟是寒积，并伴有疼痛；迟而无力的脉象为虚寒证。另外，迟脉也可有寒且多痰者。心律失常中的病态窦房结综合征常见迟脉。多属心脾肾阳虚的虚寒证，治宜温中祛寒。若阳虚而兼痰，则宜温通化痰。三度房室传导阻滞及室性自搏心律脉搏若很慢，达到一呼一吸 2 次则称为损脉，为夺精之脉，是危候，需紧急抢救，否则预后不良。

关于迟脉《濒湖脉学》有以下记载："迟脉，一息三至，去来极慢。""迟来一息至惟三，阳不胜阴气血寒。但把浮沉分表里，消阴须益火之源。""脉来三至号为迟；小快于迟作缓持；迟细而难知是涩；浮而迟大以虚推。""迟司脏病或多痰，沉痼癥瘕仔细看，有力而迟为冷痛，迟而无力定虚寒。""寸迟必是上焦寒；关主中寒痛不堪；尺是肾虚腰脚重，溲便不禁疝牵丸。"《四言举要》"三至为迟，迟则为冷，……""迟脉属阴，一息三至。小快于迟，缓不及四。""二损一败，病不可治，两息夺精，脉已无气。迟脉主脏，阳气伏潜，有力为痛，无力虚寒。"

（八）结脉

结脉是指脉迟缓而时有间歇的脉象。结脉除了脉搏频率缓慢外尚有节律的不齐。节律不整的脉象中有结脉、促脉、代脉及涩脉，临床需加以鉴别。结脉系迟缓脉中夹有间歇，促脉为数脉中夹有间歇，代脉是指结脉或促脉中的间歇次数频繁，即古脉书中谓"不能自还"，甚则形成二、三、四等联律，则是所谓"止有定数"。涩脉是指脉搏节律非常紊乱，毫无规则，即叁伍不调，且脉率缓慢。心律失常中常见上述几种脉象。室性、房性、结性等各种期前收缩，如果心室率慢时则表现为结脉，如果心室率快时则表现为促脉，另外，二度Ⅱ型房室传导阻滞中的文氏型及二度Ⅱ型窦房传导阻滞中的文氏型，在心率慢时亦可表现结脉，后者在心室率快时亦可表现为促脉。频发的房性期前收缩、室性期前收缩，甚至二、三联律时则为代脉，代脉不单独出现，多为促代脉或结代脉。心房颤动时若心室率缓慢则为涩脉，若心房颤动而心室率快时则表现为涩而数的脉象。目前有医者对心律失常中节律不整的脉象不加区别，不论哪种，只要不齐则称之为"结代脉"，这是很不确切的。因为上述各种节律不整齐的脉象主病不同，如果不加区别，辨证将会错误，处方可能南辕北辙。

结脉的主病是阴盛气结，寒痰血瘀，癥瘕积聚。结脉与迟脉同属阴寒之证，但结脉较迟脉的气滞血瘀程度更为严重，是阳气不足，阴邪更盛，气血寒痰相凝结而使脉流更加不畅，致使脉搏不但迟缓，且有间歇。所以结脉的治则宜于缓脉与迟脉治法的基础上分别加重化痰、逐痰、行气、祛瘀、散结通脉之法为有效。临床中遇到各种早搏如果心率慢时即属结脉。宜首先分别是属缓脉而有间歇，还是迟脉而有间歇。若为缓脉而有间歇，则在缓脉的辨证治法的基础上加重化痰、理气、祛瘀、散结通脉之品。若是迟脉而有间歇，则在迟脉治法基础上加化痰、理气、化瘀通脉之品。若属结代脉则宜再于结脉治法的基础上再重加补气之品，因代脉的主病是脏气衰。

关于结脉《濒湖脉学》中有如下记载："结脉，往来缓，时一止复来。""结脉缓而时一止，独阴偏盛欲亡阳。浮为气滞沉为积，汗下分明在主张。""数而时止名为促；缓止须将结脉呼；止不能回方为代；结生代死自殊途。""结脉皆因气血凝，老痰结滞苦沉吟，内生积聚外痈肿，疝瘕为殃病属阴。"

（九）涩兼数脉

涩脉的特点是叁伍不调，同时细而迟缓。但心律失常中的快速型心房颤动较缓慢型房颤更为常见。快速型心房颤动的脉象是叁伍不调，但不缓反数，即是涩而数脉。涩兼数脉的主要病机是：心气阴两虚，血脉瘀阻，瘀久化热，其中阴血不足更为明显突出。

（十）促代脉

促代脉即促脉兼代脉。脉数而有频繁的间歇，甚至连续或有规律地频繁出现间歇，即是促代脉。促代脉与促脉病机方面的区别是促代脉的气虚更为明显，达到了衰微的程度。治疗促代脉须重加补气之品。

（十一）结代脉

结代脉即结脉兼代脉。脉迟弱而有频繁的间歇，甚至连续或有规律地频繁出现间歇，即是结代脉。结代脉与结脉病机方面的区别是结代脉的气虚更为明显，达到了衰微的程度。治疗结代脉时须重加补气之品。将一切脉律不规则的脉象统称为结代脉是错误的。

四、促脉或结脉是期前收缩首要的辨证依据

期前收缩是临床最常见的心律失常之一，在许多疾病中均可见到，频发且不易控制的早搏可引起心悸不适、头晕、乏力等症状，有基础心脏病者可因此而诱发或加重心力衰竭。目前不少中医同道根据其脉有间歇，而将间歇脉笼统称为结代脉，然后就不加分析地根据《伤寒论》中"脉结代，心动悸，炙甘草汤主之"的经文用炙甘草汤加减治疗。魏执真教授根据长期心血管病专科临床观察，认为这种治疗虽然对有些病人有效，但对很多难治性期前收缩患者，却效果不佳。

魏执真教授认为，期前收缩的病人虽然是间歇脉，但间歇脉却有促、结、代之分。脉数而有间歇，称为促；脉缓而有间歇，称为结；代脉乃是"止有定数"或"动而中止不能自还，因而复动"，即早搏频繁出现，甚至形成二联律、三联律等。促脉与结脉不同，结脉与代脉也是两种不同的脉象，结代脉不是间歇脉的总称。《伤寒论》所载"脉结代，心动悸，炙甘草汤主之"经文中"脉结代"的含义是结脉加代脉，并非是笼统指脉有间歇之意。促脉主病是"阳热"，结脉主病属"阴寒"，为气血与寒痰凝结而致，代脉乃是气虚甚而致衰的表现。绝大多数期前收缩的病人是心率快或心率偏快，起码是心率不慢而有期前收缩，只有少数的病人是心动过缓而伴有期前收缩，所以大多数早搏患者都表现为促脉。根据

《濒湖脉学》记载，形成促脉的关键是"热"，其热的产生乃由于心脉瘀阻，瘀郁化热，而心脉瘀阻又是由于心脏亏虚，不能使血脉畅行而致。所以临床若认清促脉而抓住"热"这一关键因素，治疗时在益气养心、理气通脉的基础上，再加用凉血清热之法，就会使治疗期前收缩的疗效大大提高，但是目前"热"这个关键因素却往往易被人忽略。若是结脉则宜益气温阳、化湿祛痰、活血通脉，而不需使用凉血清热之法。无论是促脉或结脉，若出现间歇频繁，甚或形成二联律、三联律时，证明气虚明显，已达气衰的程度，此时若加重补气药物的比重，则会取得更好的效果。

《伤寒论》所载"脉结代，心动悸，炙甘草汤主之"，经文中所指的即是结脉加代脉的心动悸患者，此时用炙甘草汤治疗则会取得满意疗效。从脉象分析，这是心率较慢的频发早搏，甚至形成二联律、三联律者，根据其结代脉的主病是心气血阴阳俱虚，而又以气虚明显，所以选用炙甘草汤治疗非常对证。炙甘草汤是益气养心、温阳通脉之方，本方既能补心之气血阴阳，又以补气为重，所以治疗脉结代会取得良好疗效。反之若为促脉则疗效不佳，而目前一个影响疗效的问题即是不加分析地使用炙甘草汤治疗各种心律失常。

病案举例

1. ×××，男，50岁，干部。2003年4月18日初诊。

患者近1年心悸，心率快，脉有间歇。经西医全面检查未发现心脏器质性病变依据，诊为窦性心动过速，频发室性期前收缩。服抗心律失常西药，疗效不著，也曾经中医治疗，服炙甘草汤加减20余剂，仍心悸，心率快，且脉间歇次数增加。查体：血压120/80mmHg，心率110次/分，频发期前收缩。心电图心电图示：窦性心动过速，频发室性期前收缩，心率112次/分。24小时动态心电图示：心率最小70次/分，最大130次/分，平均100次/分，室性期前收缩4560次/24小时。心脏超声正常。现症见心悸，气短，神疲乏力，寐少梦多，纳可，大便调。舌质暗红苔薄黄，脉促。西医诊断：窦性心动过速，频发室性期前收缩。中医诊断：心悸。辨证：心气阴虚，血脉瘀阻，瘀而化热。治法：益气养心、活血通脉、凉血清热。处方自拟清凉滋补调脉汤：太子参30g、麦冬15g、五味子10g、丹参30g、川芎15g、香附10g、佛手10g、香橼10g、丹皮15g、赤芍15g、黄连10g。水煎服日一剂。

服药1周后，心悸、气短、神疲、乏力减轻，脉间歇减少。仍睡眠欠佳。心率90次/分，期前收缩1~2次。前方加炒枣仁30g、夜交藤30g、莲子芯1.5g。服药1个月后，患者已不觉心悸、心率快及期前收缩。无气短、神疲乏力，睡眠转安，脉细弦。心率79次/分，心律齐。心电图示：窦性心律，未见室性期前收缩。24小时动态心电图：心率最慢57次/分，最快110次/分，平均78次/分，室性早搏20次/24小时。上方去炒枣仁、夜交藤、莲子芯。服药2个月后，复查24小时动态心电图正常，未出现室性期前收缩。

按：患者窦性心动过速，频发室性期前收缩，脉属促脉。因形成促脉的关键是"热"，其热的产生乃由于心脉瘀阻，瘀郁化热，而心脉瘀阻又是由于心脏亏虚不能使血脉畅行而致。故热是该患者发病的关键，血脉瘀阻是其必要环节，心气阴虚是发病的根本原因。所以临床上要抓住"热"这一关键因素，选用益气养心，活血通脉，凉血清热之法，其中凉血清热又是该患者治法中的关键。又因患者之热为血脉瘀郁之热，而非气分之热，所以选用凉血清热之丹皮、赤芍；并佐厚肠之黄连以防丹皮、赤芍寒凉致泻；太子参、麦冬、五味子益心气养心阴；丹参、川芎活血通脉；香附、佛手、香橼理气以助通脉；诸药共用使心气阴足，血脉通，瘀热清，促脉平，心悸止。前医看其患者脉有间歇，未辨脉促还是脉结，笼统归于结代脉。而根据《伤寒论》中"脉结代，心动悸，炙甘草汤主之"的经文用炙甘草汤加减处方，但炙甘草汤是益气养心、温阳通脉之方，属温补药，而本患者脉促主热，以温治热，则内热更甚，症状加重。

2. ×××，女，57 岁，2002 年 3 月 4 日初诊。

患者素有风湿性心脏病，心功能不全。近 1 个月来心悸气短，乏力明显。胸闷不适，心电图示窦性心动过速，频发房性期前收缩呈三联律。曾服中药炙甘草汤房性期前收缩未见减少，心悸反而加重。查体：血压 120/70mmHg，心率 110 次/分，频发期前收缩呈三联律，心尖部可闻及双期杂音Ⅱ级以上，两肺听诊正常，肝肋下 2cm，双下肢轻肿。心电图示：右室肥厚，房性期前收缩呈三联律，心率 110 次/分。现病人心悸，气短，乏力，动则气喘，胸闷，睡眠欠安，纳可，便秘，舌质暗红、苔薄黄，脉促代。辨证为心气衰微，血脉瘀阻，瘀而化热。治则：益气养心，活血通脉，凉血清热。方用自拟清凉补气调脉汤：生黄芪 30g、人参 10g、太子参 30g、麦冬 15g、五味子 10g、丹参 30g、川芎 15g、丹皮 15g、赤芍 15g、香附 10g、佛手 10g、香橼 10g。水煎服，日一剂。

服药 2 周后，心悸、气短、乏力、气喘、胸闷等症著减，睡眠转安，大便调。心率 86 次/分，期前收缩明显减少，仅 2 次/分。心电图示：窦性心律，偶发房性期前收缩。继续服药 1 个月后，心悸、气短、胸闷、乏力等症状于安静时基本消失。心率 78 次/分，律齐。心电图：窦性心律，心率 78 次/分。

按：本例患者窦性心动过速，频发房性期前收缩，呈三联律。脉属促代脉。因代脉的主病是脏气衰，故该患者为在心气阴虚，血脉瘀阻，瘀而化热的基础上，气虚更为明显，达到了衰微的程度。病案 1 是促脉，而该患者是促代脉，说明气虚更甚。因此在病案 1 的益气养心、活血通脉、凉血清热基础上，加重补气药物的比重，加黄芪、人参以助太子参补气；因该患者便秘，故不用厚肠之黄连。全方共奏补气通脉，凉血清热之功。气复热清，心悸止。而睡眠也安。炙甘草汤能益气养心，且补气为主，治疗主气衰之代脉，可以获效。但本患者是促脉加代脉，促脉主热，而炙甘草汤不但益气养心，还有温阳作用，用之使热更甚，故无效而症反重。

3. ×××，女，65 岁，工人，2004 年 7 月 8 日初诊。

自去年 2 月发现心率慢，50 次/分左右，未予重视。近 1 个月心悸、心率慢且脉有间歇，气短，乏力，胸闷，憋气，肢凉，遇冷加重，脘腹胀，头沉，腰膝酸软，大便溏。查体：血压 130/80mmHg，心率 50 次/分，间歇 5 次，各瓣膜听诊区未闻及病理性杂音，两肺听诊正常，肝脾未及，双下肢无浮肿。舌质暗淡，脉结。心电图：窦性心动过缓（心率 55 次/分），频发室性期前收缩。24 小时动态心电图：心率最快 100 次/分，最慢 49 次/分，平均 63 次/分，室性期前收缩 1567 次/24 小时，结论：窦性心动过缓，频发室性期前收缩。超声心动图示：心内结构未见异常。食管调搏结果：窦房结起搏功能正常。西医诊断：心律失常，窦性心动过缓，频发室性期前收缩。中医诊断：心悸。辨证：心脾肾虚，寒痰瘀结，心脉受阻。治法：温补心肾，祛寒化痰，活血散结。处方：太子参 30g、白术 30g、茯苓 15g、肉桂 10g、生鹿角 10g、干姜 10g、白芥子 10g、莱菔子 10g、陈皮 10g、半夏 10g、川芎 15g、三七粉 3g分冲、香附 10g、乌药 10g。水煎服，日一剂。

服药 2 周后，心率 60 次/分，间歇 1 次/分，症状均减轻。服药 1 月后，心率 65 次/分，偶有脉间歇，诸症显著减轻。服药 3 月后，心率 70 次/分，无脉间歇。无任何不适症状。心电图：窦性心律，心率 72 次/分。24 小时动态心电图：窦性心律，心率最慢 58 次/分，最快 106 次/分，平均 70 次/分，未见室性期前收缩。

按：该患者为窦性心动过缓，频发室性期前收缩。脉属结脉。结脉主病属"阴寒"，为心脾肾虚，寒痰瘀结，心脉受阻而致。方中干姜、肉桂、生鹿角温阳散寒；白术、茯苓、莱菔子、白芥子、陈皮、半夏健脾化痰；太子参补气助通阳散寒化痰之力；川芎、三七粉活血通脉散结；香附、乌药理气以助通脉。全方温补，散寒化痰，活血通脉散结。

4. ×××，男，50 岁，2004 年 7 月 22 日初诊。

患者于 2001 年因频发室性期前收缩在我处曾服中药治愈，心率保持在 66 次/分左右，一直未出现早搏。6 天前因劳累心悸阵作，脉有间歇。经西医全面检查未发现心脏器质性病变依据，诊断：窦性心动过缓，频发室性期前收缩，二联律。曾输利多卡因及服硝酸异山梨酯、美托洛尔。用药 1 天后血压偏低而停用。查体：血压 110/70mmHg，心率 50 次/分，频发期前收缩时而呈二联律，各瓣膜听诊区未闻及病理性杂音，两肺听诊正常，肝脾未及，双下肢无浮肿。心电图：窦性心动过缓，频发室性期前收缩，心率 56 次/分。24 小时动态心电图：心率最慢 45 次/分，最快 98 次/分，平均 60 次/分。频发室性期前收缩 13450 次/24 小时，有时呈二联律。超声心动图：左室舒张功能降低。现阵发心悸、脉有间歇，伴胸闷、憋气、乏力，纳可，眠尚安，大便调。舌质暗红苔薄白，脉结代。西医诊断：心律失常，窦性心动过缓，频发室性期前收缩，呈二联律。中医诊断：心悸。辨证：心脾肾虚，寒痰瘀结，心脉受阻。治法：补益心肾，祛寒化痰，活血散结。处方：人参另炖10g、生芪 30g、桂枝 10g、干姜 10g、生鹿角 10g、白术 15g、茯苓 15g、陈皮 10g、半夏 10g、川芎 15g、三七粉冲服3g。水煎服，日一剂。

服药 2 周后心悸减轻，脉间歇减少，胸闷、憋气、乏力诸症均减。舌质暗红苔薄白，脉结 60 次/分，间歇 3 次。复查心电图示窦性心律，心率 64 次/分，偶发室性期前收缩。继服上方 2 个月后，心悸、胸闷、憋气、乏力等症消失，未发现脉间歇。舌质暗红苔薄白，脉缓

65 次/分，律齐。复查 24 小时动态心电图：心率最慢 55 次/分，最快 118 次/分，平均 65 次/分。未见室性早搏。随访 1 年未复发。

按：该患者为窦性心动过缓，频发室性期前收缩时呈二联律，脉属结代脉，即结脉加代脉。结脉主病属"阴寒"，为心脾肾虚，寒痰瘀结，心脉受阻而致；代脉乃是气虚甚而致衰的表现。故结代脉其根本是心脾肾虚，且气虚明显达到衰微的程度。方中桂枝、干姜、生鹿角温阳散寒；白术、茯苓、陈皮、半夏化痰湿；人参、生芪补气助通阳散寒化痰湿之力；川芎、三七粉活血通脉散结；全方温补，散寒化痰，活血通脉散结。用于心脾肾虚，且气虚明显，寒痰瘀结，心脉受阻之脉结代证疗效显著。本例与例 3 的区别在于此例为"结代"脉，而例 3 为"结"脉，故本例之治法为在例 3 的基础上加重益气药物之品种和分量。

五、数脉是窦性心动过速首要的辨证依据

窦性心动过速简称"窦速"，是指成人窦性心律的频率超过 100 次/分者，是一种常见的心律失常。窦性心动过速的发生主要与交感神经兴奋及迷走神经张力降低有关，生理因素是引起窦性心动过速的常见原因如运动、焦虑、饮酒等。非心源性疾病如发热、贫血、甲状腺功能亢进等也可引起。心肌炎、心包积液等各种原因引起的心功能不全均可发生窦性心动过速。窦性心动过速在临床上很常见，临床表现轻重不一，生理因素引起者多无特殊症状，轻者表现为心悸不适，重者可诱发或加重心功能不全。如果是由于某些疾病引起的窦性心动过速，则可随原发病症状加重或减轻。

西医治疗窦性心动过速主要针对病因进行处理及对症应用 β 受体阻滞剂或钙通道阻滞剂治疗。

中医治疗方面，魏执真教授根据其特点是脉率增加，每分钟脉搏 100～150 次之间，相当于中医一息脉来六至以上。《濒湖脉学》中记载："数脉，一息六至。"故窦速病人脉象为数脉。又根据《濒湖脉学》中载："数脉为阳热可知，……"说明数脉的主病是热。热盛气血运行加速，脉搏则随之数急。窦性心动过速的主要病因病机是心之气阴不足，血脉瘀阻，瘀而化热；或心脾不足，脾虚湿停，湿郁化热。其中"热"是窦性心动过速数脉发生的关键，"心脉瘀阻"是其发生的必要环节，心脏亏虚是其根本因素。热可致急，于是出现脉搏快速搏动的数脉。又因心脏亏虚的种类不同和涉及的脏腑不同，造成血脉瘀阻产生的途径不同，临床上可出现许多证型，以如下三种证型常见：

1. 心气阴虚，血脉瘀阻，瘀郁化热型

症状：心悸不宁，乏力，气短，心烦少寐，手足心热，口燥咽干，大便欠畅。

舌象：舌质暗红，苔薄黄。

脉象：细数。

分析：七情所伤，大病久病，饮食不节，先天禀赋不足等因素，均可致心气阴血亏虚。心之气阴不足是本型的根本所在，心主血脉，心气亏虚，无力帅血运行，血脉流通不畅，形成血脉瘀阻的重要环节。血脉瘀阻，日久瘀而化热，热可致急，遂引起数脉。总之，此型的病机是心气阴虚，血脉瘀阻，瘀而化热，其中，"化热"是形成此型的关键。心悸气短，乏力，心烦少寐，手足心热，口燥咽干，舌质暗红，苔薄黄等症状及舌象，亦为心气阴虚、血脉瘀阻、瘀久化热之征。

治法：益气养阴，活血通脉，凉血清热。

方药：太子参30g、麦冬15g、五味子10g、丹参30g、川芎15g、香附10g、香橼10g、佛手10g、丹皮15g、赤芍15g、黄连10g。

方解：太子参、麦冬、五味子益心气养心阴；丹参、川芎活血通脉；丹皮、赤芍凉血清热；黄连厚肠以防丹皮、赤芍寒凉致泻；香附、香橼、佛手理气疏肝以助活血通脉散郁热。全方共奏益气养阴，活血通脉，凉血清热之功。

2. 心脾不足，湿停阻脉，瘀而化热

症状：心悸，气短，乏力，口苦心烦，脘腹胀满，纳差，大便粘而不爽。

舌象：舌质暗红，苔厚腻黄白相兼。

脉象：滑数。

分析：劳倦思虑，饮食不节，抑郁恼怒等均可伤及脾胃，脾虚失运，湿邪停聚。湿邪阻脉，致使心脉瘀阻不畅，湿邪郁久化热，遂形成此型。脉滑数是湿热阻脉的见证。脘腹胀满，口苦，纳差，大便粘而不爽，苔厚腻黄白相兼，为湿热困脾之象。舌质暗为心脉瘀阻之征。心悸，气短，乏力，乃心脾不足所致。

治法：健脾化湿，理气通脉，凉血清热。

方药：苏梗10g、陈皮10g、半夏10g、白术10g、茯苓15g、川朴10g、香附10g、乌药10g、太子参30g、丹参30g、川芎15g、丹皮15g、赤芍15g、黄连10g。

方解：白术、茯苓、陈皮、半夏健脾化湿；苏梗、香附、乌药、川朴理气化湿；丹参、川芎活血通脉；丹皮、赤芍、黄连凉血清热；太子参补益心脾。全方共奏健脾化湿，理气通脉，凉血清热之功。

3. 心气阴虚，肺瘀生水，瘀郁化热

症状：心悸，气短，胸闷，憋气，咳逆依息不能平卧，尿少，水肿，多汗，唇暗。

舌象：舌质暗红，苔薄黄。

脉象：细数。

分析：此型患者既有因心气不足，血脉瘀阻，瘀而化热引起的脉细数，又有肺失肃降，水饮停聚的表现，故症见心悸，气短，胸闷，咳逆依息不能平卧，尿少，水肿。此型数脉的形成，乃因心气阴亏虚，血脉瘀阻，肺失肃降，水饮停聚，瘀而化热所致。

治法：益气养心，活血通脉，泻肺利水，凉血清热。

方药：太子参 30g、生芪 30g、麦冬 15g、五味子 10g、丹参 30g、川芎 15g、香附 10g、乌药 10g、桑皮 30g、葶苈子 30g、泽泻 30g、车前子包煎 30g、丹皮 15g、赤芍 15g、黄连 10g。

方解：方中太子参、生芪大补心气，麦冬、五味子滋心阴；丹参、川芎活血通脉；香附、乌药理气以助通脉；桑皮、葶苈子泻肺利水，止咳逆定喘；泽泻、车前子利水消肿；丹皮、赤芍凉血清热；黄连厚肠以防丹皮、赤芍寒凉致泻。全方共奏益气养心，活血通脉，泻肺利水，凉血清热之功。

病案举例

1. ××，女，52 岁，退休工人。初诊日期：2003 年 4 月 23 日。

患者近 3 个月来自觉心悸、心率快，自测心率常在 100 次/分，活动时则达 120 次/分，于西医院系统检查未发现器质性病变依据，也未发现甲亢、高血压及糖尿病等疾病。诊断心律失常，窦性心动过速。予服 β 受体阻滞剂，未见明显效果。遂来求治。现症见心悸气短，胸闷，乏力，口干，大便干，日一次，睡眠欠安。舌质暗红苔薄黄，脉细数。查体：血压 110/75mmHg，双肺未闻及干湿性啰音，心率 110 次/分，心律齐，各瓣膜听诊区未闻病理性杂音，腹软，肝脾未及，双下肢不肿。心电图示：窦性心动过速（心率 120 次/分）。动态心电图示：窦性心动过速。超声心动图：未发现异常。西医诊断：心律失常，窦性心动过速。中医诊断：心悸。辨证：心气阴虚，血脉瘀阻，瘀而化热。治法：益气养心，活血通脉，凉血清热。方用自拟清凉滋补调脉汤。处方：太子参 30g、麦冬 15g、五味子 10g、丹参 30g、川芎 15g、香附 10g、香橼 10g、佛手 10g、丹皮 15g、赤芍 15g、黄连 10g。水煎服，日一剂。

服药 1 周后，患者心率快有所下降，心率 95 次/分左右，心悸气短、胸闷、乏力明显减轻，大便转通畅，但仍睡眠欠安。上方加莲子芯 1.5g。3 周后心率 80 次/分左右，心悸气短、胸闷、乏力基本消失，大便畅，睡眠安。5 周后患者心动过速未再发生，诸症消失，大便畅，睡眠安。查体：心率 72 次/分，律齐，脉舌正常。

按：该患者为窦性心动过速，脉属数脉。根据笔者在心律失常辨证方面，以脉为主，四诊合参的经验，辨证时，首先抓住数脉这一主症，因数脉主热，故可考虑热为该患者发病的关键因素，再结合心悸、气短，胸闷、乏力，舌质暗红苔薄黄所显示出的"心气阴虚""血脉瘀阻"以及"瘀而化热"的表现分析，患者热的产生是由于血脉瘀阻，因血脉瘀阻而瘀郁化热，而血脉瘀阻，乃因心气阴虚所致，所以热是该患者发病的关键，血脉瘀阻是其必要环节，心气阴虚是发病的根本原因。总之该患者辨证应为，心气阴虚，血脉瘀阻，瘀郁化热，选用益气养心，活血通脉，凉血清热之法，其中凉血清热又是该患者治法中之关键，因患者之热为血脉瘀郁之热，而非气分之热，所以选用凉血清热之丹皮、赤芍，佐黄连厚肠以防丹皮、赤芍寒凉致泻；太子参、麦冬、五味子益心气养心阴；丹参、川芎活血通脉；香附、香橼、佛手理气以助通脉。诸药共用则心气阴足、血脉通、而瘀热清，数脉平，心悸止。

2. ××，女，57 岁，退休工人。初诊日期：2002 年 2 月 22 日。

患者近 1 月出现心悸、胸闷、气短，心率常在 90～100 次/分，活动时达到 120 次/分。曾查心电图示窦性心动过速，超声心动图检查心内结构正常。服西药治疗，未见明显缓解。现症见心悸，气短，胸闷，乏力，伴口苦口干，心烦易急，腹时有胀满，大便黏腻不畅，睡眠欠安。发现糖尿病 5 年，一直口服降糖药治疗。查：血压 120/80mmHg。神清，精神可。双肺未及干湿性啰音。心率 100 次/分，心律齐，各瓣膜听诊区未闻病理性杂音，腹软，肝脾未及，双下肢不肿。舌质暗红，苔厚腻、白黄相兼，脉数细弦。心电图示：窦性心动过速（心率 120 次/分）。西医诊断：心律失常，窦性心动过速。中医诊断：心悸。辨证：心脾不足，湿停阻脉，瘀而化热。治法：健脾化湿，理气通脉，凉血清热。方用自拟清凉化湿调脉汤。处方：苏梗 10g、陈皮 10g、半夏 10g、白术 30g、茯苓 15g、川朴 10g、香附 10g、乌药 10g、太子参 30g、川芎 15g、丹参 30g、丹皮 15g、赤芍 15g、黄连 10g。水煎服，日一剂。

服药 1 周后，患者心悸、胸闷、气短、乏力明显减轻，心率快有所下降，一般心率为 90 次/分左右，活动后 110 次/分左右，大便不畅好转，睡眠欠安。舌质暗红，苔白厚略黄，脉弦数。上方加菖蒲 10g、远志 10g。2 周后，心率快无明显改变，大便通畅，睡眠仍欠安。舌脉如前。前方加胆草 3g、莲子芯 1.5g，1 个半月后，患者心悸未发，睡眠转安。查心率 78 次/分。半年后随访无复发。

按：患者为窦性心动过速，脉属数脉，数脉主热，故热为该患者发病的关键因素，心悸、气短、胸闷、乏力、口苦口干、腹时有胀满、大便黏腻不畅、舌质暗红、苔厚腻、白黄相兼、脉数细弦为心脾不足，脾失健运，湿邪停聚化热，湿热阻脉之象。因此可见该患者之热的产生乃因中土受伤，湿邪阻脉，致使心脉瘀阻，瘀而化热所致。热是该患者发病的关键，湿停阻脉，血脉瘀阻是其必要环节，心脾不足是发病的根本原因。总之该患者辨证应为：心脾不足，湿停阻脉，瘀而化热，选用健脾理气化湿，活血通脉，凉血清热之法。方中白术、茯苓健脾化湿；陈皮、半夏温化痰湿，苏梗、川朴、香附、乌药理气宽胸，以助湿化；川芎、丹参活血通脉；丹皮、赤芍凉血清热；太子参补益心脾，黄连厚肠为佐药。全方共用使心脾气充足、停湿消退、心脉通畅、瘀热化解而数脉得以恢复，心悸病愈。

3. ××，男，60 岁。初诊日期：1998 年 4 月 13 日。

患者近 1 个月来经常心悸气短、咳痰白黏或有泡沫，经反复抗感染治疗，病情一直未见好转。1 周来出现心悸，咳喘不能平卧，胸胁腹部胀满，纳谷不香，尿少（尿量 500ml/24 小时），浮肿。患者冠心病史近 8 年。查体：半卧位，体温 36.8℃，血压 130/90mmHg，心率 110 次/分，律齐，两肺下野可闻及湿啰音，肝右肋缘下 4cm，双下肢可凹性水肿。舌暗淡，苔黄，脉细数而弱。心电图：窦性心动过速，ST-T 改变。胸部 X 线示两肺淤血征。心脏超声：左室舒缩功能减低，射血分数 45%。血常规正常。西医诊断：冠心病，心力衰竭Ⅲ度，窦性心动过速。中医辨证：心气衰微，血脉瘀阻，肺失肃降，水饮停聚，瘀而化热。治法：益气养心，活血通脉，泻肺利水，凉血清热。处方：太子参 30g、生黄芪 30g、麦冬

15g、五味子10g、丹参30g、川芎15g、香附10g、乌药10g、桑皮30g、葶苈子30g、泽泻30g、车前子^{包煎}30g、丹皮15g、赤芍15g、黄连10g。水煎服，日一剂。

服药1周后心率下降至90次/分，能平卧，尿量1300ml/24小时，肺部啰音消失，肝右肋下2cm。服药2周后心率80次/分，无咳喘，浮肿消失，肝右肋下1cm。服药1个月后心率76次/分，可下地轻微活动，心电图：窦性心律，心率76次/分，轻度ST-T改变。胸部X线两肺淤血征消失。心脏超声射血分数由45%升至58%。

按：本患者心力衰竭，窦性心动过速，脉细数而弱，数脉主热，细弱为气阴衰微，心气阴衰微，血脉瘀阻，肺失肃降，水饮内停，瘀郁化热则脉数细弱；水饮上凌于心则心悸，咳喘不能平卧，胸胁腹部胀满；肺失治节，不能通调水道下输膀胱则尿少、浮肿；舌暗淡苔黄亦为心气衰微，瘀血内阻，水饮停聚，瘀而化热之象。选用益气养心，活血通脉，泻肺利水，凉血清热之法。方中太子参、生黄芪、麦冬、五味子大补心气心阴；丹参、川芎活血通脉；香附、乌药理气以助活血通脉；桑皮、葶苈子泻肺利水，止咳逆定喘；泽泻、车前子利水消肿；丹皮、赤芍凉血清热；佐黄连厚肠以防丹皮、赤芍寒凉致泻。服药月余心衰症状缓解，心功能恢复，射血分数由45%升至58%。

六、疾脉是阵发性室上性心动过速首要的辨证依据

阵发性室上性心动过速是起源于希氏束或希氏束以上的突发突止的心动过速，简称"室上速"，是临床最常见的心律失常之一，室上速是一种阵发性快速而规则的异位心律，心率每分钟150～250次，节律规则，其特征是突然发作和突然终止，每次发作可能持续数秒、数小时或数日。临床可出现心悸、晕厥、心力衰竭等表现，甚至发生急性肺水肿和低血压。多数情况下，房室结功能上的传导性和不应期的差异，或房室旁道的存在是其发病的基础。常见于无明显器质性心脏病者，也可见于各种心脏病，约80%的预激综合征患者，有阵发室上速发作。

目前西医治疗方面射频消融术是成功的治疗手段，但临床中尚有不适应者。抗心律失常西药方面除其副作用外，对其控制发作也还存在一定困难。

中医治疗阵发室上速方面，魏执真教授认为，阵发性室上性心动过速属于中医的心悸病，其特点是脉的搏动速度很快，一呼一吸脉来七、八至，《濒湖脉学》记载："数脉属阳，六至一息。七疾八极，九至为脱。"室上性心动过速脉象为疾脉，疾脉是比数脉更快的脉象，即室上性心动过速与窦性心动过速两者的病机虽然同为"心气阴两虚，血脉瘀阻，瘀而化热"，但两者又有区别。室上性心动过速的脉象是疾脉，而窦性心动过速的脉象是数脉，数脉与疾脉的形成虽然同为阴虚而阳热亢盛，但疾脉较数脉更快，呈急疾之象，热盛与阴虚都较数脉更为严重，出现阳极而阴液欲竭之势。所以室上性心动过速的治疗应该较窦性心动过速的治疗更重用填补心阴及凉血清热的药物。

"热盛"是疾脉发生的关键，"心脉瘀阻"是各种心律失常，也是疾脉产生的必要环节，而心脏亏虚是其根本因素，是引起心脉瘀阻的根源。又因心脏亏虚的种类不同和涉及的脏腑不同，造成血脉瘀阻产生的途径的不同，故临床可出现多种不同证型，但如下二种证型最为常见。

（一）心气阴虚，血脉瘀阻，瘀而化热型

症状：心悸，乏力，气短，心烦少寐，手足心热，口燥咽干，大便干结。

舌象：舌质红，可见舌有裂纹。苔少或光剥。

脉象：疾脉。

分析：七情所伤，饮食不节，大病久病，先天禀赋不足等因素，导致心气阴血亏虚。心气亏虚，无力帅血运行，血流不畅，血脉瘀阻，日久瘀而化热，热可致急，瘀可致乱，遂引起疾脉。与心气阴虚、血脉瘀阻、瘀而化热的数脉相比，疾脉瘀热更盛，为阳热亢盛，阴液欲竭。总之，瘀热是该型的关键，血脉瘀阻是重要环节，心之气阴不足是根本因素。心悸气短，乏力，心烦少寐，手足心热，口燥咽干，舌质暗红，苔薄黄等症状及舌象，亦为心气阴虚、血脉瘀阻、瘀久化热之征。

治法：养阴益气，活血通脉，凉血清热。

方药：沙参 30g、麦冬 15g、元参 30g、生地 15g、五味子 10g、太子参 30g、丹参 30g、川芎 15g、香附 10g、香橼 10g、佛手 10g、丹皮 20g、赤芍 20g。

方解：方中沙参、元参、生地、麦冬、五味子填补阴液；太子参补心气；丹参、川芎活血通脉；香附、香橼、佛手理气以助活血通脉；重用丹皮、赤芍加大凉血清热之功。全方共奏养阴益气，凉血清热，活血通脉之功。

（二）心脾不足，湿停阻脉，瘀郁化热型。

症状：心悸，气短，乏力，胸闷，憋气，脘腹胀满，大便黏而不爽，口苦心烦。

舌象：舌质暗红，苔厚腻黄白相兼。

脉象：疾脉或兼滑。

分析：劳倦思虑，饮食不节，损伤脾胃，脾失健运，湿邪停聚，湿邪阻脉，致使心脉瘀阻不畅，湿邪郁久化热，热可致急，瘀可致乱，遂引起疾脉。与心脾不足、湿停阻脉、瘀郁化热的数脉比较，疾脉的瘀热更盛，且有阴液欲竭之势。总之，热是该型的关键，湿停阻脉、血脉瘀阻是重要环节，心脾不足是根本因素。脘腹胀满，口苦，纳差，大便黏而不爽，苔厚腻黄白相兼，为湿热困脾之象。舌质暗为心脉瘀阻之征。心悸，气短，乏力，乃心脾不足所致。治法：化湿通脉，养阴益气，凉血清热。

方药：苏梗 10g、陈皮 10g、半夏 10g、白术 30g、茯苓 15g、川朴 10g、香附 10g、乌药 10g、丹参 30g、川芎 15g、丹皮 20g、赤芍 20g、黄连 10g、沙参 30g、元参 30g、太子

参30g。

方解：陈皮、半夏、白术、茯苓健脾祛湿；苏梗、香附、乌药、川朴理气化湿；重用丹皮、赤芍加大凉血清热之力；黄连厚肠；丹参、川芎活血通脉；太子参补气；由于疾脉为阳热亢盛，阴液欲竭，故本型既有湿停又有阴伤，因此予沙参、元参补阴，且无滋腻留湿之弊。全方共奏健脾祛湿，益气通脉，凉血清热之功。

病案举例

1. ×××，男，49岁，工人。初诊日期：2000年10月16日。

患者阵发性室上速6年余。开始时半年左右发作1次，未予重视。近2年发作逐渐频繁，1年来每月发作1~2次，近1周已发作3次。发作时心率160次/分以上，自觉心悸、胸闷、头晕。平时经常气短、乏力、心烦、便秘、睡眠不实。查体：血压110/70mmHg，心率70次/分，律齐，各瓣膜听诊区未闻病理性杂音，两肺正常，肝脾不大，双下肢无浮肿。舌质暗红苔薄黄，脉细弦，阵发室上速发作时为疾脉，发作时心电图为室上性心动过速。食管调搏示房室结双径路。西医诊断：心律失常，阵发性室上性心动过速。中医辨证：心气阴虚，血脉瘀阻，瘀而化热。治以益气养心，凉血清热，活血通脉之法。处方：沙参30g、元参30g、麦冬15g、五味子10g、太子参30g、丹参30g、川芎15g、香附10g、香橼10g、佛手10g、丹皮20g、赤芍20g、炒枣仁30g。水煎服，日一剂。

服药1个月后，阵发室上速发作1次，持续约10分钟，心率160次/分。心悸、头晕症状较前减轻。继续服药2个月后，阵发室上速停止发作。又服药2个月巩固疗效。1年后随访，室上速未发作。

按：该患者为阵发性室上性心动过速，发作时的脉象为疾脉，辨证时首先抓住疾脉这一主症。因疾脉主热盛阴伤欲竭，故热盛为该患者发病的关键因素。再结合心悸、胸闷、头晕、气短、乏力，舌质暗红苔薄黄所显示出的"心气阴虚""血脉瘀阻"以及"瘀而化热"的表现分析，患者热盛的产生是由于血脉瘀阻，因血脉瘀阻而瘀郁化热，而血脉瘀阻乃因心气阴亏虚所致。所以热盛阴伤欲竭是该患者脉疾的关键。辨证应为心气阴亏，血脉瘀阻，瘀而化热。选用益气养心，凉血清热，活血通脉之法，其中凉血清热补阴又是该患者治法中的关键，重用凉血清热之丹皮、赤芍清血分之瘀热；沙参、元参、麦冬、五味子填补阴液；太子参益气；丹参、川芎活血通脉；香附、香橼、佛手理气以助通脉。药后瘀热清除，心气阴恢复，血脉流畅病愈。

2. ××，女，53岁，退休工人。初诊时间：2004年2月10日。

患者阵发心悸近1年，加重半月。患者1年前出现阵发心悸时曾于外院就诊，查心电图示：室上性心动过速。未经系统治疗。每周心悸发作2次，每次发作时心率在160次/分左右，持续约半小时可自行终止。半月前，做家务后病情加重，心悸隔日发作一次，发作时心率及持续时间同前。刻下症：心悸气短，疲乏无力，动则汗出，时有头晕，胸闷憋气，脘腹胀满，寐少梦多，纳谷不香，大便黏腻不畅，日一行。否认高血压、冠心病病史。查体：血压 130/80mmHg，神清，精神可，双肺未闻及干湿啰音，心界不大，心率 82 次/分，心律齐，各瓣膜听诊区未闻及病理性杂音，腹软，肝脾未及，双下肢不肿。舌质暗红有小裂纹，苔厚腻黄白相兼，脉发病时为疾脉，刻下脉弦细。当日心电图示：窦性心律，轻度 ST-T 改变。西医诊断：心律失常 阵发性室上性心动过速。中医诊断：心悸。辨证：心脾不足，湿停阻脉，瘀而化热。治法：健脾化湿，理气通脉，凉血清热。方用清凉化湿调脉汤加味。处方：苏梗 10g、陈皮 10g、半夏 10g、白术 30g、茯苓 15g、川朴 10g、香附 10g、香橼 10g、佛手 10g、乌药 10g、太子参 30g、沙参 30g、川芎 15g、丹参 30g、丹皮 15g、赤芍 15g、黄连 10g、菖蒲 10g、远志 10g。水煎服，日一剂。

服药 1 周后，心悸发作程度减轻，恶心、脘腹胀满好转，大便仍不畅，查体：心率 80 次/分，律齐。舌质暗红，苔白厚腻兼黄，脉弦细。前方丹皮、赤芍改为各 20g。2 周后，患者心悸发作 2 次，每次持续时间 5～10 分钟。胃纳改善，脘腹胀满好转，大便成形且通畅。服药 1 个月后，心悸发作仅 1 次，症减，睡眠转好，汗出减少。前方加三七粉分冲 3g，1 个半月后，心悸发作 3 次，其中两次瞬间缓解，另一次持续约 15 分钟。2 个半月后，患者心悸无发作，已恢复正常生活，前述诸症已基本消失。查：心率 76 次/分，心律齐。又服药 2 周巩固。随访约 2 年，未再发作阵发室上速。

按：患者阵发性室上速，发作时的脉象为疾脉。疾脉主阳热极盛，阴液将竭，故热为该患者发病的关键因素。其热的产生乃因中土受伤，湿邪阻脉，致使心脉瘀阻，瘀而化热所致。热是该患者发病的关键，湿停阻脉，血脉瘀阻是其必要环节，心脾不足是发病的根本原因。结合症状心悸、气短、疲乏无力为心脾气虚；脘腹胀满、纳谷不香、大便黏腻不畅、舌苔厚腻黄白相兼为脾虚不运，湿邪停聚，瘀而化热之象；该患者辨证应为：心脾不足，湿停阻脉，瘀而化热，选用健脾化湿，理气通脉，凉血清热之法。方中白术、茯苓健脾化湿；陈皮、半夏温化痰湿；苏梗、川朴、香附、香橼、佛手、乌药理气宽胸，以助湿化；丹参、川芎活血通脉；丹皮、赤芍凉血清热；太子参补益心脾；黄连厚肠。因疾脉与数脉比较，其"热盛阴伤"更甚，故加沙参养阴。全方共奏理气化湿、凉血清热、补益心脾之功。方中随症加入菖蒲、远志化痰通心窍，以安神志；加入三七粉增强活血通脉之力。经治疗使心脾气充足，停湿消退、心脉通畅、瘀热化解而疾脉得以恢复。

七、涩脉是心房颤动首要的辨证依据

房颤是心房颤动的简称，是指心房肌纤维发生 300～650 次/分的不协调、不规则乱颤，心率绝对不齐，是一种很常见的心律失常。房颤是心肌丧失了正常有规律的舒缩活动，而代之以快速而不协调的紊乱微弱的蠕动，致使心房失去了正常的有效收缩。杂乱的房颤激动通过房室结时，由于时机不同，发生阻滞、隐匿传导及传导，因而引起心室律绝对不规则。房颤可见于各种器质性心脏病，如风湿性或非风湿性二尖瓣疾病、冠心病、高血压性心脏病、慢性肺心病、房间隔缺损等，与心房增大有明显关系。房颤也可见于非心脏病，如甲状腺功能亢进等。另外临床上还可见不少"特发性房颤"。房颤是患者死亡和许多心血管疾病的独立预测因子，具有很高的致死性和致残性，因此积极预防和控制房颤发生能够显著降低患者的致死率和致残率。

房颤有三种类型：一为阵发房颤；二为持续房颤；三为永久房颤。房颤早期常为阵发性，渐渐愈发愈勤，终于发展为持续性。房颤持续 3 周以上为持续性房颤。持续性房颤多心房扩大不易纠正。房颤的临床表现为病人发作时心室率快达 160 次/分以上，病人感觉心悸。若房室结传导功能减低，心室率变慢，多见于老年人或病程较久者。心脏听诊时，发现心音强弱及快慢不一，称为心律绝对不齐，为房颤的临床诊断特征。心律周期太短者，因舒张期心室得不到血液充盈，收缩时几乎无射血，则引不起脉跳，称为细脉，体力活动时心率加快，使之更不规则，出现心跳与脉搏次数的差距更大。

抗心律失常之西药、介入治疗、起搏器等对房颤的治疗，均有一定效果，但由于上述疗法的有效率、副作用、适应证、患者耐药性以及经济等方面的原因，致使房颤目前的治疗，仍是西医临床中一个棘手的难题。

魏执真教授 50 年来在心血管病临床工作中，不断地将中医理论密切结合实践，通过长期认真仔细观察，反复总结、研究，从而在房颤的中医辨证施治方面，摸索出一套自己特有的、疗效满意的思路和方法，在控制阵发房颤，使其不发作和减少发作方面及减慢快速房颤心室率，使之恢复正常方面均有肯定的效果，对于持续房颤的转复和转复后的窦性心律的维持，有些病人也出现了效果。因而使不少西医方法不能解决病痛的病人得到康复。

但是房颤是难治病，所以中医疗效的取得也并非轻而易举，必须做到正确地认识病机，准确地辨证，精当的治法、遣方、选药、酌量，才能取得良好的疗效，如何达到上述要求呢？房颤辨证论治中的关键又是什么呢？笔者体会，紧紧抓住房颤脉象是涩脉这一特征，以此作为认识病机、确定证型的最主要依据，是房颤辨治的关键。

表现为叁伍不调的涩脉是房颤独特的脉象，是区别于其他心律失常的脉象，所以，在对房颤病人辨证论治时，必须紧紧抓住涩脉这一特征，以它作为辨证的最主要依据，其结果才能正确地认识病机，准确地辨证，再加精当的治法、遣药、酌量，才能获得满意的疗效。目前在认识房颤的脉象上存在一个误区，有的医生凡见节律不齐的脉象，统统认为是结代脉，这是不正确的。节律不齐的脉象，其实可有促、结、代、涩等多种，而且各种不同的脉象均有其相应不同的主病，不加区别的统统按结代脉辨治，必将不会取得满意疗效。涩脉的脉象是，脉动往来不流利，涩滞不畅。但除此之外，尚有最重要的表现是叁伍不调，正如《濒湖脉学》中描述的"叁伍不调名曰涩""涩脉如轻刀刮竹""病蚕食叶"，叁伍不调是指脉的节律绝对不齐、强弱不等、快慢不一。这正是房颤病人所表现的脉象特点。涩脉与结代脉不同，结脉是指脉缓中一止，代脉是频发间歇脉，而不是快慢、强弱、绝对不齐。所以房颤是涩脉而不是结代脉。涩脉除叁伍不调的表现外，还有另一特点，即细而迟。所以典型的涩脉应是，脉绝对不齐，同时脉率慢或偏慢。心室率慢和偏慢的房颤，其脉象是典型的涩脉。而快速房颤的脉象，就是涩而数的涩数脉。在临床中，快速房颤较心率慢或偏慢的房颤更为多见。涩脉的主病是阴液精血亏虚，再加寒湿入营而致血脉涩滞，正如《濒湖脉学》所述"涩缘血少或伤精，反胃亡阳汗雨淋。寒湿入营为血痹，……""涩脉少血，或中寒湿，……"。那么涩数脉的主病则为阴液精血亏虚，血流涩滞，瘀而化热了。

主要根据涩脉及涩数脉的主病，结合房颤的舌象、症状等，综合分析显示，房颤于临床中常常出现如下两种证型。

（一）阴液精血亏虚，血脉瘀阻，瘀而化热型

症状：心悸，乏力，气短，胸闷或胸痛，失眠健忘，头晕耳鸣，面色及口唇无华，大便易秘。

舌象：舌质暗红，或有裂纹。苔薄白或薄黄或苔少。

脉象：涩而细数。

分析：本型见于快速型心房颤动。此型患者临床表现的特点是见涩而数脉。由于先天禀赋阴精不足或失血、大汗等阴液精血耗伤，或五志过极，心之阴液精血耗伤，或因劳倦，特别是房劳过度损伤肾阴，肾水不能上济于心而致心阴液精血亏虚。以上诸多因素均可致心阴精血亏虚，不能濡润心脉，而致心脉瘀阻，瘀郁化热，而成涩而数之脉；瘀热扰心则心悸；精血亏虚失养则失眠健忘，头晕耳鸣，面色口唇无华；气虚则乏力、气短；阴液精血不足，血脉瘀阻则胸闷或胸痛；阴液不足肠失濡润则便秘；舌质暗红，或有裂纹，苔薄白或薄黄或苔少，也是阴液精血亏虚的征兆。

治法：滋阴养血，理气通脉，凉血清热。

方药：自拟清凉养阴调脉汤。

处方：太子参30g、麦冬15g、五味子10g、沙参30g、白芍15g、生地15g、丹参30g、川芎15g、香附10g、香橼10g、佛手10g、丹皮15g、赤芍15g、黄连10g。

方解：沙参、麦冬、五味子、白芍、生地滋补心血；太子参补气以生阴血；丹参、川芎活血通脉；丹皮、赤芍凉血清热；黄连厚肠，以防丹皮、赤芍寒凉致泻。香附、香橼、佛手理气以助活血通脉；全方共奏滋养阴血、理气通脉、凉血清热之功。主治心阴精血亏虚，血脉瘀阻，瘀而化热而致的涩数脉。

（二）阴液精血亏虚，寒湿入营，血脉涩滞

症状：心悸，气短，疲乏无力，胸闷或胸痛，畏寒肢冷，口唇青紫，面色晦暗，头晕耳鸣，失眠健忘，腰膝酸软，脘腹胀满，纳差，便溏。

舌象：舌暗淡，可见碎裂，苔白腻。

脉象：涩。

分析：本型主要见于心室率缓慢的心房颤动。禀赋薄弱、房事不节、早婚、早育、多育等均致阴液精血不足，再加寒湿入营而致血脉涩滞，于是出现叁伍不调、细而迟的涩脉；心脉涩滞则心悸，气短，疲乏无力，口唇青紫，面色晦暗；胸阳不展则胸闷或胸痛；精血亏虚，寒湿阻滞，失于温养则畏寒肢冷；肾精不足则头晕耳鸣，失眠健忘，腰膝酸软；寒湿阻滞中焦则脘腹胀满，纳差，便溏；舌暗淡，可见碎裂，苔白腻均为阴液精血亏虚，寒湿阻滞之象。

治法：滋阴养血，温补脾肾，化湿散寒，理气通脉。

方药：自拟滋养温化调脉汤。

处方：生地15g、当归10g、麦冬15g、五味子10g、阿胶10g、太子参30g、肉桂10g、干姜10g、生鹿角10g、白术10g、茯苓15g、香附10g、乌药10g、丹参30g、川芎15g。

方解：生地、当归、麦冬、五味子、阿胶滋阴养血；太子参、干姜、肉桂、生鹿角温补脾肾；白术、茯苓健脾化湿；香附、乌药、丹参、川芎理气活血通脉。

病案举例

1. ××，女，59岁，退休干部。初诊日期：2004年1月29日。

患者1994年和2000年曾各有1次心悸发作，但未到医院就诊。2003年12月2日因劳累又出现心悸，当时到医院查心电图示房颤。此后房颤每日均有发作，每次持续数十分钟至数小时，房颤时心室率心电图示120次/分左右，多自行终止，有时需药物终止。多于夜间发作，发作时心悸、气短、憋气。咽干，纳可，眠安，大便调。查体：血压130/80mmHg，神清，精神可。心界叩之不大，心率70次/分，心律齐，各瓣膜听诊区未闻及病理性杂音。双肺呼吸音清，肝脾不大，双下肢无浮肿。舌质暗红苔薄黄，脉细弦。发病时脉涩而数。24小时动态心电图示：心率最慢50次/分，最快120次/分，平均70次/分，阵发房颤分2组出现，最快心室率120次/分。结论：窦性心律，阵发房颤。超声心动图：正常。西医诊断：心律失常，阵发房颤。中医诊断：心悸。辨证：心阴血虚，血脉瘀阻，瘀而化热。治法：滋补阴血，理气通脉，凉血清热。方用自拟清凉养阴调脉汤加减：太子参30g、麦冬15g、五味子10g、沙参30g、白芍15g、丹参30g、川芎15g、香附10g、佛手10g、乌药10g、丹皮15g、赤芍15g、黄连10g、诃子肉10g。水煎服，日一剂。

服药2周后，2周内房颤发作2次，持续约15分钟，心悸、气短乏力症状较前减轻，咽不干，纳可，眠安，大便调。继服药2周，房颤发作1次，气短、乏力减轻。服药1个半月后，房颤未作。查体：心率73次/分，律齐。服药2个半月后，房颤未作，入睡难，前方加莲子芯1.5g。服此方2周后，房颤未作，睡眠转安，前方去莲子芯。继服药1个月，房颤未作。查体：心率70次/分，律齐。复查24小时动态心电图：窦性心律，心率最慢53次/分，最快113次/分，平均70次/分，未见阵发房颤。为巩固疗效继服前方2个月，随访4年未复发。

按：患者为中老年女性，脏气已亏，阵发房颤1年，近1月发作频繁，房颤发作时心率

120 次/分左右，属快速房颤，脉为涩而数脉。辨证从脉象入手，涩而数脉的主病是心阴精血亏虚，血脉瘀阻，瘀而化热；结合患者心悸、气短、憋气、咽干、舌暗红苔薄黄之症状及舌象，均为心阴精血亏虚，血脉瘀阻，瘀而化热之象，故从心律失常"两类、十型、三证候"方面分析，属阳热类、第四型，即心阴血虚，血脉瘀阻，瘀而化热。给予滋补阴血、理气通脉、凉血清热之法，方中太子参、沙参、麦冬、五味子、白芍益心气养心阴，补心之阴血；丹皮、赤芍凉血清热；丹参、川芎活血通脉；香附、佛手、乌药理气以助活血通脉；佐以黄连、诃子肉厚肠收涩，防止丹皮、赤芍寒凉致泻；其间患者有入睡难加莲子芯清心热安心神。

2. ××，男，62 岁，退休工程师。出诊日期：2004 年 5 月 25 日。

患者 5 年来心悸阵作，曾做 24 小时动态心电图示：阵发房颤。开始数月发作 1 次，每次持续 1~2 小时，近 1 年阵发房颤发作频繁，每月发作 1 次，本月发作 2 次，每次持续 10 个小时左右，可自行缓解或去医院药物终止。房颤发作时心悸甚，心电图示心室率约 140 次/分。无胸痛，自觉胸闷、气短，腹胀，大便黏而不爽，纳差，口苦，眠安。现服美托洛尔，服前心率不慢，88 次/分以上。现心率每分钟 50 余次。既往史：高血压病病史 5 年余，现服贝那普利、美托洛尔，血压控制尚可。查体：血压 135/80mmHg，双肺未闻干湿啰音，心率 55 次/分，心律齐，各瓣膜听诊区未闻及病理性杂音，腹软，肝脾不大，双下肢无浮肿。舌质暗红中裂苔白厚腻，脉细缓。发病时脉为涩兼数脉。西医诊断：心律失常，阵发房颤。中医诊断：心悸。辨证：心脾不足，湿停阻脉，瘀久生热。治法：健脾祛湿，活血通脉，清热凉血，兼顾心阴。方药清凉化湿调脉汤加减。处方：苏梗 10g、陈皮 10g、半夏 10g、白术 30g、茯苓 15g、枳壳 10g、香附 10g、乌药 10g、太子参 30g、川芎 15g、丹参 30g、木香 10g、川连 10g、炒苡米 30g、麦冬 15g、丹皮 15g、赤芍 15g。水煎服，日一剂。

服药 1 周后，患者心悸、胸闷、气短减轻，发作 1 次房颤，持续时间由约 10 小时减为约 5 小时。服药 5 周后，房颤发作 1 次，持续约 2 小时自行缓解。7 周后，房颤未作，偶有心悸。腻苔已化。治以健脾养心，活血通脉，凉血清热，处方：太子参 30g、麦冬 15g、五味子 10g、白术 15g、茯苓 15g、川芎 15g、丹参 30g、香附 10g、香橼 10g、佛手 10g、丹皮 15g、赤芍 15g、黄连 10g、阿胶 10g^{烊化}。服药 3 周后，患者未发作房颤，因情志失和觉胸闷，加郁金 10g 以行气解郁。服药 5 周后，病情基本控制，房颤未作，无自觉不适。又巩固服药 1 个半月，随访至今房颤未作。

按：患者年过六旬，脏气已亏，近 5 年心悸阵发，加重 1 年，心律失常为阵发房颤，为快速型心律失常。发作时心悸甚，心电图示心室率约 140 次/分。辨证首先从脉象入手，发作房颤时脉象涩而数，主病为心气阴血不足、血脉瘀阻、瘀而化热，其中阴血不足更为突出。心悸胸闷，腹胀，纳差，口苦，舌质暗红中有裂纹、苔白厚腻等症状及舌象，显示出"心脾不足""湿邪内停"以及"瘀久化热"，辨证心脾不足，湿停阻脉、瘀而化热；根据脉象阵发涩而数，患者本有阴血不足。治以健脾祛湿，活血通脉，清热凉血，兼顾心阴。方中白术、茯苓健脾化湿；陈皮、半夏温化痰湿；苏梗、枳壳、香附、乌药理气宽胸，以助湿化；丹参、川芎活血通脉；太子参补益心脾，丹皮、赤芍凉血清热；木香、黄连理气厚肠；炒苡米健脾化湿止泻。因该患者脉涩兼数，与单纯数脉比较，其阴血不足更为突出，故治法中当兼顾阴血。又因该患者脾虚湿停，故选用滋阴而不碍湿之麦冬养阴。药后患者房颤发作减少，湿邪渐化，则继以健脾养心，活血通脉，清热凉血治法，方中又予阿胶养血以增强滋补阴血之力。期间患者出现情志失和，胸闷，为兼有气机郁结证候，则加郁金行气解郁。经逐步调理，使心阴血足，脾气健旺，血脉通畅，瘀热清解，患者诸症平复，房颤未再发作。

3. ×××，男，59 岁，干部。初诊日期：2006 年 8 月 10 日。

房颤持续 2 月余。于西医院系统检查，心脏未发现器质性病变依据，诊断为心律失常，心房颤动。服西药房颤未能转复，遂来就诊。查体：血压 120/80mmHg，心率 104 次/分，律绝对不齐，各瓣膜听诊区未闻及病理性杂音，两肺正常，肝脾未及，下肢不肿。心电图：心房颤动，心率 106 次/分。24 小时动态心电图：持续房颤。心率最快 167 次/分，最慢 91 次/分，平均 115 次/分。心脏超声正常。现症心悸、气短、乏力，胸闷，纳可，眠欠安，大便调。舌质暗红苔少，脉细涩而数。西医诊断：快速房颤。中医诊断：心悸。辨证：心阴血虚，血脉瘀阻，瘀而化热。治法：滋阴养血，理气通脉，凉血清热。方用自拟清凉养阴调脉汤，处方：太子参 30g、麦冬 15g、五味子 10g、沙参 30g、白芍 15g、生地 15g、丹参 30g、川芎 15g、香附 10g、香橼 10g、佛手 10g、丹皮 15g、赤芍 15g、黄连 10g、诃子肉 10g。水煎服，日一剂。

服药 1 周后，心悸、气短、乏力，诸症减轻，睡眠安，腹胀，脉细涩略数，舌质暗红苔少。复查心电图：心房颤动，心率 98 次/分。上方加川朴 10g。服药 2 周后，房颤转为阵发，1 周内房颤发作 2 次，每次持续约 1 个小时。发作时自觉心悸，气短、乏力。腹胀止。脉细弦，舌质暗红苔薄黄。心电图：窦性心律，心率 76 次/分。上方去川朴，服药 1 个月后，房颤停止发作。继续服药 2 个月，房颤无发作。随访 2 年房颤未再发作。

按：本患者快速房颤，脉属涩而数脉。根据笔者在心律失常辨证方面，要以脉为主，四诊合参的经验，该患者辨证时，首先抓住涩而数脉这一主症，涩数脉的主病为阴液精血亏虚，血流涩滞，瘀而化热。再结合心悸、气短、乏力，舌质暗红苔少所显示出的"心阴血亏虚""血脉瘀阻"以及"瘀而化热"表现分析，涩数脉的产生，因心脾肾亏虚而致阴液精血亏虚，心脉失其濡润，而致心脉涩滞不畅，瘀而化热，于是出现叁伍不调的涩数脉。故热是该患者发病的关键，血脉瘀阻是其必要环节，心阴精血亏虚是发病的根本原因，所以该患者辨证应为，心阴血亏虚，血脉瘀阻，瘀而化热。选用滋养阴血，理气通脉，凉血清热之法，其中凉血清热又是该患者治法中的关键。又因患者之热为血脉瘀郁之热，而非气分之热，所以选用凉血清热之丹皮、赤芍；佐黄连厚肠、诃子肉收涩，以防丹皮、赤芍寒凉致泻；麦冬、五味子、沙参、白芍、生地滋补心之阴血；太子参补气以生阴血；丹参、川芎活血通脉；香附、香橼、佛手理气以助通脉；全方共奏滋养阴血、理气通脉、凉血清热之功。

使阴血充足，血脉流畅，瘀热清除，涩数脉平。

4. ×××，女，65岁。出诊日期：2006年4月3日。

阵发房颤14年，2006年1月末，转为持续性房颤。曾在西医院住院治疗，查心电图示心房颤动。24小时动态心电图：心房颤动，1.5~2.0秒长间歇476次/24小时，心率最小43次/分，最大105次/分，平均65次/分。心脏超声正常。建议患者安装心脏起搏器，患者拒绝。出院诊断为心律失常，心房颤动（持续性）。查体：血压130/80mmHg，心率56次/分，心律绝对不齐，各瓣膜听诊区未闻及病理性杂音，两肺正常，肝脾未及，双下肢不肿。心电图：心房颤动，心率56次/分。现自觉心悸，气短，乏力，睡眠多梦，纳可，尿便调。舌质红暗苔白，脉细涩。西医诊断：心律失常 心房颤动。中医诊断：心悸。辨证：阴液精血亏虚，寒湿入营，血脉涩滞。治法：滋阴养血，温补脾肾，散寒化湿，理气通脉。方用自拟滋养温化调脉汤。处方：太子参30g、麦冬15g、五味子10g、沙参30g、白芍15g、当归10g、丹参30g、川芎15g、香附10g、香橼10g、佛手10g、羌活15g、生鹿角10g、炒枣仁30g、夜交藤30g。水煎服，日一剂。

服药2周后心悸、气短、乏力减轻，睡眠转安，舌脉同前。心电图示：心房颤动，心率60次/分。前方去炒枣仁、夜交藤。服药1个月后，无明显心悸、气短、乏力。心电图：心房颤动，心率67次/分。复查24小时动态心电图：心房颤动，1.5~2.0秒长间歇356次/24小时，心率最小45次/分，最大108次/分，平均68次/分。继续服药2个月后心律转为窦性心律。心电图示：窦性心动过缓，心率56次/分。继续服药3个月后，心电图示：窦性心律，心率67次/分。复查24小时动态心电图：窦性心律，房早376次，心率最小50次/分，最大117次/分，平均72次/分，未见长间歇。

按：本患者为心室率缓慢的心房颤动，脉属涩脉。根据笔者在心律失常辨证方面，要以脉为主，四诊合参的经验，该患者辨证时，首先抓住涩脉这一主症。涩脉的主病是阴液精血亏虚，再加寒湿入营而致血脉涩滞；再结合心悸、气短、乏力，舌质红暗苔白等症状及舌象，所显示出的"心阴精血亏虚""寒湿瘀阻"以及"心脉涩滞"表现，该患者辨证应为心阴精血亏虚，寒湿瘀阻，心脉涩滞。选用滋阴养血，温补脾肾，散寒化湿，理气通脉之法。方中沙参、麦冬、五味子、白芍滋阴养血；生鹿角温肾阳以散寒；太子参、香附、香橼、佛手、羌活健脾理气化湿；当归、丹参、川芎养血活血通脉；全方共使阴液精血充足，寒湿消散，血脉得通，心脉得以温养濡润，心血流畅，涩脉纠正。

八、迟、结脉及疾、涩数脉交替是病态窦房结综合征首要的辨证依据

病态窦房结综合征简称"病窦"，是由于窦房结起搏功能和传导功能障碍常有不同程度的房室结功能损害甚至累及整个传导功能系统，以致产生一系列的心律失常、血流动力学障碍和心功能受损，严重者可发生阿斯综合征或猝死，临床上以心动过缓最为常见。"病窦"

可由冠状动脉硬化性心脏病、心肌病、风湿性或其他原因的炎症及其后遗症等引起，有些病例病因不明，除心律失常外心脏无其他病变证据，少数患者有家族发病史，病理解剖可见窦房结及其周围组织的退化性、炎性和纤维性或脂肪化、淀粉样变，甚至钙化病变。病窦综合征的主要临床表现为心动过缓。可出现心律不齐。患者自觉心悸、气短、乏力等。心动显著过缓时常发生头晕。如窦性停顿时间过长而又无逸搏出现，发生心脏暂停，可因脑缺氧而引起头昏、眼花或短暂的昏厥，以至典型的心源性脑缺氧综合征。还可合并有房性快速性心律失常发作，被称为慢-快综合征，心动过速终止时可发生心脏暂停（慢-快-停），心动过速严重时可出现休克，神志模糊，肺水肿等急性循环障碍表现。心动过速终止后的心搏停顿，可出现晕厥。有些患者可发生持久性的心房扑动或颤动，如同时伴有房室交界处传导功能低下，其心室率可能不十分快速。

心电图表现：①窦性心动过缓：病态窦房结综合征表现是显著而持续的窦性心动过缓，心率多在每分钟 50 次以下。②窦房传导阻滞：不完全性窦房传导阻滞表现为窦性 P 波间歇的时限为无阻滞时的 P-P 间隔的大约两倍或更高的倍数，在间歇中常不见 P 波和 QRS-T 综合波，但可出现交界性逸搏。2：1 窦房阻滞时，窦性心率可突然减半或加快一倍。完全性窦房传导阻滞则窦性 P 波长期消失，常代之以交界性或心室自身心律。这种情况与窦停顿，窦房结没产生冲动难以区别。③窦性停搏：窦房结起搏功能的严重抑制和高度或完全性的窦房传导阻滞，同样能引起窦性冲动的较长间歇或停顿。④房室交界组织自律性和传导功能不全：在病窦综合征中，房室交界组织常同时受病变影响而使其自律性降低，以致在窦性冲动暂歇或不能传出时，不能及时发生交界性逸搏，就容易出现较长时间的全心停搏。有些患者合并有不同程度的房室传导阻滞。⑤房性快速性心律失常：不少病窦患者合并有心房颤动与扑动或阵发性室上性心动过速的发作。

目前西医治疗病窦的方法是安装心脏起搏器。魏执真教授通过长期临床观察、反复总结、研究，体会准确地运用中医辨证论治的方法治疗病窦，可使一些不愿安装起搏器的患者得到满意的治疗。但是病窦综合征也是难治病，所以中医疗效的取得也并非轻而易举，必须做到正确地认识病机，准确地辨证，精当地治法、遣方、选药、酌量，才能取得良好的疗效，如何达到上述要求呢？病窦综合征辨证论治中的关键又是什么呢？魏执真教授认为，辨证时紧紧抓住病窦综合征脉象是迟脉、结脉及迟脉与涩数或疾脉交替出现的特征，以此作为认识病机、确定证型的主要依据，再结合舌象、症状等表现综合分析，即"以脉为主，四诊合参。"《脉经》所述："迟来一息至惟三，阳不胜阴气血寒。"迟脉是指脉搏缓慢，且较缓脉更慢的脉象，古人制定的标准是：医生一呼一吸之间，病人的脉搏搏动三至为迟脉，每分钟 30~40 余次，是由于阳气不足，阴寒内盛，脉流迟缓而致。关于结脉《濒湖脉学》中有如下记载："结脉缓而时一止，独阴偏盛欲亡阳。""结脉皆因气血凝，老痰结滞苦沉吟，内生积聚外痈肿，疝瘕为殃病属阴。"说明结脉为迟缓脉且兼间歇。属寒邪及痰血瘀结之证。结脉不但有阳气不足，阴寒内盛，气血瘀结，而且有痰湿参与，为寒痰瘀结，心脉受阻。如果脉迟弱而有频繁的间歇，甚至连续或有规律地频繁出现间歇（形成二、三、四联律），则是结代脉。说明气虚更为明显，达到了衰微的程度。总之，病窦的发病关键是"寒"或"寒、痰、气血瘀结"，而心脾肾虚是其根本因素。若在迟脉的基础上发作涩数脉或疾脉，是病窦慢－快综合征的脉象，此为心脾肾阴阳俱虚，阳虚生寒而致脉迟，阴血不足或瘀久化热而见涩数脉及疾脉。

主要根据病窦综合征的主脉，再结合舌象、症状等综合分析，病窦综合征在临床中常出现如下三种证型。

（一）心脾肾虚，寒邪内生，心脉受阻型

症状：心悸，气短，胸闷，胸痛，乏力，怕冷，肢凉，便溏，腰腿酸软无力，或可伴头晕耳鸣、阳痿等。

舌象：舌质淡暗，苔薄白或白滑。

脉象：迟脉。

分析：此型主要见于病态窦房结综合征，窦性心动过缓，脉迟者，心率在 50 次/分以下；此型的特点是脉迟而非缓、非结。由于禀赋薄弱，或老年脏气虚衰，劳倦过度，房事不节，生育过多，久病失养，暴病伤阳等导致心脾肾阳亏虚，阴寒之邪内生，阻滞心脉，致使脉迟。自觉怕冷，肢凉不温，属阳虚有寒之证。因为病位在心而涉及于脾肾，所以可见便溏，腰腿酸软，头晕耳鸣，阳痿等。阳虚内寒则可见舌质淡暗，苔薄白或白滑，脉迟之象。

治法：温阳散寒，活血升脉。

方药：自拟温阳散寒调脉汤。

生芪 30g、太子参 30g、白术 15g、茯苓 15g、干姜 10g、附片 10g、肉桂 10g、生鹿角 10g、桂枝 10g、丹参 30g、川芎 15g、香附 10g、乌药 10g 等。

方解：附片、肉桂、生鹿角、干姜、桂枝温阳散寒；生芪、太子参、白术、茯苓健脾益气，以助温阳散寒；丹参、川芎活血通脉；香附、乌药理气以助通脉；全方共取温阳散寒，理气活血升脉之功效。

（二）心脾肾虚，寒痰瘀结，心脉受阻型

症状：心悸，气短，乏力，胸闷，胸痛，形寒肢冷，遇寒则加重，脘痞腹胀，头晕沉，腰膝酸软。

舌象：舌质暗淡，苔薄白。

脉象：脉结（迟而间歇）或结代。

分析：本型主要见于窦缓且兼窦房传导阻滞、窦性停搏，或期前收缩或兼二度Ⅰ型房室传导阻滞，二度Ⅱ型房室传导阻滞等。其特点是脉结或结代。迟而时止的结脉是因心脾肾阳虚，寒痰与气血凝结阻滞心脉。结脉与迟脉形成方面的差别是，结脉除心脾肾虚及寒痰湿阻

脉等因素外尚有气、血、老痰相凝结而心脉被阻的特点，因此脉流更加结滞不通而出现脉有间歇之象。治疗结脉除补气温阳散寒外，宜重在通气活血，逐痰化瘀散结。而结代脉是脉结而间歇频繁出现，甚而连续出现。结代脉与单纯结脉形成的区别是，结代脉的形成是气虚更甚，达到衰微的程度。所以治疗结代脉时要更加重用补气之品方可取得满意效果。

治法：温补心脾肾，祛寒化痰，活血通脉散结。

方药：自拟温化散结调脉汤加减。

生芪 30g、太子参 30g、白术 15g、茯苓 15g、肉桂 10g、生鹿角 10g、干姜 10g、白芥子 10g、莱菔子 10g、陈皮 10g、半夏 10g、川芎 15g、三七粉^{分冲}3g、香附 10g、乌药 10g 等。

方解：干姜、肉桂、生鹿角温阳散寒；白芥子、莱菔子、陈皮、半夏、白术、茯苓化痰湿；生芪、太子参补气以助通阳散寒化痰湿之功；川芎、三七粉活血通脉散结；香附、乌药理气以助通脉。全方温补，散寒化痰，活血通脉散结。治疗心脾肾虚，寒痰瘀结，心脉受阻之脉结或结代证。

（三）心肾阴阳俱虚，血脉瘀阻，瘀而化热。

症状：心悸，气短，疲乏无力，胸闷，或有疼痛，面色少华，怕冷，肢凉，口干，腰膝酸软，头晕目眩。

舌象：舌质暗红、碎裂、苔薄白或薄黄。

脉象：迟脉兼频发疾脉或涩数脉。

分析：本型主要见于病窦慢－快综合征，快速心律失常发作期，特点是在迟脉、结脉的基础上阵发疾脉或涩数脉。由于心肾阴阳俱虚，血脉瘀阻，瘀久化热，致使时而出现热证，表现为疾脉或涩数脉。心悸，气短，疲乏无力，面色少华，怕冷，肢凉，口干，舌红碎裂为心肾阴阳不足。胸闷或胸痛，舌暗为血脉瘀阻之象。舌苔薄黄，脉疾或涩而数为瘀久化热之征。

治法：益气温阳养心，理气通脉，凉血清热。

方药：自拟清凉滋补调脉汤加减。

太子参 30g、沙参 30g、元参 30g、麦冬 15g、五味子 10g、桂枝 10、丹参 30g、川芎 15g、香附 10g、香橼 10g、佛手 10g、丹皮 15g、赤芍 15g、黄连 10g 等。

方解：太子参、沙参、元参、麦冬、五味子、桂枝益心气养心阴温心阳；丹参、川芎活血通脉；丹皮、赤芍凉血清热；佐黄连厚肠以防丹皮、赤芍寒凉致泻；香附、香橼、佛手理气以助通脉；全方共奏益气养心温阳，理气通脉，凉血清热之功。使心气阴足，血脉通，而瘀热清，疾脉或涩数脉平，心悸止。

病案举例

1. ×××，男，52 岁。出诊日期：2000 年 12 月 7 日。

1 年来无明显诱因经常心悸，自数脉搏 40 次/分左右，曾到心脏病专科诊治，心电图示：窦性心动过缓，心率 45 次/分。后经全面检查诊断为"病态窦房结综合征"，嘱安装起搏器，患者不愿接受，遂来中医求治。查体：血压 110/70mmHg，心率 44 次/分，心律齐，各瓣膜听诊区未闻及病理性杂音，两肺正常，肝脾未及，双下肢不肿。心电图示窦性心动过缓，心率 44 次/分。动态心电图：最慢心率 36 次/分，最快心率 80 次/分，平均心率 50 次/分。超声心动图：未见异常。食管调搏示窦房结功能低下，窦房结恢复时间为 1800ms，矫正窦房结恢复时间为 850ms。自觉心悸、心搏重、胸闷、憋气、乏力、怕冷，夜间症状明显，夜间自数脉搏 36～40 次/分，纳可，眠欠安，大便溏。舌质暗淡苔薄白，脉迟。西医诊断：病态窦房结综合征。中医辨证：心脾肾虚，寒邪内生，心脉受阻。治法：温阳散寒，活血升脉。处方自拟温阳散寒调脉汤加减：太子参 30g、肉桂 10g、生鹿角 10g、干姜 10g、丹参 30g、川芎 15g、香附 10g、佛手 10g、白术 10g、茯苓 15g。水煎服，日一剂。

服药 2 周后夜间自数脉率 45 次/分左右，白天心率 50 次/分左右，症状均减轻。服药 1 个月后夜间脉率 50 次/分左右，白天脉率 55 次/分，服药 3 个月后夜间脉率可达 56 次/分，白天脉率可达 60 次/分，患者无不适症状，继续服药半年后，复查动态心电图：最慢心率 50 次/分，最快心率 100 次/分，平均心率 70 次/分。

按：本患者为病窦综合征，窦性心动过缓，脉属迟脉。根据笔者在心律失常辨证方面，要以脉为主，四诊合参的经验，该患者辨证时，首先抓住迟脉这一主症。因迟脉主寒，故可考虑寒为该患者发病的关键因素，再结合心悸、胸闷、憋气、乏力、怕冷、肢凉、便溏、舌质淡暗苔薄白等症状及舌象，所显示出的"心脾肾虚""寒邪内生""心脉瘀阻"表现分析，患者寒的产生是由于心脾肾虚，寒从内生，寒性凝滞，而致心脉瘀阻。因此寒是该患者发病的关键，心脉瘀阻是其必要环节，心脾肾虚是发病的根本原因。总之，该患者辨证应为心脾肾虚，寒邪内生，阻滞心脉。选用温阳散寒，活血升脉之法，其中温阳散寒又是该患者治法中的关键，方中干姜、肉桂、生鹿角温阳散寒升脉；太子参、白术、茯苓益气健脾，以助温阳散寒；丹参、川芎活血通脉；香附、香橼、佛手理气以助通脉。全方共奏温阳散寒，活血升脉之功。

2. ×××，男，32 岁。初诊日期：2004 年 4 月 29 日。

患者自今年 2 月份开始出现心悸、胸闷、憋气。于心脏病专科医院检查诊断"病态窦房结综合征"，嘱安装起搏器。患者因故未能接受，遂来我院就诊。查体：血压 110/70mmHg，心率 40 次/分，各瓣膜听诊区未闻及病理性杂音，两肺未闻干湿啰音，肝脾未及，双下肢不肿。心电图：窦性心动过缓，二度Ⅱ型窦房传导阻滞，心率 39 次/分。动态心电图示最慢心率 29 次/分，最快心率 90 次/分，平均心率 50 次/分，最长 R-R 间期 3 秒。提示：窦性心动过缓，窦性停搏，二度Ⅱ型窦房传导阻滞。超声心动图：正常。现症心悸，气短，乏力，胸闷，怕冷，肢凉，夜间憋气明显，脘腹胀满，纳可，便溏。舌质暗红苔白腻，脉结。西医诊断：病态窦房结综合征，窦性心动过缓，窦性停搏，窦房传导阻滞。中医辨证：心脾肾虚，寒痰瘀结，心脉受阻。治法：温补心肾，健脾化痰，活血散结。处方自拟温阳散结调脉汤加减：太子参 30g、干姜 10g、肉桂 10g、生鹿角 10g、白术 30g、茯苓 15g、丹参 30g、川芎

15g、香附 10g、佛手 10g、香橼 10g、乌药 10g、川朴 10g、莱菔子 10g、白芥子 10g、桃仁 10g、红花 10g。水煎服，日一剂。

服药 2 周诸症减轻，心率 45 次/分，间歇 3 次/分。服药 1 月后诸症显著减轻，夜间自数最慢脉率 48 次/分，心率 50 次/分左右，间歇 2 次/分。服药 3 月后心率 55 次/分（齐），心电图示窦缓，未见窦房传导阻滞。服药半年后，心率 60 次/分（齐）。动态心电图：最小心率 44 次/分，最大心率 109 次/分，平均心率 65 次/分，未见窦房传导阻滞及窦性停搏。

按：本患者为病窦综合征，窦性心动过缓，二度Ⅱ型窦房传导阻滞，脉属结脉。根据笔者在心律失常辨证方面，要以脉为主，四诊合参的经验，该患者辨证时，首先抓住结脉这一主症。因结脉主寒痰瘀结，故可考虑寒痰瘀结为该患者发病的关键因素，再结合心悸、胸闷、憋气、乏力，舌质暗红苔白腻等症状及舌象，所显示出的"心脾肾虚""寒痰瘀结""阻滞心脉"表现分析，患者寒痰瘀结的产生是由于心脾肾阳虚，寒、气、血、老痰相凝结，而致心脉受阻，脉流结滞不通则寒郁、气郁、痰郁、血瘀。因此结脉的形成除心脾肾阳虚及寒湿阻脉等因素外，尚有气、血、老痰相凝结而心脉被阻的特点，因此脉流更加结滞不通而出现脉迟并有间歇之象。故寒痰瘀结是该患者发病的关键，心脉阻滞是其必要环节，心脾肾虚是发病的根本原因。总之，该患者辨证应为心脾肾虚，寒痰瘀结，心脉受阻。选用温补心肾，健脾化痰，活血散结之法，其中温阳祛寒散结又是该患者治法中的关键，方中太子参、干姜、肉桂、生鹿角温阳散寒；白术、茯苓、莱菔子、白芥子健脾化痰；丹参、川芎、桃仁、红花活血通脉散结；香附、佛手、香橼、乌药、川朴理气以助通脉。全方温阳散寒，健脾化痰，活血通脉散结，使寒痰瘀结消散，心脾肾阳气充足，心脉流畅，结脉得以纠正，诸症消失。

3. ××，男，65 岁。初诊时间：2003 年 9 月 1 日。

患者于 5 年前发现心动过缓，且阵发心率快至 180 次/分，近 2 月阵发心动过速发作频繁，每天发作 1~2 次，每次持续 1~2 小时。于心脏病专科医院经全面检查后，诊断"病态窦房结综合征（慢-快综合征）"，嘱安装心脏起搏器。患者因故未能接受，来中医求治。查体：血压 130/80mmHg，心率 49 次/分，各瓣膜听诊区未闻及病理性杂音，两肺听诊正常，肝脾未及，双下肢无浮肿。心电图：窦性心动过缓，一度房室传导阻滞，心率 49 次/分。动态心电图：最慢心率 39 次/分，最快心率 180 次/分，室性异位搏动 4 次，室上性异位搏动 124 次，阵发房性心动过速 3 组。自觉阵发心悸，气短，乏力，胸闷，胸痛，腰膝酸软，头晕目眩，怕冷，肢凉，纳可，眠尚安，大便可。舌质暗红碎裂，苔薄黄，脉迟，心悸发作时脉为疾脉。西医诊断：病态窦房结综合征（慢-快综合征）。中医辨证：心肾阴阳俱虚，血脉瘀阻，瘀而化热。治法：益气养心，理气通脉，凉血清热。处方：自拟清凉滋补调脉汤加减。方药：太子参 30g、沙参 30g、麦冬 15g、五味子 10g、桂枝 10g、生鹿角 10g、丹参 30g、川芎 15g、香附 10g、香橼 10g、佛手 10g、丹皮 15g、赤芍 15g、黄连 10g、诃子肉 10g、白术 30g。水煎服，日一剂。

服药 2 周后，阵发室上速约每周发作 1 次，发作时脉搏 160 次/分左右，持续 2 ~ 3 分钟，症状减轻。舌质暗红苔薄黄，脉缓，心率 55 次/分。继服上方 1 个月，此间阵发室上速发作 1 次，时间短暂。舌质暗红苔薄白，脉细缓，心率 58 次，症状著减。服药 3 个月后，阵发室上速未作。自数脉搏安静时 60 次/分以上，活动后达 70 次/分，纳可，眠安，大便调。脉细 70 次/分。复查动态心电图：最慢心率 54 次/分，最快心率 110 次/分，平均心率 70 次/分，室性期前收缩 10 次。

按：本患者为"病窦"（慢－快综合征），其脉是"迟脉"及阵发"疾脉"，迟脉主寒，疾脉主热，故显示该病例系寒热错杂之证。又症见心悸，气短，乏力，腰膝酸软，头晕目眩，肢凉，怕冷，胸闷，胸痛，舌暗红碎裂之心肾阴阳俱虚，血脉瘀阻之象，从而可知迟脉之寒系因心肾阳虚所致，疾脉之热乃由心气阴虚，血脉瘀阻，瘀郁化热形成。总之，该患者为心肾阴阳俱虚，血脉瘀阻，瘀郁化热。选用益气温阳养心，理气通脉，凉血清热之法。方中太子参、沙参、麦冬、五味子益心气养心阴；桂枝、生鹿角温阳散寒；丹参、川芎活血通脉；香附、香橼、佛手理气以助通脉；丹皮、赤芍凉血清热；佐黄连、诃子、白术以防丹皮、赤芍寒凉伤脾致泻；全方共奏益气养心通阳，理气通脉，凉血清热之功。

九、对"久而增气，物化之常也；气增而久，夭之由也"的理解和应用——过"补"致壅，久"活"耗气

各种营养食品和滋补药物，有滋养相应脏腑或气血的作用。特别是滋补性中药，虚证用之，可以增气而得益，若补之不当，使一脏过胜，影响五脏的正常生克制化和气血运行，则由益变害，反而成为致病的原因，此理同道共知。"久而增气，物化之常也，气增而久，夭之由也"这句经文的道理，粗看似乎简单易懂，但从临床实践中细看，不少医者对"气增而久，夭之由也"并未十分重视。如有人只顾"效不更方"，长期使用补气之品而致变生他症。如患者张某，男性，60 岁，患高血压病 25 年，因头晕目眩反复发作 7 个月来诊，兼有胸闷气短，疲乏无力，时有恶心，下肢浮肿，纳少便溏，舌胖暗，苔白滑，脉沉细。血压：110/80 毫米汞柱，脑血流图示：椎基底动脉供血不全。辨证为中气不足，清阳不升，浊阴不降。用补中益气汤合升阳益胃汤加减。处方：生黄芪 30g，太子参 30g，白术 10g，茯苓 15g，升麻 6g，柴胡 6g，葛根 10g，羌活 10g，独活 10g，陈皮 10g，半夏 10g，黄连 6g。每日一剂，连服两月，症状消失，血压为 150/90 毫米汞柱，脑血流图转为正常。病人高兴异常，如获至宝，于是自己请其他医生继续抄方服用。再用药两个多月后，出现头痛头晕，胸闷心悸，大便秘结，心烦不寐。来诊见舌红苔黄，脉象弦数。血压升高至 180/120 毫米汞柱，证属阴虚肝旺，与过服补中益气合升阳益胃汤化热伤阴有关。嘱停服上药，改用滋阴潜阳，凉血活血，平肝通便药治疗后好转。

目前临床上有一种错误倾向，即一见冠心病就用"活血化瘀"为法，所以常有因为用

活血化瘀而致病者。复方丹参片治疗冠状动脉供血不全，有一定疗效，但用之过度也有损害，如，患者曹某某，女性，55岁，诊断为冠状动脉供血不全一年，心绞痛常反复发作，服复方丹参片治疗，初服两个月效果甚佳。后来心绞痛反频繁发作，且出现疲乏无力，胸闷气短，心悸心痛，头晕目眩，大便秘结，纳谷不香，舌暗红、苔薄黄。来诊时辨证为阴血受伤，心气亏虚，血脉不活。此因复方丹参片久服也能伤阴耗气，气阴既有耗伤，必影响到心气亏虚，血脉不畅，改用益气养阴，活血化瘀法治疗。处方：太子参30g，麦冬10g，五味子10g（打），丹参20g，赤芍15g，川芎15g，山楂15g，生地15g。先服3剂，症状减轻，继服两周，精神体力好转，胸闷气短解除，心绞痛很少发作。嘱隔日服药两月余，病情稳定。

临床上还有一种倾向，认为冠心病都有气虚血瘀之病理变化，于是常用益气活血治疗。若真属气虚血瘀者，治之理当有效；若无气虚，或经补后已无气虚者，继续予补，常会出现气机阻滞，反使血瘀加重。1988年10月，患者李某某，女性，68岁，因冠心病心绞痛，服某医院生产的气血液（人参、黄芪、当归、丹参），先服一周，似乎有效，再服一周，出现胸院痞闷，口干咽燥，口渴多饮，大便秘结，胸闷太息，心绞痛频作。来诊时望其舌暗红、苔黄，脉象弦数，示气机阻滞，化热伤阴，血脉不活之象。予行气活血，养阴通脉法治之。处方：苏梗10g，柴胡10g，枳壳10g，丹参30g，赤芍20g，细生地20g，元参15g，厚朴10g，川芎10g，山楂15g，佛手10g。药服7剂病情明显好转。嘱隔日服一剂，继服两月，病情缓解。

十、重温《格致余论》

《格致余论》是金元时期朱震亨丹溪所著。是作者的医学论文集。全书一卷，载有医论40余篇。作者为大家熟知的金元时代四大名医之一，在医学理论上创立"阳常有余，阴常不足"的学说，故在治疗原则上主张"滋阴降火"，侧重使用"清凉药"，因此后世医家称他为"清凉派"。书中立论大多贯彻这一学说。为能够很好地保养"阴分"首列"饮食"与"色戒"二论，以说明平时注意生活起居的重要性。同时又强调治疗过程中注意培养"阴分"，使人体增强自疗能力以达到痊愈的转归，因而制有"补阴丸"诸方。为今世临床所常用，此外对各种疾病也有独特的见解。因此本书对研究中医理论特别对临床研究、疗效提高具有很重要价值。

首先谈谈其中之"涩脉论"篇："人一呼脉行三寸，一吸脉行三寸，呼吸定息，脉行六寸。一昼一夜，一万三千五百息，脉行八百一十丈，此平人血气营运之定数也。医者欲知血气之病与不病，非切脉不足以得之。脉之状不一，载于《脉经》者二十有四浮、沉、扎、滑、实、弦、紧、洪、微、缓、涩、迟、伏、濡、弱、数、细、动、虚、促、结、代、革、散。其状大率多兼见。人之为病有四：曰寒、曰热、曰实、曰虚。故学脉者，亦必以浮、沉、迟、数为之纲，以察病情，此不易之论也。然涩之见，固多虚寒，亦有痼热为病者。医于指下见有不足之象，便以为虚，或以为寒，孟浪与药，无非热补，轻病为重，重病为死者多矣。何者？人之因所以借以为生者，血与气也。或因忧郁，或因浓味，或因无汗，或因补剂，气腾血沸，清化为烛，老痰宿饮，胶固杂糅。脉道阻涩，不能自行，亦见涩状。若重取至骨，来似有力且带数，以意参之，于症验之，形气但有热症，当做痼热可也。此论为初学者发，园机之士必以为赘。东阳吴子，方年五十，形肥味浓，且多忧怒。脉常沉涩，自春来得痰气病。医认为虚寒，率与燥热香窜之剂，至四月间两足弱，气上冲，食欲减。召我治之，予曰：此热郁而脾虚，痿厥之症作矣，形肥而脉沉，未是死症。但药邪太盛，当此火旺，实难求生。且与竹沥下白术膏尽二斤。气降食进。一月后大汗而死。书此收为诸贤复辙戒云。"

从这篇短文中可以看出丹溪先生的几个重要观点。

1. 丹溪非常重视脉诊。他认为"人之因所以籍以为生者血与气也"。"医者欲知血气之病与不病非切脉不足以得之"。但他同时认为临证时尚需结合其他诊断方法，方可得出正确结论。如在本篇中写道"见涩状若重取至骨，来以有力且带数，以意参之，以症验之，形气但有热证，当做痼热可也"。

2. 丹溪推崇脉经，他在本文中具体写出"脉经所载共 24 种"，他并且强调指出临床往往多脉兼见。"其状大率多兼见"。

3. 丹溪主张，辨病应以寒热虚实为纲，辨脉必以浮沉迟数为纲。他写道"人之为病有四：曰寒曰热曰实曰虚'故学脉者亦必以浮沉迟数为之纲以察病情，此不易之论也"。

4. 丹溪认为涩脉多因"虚"或"寒"，但也可以是痼热，临床必须分清，否则若为"痼热反用补剂或温补之剂，轻则加重病情，重则危及生命。他在文中写道"涩脉之见，固多虚寒，亦有痼热为病者，医于指下见有不足之象便以虚寒或以为寒，孟浪与药，无非热补，轻病为重，重病死者多"。

5. 丹溪认为"痼热"引起"涩脉"的机制是："人之因所以籍以生者血与气也，或因忧郁，或因浓味，或因无汗，或因补剂，气腾血沸。清化为浊，老痰宿饮，胶固杂糅，脉道阻涩，不能自行，亦见涩状"。

6. 涩脉因寒因热的识别要点：丹溪在本篇文章中写道"涩脉之见，因多虚寒，亦有痼热为病者，若重取至骨，来似有力且带数，以意参之，以症验之，形气但有热证，当做痼热可也。"

用丹溪先师的上述谆谆教导审视检验我们团队现今的临床实践，我惊喜地发现，我们团队对心律失常的诊治思路、方法等与丹溪的观点非常吻合。我们主张诊断方法上强调以脉为主，四诊合参。辨证论分型主张以寒热为纲，分两类十型三症候，我们认为快速型心律失常的发病关键是"热"，必要环节是"血脉瘀阻"，根本因素是"心脏亏虚"，强调"瘀热"在快速心律失常发病中的关键作用等均与丹溪的教导紧相契合。

特别是我们对于以涩脉为特征的心房颤动的病因病机辨证治疗的思路方法更与丹溪的观

点完全符合。

表现为参任不调的涩脉是房颤独特的脉象，是区别于其他心律失常的脉象，所以在对房颤病人辨证论治时，必须紧紧抓住涩脉这一特征，以它作为辨证的最主要依据，其结果才能正确地认识病机，准确的辨证，再加精当的治法、处方、用药、酌量，才能获得满意的疗效。

参伍不调是涩脉的特征，但典型的涩脉还有一个特点，是细而迟即涩脉是细而迟且参任不调的脉象。所以只有心室率缓慢的房颤出现涩脉，而快速房颤则是涩而数的脉象了。涩脉的主症是阴血亏虚、寒涩入侵而致血脉涩滞。涩数脉的主症则为阴血亏虚、血流涩滞、瘀而化热。所以治疗心室率缓慢的房颤，用滋阴养血，温补脾肾。化涩散寒、理气通脉，而快速房颤则用滋阴养血，理气通脉，凉血清热了。

总之，我非常喜爱这篇论文，因为它精辟，又因为它使我们的观点从中获得支持，更因为它似乎是专为我们的观点送来诠释而作。

十一、重温《医门棒喝》

《医门棒喝》是清代著名医家章楠的一部力作。章楠是一位具有多方面学识素养和高深造诣的临床家和理论家。章楠，字虚谷，浙江绍兴人，生于乾隆中后期。幼年多病，因而学医，历游广东、河北、江苏等地，转益多师，浏览诸家，十年不知端绪，后读叶天士医案而悟，谓自此略窥医理之奥，而见诸家意旨所在。此后更加刻苦钻研，前后约经三十年的潜心向学，对于《内经》和《伤寒论》有了深刻的理解，并能融会贯通诸家之论而有所取舍。他认为刘河间、张洁古、李东垣、朱丹溪诸子，各以己之阅历见解发明经旨一节经义，而非全经之旨。至于张景岳，立论主于扶阳，也属一偏。学者应从流溯源，知其理之所归，倘执其偏，不免互相抵牾。于是他把医学理论中向有争议而又比较重要的问题，结合自己的心得体会，写成《医门棒喝》一书，取警醒时流之意。此书要旨有以下几点：

1. 河间论六气皆从火化固然正确，但只可论六气之邪，其发病则根据人的体质而有变异，不能概用寒凉。书中写道：六气皆从火化，原为至理。因从火化，故以凉泻主治。然此只可论六气之邪，未可论病。以人体质不一，受邪虽同而病变不同。或不明六气变化之理，又见妄用凉药为害，遂谓河间之论非是，而不自知昧理，各相抵牾，其弊更多也。

2. 丹溪相火论，言相火为天火，君火为人火，君火以名，相火以位，后世多遵之。余细究其说，理既未协，义不明晰。又谓阳常有余，阴常不足，引《内经》所云一水不胜二火作证，而不思《内经》论阴阳偏胜之病，非论阴阳之理，昧者执信阳常有余，动用知柏败阳，则害甚矣。

3. 景岳非丹溪之说，谓世间火少水多，乃云阳常不足，阴常有余，引《大易》、《丹书》之言作证，既未确切，亦属一偏之言。诵其书者，多引易说论医，不知乖僻之害，而与丹溪冰炭相反，眩惑后学，无所适从。要知两家各有见解，不过发明一节经义，而非全经之理，不可不知也。

4. 东垣言相火元气之贼，景岳非之，言相火元气之本。后学惑之，莫知谁是。而不知东垣论其变，景岳道其常，各有至理，不可相非也。

5. 六气为病，源流不同，辨别未清，治难尽善。仲景之论，后人编辑，将伤寒、温病掺混莫辨，自古皆然。即如《贯珠集》一书，吴门尤在泾先生所编，乃将黄芩白虎之证，列于太阳伤寒正治法内。试思黄芩白虎岂可为太阳伤寒正治之法乎。若黄芩白虎可治伤寒，则麻黄、桂枝等汤，将以治何病乎。此集近时所出，尚尔混淆，何况其前，难求全璧也。

6. 吴又可见伤寒温病多牵混之害，乃著《瘟疫论》，以辨异伤寒。虽能自立主见，独开生面，多有发明。然混指一切温病为瘟疫，遂使浅学将风温、暑温等尽作瘟疫而治，病轻药重，为害甚多。

7. 六气流行之理，与为病不同，一阴生于夏至，其湿已动，于时气为相火司令，而为病则是火湿二气合而为暑。偏于火者为阳，偏于湿者为阴，体强多火成阳证，体弱多湿成阴证。

8. 吴鞠通将风温、瘟疫并为一类，不分轻重浅深，其冬伤寒者病温的伏气一证，亦不分析论列，又将"秋伤于湿，冬生咳嗽"作外寒内饮解，反谓喻嘉言改"湿"为"燥"非是，亦乖义理。

9. 叶天士论风温二十则，分营、卫、气、血传变，治法最为精当。薛生白《湿热条辨》三十五则论治甚详。吴鞠通论药物气味功能甚为精细，其卷后论泻白散之弊尤确。

10. 论治虚损，当先辨阴阳，次分上下。阴虚者最忌助气，阳虚者大禁寒凉，上损则清金为先，下损必固肾为本。以及治虚损当脾胃与肾之并重，欲培其根本必先利其机枢等，皆切合实际的经验之谈。

11. 古论痘疹未尝详究至理。《痘疹正宗》言痘为毒火，有实无虚，致浅学不辨虚实，混施攻泻，治疹则必用升葛，与治斑法相混。因此论治痘，必须穷源清流，分五脏为纲，列各证为目；治疹则必审其或因外感或由胎毒，而按时透发，则其证可愈。

章楠先生所著《医门棒喝》，我在20世纪80年代末，中医古籍出版社影印出版此书时，购买并翻阅过。当时只是感觉该书对中医理论及医史方面的论述非常详尽、深入、确切。但距上次30年后重读时却增加了一个非常明显的新感觉，那就是，禁不住地与自己的临床实践经验体会频频挂钩，从而对书中的观点产生了非常强烈的认同感。如：

（一）他对虚损病的辨证论治原则，我觉得特别切合临床实际，具有很强的实用价值，对临床极有指导意义。

章楠先生认为"论治虚损，当先辨阴阳，次分上下。阴虚者最忌助气，阳虚者大禁寒凉，上损则清金为先，下损必固肾为本。以及治虚损当脾胃与肾元并重，欲培其根本必先利其机枢等，皆切合实际的经验之谈。"对这些观点我非常赞同。

1. 经过 50 余年来心血管专科的临床实践,我深刻体会,心脏病的病位在心,涉及其他脏腑。心脏病的发病是由于外感六淫、内伤七情及饮食、劳倦、先天禀赋等因素损伤心脏,而致心体受损,心用失常。心脏虚损为本,继而气血流通不畅而致气血痰湿食水停聚,郁瘀化热、动风、或生寒、湿聚等为标。心脏病因其病位在心,即在上,故按照章楠先生"上损则清金为先"的原则,对于心脏病的治疗除"补益心气"外,必需特别重视"滋阴清金"。尤其是糖尿病性心脏病,因糖尿病具有阴虚燥热的特点,所以更应按照章楠先生"阴虚者最忌助气"的原则除重用"滋阴清金"药外还应避免使用"益气"药物发生"伤阴化热"的弊端。这和我的临床经验非常吻合。通过长期临床观察体会,心脏病最多见的证型是"气阴两虚"型,故"益气养阴"法则使用最多。所以益气同时具有充分"滋阴清金"作用的"生脉饮"是我使用最多的方剂。而且对糖心病的气阴两虚型患者,我常用性味甘寒的养阴益气之沙参替换性味甘温的太子参而避免伤阴助热之弊端。

2. 心脏病以心脏亏虚为本。心脏的气血阴阳均能受损致虚而引起心脏病。所以心脏病中可出现气血阴阳虚损的各种证型。但因心脏体阴用阳,且内藏君火,故临床多见气阴两虚,单纯气虚及单纯阳虚者与气阴两虚比较为数较少,虚寒类型所占比例更少。而且据笔者观察许多虚寒型的患者也兼有阴血不足,只不过是以虚寒表现为主。所以心脏病临床中最多见的类型除气阴两虚者外就属气血阴阳俱虚者。故此"滋养阴血"在心脏病的治疗中非常重要。即使是虚寒型也要特别注意"护阴",在补气温阳时不要伤阴。例如病态窦房结综合征中的快慢型即是气血阴阳俱虚。根据前述原因,临床中我在选用助阳祛寒之辛温、辛热药时常选用辛、甘、温的鹿角、肉桂、仙灵脾、巴戟天之类,而不用大辛大热、走而不守的附子、乌头之属。肉桂虽属大辛大热,但同时味甘,又通血脉,能走能守,无明显伤阴耗血之弊。仲景炙甘草汤即是心脏气血阴阳俱补的高效典型代表方剂。近代在心脏病中被广泛使用,有良好效果。

3. 我很赞同章楠先生"欲培其根本,必先利其机枢"的主张。这个观点与我治疗心血管病的经验非常吻合。我治疗心血管病特别重视理气药的使用。通过长期心血管病的临床实践,我深刻体会到理气药物的运用对于心血管病疗效的提高至关重要。因为心主血脉,血脉流通不畅是形成心脏病的重要环节,血脉瘀阻是心血管疾病的重要表现,活血化瘀为心血管病的主要治疗法则,这些目前已经成为同行共识。但我认为气机不调在心血管疾病中的作用不亚于血流瘀滞,甚至可以在某种意义上说更为重要。因为气机不调是血流不畅的重要原因,气机不调也是心血管病的主要临床表现。所以调理气机也应该是心血管疾病的重要而主要的治疗法则。又因临床中许多病人使用活血药物需慎用和禁忌时,根据气帅血行的原则,理气药物又可以起到替代活血药的效果。目前这类病人很多。这就是我治疗心血管疾病处方中均有理气药而取得良好效果,以及大部分处方中没有活血药同样取得良好疗效的原因。

(二) 章楠先生在《医门棒喝》中详尽论述的核心主张是:临床中要严格遵循《内经》及仲景之经典理论,认真进行"辨证论治",对于后世之各种学派的不同学说,特别是主张相悖的学说，要正确认识而不能偏执。他认为刘河间、张洁古、李东垣、朱丹溪诸先生各以己之阅历见解发明经旨一节，或论外邪、或论内伤、或主补气、或主滋阴，不过发明一节经义，而非全旨。至于张景岳立论主于扶阳，也属一偏。学者应从流溯源，知其理之所归，倘执其偏，不免互相抵牾。我非常赞同章楠先生强调临床中要遵从经典理论严格"辨证论治"的主张。因为辨证论治是中医治病过程，也是中医治病的根本方法，是中医学的核心内容，是中医能够有高水平疗效，能够体现优势的所在之处，是中医学术生命力的源泉，是中医学的灵魂。只有掌握好辨证论治才能成为具有良好中医学术水平、医术高超、疗效卓著的高明中医，才能在教学和科研工作中做出突出成绩，获得真正高水平的创造性的成果。因此我认为章楠先生的《医门棒喝》对于现今继承发扬祖国医学遗产工作中的一些同仁的"轻理法重方药"及对各流派的不同学说的偏执等倾向也具有很好的警醒作用。

十二、魏执真教授学术成就与贡献方面的三十个第一

魏执真教授是我国现代中医心血管病专业及心病专科奠基者，学术带头人，在中医心病医、教、研工作中获得了30个"第一"。

1. 我国第一批国办4所中医高等中医院校之一——北京中医学院的第一期学员（1956年）及首届毕业生（1962年），被称为"黄埔一期"。

2. 我国第一批接受现代正规高等教育的中医学学士。

3. 新中国卫生部首届第一中医顾问秦伯未先生之得意门生。秦伯未是我国著名中医临床学家、教育家、中医学学者。魏执真教授于1961年拜秦老为师，随师临诊，继承其学术思想和临床经验。

4. 学生期间（1962年）与秦老合著出版我国第一部中医临床手册——《中医临证备要》。该书在我国畅销并被日本学者译为日文出版发行，深受读者好评。近年来又再次重印畅销。

5. 北京中医医院建院后第一批中医学院毕业（1962年）医生。目前北京中医医院中唯一的"黄埔一期"。

6. 北京中医医院心血管科正式建科时之首届科主任（1991年）。

7. 从事我国中医心血管病专业，中医学院毕业生中的第一人，及连续不断坚持中医心血管病临床、教学、科研第一线至今时间最长者。

8. 北京中医医院及我国现代中医心血管病专业及学科奠基者、带头人。

9. 早在1962年毕业来院后即与许心茹主任共建心血管病专业组，开展临床及科研工作（在门诊、病房进行"瓜蒌薤白汤治疗冠心病心绞痛的临床研究"项目）。是我国中医学院毕业生中进行中医心血管病临床研究工作的第一人。

10. 20世纪60年代初即与北京地区西医心血管病专家进行"冠心病心绞痛"协作研究

及交流。于1964参加由阜外医院陈在嘉主任及北京中医医院许心茹主任牵头的，在天津召开的"心血管病研究协作"会议。当时参会的只有北京中医医院魏执真教授、天津著名老中医董晓初、西苑医院翁维良等4、5人，魏老成为中医学院毕业生中参加心血管病研究协作工作会议第一人。

11. 1984年卫生部中医司主持"胸痹心痛"协作组，对冠心病进行联合攻关，指定全国十所力量雄厚的中医院为参加单位，中医研究院及北京中医医院为牵头单位，魏执真教授为北京中医医院课题负责人，许心茹为协作组顾问，这是我国中医心血管病专业第一个国家级学术组织，魏老被指定为北京中医医院第一课题负责人。

12. 1984年参加中华医学会华北地区心血管病学术研讨会，并被安排大会演讲，是我国中医学院毕业生中在西医组织的心血管病学术交流大会上进行演讲的第一人（该会由中华医学会组织，于内蒙古呼和浩特市举行，魏老演讲的题目是：中医肃肺利水法治疗充血性心力衰竭临床研究）。

13. 我国中医学院毕业生中从事心血管病专业者在国办中外中医学术研讨大会上演讲第一人（1987年11月在卫生部对外交流中心主持之中日中医学术交流会大会讲演，演讲题目是：高脂血症中医辨证论治）。

14. 1986年与陈振相教授共同组建中华中医药学会心病委员会，是我国首届中医心血管专业委员会的主要筹建人。

15. 1987年与王其飞共同组建中华中医学会老年心血管病委员会，是我国首届中医老年心血管病专业主要筹建人。

16. 1987年参加组建中华中医学会糖尿病专业委员会，是我国首届中华中医学会糖尿病专业委员会主要筹建人。

17. 1992年于日本《中医临床》及《东洋医学》发表《不整脉の中医辨证论治》及《心功能不全の中医辨证论治》文章，是我国中医学院毕业生中于日本杂志发表心血管疾病中医辨证论治文章第一人。

18. 1993年于韩国《医林》杂志发表《心功能不全中医辨证论治》文章，是我国中医学院毕业生中于韩国发表心血管病中医辨证论治文章第一人。

19. 1992年日本学者小高修司先生于日本《中医临床》杂志发表《魏氏调脉汤治疗不整脉》，魏老成为中医学院毕业生中，其中医心血管病学术研究成果被日本学者引用的第一人。

20. 首创独特的、系统的心律失常辨证论治理论、诊治方案、系列方药（以脉为主、四诊合参的诊断方法，以寒热为纲分为两类十型三症候的辨证分型及与其相对的系列方药）。

21. 首创快速型心律失常：①血"热"为发病关键，血脉瘀阻为必要环节，心脏亏虚为根本因素的病机新学说；②梳理出快速型心律失常临床常见五种证型；③发现快速型心律失常证型中"心气阴虚，血脉瘀阻，郁瘀化热型"临床最为常见；④创建了"益气养心，活血通脉，凉血清热"为代表的系列治疗快速型心律失常的新法则；⑤研制了调脉饮为代表的系列高效的新验方及制剂。

22. 对治疗快速型心律失常的代表性高效验方"调脉饮"进行了大量、全面、系统、深入的临床及实验研究。取得了具有国内领先水平、有重要应用及学术价值、对中医药科技发展有明显推动作用的重要研究成果。

23. 1986 年于《北京中医》发表《辨证治疗期前收缩》文章为我国首篇中医辨证论治方法、复方口服剂型治疗快速型心律失常的病例报告，并且是首篇"凉血清热、益气养心，活血通脉"法治疗快速型心律失常文章。

24. 《调脉饮治疗快速型心律失常临床及实验研究》课题获北京市中医局科技成果一等奖（1991 年度），为我国心律失常中医辨证论治研究课题获奖第一人。

25. 1998 年专著《心律失常辨证论治》出版，并于 2000 年获北京市中医局基础研究一等奖，该书是我国第一部中医辨证论治治疗心律失常内容之获奖专著。

26. 《糖心宁治疗糖尿病性心脏病临床及实验研究》课题为我国第一项中医诊治疗糖心病的系统研究并获北京市科技进步二等奖的第一人（1997 年）。

27. 1980 年许心茹主持的"肃肺利水法治疗充血性心力衰竭临床研究"获得北京市学术成果奖，魏执真教授是该课题的第一执行人。研究方案之起草、研究病例（全部为病房病例）、全部病人治疗管理观察、资料整理、统计处理、成果验收报告、发表文章执笔等工作均由魏教授完成。

28. 1993 年《光明日报》以"杏林女杰——魏执真教授"为题，报道了魏教授在中医心血管疾病方面所获成绩及其良好的社会声誉。魏老自此成为中医界享有"杏林女杰"美称的第一人。

29. 1998 年中央电视台国际频道《中华医药》栏目中之《医药名医》专题第一批播出了魏执真教授在中医心血管疾病的突出疗效，学术思想及高尚医德。《中华医药》是中央电视台国际频道于 1998 年开播的唯一向海外观众传播中国中医药文化的电视栏目。其中《医药名家》专题介绍当代国家有名中医的生平事迹，医疗成就、学术思想、医德医风以及他们的个人魅力和高超医术。人格化地展示中华医药的文化内涵。魏教授和出生于 20 世纪 20 年代著名老中医专家关幼波、刘渡舟、王绵之、邓铁涛、贺普仁等同批播出，社会反响热烈。继而中央电视台海外专题中心编辑成《中华医药》丛书由中央电视台出版社出版发行在，2000 年到 2002 年分 4 册陆续出版，第一辑 2000 年 1 月出版，登录者几乎全部为 20 世纪 20 年代前出生，我院只有关幼波、贺普仁和张志礼三人，第二辑 2000 年 9 月出版，魏执真教授被收录，我院还有柴松岩、王为兰、张炳厚，第三辑于 2001 年出版，我院有吉良晨、鲍有麟、危北海三人，第四辑 2002 年 11 月出版我院有孙彤云、郁仁存、李乾构三人。

30. 学术成就与贡献：首批入录《中国英才》、《20 世纪中国医学首创者大辞典》（1994 年版）、《当代实用科技成果大辞典》（1995 年版）、《当代名人大辞典》（1994 年版）。

《中国英才》是由中国作家协会创联部、作家创作与出版社服务中心、中国世界语出版社、香港世界文库出版社联合主持的大型系列丛书。于 1994 年 6 月第一次印刷。该书收录了我国当代党、政、军、商、企业及科技、文化、教育、卫生各战线,作为中国人的杰出代表的不凡足迹。所入选的各位都在当今中国乃至国际上具有影响和崇高殊荣的人物。该书所收录的医务界人物是当代在医、教、研方面有突出贡献,特别是有特别重要学术及应用价值的科研成果的少数几个著名专家。北京地区只有天坛医院神经外科著名专家王忠诚,北大医院著名肾病专家王海燕,安贞医院著名外科专家周其文,中日友好医院著名外科专家潘瑞芹,中医研究院著名中西医结合肿瘤专家孙瑞芝,北京中医医院著名心血管病专家魏执真。

十三、我对目前继承发扬祖国医学遗产工作的一些看法

(继承工作室揭牌及学术传承学习班讲话稿)

我自从 1962 年于北京中医学院也就是现在的北京中医药大学毕业,随即被分配到北京中医医院内科及心血管科从事医疗、教学、科研工作,至今已五十年了。

五十载的杏林耕耘,可以说是"锄禾日当午,汗滴禾下土",待到白发苍苍时,有幸被国家中医药管理局授予"国家级名老中医"荣誉称号,被认定为全国名老中医药专家学术经验继承指导老师。同时成立了北京及国家中医管理局继承工作站和工作室,这使我又肩负起传承国宝中医学的重任。面对这个光荣甚至可以说是具有一定历史意义的任务,我认真的考虑再三:什么才是我最应该下传的经验呢?什么才是继承和发扬祖国医学遗产所最需要传承的东西呢?

回顾我的从师经历,总结我自恩师秦伯未老那里所学到的最宝贵的东西,也就是使我在继承发扬祖国医学遗产的事业中做出突出成绩的最主要的东西是什么呢?

我的体会是:从秦老的医疗实践中使我真正认识到辨证论治的重要,从秦老的临床实践中使我真正看到应该如何把中医理论密切的结合临床实际,真正做好辨证论治。

特别是经过秦老的训练,使我习惯于把辨证论治的方法真正贯彻到临床中每个病例的诊治全过程。真正对每个病例都不忘努力做到正确地认识病机,准确地辨证、精当地立法、遣方、选药、酌量,力求达到理法方药丝丝入扣。

这才是我从恩师秦伯未老那里得到的使我在医、教、研工作中取得优异成绩中起决定性作用的财富,而不是仅仅从秦老那里学来的治疗疾病的特效方药和诊治疾病的经验。

目前在中医临床跟师学习时,有些人往往只重视老师的验方和一些具体的诊疗经验,而忽视辨证论治水平的学习提高,只着眼于方药却不重视理法。

而且,对于老师的验方,也不重视从君、臣、佐、使之配伍、药物的性味归经等辨证论治方面的运用经验和技巧的体味学习,而只是呆板的牢记方药,这其实是舍本取末。

因为秦老一再教导我们说,辨证论治是中医治病的过程,也是中医治病的根本方法,辨

证论治是中医学的核心内容，是中医能有高水平疗效，能够体现优势的所在之处，是中医学术生命力的源泉，是中医学的灵魂。

所以，只有掌握运用好辨证论治，才能成为具有良好中医学术水平，医术高超、疗效卓著的高明中医，才能在教学和科研工作中，做出突出成绩，获得真正高水平的创造性成果。

秦老并且指出，运用好"辨证论治"也不是一件轻而易举的事情。因为"辨证论治"的内容包括有理、法、方、药一套法则，要正确地使用这个方法，应当有一定的理论水平并具备各方面的基本知识作为基础。

尤其在临证上还要根据具体情况灵活运用，即知本、知变、既博、既巧。

特别是临证时如何把理论密切地结合实际，熟练而灵活地做到正确认识病机，准确的辨证，精当地立法、遣方、选药、酌量，达到理、法、方、药丝丝入扣的程度是不容易的。

通过中医高等院校系统学习中医理论并接受一定的临床实践训练以后，虽然初步掌握了"辨证论治"的方法，但是做到准确而熟练的运用却需要在毕业以后长期的临床实践中不断地学习提高。

这是一生的功课、功夫与水平，功夫与成就绝对呈正相关。这是我五十年来中医工作中最深切的体会。

再谈谈我对发扬和创新的一些看法，目前在我国"创新"已经成为各行各业的"热点"，中医界尤其突出，比起西医来，中医领域的"创新"活动可以用热火朝天来形容。

创新出的东西，可说是"琳琅满目、五彩缤纷"。但我认为"新"不全等于"好"，有的"新"确实好，有的新，不太好，有的"新"甚至不好。衡量中医领域特别是中医临床方面的"新"好不好的金标准是什么呢？这方面同行有共识，就是疗效。

用疗效这个标准来检验目前有的很"火"的"新"，有的未必好，有的甚至不好，有的不仅治不了病，反而添病。

有的可以延误病情，有的虽无效但也无害，可是却浪费医疗资源，这种情况历来就有。先不说远的，先说比较近的，我亲历亲见的。

在 20 世纪 60 年代末和 70 年代初的时候，在高血压病的治疗方面曾经陆续出现过"海宝"疗法、"鸡血"疗法、"甩手"疗法等等，当时"火"极了。

绝大多数的高血压病病人对这些"新"法投入了高度的信任与热情，毅然放弃了西药改用"新"法，形成了群众运动，其场面非常壮观。

我们这个年龄的人都有记忆，可能年轻的一些同行们大概没有印象。什么叫"海宝"疗法？什么叫"鸡血"疗法，什么叫"甩手"疗法？

所谓"海宝"是什么呢？就是一种菌，好像一种藻类，它可以搁到一些培养基里让它生长，一般老百姓都是拿一个脸盆，里面放上水，水里放糖和茶叶，作为溶剂，然后接种菌种。接种以后就能繁殖，很快几天就能长成一片薄薄的膜，高血压病病人就喝这个水，一天喝几次这种水，说是治高血压有特效，这就是所谓的"海宝"疗法。

还有"鸡血"疗法，就是从老母鸡或大公鸡身上直接抽血，然后打到病人身上。患者天天抱着一只大公鸡来排队，等待打鸡血。

还有"甩手"疗法，甩手就是跟一种锻炼似的来回来去的甩手，是非常多的人参加的一道风景线。

因为这些所谓的疗法都是打着中医的旗号，说是中医新的方法，非常有效，可是因为它不是中医学术，因为它确实没有好的疗效，甚至延误病情危害病人而昙花一现，短期内自生自灭了。

这一类的"创新"虽然可以迷惑广大的业外群众，但不容易被业内同行所认同，结果只能是瞎闹三天，对中医学术的继承发扬影响不大。

我认为对中医学术的继承和发扬影响重大的有一个问题，就是在用现代科学的方法研究中医时，所遵循的指导思想方面，是用中医的学术思想作为指导思想和研究的内容呢？

还是脱离中医学术思想，用纯西医的思想方法来研究和运用中医呢？这是一个自从20世纪50年代，毛主席提出继承发扬祖国医学遗产的伟大号召，并且制定为国策以后至今中医临床和科研方面所长期存在的两种不同的主张。

经过半个多世纪，漫长的时间的实践和探讨，这两种主张，谁优？谁差？目前业内同行已有共识。

但是，尚有少数一些青年中医人才，特别是一些博士、硕士、博士后等对前一种主张并不是十分认同，甚至不认同。

有人在报刊上公开发表文章，认为中医理论不科学，主张只要继承研究中医的验方和效药。其实这是已被绝大多数业内同行否定的"废医存药"的主张，这确实是一个继承发扬祖国医学遗产非常重要的问题。这不仅关系到科研成果的贡献大小，而且关系中医学术的存亡。

"废医存药"的主张其结果导致中医的灭亡。全面继承发扬中医学术，包括理论与临床。不能肢解中医学术。这是历代中医前辈们所誓死保卫的原则，也是我们这一代中医绝大多数人的共识。

为什么一些年轻的同行还有不同的想法呢？我觉得完全可以理解，因为他们中医临床的时间还太短。

只有通过中医临床实践而且是真正运用中医辨证论治的临床实践，才能真正认识体会到中医确实是科学的中医，是中医学。才能真正认识到中医学确实是伟大的宝库，才能认识到辨证论治的重要价值，这点我是过来人，有深切的体会。

回忆我最初学中医时的第一课，我是五六年入学的北京中医学院的毕业生，也就是咱们国家第一批的中医学院的学生，因为我们是首届，中医学院当时只有四所，是首办、初办，办学的规模经验跟现在完全不同。

我们那时的教材所用的是四部经典，我们开始学的是四部经典的原文，而不是现在大家所用的教材，所以我有非常深刻的印象。

我们的第一节课是《伤寒论》，在上伤寒论课的时候，我现在非常清楚的印象，就是老师在上面讲："太阳病发热恶寒，无汗脉紧，麻黄汤主之"。这是伤寒论的第一条经文。

因为我是高中毕业，通过全国的统一高考进的中医学院，坐在下面听这条"太阳病发热恶寒、脉紧、麻黄汤主之"的经文时，我坐在教室内，眼睛看着窗外的太阳，怎么琢磨也不明白。和我们中学刚学的物理、化学、数学怎么也接不了轨，所以当时的想法就是中医确实是太不科学。所以当时确实心里充满了迷茫，一片迷茫和失望，这是我入学当初，五十年前在中医学院第一天听课的思绪。

可是，五十年后，我坐在诊室里，面对坐在我面前的久经疾病折磨，四处求医，四处奔波，而终于取得疗效的病人，叙述他对我的感激之情的时候，我的思绪是由于奉献、给予、创造、成就所激起的激动和愉悦，以及心灵满足的宁静。所以说，今天我要以一个在继承发扬祖国医学遗产这片耕地上辛勤劳作五十年的老人的感悟而发自内心的呼唤，送给大家，作为听我唠叨的感谢。中医同仁们，热爱并钻研中医学术吧，中医学术确实值得我们为她付出！

最后，我再次感谢大家能在百忙当中，花费宝贵的时间，听我唠叨。希望忽视我的拙嘴笨腮，理解我的苦口婆心，能引起一些思考，取得一点收获。再次谢谢大家！

十四、我的业余爱好

我不好烟酒茶，也不好花草鱼虫，也不爱玩风月山川林，更不爱养猫狗鸟。我似乎是个没有爱好，没有情趣的人。但是，我却有一个嗜好：书。我爱买书、藏书、看书，且其程度近乎痴。我的这个嗜好具有家族遗传性，祖父是个爱书如命的人，老伴、儿子也有此好。早自二十世纪五十年代初，学生时期，当年我和老伴谈恋爱、遛马路时的必到之处是：隆福寺的"古旧书店门市部"和王府井的"新华书店"，每次均不空手而归。在"文化大革命"年代，每逢周日，我和老伴陪儿子上街游玩时，所必去之处也是"新华书店"，所必购之物是"小人书"，而且新出版之册必购无遗。数十年来，购书之好延续至今，从未间断。对所购之书每本均舍不得丢弃，所以我家之藏书现已装满十六个书柜、数个书箱。书是我生命不可缺的必需。它带我在浩瀚的蓝天与无际的碧海中驰骋时，供给激励和智慧，它是我心灵栖息时得到慰藉、愉悦和宁静的港湾。读书是我最温馨地享受！

十五、忆往事 颂"母院"

赋予生命的人称为"母亲"；赋予思想、知识、能力的学校称为"母校"；那么赋予事业、成就与贡献的医院就可以称为"母院"了。北京中医医院即是我的"母院"。我是我国首所国立中医学院——北京中医学院的首届毕业生，1962年毕业后被国家统一分配至北京中医医院就职，从事医、教、研工作至今50余年。50余年来在"母院"的强大臂膀、宽阔胸怀的呵护下劳作、耕耘、收获。从20多岁梳着双辫的青年医生，成长到今天的主任医师、教授、博士生导师、国家级名老中医，第3、4、5批国家级名老中医继承指导老师，已建国家及北京市名老中医工作室、站。著名中医心血管病专家，我国现代中医心血管病专科及专业的奠基者、带头人。原北京中医医院心血管科主任及内科副主任，兼中华中医药学会内科心病委员会、老年心病委员会及糖尿病委员会的主要组建者和副主任委员、常委。中央保健局会诊专家，北京市医疗事故鉴定委员会委员等。率先创建了独特的系统的中医心血管病及心律失常的辩证论治纲领和系列方药。针对"快速型心律失常"，首创"气阴两虚，血脉淤阻，瘀郁化热"的病机新学说，创立"益气养心、理气通脉、凉血清热"的治法及验方调脉饮，并已开发成为院内制剂，临床应用30余年，效益显著。长期主持国家、省部局级等研究课题，获《调脉饮治疗快速型心律失常的临床及实验研究》等科技进步奖11项。在国内外发表第一作者论文30余篇。出版专著17部，《心律失常中医诊治》获北京市中医局基础研究一等奖，《中医临症备要》被译成日文而畅销国内外。培养师承弟子、博士后、博士、硕士、本科、留学生等百余名。应邀赴日本讲学获"日本星火中医研究会优秀教师奖"。因突出贡献而享受国务院政府特殊津贴荣誉。成绩与贡献得到广泛社会赞誉，《北京电视台》《中央电视台》《北京日报》《光明日报》及台湾《大成报》、香港《文汇报》等报均作了专访，在国内外产生了重要影响。研究成果被收录于1994年出版的《20世纪中国医学首创者大辞典》及1995年出版的《中国实用成果大辞典》。值此喜迎"母院"——北京中医医院建院60周年华诞之际，我禁不住地心潮澎湃，思绪万千，无数往事历历在目。是"母院"赋予了我意志、智慧、知识和能力，成就了我事业的辉煌。忆往事，"母院"让我更加无比地崇敬；忆往事，"母院"让我更加无比地感激；忆往事，更燃起我愿为"母院"的健壮威武，"如痴如狂"地奉献余热的激情。

回忆建院初的"母院"虽然躯干矮小，但却有坚实的肌骨，无比充沛的精、气、神和传奇的魂魄。此后60年飞速地长高、增壮，至今已经不仅成为典型的"白、富、美"而且是"雄伟健壮、足智多谋的英豪"。建院初的许多场景深深地刻在我的记忆中：

1. 占地面积狭小，建筑简陋。当年的北京中医医院北起现在的医院北大门，南至现在的医院正门，再往南即是公主府的属地了。建院时公主府不全属于我院，记得似乎是1964年或65年，内科方才迁入公主府的大厅，其方位大约是现在门诊楼正门附近。公主府全划归我院后，我院的占地才是南至现在的南大门，多功能厅。院中好像只有两栋小楼，一栋是保留到现在的"小灰楼"，当年做病房使用，另一栋二层小楼是内科门诊，其他的科室似乎都是平房。当年的内科门诊楼给我的印象纯属"小木楼"。一层、二层全是木地板，楼梯也是木制的，不论体轻体重，无论走快走慢，足下都会响起高亢有力的伴奏声。窄小的楼梯，上下时只能供一人独行。小楼的面积不大，我的诊室在二层，好像只有一个大房间，放置6~7张诊桌，另外还有3~4个小独间，似乎是科领导和老大夫的办公室、诊室。

2. 门诊工作量大、工作时间长、医疗质量要求严格。当时内科主要的工作是大量的门诊。内科病房大约只有50余张床位，收治肝硬化腹水、肾炎、肾病和高血压。门诊量很大。当时实行每周6天，每天8小时工作制，每个门诊大夫除周三下午集体业务学习时间外，每日上午8点至12点，下午2点至6点，绝对一分钟也不能少地看病人。刚上岗的年轻大夫每半天也几乎要看20人，其他大夫必须看到30左右。而且每个病人都必须建立医院归档保存的门诊病历。病历书写要求很严格，望、闻、问、切、辨证、治法、处方要求具全。病历由病案室人员送至门诊护士站，门诊护士再分送到大夫的诊桌上，下班后护士集中收回到护士站，病案室人员前来取回归档存放。手写病历，处方要求用复写纸复印三份，一份交病人，一份药房存档，另一份印在病历上。处方的要求更高，除了要体现大夫的理论、学术、诊疗水平外，还要求书面上的规范与美观。老大夫书写的病历成了高水平的标杆，使得年轻大夫不得不费大力气去努力学习追赶。另外"母院"还有一个特色是，大夫水平的评论，除了科领导、同事有权外中药房的老师傅们也占重要地位。"母院"当年，中药房的老师傅们的中医理论水平和他们的中药专业理论技术经验同样"了得"。他们都很"善于"并且"勇于"、"乐于"自发地通过分析大夫的处方，评论大夫的水平，并且能迅速传到大夫本人的耳中。这也是年轻大夫要加倍努力学习、迅速提高业务水平的原因吧！还有一个使得大夫们努力学习、钻研、提高疗效的原因是，当时我院的病人是由患者单位医务室或其他医院转诊，当时我国实行计划经济，本市职工及其家属全公费医疗，患者就医事项要由组织安排。一般单位都有医务室，医务室大夫根据需要转诊病人，所以转来病人的疗效，除患者本人外，转诊单位也很关切，若疗效不佳就会迅速通知医院。这也使得大夫更有迅速提高自己业务水平的热情。大数量加高质量的业务要求，使得大夫中午往往不能按时下班吃饭，尤其是像关幼波老这样的名医。关老几乎每半天都看50左右病人，所以经常拖班，下班后食堂已到"关门"时间，为了不影响师傅们的午休，只好把饭打回诊室，放在诊桌上享用了。关老打饭途中的形象我记忆深刻：左手端着一碗"小炖肉"，右手举着两个"玉米面窝头"，慢步前行，同时还不停地和路边休息的同事们谈笑风生。吃饱了窝头、炖肉，喝足了茶水，马上又到了下午开诊的时间，又继续投入连续紧张的战斗，直至6点，脱下白大褂、提起背包、毫无倦意，嘻嘻哈哈地和同事们打着趣、道着别、骑上自行车，下班回家。

3. 浓厚、严谨的学术气氛，强烈大胆的开拓创新精神。内科门诊临床任务无论多重，压力无论多大，每周三下午的集体业务学习，学术研讨，经验交流时间，雷打不动。会议的形式自然、轻松但很有实效。下午2点前全科的老、中、青大夫几乎一个不缺，手捧着自备的飘溢着茶香的热水杯，陆续缓步走向门诊二楼大诊室，会议室没有任何布置、安排，进入会场后见到已经先到的同仁，都像久别重逢的老朋友一样热情、欢快地问候、打趣、谈笑。2点一到，科领导准时一声令下："同志们请落座，现在发言开始！"于是争先恐后的自由论辩声好似开了闸门的流水一样奔涌而出，很少有长篇大论的报告、演讲，一般都不用发言稿而是信口讲来，每人的发言时间长短不一，有的虽然是三言两语，但却是凝聚了心血而获得的经验。赵炳南老大夫谆谆地告诫我们：临床用药不仅要考虑其作用，对其副作用更要特别加以重视，千万不能马虎。谈到龙胆草时赵老说：龙胆草是一味清利肝胆的良药，非常有效，但因性属大苦大寒，所以用量一定要适度，绝不能盲目求大，特别是用于脾胃虚弱之人，用量过大会产生碍胃、甚至败胃的严重后果。他并且非常幽默地讲了一个小故事。"有一个病人，喝了某大夫开的大量龙胆草后，突然晕厥，他苏醒后的第一句话是："苦死我也！"赵老这个幽默方式地讲述，给我留下了深刻的印象。满头银发的卢冶忱老大夫曾详细地讲述了，新中国成立前有一些大夫为了金钱收入，不顾患者的健康生命，昧着良心，采用不正当的手段企图获取名利，他们使用的所谓"开业术"是"吹、催、推"，但最终却不能达到预期效果。他并且举例加以说明：天桥曾有一位大夫，外号叫"苏一趟"，因为他用开大方、密方的歪招招揽病人，他每付药量大至用大洗脸盆或大饭锅煎煮，每次所开之药需用麻袋盛装，用"黄包车"运取，但服用后疗效平平，所以到苏大夫诊所就诊之患者只来一次，没有复诊病人，故此苏大夫得到了"苏一趟"的别号"美称"。苏大夫诊所只是红火数月就关门大吉。创建"母院"的老大夫们共同的特点是，具有"开拓创新"的思维和"攻坚克难"的胆略，并且这个特点成为"传家宝"不断传承发扬至今。建院时内科病房收治的三个病种（肝硬化腹水、肾病及难治性高血压）是作为攻关研究的三大疑难重症。建院时设立的科室有内、外、妇、儿、针灸、正骨按摩一类专科，另外还有肿瘤科。以肿瘤专病命名作为独立科室，当时只有北京中医医院一家。这充分表明了"攻克肿瘤"这一"不治之症"难关的勇气及实现梦想的决心。卢冶忱老在一次业务学习会的发言中说："我认为癌症的病因有"爱生闷气"，这一观点，在当时按照西医的理论认识评价是"胡说八道"、"不屑一顾"，但谁会想到近年来却成为被世界公认的癌症发病原因之一。

4. 团结、紧张、严肃、活泼。我初次到"母院"是去报到。第一眼看到的是"母院"的大门和院墙。大门非常讲究，门道宽阔、清洁、平坦。高大、厚重的木质门体，涂着鲜亮耀眼的红色油漆，密布着闪光的金色门钉。深深的门洞，墙壁用美术彩绘装潢，地上安放着雕有狮头的石质门墩，门楣上高高悬挂的牌匾上书写着刚劲、秀美的"北京中医医院"六个大字。大门口的两旁，蹲坐着两个雄壮而慈祥的硕大石狮。院墙不长，但非常厚实，并且明显地露出，着力清洁和精心修饰的特征。墙头上安装着银灰色的"高瓦"，这种瓦虽不是彩色，但也不是一般的灰色瓦片，而是经过特殊加工烧制、挂釉、洁净而具有光泽。安装的形状也不是简单的排列，而是万字形的花纹。墙顶因经常清扫而看不到一株野生的杂草。墙头的南北两端屹立着寓意祥瑞动物的石雕。院门两侧经过精心粉刷的墙面上镶嵌着闪闪发光的八个金色特号大字"团结、紧张、严肃、活泼"。啊！多么"庄严、圣洁而气定神闲"，这是"母院"留给我的第一印象。进院后第一位见面对话的是传达室的杨老伯，他看见东张西望的我马上向我问话，"这位同志是来看病？还是找人？"面目十分慈祥、友好。我立即回答"我是新分配来的医生，今天报到，请问老伯人事处怎么走？"老伯对我耐心详细地讲解了去人事处的路线。我谢过老伯后但却没按照他指引的路径直奔目标，而是受好奇心的驱使在院中进行了漫步、浏览。院落不大，建筑也不够现代气派，但布局紧凑、合理，功能齐全、实用。院中十分清洁、整齐、宁静，墙壁粉刷得如同新建。墙上的标语和大门外院墙上一样同是"团结、紧张、严肃、活泼"，有些地方只是一个大大的"静"字。更使我意外的是，在这个不大的院落中却有一座筑有凉亭、栽种着枝繁叶茂的树木和五颜六色花卉的假山。在院中没有看到慵懒、散漫；没有听到争斗的尖声叫骂；没有嗅到不洁的腐臭气味。见到的是各科室职工因工作需要而在院中匆忙穿梭的脚步，他们整洁、端庄、美观合体的着装，以及他们碰面时和睦友好的礼貌表示，特别是他们热情、友善、发自内心的笑脸。听到的是医生、护士送别治愈出院患者时，患者的真诚感谢及医护对患者不厌其烦地叮嘱。还听到了"具有文艺细胞职工"排练演出节目时的欢快乐曲，也嗅到了假山上散发出的阵阵幽香。

"母院"60年的今昔对比，发生了巨大的变化，但尚存在许多丝毫未变的东西，那就是，建院初期的"母院"，躯干矮小，但却有坚实的肌骨，无比充沛的精、气、神和传奇的魂魄。今天的"母院"经过60年的飞速长高、增壮，已经变成典型的"白、富、美"及"雄伟健壮、足智多谋"的英豪。但其坚实的肌骨，无比充沛的精、气、神和传奇的魂魄却丝毫未变。而且正是由于这些具有神奇魔力的元素地不断传承发扬、构建完成了"母院"躯干的巨变。展望未来，坚信这些元素的神奇魔力，会使"母院"继续高速发展壮大，名扬四海，威震八方。

十六、吕仁和教授八十寿辰祝寿词

在这个情谊浓浓，温馨欢乐的时刻，在座的各位吕氏师门弟子，每人都带来了一份厚礼，给自己的老师祝寿。

有趣的是，礼品的种类完全不同于传统的和现代的寿礼，它既非金银财宝，又非绫罗绸缎；既不是美味佳肴，又不是古玩名画，而是各自在继承发扬祖国医学的伟大事业中做出的成绩与贡献。因为这是吕老师非常珍爱的无价之宝。所以今天我也送给寿星老一份礼物来凑凑趣。

我的礼物更稀奇古怪，可是我相信寿星老会更珍惜和期待。什么呢？

我是想"借花献佛"，我向谁借花呢？我想向在座的和今天未到场的所有吕氏师门弟子借。借什么花呢？我要借的花是：自今天起吕氏师门弟子们，精诚团结，紧密协作，凝聚力量，在继承发扬祖国医学这块辽阔的沃土上，用共同的汗水，浇灌出的一株世界水平的奇葩。

我送这份礼物的构思来自一个梦。我曾有一次梦中见到一个场景：吕氏师门弟子的代表，在国际学术机构颁奖典礼上，高举奖杯与吕氏师门全体师生手舞足蹈，忘形狂欢。

醒来后我想，这只是一个梦吗？不！这绝不仅是一个梦而已，它确是一个定能成真的美梦。因为就凭"吕氏师生之队"的人丁众多，兵强马壮，枪炮精良，所占地盘、山头幅员宽广，只要弟兄们精诚团结、密切配合，同心同德，在继承发扬祖国医学这个伟大的历史使命中，你们不建功，谁建功？！你们不称雄，谁称雄？！你们不称霸，谁称霸？！所以，我决定把这个梦，命名为"吕氏师生团队之梦"送给寿星老。我坚信它定能美梦成真！

我想接到这份寿礼后，寿星老会像是喝了我敬的一杯美酒，欢喜得飘然欲醉。

再祝寿星老健康！快乐！顺心如意！

十七、寄语

我们二人仍愿做你们所构筑辉煌殿堂的支撑柱石，做你们旷野夜行中眼前闪烁的星斗，做你们紧密无间地团结协作的纽带，做你们顺畅无阻沟通的街衢和桥梁。

吕仁和　魏执真

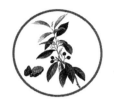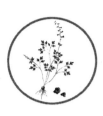

下　篇

第二章

学生及弟子学习魏执真教授学术经验的心得体会运用和发挥

第一节　学习心得体会文章选录

魏氏調脈湯による不整脈の治療

都立豊島病院東洋醫學科　小高修司

北京市中醫醫院心臟内科主任　魏執真

中医临床（日本），1992

　　動悸・息切れ・胸悶・時には狭心痛等を主訴に来院する患者は頻脈型不整脈を呈することが多い。

　　頻脈型不整脈に相当する中医脈診は，単に頻脈のみの場合は「数」「動」であり，脈の結滞（結代）を伴う場合は「促」「代」であろう。

　　以下瀕湖脈学（明：李時珍）　により脈の解釈をすると，

　　「数」脈とは，正常人の脈拍数が1呼吸に4 – 5回であるのに対し，1呼吸に6回あるものをいう。多くは陽気亢盛，陰液不足の熱証の時見られる。有力の場合実熱であり，無力の時は虚熱である。

　　「動」脈は関脈上に見られる頻脈で，その形は頭尾がなく豆のようなものをいう。「動」脈の病因は陰陽相搏つことによる。体力が充実している人に見られる時は余り心配しなくてもよいが，虚弱の人に見られる場合は生命の危険もあり注意が必要である。「動」脈は疼痛や驚風病に見られる。陽虚で体表が密でないことによる多汗の時，陰虚で陽旺んにして熱盛んとなった時，下痢が続き痙攣を起こすような時，男子では亡精，女子では崩漏病の時に見られる。

　　脈「動」にして停止があり回復が不可能のものを「代」という。生命の危険があり，その頻度により生命の予後が推測されている。

　　なお脈の結滞のうち徐脈（「遅」「緩」脈）にして時に停止する脈を「結」という。

したがって結滞という言葉は本来の意味からすれば結代の方が正しいといえる。

「促」脈とは「頻脈にして時に一止。これ陽気極まりて陰液まさに枯れんとする象である。必ず三焦の内火が盛んである」。

七情内傷，六淫外邪または飲食の不摂生など種々の原因により，心の気血の運行に障害が現れる。結果として心気が損傷され，不足となる。血の運行には気の働きが必要であるのに，血脈を主る心気が不足してしまうため，血脈の運行が不良となる。結果として瘀血が生じ，長期化すると熱に化する。

さきに述べたように頻脈型不整脈を示す脈の病因としては内熱・内火が大きく関与している。

結局本疾患の弁証は心気虧虚，血脈瘀阻，瘀鬱化熱であり，治法は益気養心，通脈活血，涼血清熱を主とする。

ここに魏氏調脈湯を再録する。

[**基本処方**] 太子参 30g，麦門冬 15g，五味子 10g，川芎 15g，牡丹皮 15 – 30g，赤芍薬
　　　　　　15 – 30g

[**加　減**]

①気鬱を兼ねる：加 川玉金 10g，香附子 10g，鳥薬 10g，大腹皮 10g

②神魂不寧：加 酸棗仁 30g，（炙）遠志 10g，竜骨・牡蠣（各）30g

③脾虚湿重：加 山薬 10g，茯苓 15g，白朮 10g，沢瀉 15g，車前子 30g

④痰湿を兼ねる：陳皮 10g，半夏 10g，菖蒲 10g，栝蔞 15 – 30g

⑤外感を兼ねる：加 荊芥 10g，防風 10g，金銀花 15g，連翹 15g，板藍根 10g，薄荷 10g

⑥代脈を認める：加 黄芪 30g あるいは人参 10g

⑦渋脈を認める：加 阿膠 10g，生地黄 10g，玄参 15g

⑧熱が盛ん：加 黄芩 10g，黄連 10g，人造牛黄粉 3g分沖服

以下症例の提示を行う。

[症例1] T. T. 38 歳男
　　　　　　初診 1992 年 1 月 27 日

[**主　訴**] 動悸，息切れ，発作性頻拍

[**既往歴**] 1985 年頃より健康診断の時に脂肪肝，高尿酸血症を指摘されている。某院
　　　　　　にて投薬を受けていたが，ここ半年は服用していない。

[**現病歴**] 1991 年 3 月 12 日感冒羅患の時動悸・息切れがあり，心電図で発作性頻拍
　　　　　　と言われ点滴治療を受けた。
　　　　　　1991 年 9 月同様の発作を起こした。ポルター心電図では異常を認めなかっ
　　　　　　た。内科では投薬を受けていないが，心配なので当科を受診した。

[**見　症**] 口渇冷飲を好む。大便やや軟。四肢冷。汗かき。

［脈　象］

	寸	関	尺
左脈	沈　滑	沈　滑	沈滑（數）
右脈	沈　滑	沈　滑有力	沈

［舌　象］舌質暗胖，歯痕あり，苔白。
　　　　　舌裏の静脈の怒脹あり。

▷魏先生の弁証：心気不足，血脈瘀阻，瘀久化熱
［処　方］人参10g，麥門冬15g，五味子10g，丹参30g，川芎15g，s（酒炙）香附子
　　　　　10g，仏手柑10g，牡丹皮30g，赤芍薬30g，黄連6g 3×14T
▷1992年2月10日　動悸減少。発作性頻拍無し。脈沈数。舌質紅暗，苔薄黄白。
［処　方］加　白術15g 3×14T
▷1992年2月24日　大便やや軟，排便前に腹痛。脈沈。舌質暗胖，舌苔黄白。
［処　方］増　黄連10g。変更　白朮を（土炒）白朮30g 3×14 T
▷1992年3月12日　2月26日朝5時半（臥床中）に頻拍発作あり。血圧110/72。
　　　　3月1日より感冒症状あり。現在は咳と痰がからむ。
［脈　象］

	寸	関	尺
左脈	沈細滑	沈滑細	沈滑細
右脈	滑　細	沈　滑	沈細滑

［舌　象］舌質紅暗，苔薄黄。
　　　　　舌裏の静脈の怒脹あり。
［処　方］芦根15g，桃仁9g，杏仁9g，黄芩9g，陳皮9g，浙貝母9g，蘇梗9g，石斛
　　　　　9g，北沙参9g，前胡9g，紫苑9g 3×7T
▷1992年4月9日　動悸無し。脈沈。舌質やや紅暗，苔薄白。
［処　方］人参9g，麦門冬15g，五味子9g，丹参30g，川芎15g，（酒炙）香附子9g，
　　　　　仏手柑9g，牡丹皮30g，赤芍30g，黄連9g，（土炒）白朮30g 3×14 T
▷1992年4月23日非常に状態がよい。脈沈。舌質暗，苔白。
［処　方］同前　3×14T

（但し1日分を2日で服用とする。）

[症例2] C. I.47歳 女

　　　　　初診 1990年11月29日

[初診時主訴] 疲れやすい。日中咳嗽発作（臥床では楽になる）に引き続く嘔気。ま
　　　　　た風呂場では湯気で息苦しくなる。夜微熱。動悸。ステロイドの離脱
　　　　　を希望。

[既往歴] 1989年 子宮筋腫手術

[現病歴] 1969年 出産後より高血圧。以後食事療法のみ。

　　　　　1985年 眩暈をおこし階段から落下。

　　　　　1987年初診時の主訴と同じ症状が出現。

　　　　　1988年7月 精査の結果，右鎖骨下動脈欠損と判明し，高安病の診断を受
　　　　　け，以後ステロイド療法開始。なお血圧は左148/90代，右測定不能。

[初診時所見]（現在 Predonin5mg）

　　　　　午後3時頃疲れて横になりたくなる。動いたときに動悸がする。やや
　　　　　軟便。

[脈　象]

	寸	関	尺
左脈	沈細滑	沈滑細	弱
右脈	滑弦	沈細滑	沈

[舌　象] 舌質正紫，苔黄，少津。

　　　　　舌裏の静脈の怒脹あり。

[足背部触診] 左右同ヒ

[頸動脈触診] 左＞右

左下肢三陰交辺りにvarix，時に火照る。下肢浮腫少し，冷える。

▷魏先生の弁証：気虚血滞，元陽不足，気化不利

[処　方] 黄蓍20g，桂枝10g，丹参15g，赤芍薬15g，茯苓15g，豬苓15g，黄連5g，
　　　　　淫羊藿10g，菟絲子10g，生地黄15g，竜骨30g，牡蠣30g，沢瀉12g，玄参
　　　　　15g，桂皮末4g

　　　　　以後ほぼ同処方により咳嗽発作消失し，食欲改善した。

▷1991年4月 ステロイド内服無し。血沈，CRP，シアル酸，1g-G，1g-Aのdata
　　　　　改善。

▷1991年8月23日 足首のVarix改善。

▷1992 年3 月 19 日 父，祖父が相次いで死亡。呼吸するたびに狭心痛あり。

　　　　血圧：右 104/68，左 102/60

[脈　象]

	寸	関	尺
左脈	沈　細	沈　細	沈　細
右脈	滑	滑	沈

[舌　象] 舌賀正紫，苔黄。

　　　　舌裏の静脈の怒脹あり。

[処　方] 蘇梗 9g，陳皮 9g，半夏 9g，茯苓 9g，（炒）白朮 9g，香附子 9g，烏薬 6g，

　　　　黄芩 6g，黄連 3g，川芎 15g，当帰 9g，紅花 9g 3 ×4T

　　　　以後多少の加減をするも著効なし。

▷1992 年 4 月 30 日　動悸。

[脈　象]

	寸	関	尺
左脈	渋	渋	渋
右脈	滑　弦	滑　弦	沈

[舌　象] 舌質正紫，苔白黄。

　　　　舌裏の静脈の怒脹あり。

[処　方] 人参 9g，麦門冬 15g，五味子 9g. 赤芍薬 15g，牡丹皮 30g，（炒）白朮 20g，

　　　　蘇梗 9g，陳皮 9g，半夏 9g，茯苓 12g，香附子 9g，川芎 15g 3 ×4T

▷ 1992 年 5 月 2 日 動悸減少。

[処　方] 減 白朮 9g　3 ×4T

▷ 1992 年 5 月 26 日 動悸消失。

[脈　象]

	寸	関	尺
左脈	緩　細	緩　細	細
右脈	緩	緩	細

[舌　象] 舌質正紫，苔白。

舌裏の静脈の怒脹あり。

[処　方] 人参9g，麥門冬15g，五味子6g，赤芍薬15g，牡丹皮15g，川芎9g，（炒）
　　　　白术15g，香附子9g，烏薬6g，茯苓15g，炙甘草3g，大棗7g　3×14 T

まとめ

　心電図では明かな異常を認めなくても，動悸・息切れ・脈の結滞などを訴える人は意外に多い。ここ数カ月の間に種々の疾患で通院している人が，上記の訴えをしたときに意識的に本方剤を使用してみた。その数は17名に達し，ほぼ1カ月以内に全例に効果を認めた。服用後数日で効果を現したと述べた人もいた。

　心臓に関する異常は心停止の不安があるためか，患者には非常な苦痛を伴うことが多い。西洋医学の心臓専門医はこの事情を無視（?）して，心電図・エコー・血管造影などで器質的な異常が示唆されない場合は，ムンテラのみで治療の必要がないといって放置することがあるという。科学で人間が割り切れるならばこの処置は正しいといわざるを得ないが……

　　[文　献]

北京中医学院診断教研組編：瀕湖脈学白話解，人民衛生出版社，1963. 北京

頻脈型不整脈の弁証および治療

北京市中医医院心臓内科主任　魏執真
訳・整理：都立豊島病院東洋医学科　小高修司
中医臨床（日本），1992，13（3）

　北京中医医院心臓内科主任魏執真先生は，東京都の招聘により1992年1月より1992年3月まで3カ月にわたり，東京都立豊島病院東洋医学科において診療の指導をされた。

　魏先生は北京中医学院の1回生であり，秦伯未・施今墨老中医の薫陶を受けられ，特に心疾患・糖尿病の治療を得意とされておられる。3カ月の指導で，特に印象深かった点は，理気薬の使い方の卓抜さである。中でも二陳湯に蘇梗，香附子，烏薬を加味した処方の加減方は，多くの患者に大きな効果をもたらした。

　糖尿病患者に対する長年の治療の結果としていえることは，生薬には血糖値を下げる作用は期待できないと断言された。したがって中医治療の目的は穂尿病による種種の二次的な症状を治癒せしめることにあると。事実糖尿病による神経障害に治療効果を認めたので，いずれ稿を改めて発表したいと思っている。

　また動悸，息切れを主訴とする患者には「魏氏調脈湯」jを用いて効果をあげられた。魏執真先生の本処方についての論文を抄訳したので提示する。（小高修司）

　　不整脈は日常しばしば見られる症状である。しかしその病因は複雑多岐にわたっている。種々の心疾患により起こるかと思えば，心臓神経症でも起こり，電解質異常によっても引き起こされる。また各種の疾患に引続き起こることもあり，ある種の薬物の副作用として起こることもある。近年臨床的には原因不明の症例が増加してきている。本文では種々の心疾患によるもの，心臓神経症のもの，原因不明のものなど様々な不整脈について検討を加える。

　　不整脈は電気生理学的にＩ型からＶ型に分類される。頻脈と除脈に大別されるが，ここでは頻脈型のものについて検討する。頻脈型不整脈は臨床上6種に分類される。（1）洞性頻脈，（2）発作性上室性頻脈，（3）発作性心室性頻脈，（4）非発作性結節性頻脈，（5）心房細動及び粗動，（6）心房性，結節性，および心室性期外収縮。

1. 頻脈型不整脈の基本的注意事項

（1）古典的な中医学では，頻脈型不整脈は「心悸」に属する。

（2）臨床症状

[**基本的症状**] 動悸・息切れ・疲れやすい・胸内苦悶感あるいは狭心痛。

　　　　　　　舌質暗紅。

　　　　　　　脈は弦細数あるいは促・渋にして数を兼ねる。または促，代。

[**副症状**]

①気鬱：胸・季肋部・腹部の脹満感・疼痛。悶々として楽しまず。ため息。

②痰湿：胸内脹満・窒息感。咳嗽，痰は粘い。頭重感。悪心嘔吐を時に伴う。

③神魂不寧：不眠・多夢・驚きやすい・怯えやすい。物事に集中できない。

④脾虚湿重：四肢が重い，または浮腫がある。食欲不振。下痢しやすい。疲れやすい。

⑤感受風熱：咽喉が悻い，痛い。鼻閉・鼻みず。悪寒発熱。四肢疼痛。

2. 病因病機

　　情志の失調および心気の消耗・損傷。六淫の邪が脈絡を侵襲して，心に宿る。飲食の不摂生により脾胃を損傷する。痰湿が停聚して心脈の流れが阻まれる。先天的な心気の不足。大病・慢性病により心気が消耗・損傷する。

　　心気の不足が最も基本的病態である。心は血脈を主るが，心気虚により血脈の通行が不良となり，瘀血が生じ，しかも瘀血が長期化すれば熱と化する。熱は急を来し，瘀（血）は乱をもたらす。よって脈は頻で不整となる。促脈，促代脈，あるいは数にして三五不調の渋脈がよくみられる。「頻脈型不整脈」の病機は心気虧虚・血脈瘀阻・瘀鬱生熱であり，そうなると器質的にも機能的にも心の働きは失われてしまう。病因の中でも「生熱」が重要である。

　　一般的な頻脈型不整脈に対する治療方針は補気養心と通陽活血を主とし，涼血清熱はさほど重視されていない。私は20数年に及ぶ心血管病専門外来の経験を通して，試行錯誤の結果，益気養心と通脈活血の基礎の上に，涼血清熱法を加えることの重要性を認識するに至った。期外収縮・発作性上室性頻拍・心房細動・洞性頻脈などに対する一般的な治療方法は，甘草場・帰脾湯・養心湯等であるが，さほど効果は著しくなかったが，近年これらの基礎の上に，活血通脈薬や，特別の場合は清熱涼血薬を加えることで臨床効果を向上させてきた。清熱涼血に最も早く注目した記述は「頻湖脈学」（李時珍）にある。「促脈は頻脈で，時に一回停止する。これは陽気が極まり陰液が枯れんとしており，三焦が鬱して火となりその炎が燃え盛っている状態を意味する。病勢が進めば（結滞の頻度が増加すれば）死の危険があるし，頻度が減少すれば回復の兆しが見える」「促脈は内火が盛んなことによるJ。

　　頻脈型不整脈と中医脈証の「数」「促」の相関性は容易に理解されよう。本疾患の治療に際して，清熱涼血薬が有効である道理も理解されると思われる。

3. 弁証治療

　　本疾患の基本的な特徴は心気虧虚，血脈瘀阻，瘀鬱化熱であるから，治法は益気養心，通脈活血，涼血清熱を主とする。

　　[**基本処方**] 太子参 30g，麥門冬 15g，五味子 10g，川芎 15g，牡丹皮 15 – 30g，赤芍薬
　　　　　　　　15 – 30g

　　[**加減**]

①気鬱を兼ねる：加 川玉金 10g，香附子 10g，烏薬 10g，大腹皮 10g

②神魂不寧：加 酸棗仁 30g，（炙）遠志 10g，竜骨・牡蠣（各）30g

③脾虚濕重：加 山薬 10g，茯苓 15g，白朮 10g，沢瀉 15g，車前子 30g

④痰湿を兼ねる：陳皮 10g，半夏 10g，菖蒲 10g，栝蔞 15 – 30g

⑤外感を兼ねる：加 荊芥 10g，防風 10g，金銀花 15g，連翹 15g，板藍根 10g 薄荷 10g

⑥代脈を認める：加 黄芪 30gあるいは人参 10g

⑦渋脈を認める：加 阿膠 10g，生地黄 10g，玄参 15g

⑧熱が盛ん：加 黄芩 10g，黄連 10g，人造牛黄粉 3g^{分沖服}

关于 "瘀热" 与快速型心律失常

　　心律失常通常分为快速型与缓慢型两种类型，快速型心律失常包括各种心动过速、期前收缩、心房颤动、心室颤动等；缓慢型心律失常包括窦性心动过缓、各种传导阻滞、病窦、窦性停搏等。心律失常属于中医"心悸""怔忡"范畴，历代医家对心悸的病因病机有较深

入的阐述。笔者曾师从北京中医医院魏执真教授，魏老擅长心血管疾病，尤其是心律失常的诊治。对于快速型心律失常的辨证论治在综合历代医家的基础上又有自己独到的见解，她认为快速型心律失常属于阳热类心律失常，各种病因均最终可致血脉瘀阻，瘀郁化热，瘀热扰心而发病。认为"瘀热"是快速型心律失常发病的关键环节。

对快速型心律失常的辨证多为心气不足、气阴两虚、肝肾阴虚、阴虚火旺、痰浊阻痹、水饮内停或气滞血痛，多治以益气养心、滋补肝肾、温通心阳、化痰开窍、理气活血、安神之法。魏老在实践中发现，在运用以上方法的基础上，加用清热凉血及活血的药物，重用赤芍、牡丹皮、黄连，可明显增加疗效，从而悟出快速型心律失常患者存在"瘀热"，此"瘀热"为心经瘀血所化之热。由于心为君主之官，属火，主血脉，主神，心血靠心气鼓动才能正常运行，任何原因所致心气亏虚，均可导致血脉运行不畅，瘀血阻滞于心脉，瘀郁化热。所以瘀热的产生是心气亏虚，血脉瘀阻的必然结果。瘀可致乱，热可致急，扰乱心神则可引起心悸、怔忡的发生。

之所以将快速型心律失常均归为阳热类心悸，认为"瘀热"是发病的关键，主要是由于在心律失常的辨证中最具有鉴别价值的是脉象的变化，心律失常是指心脏搏动频率与节律的异常，所以不同种类的心律失常必然出现反映各自根本特点的脉象。如窦性心动过速呈现的脉象为数脉，而阵发性室上速所表现的脉象则为疾脉，期前收缩基础心率快者为促脉，基础心率慢者为结脉，心房颤动心率慢者为涩脉，心率快者则为涩而数之脉。临床常见的各种心律失常都各自有其相应的主脉，成为临床辨证的客观依据。如数脉、疾脉和促脉均主热，临床辨证时应弄清脉象，抓住大纲，才不会被患者所出现的非本质表现所迷惑，造成阴阳颠倒，寒热反谬的错误。在辨证中应以脉为主，四诊合参，当脉证有矛盾时，可按照"舍症从脉"的原则，反之，则会影响疗效。如期前收缩的患者其主脉多为细促脉，症状多见心悸、气短、胸闷、憋气，舌质暗红，苔薄白，可兼有肢凉不温。因促脉的主病是热，心悸、气短、脉细为心气虚之象，舌暗乃血瘀之征。总之，其病机应为心气不足，血脉痛阻，瘀郁化热。若据此病机采用益气通脉，凉血清热之法，会取得很满意的疗效。但其中有一症状是"肢凉不温"，肢凉是寒象，与主热之促脉相矛盾，此时若从肢凉之症，而舍主热之促脉，用炙甘草汤加肉桂等温通心阳之品，其疗效往往不佳。

明代李时珍所著《濒湖脉学》对有关快速型心律失常脉象的定义、主病的描述，特别是对类似脉的鉴别要点的叙述非常详尽、简明，现将《濒湖脉学》中几种阳热脉象分述如下。①数、疾、极、脱脉：《濒湖脉学》述："数脉一息六至，脉流薄疾……，数比平人多一至"，"数脉为阳热可知，只将君相火来医"，"数脉属阳，六至一息，七疾八极，九至为脱。"据此，窦性心动过速出现数脉，而阵发性室上速或室速则出现疾、极、脱脉，均属阳热之脉。疾脉比数脉更快，是阳热亢盛的表现。②促脉："促脉数，时一止复来，……此为阳极欲亡阴，三焦郁火炎炎盛，进必无生退可生，……促脉惟将火病医"，书中所述促脉相当于快速型心律失常的脉象，结代脉相当于缓慢型的心律失常的脉象。促脉属阳热类，结代脉属于"阴寒类"。③涩脉："涩脉细而迟，往来难，短且散，或一止复来，叁伍不调，如轻刀刮竹，如雨沾沙，如病蚕食叶……涩缘血少而伤精"。心房颤动患者的脉象的特点不是间歇而是强弱快慢绝对不齐，"叁伍不调"，脉流涩滞不畅。阴血不足更加明显。涩脉本身尚有迟而缓之意，所以涩脉是指心房颤动而且心率偏慢者的脉象，快速房颤则属于涩而数脉，涩而数脉则表明有阳热内盛的表现。根据《濒湖脉学》对数、疾、极、脱、促、涩脉的定义，有利于我们在临床中对心律失常的患者进行辨证，简而言之，凡是窦性心动过速、室上速、基础心率偏快的各种期前收缩及快速房颤，其脉象即在数、疾、极、脱、促、涩而数脉的范围内，均属于阳热类心律失常，这类患者即存在"瘀热"。

魏执真教授综合历代医家对心悸病的认识，结合40年来心血管疾病的临床经验，总结出"瘀热"在快速型心律失常中是一发病的重要环节，本病乃本虚标实，虚实兼杂之证，其病位在心，涉及于肺、脾、肝、肾等脏，经过长期临床，不断地总结经验，已形成自己独特的风格。认为快速型心律失常的主要病因病机是心脏亏虚，血脉瘀阻，寮郁化热，临床主要可见以下两个证型：①心气阴虚，心脉瘀阻。治以益气养阴，活血通脉，凉血清热，方用"调脉汤"（太子参、麦冬、五味子、丹参、川芎、香附、香橼、佛手、赤芍、牡丹皮、黄连）。②痰湿阻络，血脉瘀阻，瘀郁化热，治以化痰理气，活血通脉，凉血清热之法。方用：太子参、紫苏梗、陈皮、半夏、白术、茯苓、厚朴、丹参、香附、香橼、佛手、牡丹皮、赤芍、黄连。以上两种证型的鉴别要点主要为舌苔，舌苔薄白、少苔、无苔者属第①型，苔白厚腻者属第②型。方中清热凉血药牡丹皮、赤芍经多年摸索发现，用量必须较大，药用25～30g时效果才较佳。牡丹皮、赤芍有滑肠通便之功，如果大便干结则可大量使用，一般可从10～15g开始逐渐加量，出现便溏腹泻则加诃子肉，方中用黄连具有厚肠止泻之功，可减少牡丹皮、赤芍的滑肠作用，木香配黄连可增加止泻功效。治疗中观察大便情况是调整药量及观察疗效的关键，在心悸治疗中魏老少用党参、人参，而喜用太子参，取其补而不燥，性温和之功。临证时可适当加减：胃脘痞满者加枳壳；心力衰竭、喘憋不能平卧者加桑白皮、葶苈子、车前子、泽泻各15～30g；心烦失眠者加炒酸枣仁、夜交藤；血压偏高或头晕者加生石决明、珍珠母、白芍；如果患者出现咽痛，口干欲饮，咳嗽，鼻塞或兼发热恶寒等风热化毒证候，此时往往心律失常加重或复发，故要特别注意风热的治疗，甚至应暂停原方而改用疏风清热之剂。

快速型心律失常患者心脏亏虚，心脉瘀阻是发病的基本因素，心脉瘀阻，瘀郁化热，是其必要环节，治疗时必须抓住"补心"和"凉血"这两个治则。历代医家中认为心悸与火热有关的也不乏其人，金代刘完素《河间六书》载"惊，心卒动而不宁也。火主于动，故心热甚也……故喜惊也"。明代王肯堂《证治准绳》述："然后知悸之为病，是心脏之气不得其正，动而为火邪者也……故五脏之气妄动者，皆火也。是以各脏有疾，皆能与包络之火，合动而作悸，如是者，当自各脏补泻其火起之由"。明代张介宾《景岳全书》强调肝肾阴虚，阴虚火旺。清代陈士铎《石室秘录》提出治疗心悸用补药的同时要用泻火药："心不补则火不能息，补心而又加去火之药则得生矣"。以上医家从不同角度认识到火热与心悸、怔忡的关系密切，魏执真教授的观点也同样是从某一角度考虑到火热，所不同的是，这个热是瘀血所化之瘀热，治疗需益气养心，活血通脉，活血清热。

[周燕青，中医杂志，2003，44（3）：235－236.]

魏执真诊治糖尿病并发心律失常经验

魏执真老师从事中医临床、教学及科研工作已整整四十载。在长期的工作实践中，魏老师勤于研读经典，熟于临床实践，融汇新知，中西参合，在糖尿病和心血管疾病方面积累了丰富的经验，尤对心律失常的研究更为深入，形成了独特的学术体系。吾曾有幸伺师左右，兹不揣浅陋，试将魏老师诊治糖尿病并发心律失常的主要学术思想及经验简述如下。

魏老师认为，糖尿病并发心律失常中医可称为"消渴病心悸"，临床宜分两类、十种证型、三种证候治疗。两类分别是阳热类（快速类）和阴寒类（缓慢类），各分五种证型，各型中又都可能出现气机郁结、神魂不宁、风热化毒三种证候。

阳热类

1. 心气阴虚、血脉瘀阻、瘀郁化热型 本型主要见于糖尿病合并窦性心动过速、阵发性室上性心动过速、心室率偏快的各种早搏、室性心动过速等，临床可见心悸，气短，疲乏无力，胸闷或胸痛，面色少华，急躁怕热，舌质暗红、碎裂，苔黄，脉数、疾、促、细等症。魏老师认为，此型多因阴虚燥热之消渴病日久伤及于心，使心之气阴耗损。心主血脉，心气不足，不能帅血畅行，致心脉瘀阻，瘀久化热。热可致急，瘀可致乱，遂引起心悸、数脉、疾脉、数而时止的促脉，脉数、疾、促均是血瘀化热的表现；心气阴虚可见心悸气短，疲乏无力，面色少华，脉细；心气阴虚，血脉瘀阻可见胸闷刺痛，舌暗红碎裂；黄苔为化热之征。故治疗当以益气养心、理气通脉、凉血清热为法，方用自拟清凉滋补调脉汤，药用太子参、麦冬、五味子益气养阴，丹参、川芎活血通脉，丹皮、赤芍、黄连清热凉血，香附、香橼、佛手理气通脉，再加葛根、花粉养阴生津以顾其本，全方共奏益气养心、理气通脉、凉血清热之功，以使气阴足、血脉通而瘀热清，数、疾、促脉得以平，心悸自止。

2. 心脾不足、湿停阻脉、瘀郁化热型 本型可见于糖尿病合并窦性心动过速、阵发性室上性心动过速、阵发性室性心动过速、各种心室率偏快的早搏者，临床主要症见心悸，气短，疲乏无力，胸闷或有疼痛，口苦，纳差，脘腹痞满，大便溏、黏而不爽，舌质暗红，苔白厚腻或兼淡黄，脉数、疾、促、滑。魏老师指出，此型乃脾虚痰湿停滞之消渴病日久致痰湿阻脉、心脉不通，加之心气耗损、痰气瘀阻、郁久化热而成。热可致急，瘀可致乱，遂引起数脉、疾脉、促脉等心律失常的脉象，数、促、疾、滑是湿热阻脉的脉象；脘腹胀满，便黏不爽，口苦，纳差，苔白厚腻及厚腻兼黄是湿热困脾之象；胸闷或痛，舌质暗，脉促

（数而时一止）均为心脉瘀阻之征；心悸，气短，疲乏无力，大便不实是心脾不足所致。故治疗当以理气化湿、凉血清热、补益心脾为法，方用自拟清凉化湿调脉汤，药用白术、茯苓健脾化湿，陈皮、半夏温化痰湿，苏梗、川朴、香附、乌药理气宽胸，川芎活血通脉，丹皮、赤芍、黄连清热凉血，太子参主益心脾，再加白芍滋阴以防津伤，全方共奏理气化湿、凉血清热、补益心脾之功，使心脾气足，停湿消退，心脉通畅，瘀热化解而数、疾、促脉得以平复。

3. 心气衰微、血脉瘀阻、瘀郁化热型　本型主要见于糖尿病合并频发室性期前收缩、频发房性期前收缩或频发结性期前收缩，甚至形成二联律或三联律者，临床症见心悸，气短，疲乏无力，胸闷或有疼痛，劳累后心悸、气短尤甚，舌胖淡暗或暗红，苔薄，脉促代。魏老师强调，此型患者虽与上述两型同时具有血脉瘀阻、瘀久化热形成促脉的病机，但此型是促代脉，而前面两型是促脉。促脉是指脉数而有间歇；代脉是指脉间歇频发或有规律出现，即"止有定数"，如二联律、三联律等；促代脉是指促而且代的脉象。因代脉主脏气虚衰，故此型病机当为心气虚衰、血脉瘀阻、瘀郁化热。因此当治以补气通脉、清热凉血为法，方用自拟清凉补气调脉汤，药用生黄芪、太子参、人参大补心气，麦冬、五味子养心阴以助补气，丹参、川芎活血通脉，香附、香橼、佛手理气通脉，丹皮、赤芍、黄连清热凉血。本方与清凉滋补调脉汤的区别是：本方是前方加用生黄芪、人参等大补心气之品而成。前方功效只是补气滋阴、通脉凉血，故主治心气阴虚，血脉瘀阻，瘀郁化热之证；而本方功效侧重补心气，通脉凉血，主治心气衰微，血脉瘀阻，瘀郁化热之证。

4. 心阴血虚、血脉瘀阻、瘀郁化热型　本型主要见于糖尿病合并快速型心房纤颤者，临床症见心悸，气短，胸闷，胸痛，面色不华，疲乏无力，大便秘结，舌质红暗碎裂，苔薄白或少苔，脉涩而数。魏老师认为，此型患者临床特点是涩而数之脉。涩脉主心阴精血亏虚加寒湿之邪痹阻血脉之病，故典型的涩脉是细而迟，三五不调，艰涩不畅之脉；此型是三五不调，但不迟反而数，因为此型的病机只是心阴精血亏虚而致血脉瘀阻，瘀郁化热，并无寒湿之邪阻脉。而此型与促脉型比较，心阴精血损伤更甚。故治疗当以滋阴养血、理气通脉、清热凉血为法，方用自拟清凉养阴调脉汤，药用麦冬、五味子、白芍、生地滋补心阴血，太子参补气以生阴血，丹参、川芎活血通脉，丹皮、赤芍、黄连清热凉血，香附、香橼、佛手理气活血通脉，全方共奏滋阴养血、理气通脉、清热凉血之功，主治因心阴血亏虚，血脉瘀阻，瘀郁化热而致之涩数脉。

5. 心气阴虚、肺瘀生水、瘀郁化热型　本型见于糖尿病合并心力衰竭心动过速者，主要是心衰病中、重度（Ⅱ～Ⅲ度），并以左心衰为主。临床主要症见心悸，气短，胸闷，胸痛，咳喘，甚而不能平卧，尿少，水肿，舌质红暗，苔薄白或薄黄，脉细数。魏老师指出，此型的病因是阴虚燥热之消渴病失治而致心气阴受损、血脉瘀阻，再继失治则心气阴由虚损至衰微，血瘀更甚而致肺脉亦见瘀阻，进而肺失肃降，水湿停聚，此时肺脉瘀阻常先出现，日久致肺用失常而出现肺失肃降、水饮停聚的临床表现，即可见心悸、气短、咳喘不能平卧、尿少、浮肿等症；舌暗为血瘀之象；脉细数乃气阴虚衰之征。此数脉的形成除因气阴两虚引起的血脉瘀阻、瘀久化生之热鼓动血脉使脉搏增快外，尚有因水饮停聚、阻滞血脉，使血脉更加闭阻，瘀热更盛之故。此型特点是除因心气不足、血脉瘀阻、瘀久化热而致之脉细数外，尚兼有肺失肃降、水饮停聚的表现，故临床除心悸、气短、胸闷、胸痛等症状外，尚可见咳喘，甚而不能平卧，尿少肢肿，舌质暗红，苔薄黄。因此治疗除益气养心、理气活血、凉血通脉外，尚需肃肺利水，使水饮去，血脉通，瘀热除，而数脉平。故其治法当为补气养心、肃肺利水、凉血清热，方用自拟清凉补利调脉汤，药用生黄芪、太子参大补心气，麦冬、五味子滋心阴，丹参、川芎活血通脉，桑皮、葶苈子、泽泻、车前子泻肺利水，丹皮、赤芍、黄连清热凉血，全方共奏补气养心、肃肺利水、凉血清热之功，使得心气充足，血脉畅行，肺脉流通，水道通利，瘀热消退，而心悸平复，数脉调整。

阴寒类

1. 心脾气虚、血脉瘀阻、血流不畅型　本型可见于糖尿病合并窦性心动过缓、结区心律及加速的室性自搏心律者，临床主要症见心悸，气短，胸闷或胸痛，乏力，怕热，不怕冷，肢温不凉，舌质淡暗，苔薄白，脉缓而细弱。魏老师认为，阴虚燥热之消渴病失治日久累及于心，使心气阴耗伤，迁延失治又进一步发展致气虚更甚，同时累及于脾，使心脾气虚，血脉瘀阻，血流不畅，运行缓慢无力而出现缓脉。此型特点是脉缓而非迟、非结，不怕冷，甚至怕热，四肢不凉而温，舌质暗淡苔薄白，一派心脾气虚，心脉失养，血行缓慢，滞而不畅之象，但位在心脾而不在肾，是虚证而不是虚寒证，且无明显的湿痰之邪。故治疗当以健脾补气、活血升脉为法，方用自拟健脾补气调脉汤，药用白术、茯苓健脾化湿，太子参、生黄芪大补心脾之气，配以防风、羌独活祛风，川芎、丹参活血通脉，全方共奏健脾补气、活血通脉之功，使心脾气虚所致之缓脉得以平复。

2. 心脾气虚、湿邪停聚、心脉受阻型　本型亦见于糖尿病合并窦性心动过缓、结区心律及加速的室性自搏心律者等，临床主要症见心悸，气短，胸闷或胸痛，乏力，不怕冷，肢温，脘腹胀满，纳差，大便不实不爽，头晕而胀，舌质淡暗，苔白厚腻，脉缓而弦滑。魏老师强调，消渴病失治日久心脾两伤，脾失健运，湿邪停聚，湿停阻脉，脉流失畅，形成缓脉。此类型与前述类型相同之处是脉缓、不怕冷、肢温不凉，说明其病位同在心脾，同是心脾气虚为本，病位未涉及于肾，属于心脾气虚而无明显肾虚之证；与前述类型不同之处是此型以湿邪停聚为主，本虚标实，且标实表现突出，故症见脘腹胀满，纳差，大便不实不爽，头胀而晕，苔白厚腻，脉缓兼弦滑等湿停气结之象；但同时又有心悸、气短、乏力、舌淡暗等心脾气虚之症，所以是以湿为标，以虚为本。故治疗宜急则治其标，以化湿为主，兼顾健脾补气，待湿化后可能转化为心脾不足、心失所养的1型，此时则可按1型的治疗原则继续治疗调养收功。所以治法当为化湿理气、活血通脉，方用自拟理气化湿调脉汤，药用白术、茯苓、陈皮、半夏健脾化湿，苏梗、川朴、香附、乌药理气化湿，羌独活祛风以助化湿，川芎、丹参活血通脉，太子参补益心脾，全方共奏化湿通脉、补益心脾之功，使湿邪化、心脉通、心气足、缓脉愈。

3. 心脾肾虚、寒邪内生、阻滞心脉型　本型主要见于糖尿病合并病态窦房结综合征、Ⅲ度房室传导阻滞或Ⅱ度Ⅱ型房室传导阻滞及室性自搏心律者等，临床症见心悸，气短，胸闷，胸痛，乏力，怕冷，肢冷，便溏，腰腿酸软无力，或可伴头晕耳鸣，阳痿等，舌质淡暗，苔薄白或白滑，脉迟。魏老师指出，消渴病失治日久而心肾阳虚，阴寒之邪内生，阻滞心脉，致使脉迟。此型特点是脉迟而非缓、非结，自觉怕冷，肢凉不温，属阳虚而寒之证，不同于前述两型之气虚无寒。病位不仅在心脾，且涉及于肾，故可见腰腿酸软、头晕、耳鸣、阳痿等。另外此型不仅有寒邪，且有痰阻心脉。所以治疗宜用辛温辛热之品温补脾肾且散寒化痰、活血通脉，以使寒痰祛而心脉通，迟脉转常，虚寒之症消失。故治法当为温阳散寒、活血通脉，方用自拟温阳散寒调脉汤，药用附片、肉桂、鹿角、干姜、桂枝温阳散寒，生黄芪、太子参、白术、茯苓健脾益气、助温阳散寒，川芎、丹参活血通脉，全方共取温阳散寒、活血通脉之功效。

4. 心脾肾虚、寒痰瘀结、心脉受阻型　本型主要见于糖尿病合并早搏而心室率慢者、Ⅱ度Ⅰ型房室传导阻滞及心室率慢的窦房传导阻滞者等，临床症见心悸，气短，乏力，胸闷，胸痛，怕冷或不怕冷，肢温或肢冷，舌质淡暗，苔薄白，脉结（缓而间歇或迟而间歇）、结代。魏老师认为，本型特点是脉结或结代。结脉可有缓而间歇或迟而间歇。缓而时止者是心脾气虚，加之湿痰与气血凝结阻滞心脉而成，故症可见不怕冷，肢温；迟而时止者是心脾肾阳虚，寒痰与气血凝结阻滞心脉，故症可见怕冷而肢凉，同时还可兼见头晕耳鸣，腰腿酸软等。此型与前述阴寒类1、2、3型的差别分别是：此型为结脉，1、2型是缓脉，3型是迟脉。结脉与缓脉和迟脉的形成有差别，结脉除心脾肾虚及寒痰湿阻等因素外尚有气、血、老痰相凝结而心脉被阻的特点，因此脉流更加结滞不通而出现脉有间歇之象。故治疗结脉除补气或温阳散寒外，尚宜重通气活血、逐痰破瘀散结。而结代脉是结脉且间歇频繁出现，甚而连续出现，其与单纯结脉形成的区别是结代脉气虚更甚，达到衰微的程度，故治疗结代脉时要更加重用补气之品方可取得满意效果。因此治法当为温补心肾、祛寒化痰、活血散结，方用自拟温化散结调脉汤，药用干姜、肉桂、鹿角温阳散寒，白芥子、莱菔子、陈皮、半夏、白术、茯苓化痰湿，生黄芪、太子参补气以助通阳散寒化痰湿之力，川芎、三七粉活血通脉散结，全方温补，散寒化痰、活血通脉散结，治疗心脾肾虚，寒痰瘀结，心脉受阻之脉结证。

5. 心肾阴阳俱虚、寒湿瘀阻、心脉涩滞型　本型主要见于糖尿病合并心室率缓慢的心房纤颤者，临床症见心悸，气短，胸闷，胸痛，乏力，大便偏干，舌暗红或兼碎裂，苔薄白，脉细涩。魏老师强调，本型特点是出现细迟且三五不调的涩脉。涩脉的形成与本型的病机是心脾肾之阴精及气阳俱虚，且以阴津精血不足为主。阴血不足、心脉失其濡养，气阳不足、心脉失其温煦，且兼寒湿之邪阻滞心脉，诸多因素致使心脉受损，故出现脉细且缓而三五不调的涩脉。此型为阴阳气血俱虚，心脾肾俱虚且兼寒湿之邪停聚的复杂证型，因此治疗法则较其他类型更为复杂，且取效更为困难。治法为滋阴温阳、化湿散寒、活血通脉，方用自拟滋养温化调脉汤，药用白术、茯苓、陈皮、半夏健脾化湿，干姜、肉桂温阳散寒，生黄芪、太子参补气以助散寒化湿，当归、白芍、生地、阿胶滋补心肾之阴，川芎、丹参活血通脉，全方共使寒湿消散，心肾阴阳充足，心脉得以温煦濡润，心血得以畅通，涩脉得以纠正。

三种证候

1. 气机郁结　主要兼见脘腹、胸胁胀满、郁闷少欢、常叹息、大便欠畅、食纳欠佳、舌暗甚、脉弦等症。魏老师认为，患者常因情志不舒，郁郁少欢，肝气郁结，气机不畅，致心脉瘀阻更甚，可加重前述各类型心律失常，或成为各型心律失常发作的诱因，因此各类各型心律失常如兼见气机郁结证候时需予以重视，加用疏郁理气药物方能取得治疗心律失常的良好效果。故上述各型如兼见气机郁结证时，宜在该型原有治法中加入理气解郁之法，可选加郁金、枳壳、香附、乌药、大腹皮、川朴等药。

2. 神魂不宁　主要兼见失眠多梦、易惊、胆怯、精神不易集中或坐卧不宁、舌淡暗、脉动等症。魏老师指出，此证候多为惊恐、郁怒、思虑、忧郁等情志损伤心神，使神魂不宁。心之两大功能，一为主血脉，一为藏神。心病则可分别出现两种功能失调的表现，同时两者又可互为影响。心脉流通不畅可致心神不宁，心神不宁又可加重心脉流通不畅，因此心律失常时若兼见神魂不宁则应予以重视，并加以相应治疗，否则不会取得良好疗效，尤其是睡眠不安及失眠会加重心律失常的出现，必须加用宁心安神之品。故上述各型如兼见神魂不宁时，宜在该型原有治法中加入安神定志之法，可选用菖蒲、远志、炒枣仁、夜交藤、合欢花、琥珀粉、朱砂粉、生龙骨、生牡蛎等药。

3. 风热化毒　主要兼见咽痒、咽痛、鼻塞、流涕、甚或恶寒发热、肢体疼痛、口干喜饮、舌红、苔薄白或薄黄、脉浮等症。魏老师强调，兼此证是因兼感上焦风热而成。心律失常发病的重要环节是心脉瘀阻，若加之外感风热之邪阻滞心脉，则必然加重心律失常的病情，尤其是阳热类心律失常再加风热之邪，内外之热相合，可使脉更急而更乱，则数、疾、促脉更加明显，所以若兼感风热时必须予以高度重视。此时处方用药必须加用疏风清热之品（风热之邪较轻时），即上述各型如兼见风热化毒时，宜在该型原有治法中加入疏风清热之法，可选用薄荷、荆芥、连翘、金银花、板蓝根、锦灯笼等药；或暂用疏风清热之方（风热之邪较重时），待风热消退后再继用原治疗心律失常之药更为适宜。

在上述治疗同时，魏老师还特别强调，消渴病基础病的治疗亦应认真对待，采用中西医结合治疗疗效更好；且活动量要适当，情绪、精神状态要好；宜配合正确饮食，一般说脂肪应少，优质蛋白要够，糖要适量，盐碱均不能多；对感冒或感染者宜及时治疗，特别是肺部感染应及时控制。

验案举例

1. 赵某，女性，60 岁，工人，于 2001 年 5 月 15 日初诊。糖尿病史 10 余年，冠心病、下壁心梗病史 5 年。近 1 月时感心悸，胸闷气短，心前区刺痛，伴乏力，口干，急躁怕热，夜寐不安，大便偏干，舌质暗红，苔黄，脉细促。心电图示：偶发室性期前收缩，陈旧性下壁心梗，ST-T 改变。诊断为消渴病心悸，证属阳热类心气阴虚、血脉瘀阻、瘀郁化热型，治宜益气养心、理气通脉、凉血清热为主，方用清凉滋补调脉汤加味，药用太子参 30g，麦冬 15g，五味子 10g，丹参 30g，川芎 15g，香附 10g，香橼 10g，佛手 10g，丹皮 20g，赤芍 20g，黄连 10g，葛根 10g，花粉 10g，菖蒲 10g，远志 10g。并予西药拜唐苹 50mg，Tid，控制血糖。服药 7 剂后诸症减，在此方基础上化裁治疗 1 月余后复诊症状消失，未再发室性期前收缩，心电图 ST-T 改变也恢复正常。

2. 王某，男性，53 岁，干部，于 2001 年 4 月 24 日初诊。原发性高血压病史 10 余年，糖尿病史 8 年余，冠心病、心律失常、窦性心动过缓病史 3 年。自觉心悸，气短，胸闷不适，倦怠乏力，汗出，动辄尤甚，头晕头胀，腹胀，纳差，大便溏而不爽，舌质淡，舌苔白腻，脉缓而滑。心电图示：窦性心动过缓，ST-T 改变。诊断为消渴病心悸，证属阴寒类心脾气虚、湿邪停聚、心脉受阻型，治宜化湿理气、活血通脉为主，方用理气化湿调脉汤加味，方用苏梗 10g，陈皮 10g，半夏 10g，白术 15g，茯苓 15g，川朴 10g，香附 10g，乌药 10g，太子参 30g，川芎 15g，丹参 30g，羌独活各 10g，浮小麦 30g。予西药糖适平 30mg，Tid，控制血糖。服药 14 剂后症状好转，唯偶感心悸，乏力，时有胸闷气短，断其证转属心脾气虚、血脉瘀阻、血流不畅型，治宜健脾补气、活血通脉，方用健脾补气调脉汤，药用生黄芪 30g，太子参 30g，白术 15g，茯苓 15g，川芎 15g，丹参 30g，防风 10g，羌独活各 10g。继服 14 剂后诸症消失，心电图检查示大致正常。

[宋冰，中国医药学报，2003，18（3），165－168.]

魏执真教授辨证治疗充血性心力衰竭的经验

魏执真教授从事内科心脏及血管疾病的临床科研及教学工作 40 余年，学识渊博，经验丰富，疗效卓著。笔者有幸侍诊多年，目睹魏教授治疗大量心脑血管疾病，其辨证思路、遣方用药独特，疗效显著。现将魏教授治疗充血性心力衰竭的经验介绍于下，以与读者共享。

魏教授认为充血性心力衰竭的病机，是各种心体病变日久不愈进一步耗伤而致心气虚衰，无力帅血运行，气滞阻脉，心脉瘀阻，心用失司。因心主周身之血脉，心脉瘀阻可进而引起其他脏腑经脉瘀阻，气机壅塞，脏用失常。心气虚衰，心用失司时，则见神疲乏力、心悸胸闷、动则气喘、汗出、口唇暗紫、脉数无力。如兼肺脉瘀阻则致肺失通调，三焦不利，水饮停聚，上逆凌心射肺，可兼见尿少、水肿、咳喘不得平卧、舌暗苔腻、脉弦滑数。如兼肝脾胃脉瘀阻，而致肝失疏泄、脾失健运、胃失受纳，可兼见脘腹胀满、胁胀疼痛、纳呆、水肿、胁下痞块、舌胖紫暗、脉细弦数等。如兼肾脉瘀阻，肾失开合，可兼见尿少肢肿、头晕耳鸣、腰酸腿软、肢凉怕冷、面色黧黑、脉细滑数、舌质暗红苔薄白腻或光红而瘦。

由于心衰的部位不同、程度不同，尚兼有不同脏腑的血脉瘀阻，于是除出现心气虚衰、心脉瘀阻的表现外，还可兼见其他脏腑血脉瘀阻、功能失常的表现。所以充血性心衰的治则，是在益气养心、理气通脉基础上，分别加用调整相应受损脏腑功能的治法。魏教授采用的基本治则是益气养心、理气通脉。药用生黄芪、太子参、麦冬、五味子、丹参、川芎、香附、乌药、香橼、佛手等。兼见肺脉瘀阻、肺失肃降、治节失司，不能通调水道，三焦不利，水湿停聚，凌心射肺，加用桑白皮、葶苈子、泽泻、车前子等以清肃肺气、泻肺利水。兼见肝脉瘀阻，加用行气活血养肝之品，如郁金、青皮、白芍、当归、桃仁、红花、赤芍、三棱、莪术等。兼见脾胃脉络瘀阻、脾失健运、胃失和降，加健脾和胃利水湿之品，如白术、茯苓、陈皮、半夏、泽泻、车前子、川厚朴、大腹皮等。兼见肾脉瘀阻、开合不利，症见尿便闭塞、头晕、耳鸣、腰酸痛等，加温肾利水之品，常用制附子、葫芦巴、车前子等。

病案举例

案1. 尚某，女，62岁。初诊日期：2004年8月5日。风湿性心脏病、心房颤动、心功能不全2年。服西药地高辛、阿司匹林等，但仍于中等体力活动如上3层楼时，因乏力、心悸、呼吸困难而需要休息。查体：血压120/80mmHg，心率95次/分，心律不齐，心房颤动，心尖部可闻及双期杂音，两肺未闻及异常。肝右肋缘下1cm，剑突下3cm。双下肢无浮肿。舌暗苔薄黄，脉细涩而数。超声心动图示：心房颤动，左房扩大，二尖瓣狭窄（中度），二尖瓣关闭不全，二尖瓣反流（中量），主动脉瓣反流（少量）。射血分数57%。诊断：风湿性心脏病二尖瓣狭窄并关闭不全，心房颤动，心衰I度。中医辨证：心气虚衰，心脉瘀阻。治法：益气养心，理气通脉。处方：太子参30g，麦冬15g，五味子10g，丹参30g，川芎15g，香附10g，佛手10g，乌药10g。每日1剂，水煎2次分服。服上方7剂后，上3层楼时乏力、心悸、呼吸困难症状减轻，心率80次/分。继服上方14剂，上3层楼已不觉心悸、呼吸困难，但仍乏力，心率70次/分。两寸脉弱，示仍气虚，拟加重补气力量，加生黄芪30g，服药1个月，上3层楼已无乏力。遵原方继服2个月，无不适症状。复查超声心动图：射血分数由57%上升到78.8%。

按：本例患者心体病变日久不愈进一步耗伤心之气阴，而致心气虚衰，无力帅血运行，血脉瘀阻，心用失司则中等体力活动出现乏力、心悸、呼吸困难；舌质暗苔薄黄、脉细涩而数均为心之气阴虚衰、血脉瘀阻之征。其病位在心，尚未涉及到其他脏腑。治以益气养心、理气通脉。方中太子参、麦冬、五味子补益心之气阴；丹参、川芎活血通脉；香附、佛手、乌药调畅气机，以助通脉；复诊时仍有乏力明显，原方加生黄芪助太子参补益心气。诸药合用则心之气阴得补，气血运行通畅，心衰得以控制。

案2. 丁某，男，69岁。初诊日期：1985年5月1日下午2时入院。患者近3年来反复出现憋气、咳喘、下肢浮肿等。外院诊断"高血压，冠心病，心力衰竭"。近2周来又咳嗽、喘憋，下肢水肿、尿少，每日尿量仅400ml左右。现心悸、气短，喘憋严重，不能平卧，痰多色白呈泡沫状，尿量昨日仅200ml，大便三日未行。查体：半卧位，喘息状，血压150/110mmHg，心界扩大，心率100次/分，心律齐，心尖部可闻及Ⅱ级收缩期杂音。双肺偶闻干鸣，两肺底可闻湿啰音。肝大右肋缘下4cm，剑下10cm。双下肢可凹性水肿。舌质暗红苔黄白相兼，脉细数无力。X线胸片：心脏呈普大型，两肺纹理粗乱。诊断：冠心病，心力衰竭Ⅲ度，高血压病。中医辨证：心气虚衰，血脉瘀阻，肺气壅塞，水饮停聚。治法：益气养心、理气通脉、泻肺利水。处方：太子参30g，麦冬15g，五味子10g，丹参30g，川芎15g，香附10g，乌药10g，桑白皮30g，葶苈子30g，车前子30g（包）。急取2剂，用水浓煎200ml，日分4次服。服药后当日尿量增至600ml，大便1次，喘憋减轻，夜能间断入睡。次日心率下降至92次/分，两肺湿啰音明显减少。继服上方，水煎日1剂，分2次服，连服3日，喘咳缓解，能平卧。心率下降为84次/分，肺部啰音消失，尿量每日1500ml左右，浮肿消退。但于活动后仍心悸气短。原方加重益气之品，加用生黄芪30g。继服20天，一般活动后无不适，生活自理，心率80次/分，血压150/90mmHg，出院。

按：本例患者心气虚衰，血脉瘀阻，并已涉及肺脏，肺脉瘀阻，肺失肃降，治节失司，不能通调水道，下输膀胱，而致水饮停聚，凌心射肺，出现心悸、气短、咳嗽、喘憋、不能平卧、下肢浮肿、尿少；肺气不降，腑气不通则大便秘结。治以益气养心、理气通脉、泻肺利水。方中太子参、麦冬、五味子益气养心；丹参、川芎活血通脉；香附、乌药调畅气机，以助通脉；桑白皮、葶苈子、车前子清肃肺气，泻肺利水，取得良效。

案3. 赵某，女，67岁。初诊日期：2000年5月14日。冠心病10余年。半年来反复双下肢水肿，尿少，脘腹胀满，胁胀疼痛，休息时有心悸、气喘、乏力。近半月上述症状复发加重，伴纳呆、便溏。查体：血压130/80mmHg，心界扩大，心率90次/分，心律齐，心尖部可闻及1~2级收缩期杂音。腹部膨隆，腹水征阳性，肝大剑突下11cm，右肋缘下5cm。双下肢凹陷性水肿。苔薄白舌质暗红，脉细滑数。诊断：冠心病，心力衰竭Ⅲ度。中医辨证：心气虚衰，血脉瘀阻，兼肝脾胃脉瘀阻，气机壅塞，水饮停聚。治法：益气养心、理气通脉、疏肝和胃、健脾利水。处方：太子参30g，麦冬15g，五味子10g，丹参30g，川芎15g，香附10g，乌药10g，郁金10g，红花10g，桃仁10g，陈皮10g，半夏10g，白术10g，茯苓15g，泽泻30g，车前子30g（包），泽兰15g。日1剂，水煎2次分服。服上方7剂后，尿量增加，下肢水肿及脘腹胀满、胁胀疼痛诸症均减轻。继服原方14剂，下肢水肿又减，尿量正常，诸症又减，纳增。遵原方继服14剂，双下肢轻肿，无脘腹胀满及胁胀疼痛，无心悸气喘，纳可，便调。继续服药1个月，患者生活自理，双下肢水肿基本消失，无明显不适。血压110/70mmHg，心率75次/分，腹部平软，肝剑突下4cm，右肋缘下1cm。

按：本例患者心气虚衰，血脉瘀阻，已涉及肝脾胃，致肝脾胃血脉瘀阻，肝失疏泄，脾失健运，胃失和降则见胁下痞块（肝大）、脘腹胀满、胁胀疼痛、纳呆、下肢水肿、尿少、大便溏；心悸、气喘、乏力、脉细数、苔薄白舌质暗红为心气虚衰、血脉瘀阻之象。治以益气养心、理气通脉、疏肝和胃、健脾利水。方中太子参、麦冬、五味子益气养心；丹参、川芎活血通脉；香附、乌药疏肝理气，调畅气机；郁金、桃仁、红花行气活血养肝；陈皮、半夏和胃降逆；白术、茯苓、泽泻、车前子、泽兰健脾利水。服药后心衰症状得以缓解。

[李雅君，北京中医药大学学报（中医临床版），2007，14（4）：17－18.]

慢－快综合征中医辨证思路初探

慢－快综合征是由于窦房结功能异常所导致的病窦综合征的一种重要类型，临床可见长时间的窦性停搏与心房扑动、心房纤颤或室上性心动过速交替出现。笔者师承全国名老中医魏执真教授，在临床实践中，对于治疗慢－快综合征的中医辨证有一些初步的心得，现总结如下。

我体会慢－快综合征的辨证要点主要在于辨脉为纲，四诊合参，分期分型。

一、辨证须以辨脉为纲

对慢－快综合征辨证时最重要的是对脉象的辨别。临床发现，现代医学客观检查所显示的心率、心律变化与中医所见的脉象具有直接的相关性。从中医脉学的视角深入观察、分析现代医学心脏电生理检查结果，深入挖掘相应的各种脉象的内涵，以此构建判定证型的出发点。慢－快综合征患者的脉象在大部分时间呈现缓慢的表现，主要脉象表现为迟脉和结脉。窦性心动过缓、心率小于 50 次／分的患者常见迟脉，窦性停搏、窦房传导阻滞的患者常见结脉。慢－快综合征患者在阵发性快速型心律失常发作时，如心房纤颤或心房扑动为涩数脉，阵发室上速时则为疾脉或极脉。现据师承将上述几种脉象分析论述如下：

1. 迟脉：脉搏缓慢，古人制定的标准是：医生一吸一呼之间，患者的脉搏搏动三次即为迟脉，相当于 36～48 次／分，关于迟脉《濒湖脉学》有以下记载：

"迟脉，一息三至，去来极慢"；"迟来一息惟三至，阳不胜阴气血寒。但把浮沉分表里，阳不胜阴气血寒"。《四言举要》说"迟脉属阴，一息三至"。迟脉是由于阳气不足，阴寒内盛，气血凝滞所致。

2. 结脉：指脉迟缓且时有间歇的脉象，也就是说，结脉除了脉搏频率缓慢之外，尚须兼见节律的不齐，《濒湖脉学》中的表述是："结脉，往来缓，时一止复来"；"气血凝，老痰结滞"；"阴盛则结"。可见结脉的形成多属寒邪及痰湿之邪阻滞，属于阴证、寒证。阴盛气结而阳不和，故脉迟而一止。大凡气郁、血痛、痰郁、寒郁等均可见结脉。

3. 涩脉和涩数脉：涩脉本来是指往来艰涩不畅的脉象，具有脉细、频率慢、节律绝对不齐的特点。现代医学的心室率较慢的房颤所见即是涩脉。涩脉主病阴血不足。《濒湖脉学》记载："涩脉，细而迟，往来难，短且散"；"涩缘血少或伤精，反胃亡阳汗雨淋。寒湿人营为血痹，女人非孕即无经"。《四言举要》载"涩脉少血，或中寒湿……"，涩脉不迟反数（心室率快的房颤），一方面阴血不足较比更甚，另一方面是瘀而化热或湿郁生热所致。

4. 疾脉和极脉：古人制定的疾脉的标准是：医生一吸一呼之间，患者的脉搏搏动七次为疾脉，搏动八次为极脉，相当于120次/分或更快。临床所见慢－快综合征患者在迟脉、结脉的基础上突发涩数脉或见疾、极脉较为常见，多提示阳损及阴，阴血不足，痰瘀化热之象。

5. 脱脉：医生一吸一呼之间，患者的脉搏搏动九次或以上为脱脉。慢－快综合征患者在迟脉、结脉的基础上发作脱脉，昭示阳气将竭，阴气将亡，阴阳将脱。是临床的极危之症。必须急予回阳救逆之剂。

由于慢－快综合征患者脉象一般呈现的是迟脉或结脉，快速型的脉象多为发作性阵发出现，因此，可以认为缓慢型脉象是患者病理本质的真实体现，而后者是在前者所代表的病理基础之上的演化。通过长期的临床实践，魏老认为，慢－快综合征的中医发病机理首先为心脾肾阳虚，寒邪内盛或寒痰凝结，心脉受阻，脉象见缓慢型脉象；其发作性快速型脉象所体现的病机多为阳损及阴，阴血不足，瘀而化热。我的体会是：慢－快综合征患者体质虽为心脾肾阳虚，但是当其快速型心律失常发作时，阴虚有热的病机更与临床所见相符合。这种认识基于以下两点分析，其一，脾肾阳虚，寒自内生，气化不利，水津凝结为痰湿，寒痰郁久化热；其二，心脾肾阳虚日久，阳损及阴，阴虚血少，血脉瘀阻，"血瘀之处，必有伏阳"（《成方便读》）瘀久化热。同时，我意识到上述两者又是密不可分的，阳不化阴，津液不布，一方面津化为痰，另一方面阴无所养，总的根源在于阳虚日久。慢－快综合征的患者的脉象平时缓慢而又有发作性快速型脉象的机理也就明确了。慢－快综合征患者快速型心律失常往往可以自行转复为缓慢型心律失常，其机理在于：心主血脉，如为热邪所迫，遂致脉率加速，这种脉率的增快是在患者原本阳虚阴盛的病理基础上的另一种短暂的邪热偏胜的病理状态，并不能就因此认为患者的阳虚阴盛的病理基础发生了根本性的变化，快速心跳一段时间后，心气阴耗伤，郁热亦因之有所发散，正邪均无力支持快速的心率，于是患者的脉象又会回复到缓慢型的脉象。当然，这种现象频繁发生必然更加剧患者心气阴的不足。因此，对于慢－快综合征患者的脉象无论慢快都必须给予的同等重视。临床可见患者的脉象在由快转慢的瞬间可以出现较前更缓慢无力的脉象，并可见损脉、败脉，甚至脉不能还（室速、室颤、心跳骤停）而心跳停止，危亡立至。

通过对慢－快综合征患者脉象的分析，初步解决了对其中医学病理本质的认识问题，建立了慢－快综合征各种心律失常与中医学的相应脉象之间的相对精确的对位关系。而这种对位关系的建立，使慢－快综合征的中医辨证分型、分期具有了更大的合理性，同时也提高了中医临床治疗的可操作性。

二、四诊合参，分期分型

在临床上可以根据脉象的变化将慢－快综合征的病理过程分为相对的两个时期。凡慢－

快综合征患者脉象以缓慢型脉象为主要表现，偶发或在一定时期内不发作快速型心律失常的时期可以称为临床的缓解期；而快速型心律失常频发，在缓慢型脉象的基础上快速型脉象表现相对显著的患者则可以认为处于临床的发作期。这两个分期仅是相对而言，不是孤立的、绝对的，在一定条件下二者可以相互转化。在此基础上再精确判定证型，对指导临床治疗更加具有现实意义。魏老辨证时不仅重视辨脉，也强调四诊合参。以下就是各期各型的舌脉症情的归纳和分析。

1. 舌象

（1）舌苔之厚薄可别痰湿之有无：舌苔白厚腻者多脾肾阳虚，津液气化障碍，易导致水湿内停，化为痰浊；舌苔薄者，多为单纯虚寒证。

（2）舌质之变化可明阴阳之偏盛：慢－快综合征的本质为阳虚寒盛，缓解期多见舌质较淡。但发作期的患者临床可见舌质较前偏红，此为阳损及阴，或痰湿、血瘀，郁而化热之证。

2. 根据症状辨证：慢－快综合征患者的症状具有多样性。一般均有心悸，伴胸闷或痛，气短乏力，间有头晕黑矇等症状。以下是缓解期和发作期的各证型。

（1）缓解期

1）心脾肾虚，寒滞心脉。本型特点是寒象较重，脉迟。由于先天不足，后天失养，久病迁延，暴病伤阳，致使心脾肾三脏阳气不足，阴寒内生。心阳虚损，搏动力勉，故脉迟。阳气虚衰，失于温煦，故见畏寒肢冷而喜热；腰膝酸软，头晕耳鸣，小便清长，阳痿遗精等均缘于命门火衰，肾精不充，固摄失司；脾阳不足则见便溏。舌质淡暗，苔薄白或白滑，脉迟，均为阳虚寒盛之象。

2）心脾肾虚，寒痰互凝。本型特点是在阳虚寒生的基础上痰湿较重，脉结，或结代。为心脾肾阳虚，水湿浊化无权，生成痰湿，心脉被阻，脉行遏而不畅，出现脉迟而有间歇者，是为结脉。脾肾阳虚则见腰膝痠软，形寒肢冷，遇寒则加重，寒痰阻滞心脉则见胸闷窒塞，心悸气短；脾胃阳虚，寒痰干碍，而见脘痞腹胀；湿蒙清窍则头重如裹。湿性趋下，易袭阴位，故部分患者可见下肢水肿。

3）心脾肾阴阳俱虚。本型特点是在阳气不足的基础之上，阴虚血少较为突出。脉见涩脉，临床心电图表现为心室率缓慢的心房纤颤。涩脉的形成是心脾肾阳虚与阴虚血少并见。阴血虚则脉失濡养、脉不流利；阳虚寒盛，心脉鼓动乏力故脉来迟缓；兼有寒湿之邪阻碍血行而见血流不畅；三者相合，就产生了涩脉。

（2）发作期

1）阴血不足，瘀而化热。本型主要特点是症见阳损及阴，心气阴两伤，血脉瘀阻，瘀而化热。心脾肾阳虚日久，脾虚则化源不足，心失滋养，肾虚则水火不能相济，而致心气阴血不足，血脉流通不畅遂致瘀阻，瘀久化热，热迫心神。引起疾脉或涩数脉。心悸、乏力、气短、口干咽燥为心气阴不足之象。胸闷或胸痛，舌暗红为心之气阴不足，血脉瘀阻之象。手足心热，便干，若见苔薄黄，是阴虚化热之象。

2）湿停阻脉，淤郁化热。本型特点脾虚湿盛化热的症见显著。脾肾阳虚，水湿温化无权，生成痰湿，湿停阻脉，淤郁生热，扰动心神，致使心悸加重，频繁发作。湿性重着，易伤阳气，兼之心气本虚，故见心悸，气短，乏力懒言，四肢沉重。湿为阴邪，易阻遏气机，气机升降失常，脉行阻滞不畅，胸闷如堵，脘腹胀满，纳呆食少，大便黏腻不爽。口苦心烦，舌质暗红，苔白厚腻或兼淡黄。脉疾或涩数均为湿停阻脉，淤郁化热之象。

3）阴阳虚极将脱。本型特点是阴阳虚极将脱之象明显，脉见极脱脉，且沉细无力之极，间有脉见浮象者。心脾肾阳虚日久，阳气虚极，脏腑俱已大损，尤其心气阴耗伤，血脉鼓动无力，气机升降无由，气血不足以荣养诸脏腑，故见心悸，气不足吸，神疲蜷卧，时作黑矇。如见昏厥，双目上视，颈项僵直，四肢抽搐，肌肤四肢逆冷，是真阳将脱，阴阳离绝之危重症象。

结语

综上所述，慢－快综合征患者心脾肾三脏阳气虚损、心脉瘀阻是其发病的根本性因素，是本象，心脉瘀阻、瘀而化热和湿停阻脉、淤郁化热是其在患者原本的体质性病理基础之上发生的阶段性演化，是标象。基于这个认识，得出了辨脉为纲，四诊合参，分期分型的辩证思路。运用中医学的理论深入分析临床所见的舌脉症情，结合现代医学客观检查结果，找到其间内在的联系，发现其中的必然性，才能提高辨证的准确性，以此指导治疗，取得满意的临床疗效。

（张大炜，医药世界，2006，7，62－64.）

魏执真临床应用柔肝清眩汤经验

魏执真教授在首都医科大学附属北京中医医院建院之初即从事内科临床工作，至今已有半个多世纪，积累了丰富的临床经验，尤其是在心血管疾病的治疗上具有独特的学术见解及显著的临床效果。笔者在魏老身边侍诊近2年，现仅对魏老自拟柔肝清眩汤临床应用介绍如下。

1. 柔肝清眩汤组成及方解　柔肝清眩汤是魏老临床最常用的方剂之一，全方平肝潜阳、滋阴息风，主要用于阴虚阳亢所致的头痛、头晕、头胀、眼部不适及耳鸣耳聋，以及与之有关的胸闷胁胀、善太息、急躁易怒及失眠等；用于高血压、脑血管病、神经官能症，甚至眼科、五官科疾病的（主要是耳病）辨治。基本组成：白芍30g，桑叶10g，菊花10g，生石决30g^{先煎}，珍珠母30g^{先煎}，川牛膝30g，天麻10g，钩藤10g。加减：伴口唇干燥多饮、大便干者，加沙参、麦冬、五味子；伴胸胁满闷、脘腹堵胀轻者，加用香附、香橼、佛手、乌药，重者加槟榔、枳壳；血瘀者，加用丹参、川芎；若便秘加草决明和（或）槟榔；腰酸膝软加桑寄生、续断、杜仲；肢体麻木加蜈蚣、全蝎；颈僵加葛根；心烦加黄连、连翘、栀子；失眠加炒枣仁、夜交藤、莲子芯；健忘加菖蒲、远志。

方中重用白芍酸寒入肝为君，养肝阴，敛肝阳，柔肝止痛；牛膝趋下焦，一者引肝热下行助白芍潜肝阳，一者补益肝肾以治本，含有上病下取之意；生石决明、珍珠母性属沉静，重用之可以降心火，清肝热，潜肝阳，安心神，利耳目。以上三味共为臣药。钩藤、天麻平肝潜阳，佐助石决明之用；桑叶、菊花入肝肺二经，借秋金肃杀之气，内清外疏，凉肝息风。

2. 柔肝清眩汤的临床应用

（1）高血压：魏老认为原发性高血压病发生的关键在于人体的阴阳失调，其中心病机为于阴虚肝旺。血气不宁，肝阴暗耗；且又忧思郁怒，肝气郁久，化火伤阴；或老年肾亏，或劳伤过度，致使肾水不足，水不涵木。以上种种均可导致肝肾阴亏、肝阳上亢的临床证候，导致原发性高血压病。

案1. 患者，女，64岁，以"头晕间作2月"于2010年4月12日就诊于魏老。患者于2月前无明显诱因出现血压增高，血压最高180/105mmHg，未服用西药。就诊时症见：头晕沉重，头胀，眼目间紧胀不舒，前额轻痛，双腿乏力，腹满纳呆，夜寐欠安，大便偏干。舌质暗红，舌苔黄厚；脉弦细。此阴虚肝旺、风阳上扰之证，治以柔肝潜阳，兼清阳明。处方：白芍30g，桑叶10g，菊花10g，石决明30g，珍珠母30g，钩藤10g，天麻10g，川牛膝30g，北沙参30g，麦冬15g，五味子10g，香附10g，乌药10g，莲子心1.5g。

服药7剂后，患者诉头晕头胀明显减轻，心悸亦减少，血压维持在150/80～90mmHg，基本没有头痛发作，余症状皆有一定程度的好转。守此方加减1个月余患者症状消失，血压多次测量均在130～140/80mmHg，患者遵医嘱又坚持服药1月余，未再就诊。

按：魏老分析此病例认为，患者为老年女性，新发高血压病半年，就诊时脉症合参是典型的阴虚阳亢之象，并有肝木横克脾胃，用柔肝清眩汤是顺理成。

（2）脑动脉硬化症：魏老通过长期临床观察发现脑动脉硬化、脑供血不足的绝大多数患者四诊所见是：头晕、头胀，烦劳恼怒而加剧，急躁易怒，口干苦，大便欠畅，舌质红苔黄，脉弦细。此为"阴虚肝旺，肝阳上亢"的表现，故多用滋阴平肝法治疗。

案2. 患者，男，57岁，主因"头晕半年，加重1周"于2010年8月6日就诊。在外院查头颅核磁、脑血流图、颈椎X线等，结果显示脑动脉硬化血流改变，椎-基底动脉供血不足。以阿司匹林、曲克芦丁等口服，症状无缓解。就诊时症见：头晕伴有头胀，颈部僵硬感，很少有头痛，间断有恶心无呕吐，近几个月来觉视物模糊，或有眼胀，口干口苦，饮水一般，脘腹胀，大便偏干，食欲较差，入睡困难，且醒后无法再次入睡。平素性情急躁，舌质偏红，中有少许裂纹，苔薄黄略干，脉细弦有力。处方：白芍30g，桑叶10g，菊花10g，生石决明30g，珍珠母30g，钩藤10g，天麻10g，川牛膝30g，北沙参30g，麦冬10g，五味子10g，香附10g，香橼10g，佛手10g，乌药10g，莲子心1.5g，百合15g。7剂，水煎服，每日2次。

二诊时诉头胀已经明显减轻，伴随目痛颈部僵硬感亦减轻，入睡较前容易，睡眠质量好转。魏老诊后，谓方已获效，继服。此患者前后守方2月余，症状改善且情绪亦较前平和。复查脑血流图，未见异常，即脑动脉硬化改变已经消失。

按：患者以"头晕头胀"入院，头胀尤其明显，甚者欲用手捶打，伴随口干口苦等一系列症状，平素性情急躁，结合其舌脉，魏老认为患者系阴虚阳亢型头晕，故应用柔肝清眩汤滋阴潜阳而获效不仅改善了症状，而且连影像学病理改变亦消失。

（3）大动脉炎：本病是西医难治的一种疾病，总体来说没有什么令人满意的疗法。魏老在多年的临床工作中，总结出了自己独特的经验，对于阴虚阳亢型的大动脉炎应用本方获得了较为满意的疗效。

案3. 患者，女，56岁，主因"头晕胀1年"于2010年6月11日就诊。患者近1年头晕胀，右臂凉、乏力，西医院查右无名动脉闭塞，诊断为大动脉炎。曾服用中西药物，症状改善不明显。现头晕胀，耳鸣，易急躁，多梦，头晕严重时伴恶心、呕吐，胸背部隐痛，右臂凉，乏力，大便偏干。舌质暗红苔薄黄，右脉未触及，左脉弦细。血管超声：右无名动脉闭塞。中医辨证为阴虚肝旺，气滞血瘀；治以养阴平肝，活血通脉。处方：白芍30g，桑叶10g，菊花10g，生石决明30g先煎，珍珠母30g先煎，钩藤10g，天麻10g，川牛膝30g，地龙30g，灵磁石15g先煎，丹参30g，川芎15g，香附10g，乌药10g，片姜黄10g。服药1个月后，患者头晕胀、耳鸣、急躁减轻，恶心呕吐未作，胸背部隐痛减轻，仍睡眠多梦。右脉由触不到变为脉微。血压：左上肢由180/90~95mmHg下降至166/90 mmHg，右上肢由15/0mmHg上升至75/30 mmHg。上方加炒枣仁30g、夜交藤30g。服药2个月后，无头晕胀、耳鸣及烦躁，无胸背部隐痛，右臂凉减轻且较前有力，睡眠好转。舌暗红苔薄黄，脉左弦细，右脉由微到细。血压：左上肢由1个月前的166/90mmHg降至166/80mmHg，右上肢由1个月前的75/30mmHg升至90/50mmHg。随症增减服药半年后，患者无明显不适，右臂不凉且有力，左脉弦细，右脉细，血压：左上肢由初诊时的180/90~95mmHg降至150/75mmHg，右上肢由初诊时的15/0mmHg升至110/60mmHg。血管超声：右无名动脉狭窄。

按：本患者大动脉炎，右无名动脉闭塞，右桡动脉不可触及，右上肢血压几乎不可测知。再结合头晕胀、耳鸣、烦躁、多梦及舌质暗红苔薄黄，右脉无，左脉弦细的表现分析，辨证为阴虚肝旺，气滞血瘀。治宜养阴平肝，活血通脉。应用柔肝清眩汤加减，经治疗患者自觉症状消失，右桡动脉搏动恢复，血压右臂由初诊时的15/0mmHg升至110/60mmHg，左臂由初诊时的180/90~95mmHg降至150/75mmHg。血管超声由右无名动脉闭塞转为狭窄。

［周旭升，张大炜，戴梅，指导：魏执真，北京中医药，2011，30（6）：432－433.］

魏执真教授辨治扩张型心肌病的临床经验

魏执真教授为国家级名老中医药专家。从事内科及心血管疾病的医疗、科研和教学工作50年，医术精湛，擅长治疗心律失常、糖尿病性心脏病、心力衰竭、心肌病、脑动脉硬化和脑供血不足等心脑血管疾病，在临床、教学和科研各方面均有突出成就。我等有幸随师临证侍诊，聆听师训，获益匪浅，兹就魏教授辨治扩张型心肌病的临床经验总结如下，以飨同道。

1. 病因病机　扩张型心肌病的临床主要表现是心悸，心率快，气短，乏力，甚至喘憋不能平卧，水肿和肝肿大等，魏教授认为该病的病因病机是先天禀赋心气阴血亏虚，心体失养；或外感六淫之邪伤及心体；或思虑过度、忧郁惊均使心体受损，心用虚衰，因心气虚衰，无力帅血运行，致心脉瘀阻；进一步可引起其他脏腑血脉瘀阻，气机壅塞，诸脏之"用"皆有减损。总之，本病之病因病机为本虚标实，病位在"心"，并且涉及肺、脾、胃、肝、肾等脏腑。以心气衰微，心脉瘀阻，或瘀郁日久化热为基本特点。

2. 辨证施治　该病以心气虚衰、心脉瘀阻为本，故魏教授治疗重在益气养心、理气通脉，所立基本处方为：生黄芪30g，太子参30g，麦冬15g，五味子10g，丹参30g，川芎15g，香附10g，香橼10g，佛手10g，乌药10g。方中生黄芪、太子参、麦冬、五味子益气养阴，丹参、川芎活血通脉，香附、香橼、佛手、乌药理气以助通脉。该方适于扩张型心肌病属心气阴衰、心脉瘀阻证，病位在心者，症见心悸，气短，气喘，活动多则出现。舌暗红少津，苔薄白，脉细数。魏教授治疗扩张型心肌病时常以此方为基本方，再根据其他脏腑受损情况，分别加用调整相应受损脏腑功能的治法。

根据本病涉及脏腑之不同，魏教授常将扩张型心肌病又分为以下五种证型：

（1）心气阴衰、血脉瘀阻、肺失肃降：本型除见心悸，气短外，并见咳喘不能平卧，尿少，浮肿，乃心气衰微不能帅血畅行，进而引起肺脉瘀阻，肺失肃降，治节失司，不能通调水道下输膀胱，致水饮停聚，上逆凌心射肺。脉多见弦滑或兼数。治以益气养心、理气通脉、泻肺利水，于基本方中加用桑白皮15~30g，葶苈子15~30g，泽泻30g，车前子30g。

（2）心气衰微、血脉瘀阻、肝失疏泄、脾失健运：此型兼见胁胀痛，胁下痞块，脘腹胀满，肢肿，尿少，大便溏或不爽，脉细弦，为影响至脾、胃、肝之脉络瘀阻，脾失健运，胃失受纳，肝失疏泄。常于基本方中加用郁金10g，青皮10g，川厚朴10g，川楝子9g，白术10~15g，茯苓15g，泽泻30g，桃仁10g，红花10g等以行气活血，疏肝健脾，利水消肿。

（3）心气衰微、血脉瘀阻、肾失开合：本型症见心悸，气短，咳喘不能平卧，尿少水肿，头晕，耳鸣，腰酸腿软，面目黧黑，甚而肢冷怕凉。舌淡瘦，少苔或无苔，脉细数。为心气衰微，血脉瘀阻，影响至肾脉瘀阻，肾失开合。治宜在基本方中加用制附子10~15g，肉桂 10g，葫芦巴 10g 以温肾阳；生地黄 10~15g，山萸肉 10~15g 滋阴，且山萸肉既能补肾益精，又能温肾助阳，寓"善补阳者，必于阴中求阳"之意，泽泻 30g，车前子 30g 利水。

（4）心气阴虚、肺瘀生水、瘀郁化热：本型以患者自觉心悸、心率快为主要特点。舌暗红，苔薄白或薄黄，脉细数。一方面心气阴虚，血脉瘀阻，瘀而化热；另一方面肺脉瘀阻，肺失肃降，水饮停聚，故治以补气养心，肃肺利水，凉血清热。方用：生黄芪 30g，太子参 30g，麦冬 15g，五味子 10g，丹参 30g，川芎 15g，桑白皮 30g，葶苈子 30g，泽泻 30g，车前子 30g，牡丹皮 15g，赤芍 15g，黄连 10g。该方实则是在治疗"心气阴衰，血脉瘀阻，肺失肃降"方中加入牡丹皮、赤芍以凉血清热，针对心率快之病机中"瘀热"为关键因素而设，黄连厚肠，恐牡丹皮、赤芍寒凉致泻。

（5）心阴血虚、血脉瘀阻、瘀而化热：该型症见心悸，气短，胸闷，乏力，大便易秘，舌红暗碎裂，苔薄白或少苔，脉涩而数，其中脉涩兼数为该型辨证的关键。涩而兼数脉主心阴精血亏虚，血脉瘀阻，瘀而化热，故治以滋养阴血、理气通脉、清热凉血，方用魏教授自拟之清凉养阴调脉汤，药用：太子参 30g，沙参 30g，麦冬 15g，五味子 10g，白芍 15g，生地黄 15g，丹参 30g，川芎 15g，香附 10g，香橼 10g，佛手 10g，乌药 10g，牡丹皮 15g，赤芍 15g，黄连 10g。方中沙参、麦冬、五味子、白芍、生地黄滋补阴血；太子参补气以生阴血；丹参、川芎活血通脉；牡丹皮、赤芍凉血清热；黄连厚肠；香附、香橼、佛手、乌药理气以助活血通脉。

3. 验案举例

刘某，男，诊为"扩张型心肌病"。目前服药：地高辛及呋塞米等。刻下症见：乏力，走 300 米觉喘憋，下肢肿，腹胀，口干喜饮，大便黏而不爽。舌红暗边齿痕，苔黄？脉细数。心率 120 次/分。11 月 9 日超声心动图示：全心增大，左房横径 48.5mm，左房长径 59.4mm，右房横径 60.6mm，右房长径 58mm，左室舒张末期内径 64.2mm，左室收缩末期内径 56.3mm。右室横径 32mm。室壁运动普遍减低，左心收缩功能明显减低，LVEF 26%。二尖瓣反流（轻度），三尖瓣反流（轻度），肺动脉高压（轻度）。西医诊断：扩张型心肌病。中医诊断：心衰病，辨证：心气阴虚，血脉瘀阻，兼有湿邪内阻。立法：益气养阴，理气通脉。处方：生黄芪 30g，太子参 30g，麦冬 15g，五味子 10g，香附 10g，香橼 10g，佛手 10g，乌药 10g，木香 10g，黄连 10g。服药 1 周，患者腹胀消除，大便好转，下肢肿减轻。平路行走 2 里路时才觉喘憋。仍心率偏快。舌红暗边齿痕苔黄，脉沉细。心率 92 次/分。上方去木香，加牡丹皮、赤芍各 15g 凉血清热。服药 2 周，患者喘憋、心悸、下肢肿基本消失。可平路行走 2~3 千米，间断有轻微胸闷。此后守方加减服药 4 月，患者病情稳定，无自觉不适。查体：心率 72 次/分。2010 年 4 月 2 日超声心动图示：左室及右室增大，左室舒张末期内径 62mm，左室收缩末期内径 44mm，右室径 28mm。LVEF 55%。二尖瓣反流（轻度），三尖瓣反流（轻度）。

按：该患者扩张型心肌病，就诊时症见乏力，走 300 米觉喘憋，下肢肿，腹胀，口干喜饮，大便黏而不爽。乏力为气虚之征，气虚不耐劳作，则见活动后喘憋；阴虚则口干喜饮；心气亏虚，心脉瘀阻，影响及肺，肺通调水道失常，三焦气化不利，则出现肢肿。腹胀乃气机不通所致。舌红暗边齿痕苔黄，脉沉细，为气阴亏虚、血脉瘀阻之征。患者并有大便黏而不爽，此乃湿热蕴于大肠之象。综观症舌脉，辨证心气阴虚，血脉瘀阻，兼有湿邪内阻。选用益气养心，理气通脉之法。方中生黄芪、太子参、麦冬、五味子益心气养心阴，且生黄芪还有利水消肿之功；香附、香橼、佛手、乌药理气，调畅气机，一者可助通脉，二者气机调畅，亦有利于水液代谢；木香、黄连调气行滞。服药 1 周，患者喘憋、下肢肿即减轻，腹胀消除，大便好转。因患者心率快，故加牡丹皮、赤芍凉血清热。共服药 3 周，患者喘憋、心悸、下肢肿基本消失。又服药 4 个月，病情平稳，复查超声心动图左心房、右心房大小恢复正常，左室舒张末期内径、左室收缩末期内径和右室径均有缩小，左室射血分数由 26% 上升至 55%。该患者下肢肿，魏教授开始并未用泽泻、车前子等药，而患者服药后肢肿减轻并消除，究其原因，一方面方中生黄芪可补气利尿；另一方面，水液代谢有赖于气机通畅，方中有香附、香橼、佛手、乌药，魏教授每每在方中都有此四味，俾气机通畅，有利于血脉流通和水液代谢。这也是魏教授遣方用药特点之一，四味药看似轻描淡写，实则蕴藏深机，耐人寻味。

[戴梅，周旭升，张大炜，魏执真，中国中医药现代远程教育，2011，9（9）：11–12.]

魏执真辨治快速型心律失常的临床经验

魏执真教授为国家级名老中医药专家，从事内科及心血管疾病的医疗、科研和教学工作近 50 年，对心律失常、糖尿病性心脏病、脑动脉硬化、脑供血不足等做了非常深入的研究。魏教授建立了心律失常独特的"以脉为主，四诊合参""两类、十型、三证候"的辨证思路和方法，疗效颇著。我等有幸随师临证侍诊，聆听师训，获益匪浅。兹就魏教授辨治快速型心律失常的临床经验进行总结，介绍如下，以飨同道。

1. 病性属"热"，首先明确　魏老临证时将心律失常按照脉象首先分为阳热类和阴寒类。快速型心律失常属阳热类。阳热类主要脉象为数、疾、促、促代、涩而数等，类似于西医诊断的快速型心律失常，但不完全等同。如各种期前收缩，西医均属快速型，而中医辨证则根据脉象分为阳热类及阴寒类，若心室率快的期前收缩为促脉属阳热类，而心室率慢的期前收缩为结脉属阴寒类。

2. "瘀热"致病，最为关键　心脏亏虚，血脉瘀阻，瘀而化热，为快速型心律失常之主要病机。心主血脉，心气阴血不足，气虚无力帅血运行，阴血不足，脉道不充，血流涩滞，均可致血脉流通不畅，出现瘀阻，瘀久化热。热可致急，瘀可致乱，遂出现数脉、促脉、促代脉，或涩兼数脉。因此，这一类心律失常形成的关键是"热"，必然环节是"血脉瘀阻"，根本因素是"心脏亏虚"。需要强调的是，这里的"热"，乃"瘀热"，即血脉瘀阻，瘀久化热，热主要在血分。

3. 凉血清热，牢记于心 如前所述，"热"是快速型心律失常形成的关键，其热主要在血分，故凉血清热就成为治法中之关键。魏教授经过临床实践证实，选用丹皮、赤芍往往取效甚佳。丹皮苦辛微寒，功能清热凉血和血。赤芍苦微寒，可泄血分郁热，行血中瘀滞。二者合用，对于阳热类心律失常的治疗，可谓是切中病机，既能清血中瘀热，又能散血中瘀滞，相比石膏、知母、栀子等清气分热药而言，尤为适合。而丹皮、赤芍的用量，少则15g，多则30g，方能效果显著。如遇脾胃虚弱之人，丹皮、赤芍用至15g时，便会出现腹泻便溏，对于这样的患者，魏老常佐以黄连厚肠，防止丹皮、赤芍寒凉致泻。

4. 证分五型，分别施治 根据引起血脉瘀阻的不同途径，可分为如下五种证型。

（1）心气阴虚，血脉瘀阻，瘀而化热：本型主要包括窦性心动过速、阵发性室上性心动过速、心室率偏快的各种期前收缩等。症见心悸，气短，乏力，胸闷，口干欲饮。舌暗红、碎裂，苔薄白或薄黄，脉可见数、疾、促、细。治宜益气养心、理气通脉、凉血清热。方用自拟清凉滋补调脉汤。以丹皮、赤芍凉血清热；太子参、麦冬、五味子益心气养心阴；丹参、川芎活血通脉；香附、香橼、佛手、乌药理气以助通脉；黄连厚肠。若患者阴虚明显，或内热明显，则太子参易为沙参，防止太子参补气助热。

《濒湖脉学》中载："数脉属阳，六至一息。七疾八极，九至为脱"。窦性心动过速的脉象为"数脉"，室上性心动过速的脉象则为疾脉。与数脉相比，疾脉之热盛与阴虚程度都更为严重，所以治疗时需更重用凉血清热及滋阴之品，丹皮、赤芍常重用至20g，甚至30g，并加入沙参、元参滋阴降火。

（2）心脾不足，湿停阻脉，瘀而化热：此型除见心悸、气短、胸闷等症外，尚有口苦、纳差、脘腹痞满、大便黏而不爽之症。舌暗红，苔白厚腻或兼淡黄，脉可见数、疾、促、滑。治以理气化湿、凉血清热、补益心脾，方用自拟清凉化湿调脉汤。以丹皮、赤芍凉血清热；白术、茯苓、陈皮、半夏健脾化湿；苏梗、川朴、香附、乌药理气宽胸，以助湿化；丹参、川芎活血通脉；太子参补益心脾；黄连厚肠。若大便黏滞，则加木香，与黄连配伍，调气行滞、厚肠止泻。

在这一型心律失常的治疗中，需权衡虚、湿及化热的孰轻孰重而斟酌用药。若患者湿邪阻滞明显，而虚象不著，可不用太子参，白术常用至30g。若湿郁化热明显，苔见黄色，则白术只用10－15g。若心脾气虚明显，气短乏力甚，脉细，而热象不重，则可加太子参适当补气，用量一般15g。

（3）心气衰微，血脉瘀阻，瘀而化热：本型主要见于频发室性期前收缩、频发房性期前收缩，甚至形成二联律或三联律者。除一般见症外，以劳累后心悸、气短尤甚为特点。脉见促代。

促脉是指脉数而带有间歇的脉象，代脉则是"止有定数"或"动而中止不能自还，因而复动"，即期前收缩频繁出现，甚至形成二联律、三联律。《濒湖脉学》中载"代脉原因脏气衰"，故此时当在原有治法的基础上，加重应用补气之品，选用人参或西洋参。人参甘苦微温，可大补元气，在此一般用生晒参，性较和平，不温不燥，既可补气又能生津。西洋参味苦微甘性寒，《医学衷中参西录》中载其"性凉而补，凡欲用人参而不受人参之温者，皆可以此代之"，可为临证选药依据。

（4）心阴血虚，血脉瘀阻，瘀而化热：本型见于快速型心房颤动，除见心悸、气短等症外，口干喜饮明显，大便易秘。舌红暗碎裂，苔薄白或少苔，脉涩而数。房颤患者的脉搏节律不整、快慢不均，这恰似《濒湖脉学》中所载之涩脉。"涩脉，细而迟，往来难，短且散，或一止复来，叁伍不调"。细品《濒湖脉学》中关于涩脉的描述，当还有迟缓之意，所以涩脉是指房颤而且心率偏慢的脉象，快速房颤则属于涩脉加数脉了。谈及涩脉主病，《濒湖脉学》曰："涩缘血少或伤精，反胃亡阳汗雨淋。寒湿入营为血痹，……"，可知涩脉主心阴精血亏虚，加之寒湿之邪闭阻血脉。涩而兼数则为心阴血亏虚，血脉瘀阻，瘀而化热，其阴血不足更为明显突出，故治疗时应在原治法的基础上，加重养阴血之品，魏教授常选用白芍、生地、沙参滋阴养血，凉血清热。

（5）心气阴虚，肺瘀生水，瘀而化热：本型见于心力衰竭心动过速者，症见心悸，气短，胸闷，咳喘，甚而不能平卧，尿少，水肿。舌红暗，苔薄白或薄黄，脉细数。

此型患者的特点是兼有肺失肃降、水饮停聚的表现，因此在治法中需注意肃肺利水。方用自拟清凉补利调脉饮。以生黄芪、太子参补气，黄芪并有利水退肿之功；麦冬、五味子滋心阴；丹参、川芎活血通脉；桑皮、葶苈子、泽泻、车前子泻肺利水；丹皮、赤芍凉血清热；黄连厚肠。

5. 重视证候，急则治标　心律失常的患者常会临时出现一些兼有证候，必须给予特别的重视，甚至根据"急则治其标"的原则，先治其兼证，方可取效。常见如下 3 种不同证候：①气机郁结；②神魂不宁；③风热化毒。其中"风热化毒"证候最为常见，出现咽痛、咽干、咳嗽、鼻塞或见发热恶寒等症。"热"是快速型心律失常形成的关键，若再加风热之邪，内外之热相合，势必导致脉更急更乱。若风热之邪较轻，可于方中加用疏风清热解毒之品，如板蓝根、锦灯笼；若风热之邪很重，则应暂停原方药，先用疏风清热之方治其兼证，待风热消退后再继续用原治疗心律失常之方药才为适宜。同样，当出现神魂不宁、失眠等症状时，宜加用安神定志类药物，而气滞明显则应使用理气解郁之品。

此外，还常见反复牙龈肿痛，心律失常病情反复者。究其缘由，牙痛多为胃热上冲所致，胃热与血脉瘀阻之"瘀热"相合，加重心律失常病情。魏教授常于方中加入黄连、丹皮、升麻清热凉血、散火解毒。

6. 顾护脾胃，注重配伍　魏教授临证时注意顾护患者脾胃，常从患者大便情况来了解其脾胃强弱，然后在方药中配伍健脾厚肠之品，随方加减，灵活运用，以为佐助。魏老经常问及患者的问题是：进食生冷或服清火药后大便性状如何？若大便散乱，常佐以黄连、诃子以厚肠、涩肠；若大便成形，则一般先予黄连，然后再问服药后大便如何。若患者平日脾虚大便溏，则加健脾渗湿止泻之品，如白术、炒薏米、山药，甚或加乌梅、石榴皮。若患者大便黏而不爽，属湿热内蕴，气机不畅，传导不利，则予木香、黄连，调气行滞。

7. 病案举例

案1. 患者，女，65 岁。2010 年 8 月 12 日初诊。患者 3 年来阵发心悸，发作时曾查心电图，示快速房颤。房颤原 1 年发作 1 次，今年发作频繁，近 4 月房颤发作 3 次，每次可持续 1 ~ 3h。现时觉心悸，乏力，胸骨后灼痛。平日口干口苦，腹胀，手足心热，入睡难。舌红苔黄，脉细，心率 72 次/分。诉平日心率偏慢，48 ~ 55 次/分。既往有高血压、高脂血症病史，血糖偏高。现服美托洛尔、非洛地平、辛伐他汀、拜阿司匹林。

魏教授辨证：心阴血虚，血脉瘀阻，瘀而化热。立法：滋养阴血、理气通脉、凉血清热。处方：沙参 30g，麦冬 15g，五味子 10g，白芍 10g，香附 10g，香橼 10g，佛手 10g，乌药 10g，丹皮 15g，赤芍 15g，黄连 10g，莲子心 1.5g。7 剂。

服药 1 周，房颤发作 2 次。2 周后，房颤未发，诸症减轻，仍时觉烧心，前方加瓦楞子 15g。服药 1 月，病情平稳，期间因感冒房颤发作 2 次，每次持续 10min 左右。心悸、乏力明显减轻。守方继服药半月，患者房颤未作。

按：该患者阵发快速房颤，发作时脉当为涩兼数脉，主心阴血虚，血脉瘀阻，瘀久化热，再结合口干口苦，手足心热，入睡难，舌红苔黄，辨证当为心阴血虚，血脉瘀阻，瘀而化热。患者平日心率虽偏慢，但房颤发作时心率快，且患者症状都表现为热象，故该患者病机中之关键仍为"热"，治法之关键为"凉血清热"。方中丹皮、赤芍凉血清热，佐黄连厚肠防止丹皮、赤芍寒凉致泻；沙参、麦冬、五味子、白芍滋补阴血；香附、香橼、佛手、乌药理气以助通脉，莲子心清心火安神。服药 1 周后，房颤发作 2 次，服药 2 周，房颤未发。其后又随症加减用药，病情稳定。期间因感冒出现风热化毒证候，致房颤发作，后随感冒痊愈，房颤发作亦得到控制。

案2. 患者，男，69 岁。2009 年 11 月 12 日初诊。患者前年开始出现频发期前收缩、阵发房颤。平日服美托洛尔。今年 9 月出现晕厥，停美托洛尔后转为持续房颤。2009 年 11 月 10 日 Holter 提示：持续房颤伴长间歇，最长 2.02s，心率 53 次/分，最快心率 151 次/分，平均心率 93 次/分。偶发室早，时成对出现。现觉心悸，动则汗出。大便偏软。舌红中裂，苔薄黄，脉细涩。查心率 98 次/分，律绝对不齐。魏教授处方：太子参 30g，沙参 30g，麦冬 15g，五味子 10g，白芍 10g，香附 10g，香橼 10g，佛手 10g，丹皮 15g，赤芍 15g，黄连 10g，诃子 10g。服药 1 周，心悸减轻。2 周后诉原晨起心悸，现不明显。1 月后无心悸。觉口干咽干明显。减太子参，又服药 1 周，患者无明显不适。心率 84 次/分，律绝对不齐。复查 Holter：持续房颤伴长间歇，最长 2.3s，心率最慢 51 次/分，心率最快 147 次/分，心率平均 85 次/分。偶发室早，散发。

按：该患者为持续房颤，心室率偏快，故其脉可视为涩兼数脉，主心阴血虚，血脉瘀阻，瘀久化热，选用滋补阴血、理气通脉、凉血清热治法。方中丹皮、赤芍凉血清热，佐黄连、诃子厚肠涩肠；沙参、麦冬、五味子、白芍滋补阴血；太子参补气以生阴血；香附、香橼、佛手理气以助通脉。服药 1 周后，心悸即减轻。1 月后患者已无自觉心悸症状，心室率亦得到一定控制。

［戴梅，张大炜，周旭升，指导：魏执真，北京中医药，2011，30（5）：343－345.］

魏执真教授治疗病态窦房结综合证经验

病态窦房结综合征属祖国医学的"心悸"病，常见心悸，胸闷，甚或胸痛，头晕，气短，乏力，怕冷，四肢凉或不温，脉象主要呈现缓慢型表现。根据病窦患者心率及心律的情况，主要脉象可分为迟脉（窦性心动过缓，心率小于 50 次/分）和结脉（窦性停搏和窦房传导阻滞等）。此外，还可见涩数脉（慢快综合征，阵发房颤或心房扑动发作时所见脉象）及疾脉（阵发室上速发作时所见脉象）。

1. 病态窦房结综合征（迟脉）病态窦房结综合征可表现显著而持续的窦性心动过缓，心率多在 50 次/分 以下，脉为迟脉。病由禀赋薄弱，劳倦过度等均可导致心脾肾阳虚，阴寒之邪内生，寒邪主凝，致心脉瘀阻，脉来迟缓。

案 1. 李某，男，42 岁，2009 年 12 月 7 日初诊。5 年来无明显诱因阵发心悸，曾到医院经西医系统检查，诊断为病态窦房结综合征，未经系统治疗。现阵发心悸、胸闷夜间明显，夜间脉率约 39 次/分。平时气短、乏力、怕冷，睡眠不实，纳可，便调。查：血压 110/70mmHg（14.6/9.3kPa），心率 45 次/分，心律齐，未闻及病理性杂音。舌质暗苔薄白，脉迟。动态心电图：最慢心率 38 次/分，最快心率 80 次/分，平均心率 53 次/分。提示：窦性心动过缓。西医诊断：病态窦房结综合征。中医辨证：心脾肾阳虚，寒邪内生，心脉受阻。治则：温阳散寒，活血升脉。方用魏老师自拟的温阳散寒调脉汤加减：太子参 30g，麦冬15g，五味子 10g，丹参 30g，川芎 15g，香附 10g，佛手 10g，羌活 15g，生鹿角 15g，白术10g，茯苓 15g。水煎服日 1 剂。增减服药半年，夜间心率由治疗前的 39 次/分升到了 50 次/分，白天心率可达 70 次/分左右，心悸等诸症消失。复查动态心电图：最慢心率 46 次/分，最快心率 100 次/分，平均心率 65 次/分。随访至今病未复发。

按：本患者的迟脉为心脾肾阳虚，心脉不畅所致；心悸、胸闷、憋气为心脉瘀阻；气短、乏力为阳气虚；怕冷，舌质暗苔薄白为阳虚内寒之象。方中羌活、生鹿角温阳散寒升脉；太子参、麦冬、五味子、白术、茯苓益气养心健脾以助温阳散寒升脉；丹参、川芎活血通脉；香附、香橼、佛手理气以助升脉。共用温阳散寒，活血升脉。

2. 病态窦房结综合征（结脉）结脉是指脉迟缓时有间歇的脉象，病态窦房结综合征中的窦性停搏和窦房传导阻滞均表现为结脉。由于窦房结细胞产生的冲动过弱导致起搏功能障碍，或窦房结细胞的周围组织应激性过低，使冲动不能传出时，心房心室不能按时接受窦性冲动的激动而停搏一次或数次，脉象表现为结脉。病由劳倦过度或禀赋薄弱等致脾肾之阳亏虚，心阳失于脾肾之阳温煦，则心脾肾之阳俱虚，虚寒内生，寒凝血脉；又脾肾阳虚水液代谢紊乱，水湿内停日久化痰，寒痰相结，寒痰与气血凝结阻滞心脉，则脉迟而时一止，脉象为结脉。

案2. 赵某，女，67岁，2008年9月18日初诊。阵发心悸半年余。曾做心电图示：心率30次/分，Ⅱ度窦房传导阻滞。于2007年7月以"病窦综合征?"入住医院。动态心电图示：窦性心动过缓，Ⅱ度窦房传导阻滞。行食道电生理检查：窦房结恢复时间2000毫秒。建议安装心脏起搏器，患者不愿接受，以"病态窦房结综合征"诊断出院，后服用中西成药等，症状改善不明显。现阵发心悸，胸闷，气短，乏力，形寒肢冷，眠差，纳少，便调。查体：血压120/70mmHg（14.6/9.3kPa），心率40次/分，其中停搏5次，各瓣膜区听诊未闻及病理性杂音。舌质暗苔薄白，脉结。动态心电图示：平均心率60次/分，最小心率30次/分，最大心率82次/分。结论：窦性心动过缓及不齐，可见Ⅱ度窦房阻滞，交界性逸搏。西医诊断：病态窦房结综合征。中医辨证：心脾肾阳虚，寒痰瘀结，心脉受阻。治则：温补脾肾，活血升脉，化痰散结。方用魏老师自拟的温化散结调脉汤加减：太子参30g，麦冬15g，五味子10g，丹参30g，川芎15g，香附10g，香橼10g，佛手10g，乌药10g，生鹿角15g，羌活15g，陈皮10g，半夏10g，炒枣仁30g，夜交藤30g，焦三仙各15g。水煎服日1剂。增减服药4个月后，心悸等诸症消失，心率由治疗前的40次/分上升至67次/分。复查动态心电图：平均心率75次/分，最小心率53次/分，最大心率108次/分。结论：窦性心律，大致正常。随访至今未复发。

按：本患者脉迟而有间歇为心脾肾阳虚，寒痰内生，心脉瘀阻，脉流结滞不通所致；寒痰阻滞心脉则见胸闷、心悸、气短；心神失养则眠差；形寒肢冷，舌质暗苔薄白均为阳虚之象。方中生鹿角、羌活温阳散寒升脉；陈皮、半夏化痰湿；太子参、麦冬、五味子益气养心以助通阳散寒；丹参、川芎、香附、佛手、乌药理气活血通脉散结；炒枣仁、夜交藤养心安神；焦三仙健脾消食。诸药配伍温补心肾，活血升脉，化痰散结。

3. 病态窦房结综合征（慢-快综合征，脉象迟脉兼疾脉或涩数脉）病态窦房结综合征中，有的患者在窦性心动过缓的基础上出现阵发性室上性心动过速或阵发心房颤动与扑动的发作。发作时脉象表现为疾脉或涩数脉。是由于心肾阴阳俱虚、血脉瘀阻、瘀久化热，致使时而出现热证，遂引起疾脉或涩而数脉（即慢-快综合征，阵发室上速和/或阵发房颤）。

例3. 辛某，男，71岁。初诊日期：2008年8月3日。1年来阵发心悸、胸闷。近半年发作频繁，每天发作数次，每次持续15min左右。查动态心电图示：最慢心率31次/分，最快心率180次/分，短阵房性心动过速，阵发房颤。现阵发心悸、胸闷、乏力，眠欠安，纳可，便偏干。查体：血压130/85mmHg，心率60次/分，律齐，未闻及病理性杂音。舌质暗苔薄黄，脉细弦。西医诊断：病窦综合征。中医辨证：心肾阴阳俱虚，寒湿瘀阻，瘀而化热。治则：益气养心，理气通脉，清热凉血。方用魏老师自拟的清凉滋补调脉汤加减：太子参 30g，麦冬 15g，五味子 10g，丹参 30g，川芎 15g，香附 10g，香橼 10g，佛手 10g，丹皮 15g，赤芍 15g，黄连 10g，枣仁 30。水煎服日 1 剂。增减服药半年心悸、胸闷诸症消失。动态心电图：窦性心律，最高心率 110 次/分，最低心率 54 次/分，平均心率 70 次/分。

按：患者脉迟兼频发疾脉或涩而数脉为心肾阴阳俱虚，血脉流通不畅，心脉瘀阻，瘀久化热所致；瘀热扰心则心悸、胸闷，乏力；大便干，苔薄黄均为内热之象。方中太子参、麦冬、五味子益心气养心阴；丹参、川芎活血通脉；香附、香橼、佛手理气以助通脉；丹皮、赤芍、黄连凉血清热；枣仁养心安神；共用心气阴足，血脉通，瘀热清。病态窦房结综合征属于心律失常中的缓慢类。病人常见脉象为迟脉、结脉。魏老认为其主要发病机理为心脾肾阳虚，寒邪内生，寒痰凝结，心脉受阻。关于迟脉和结脉的病因病机，濒湖脉学曾记载："迟来一息至惟三，阳不胜阴气血寒……。"又"阴盛则结，症瘕积郁。"在此基础上瘀而化热时，则可见阳热类的脉象——疾脉，若再兼阴血亏虚，则可出现涩数脉（慢－快综合征）。

总之，魏老认为病态窦房结综合征的发病关键是"寒"，为阴证，其病在心，涉及心脾肾三脏，由心脾肾阳虚而致。亦有寒凝日久化热，致使时而出现热象者，表现为病窦的慢快综合征。

[李雅君，云南中医学院学报，2013，36（1）：54－59.]

魏执真从脉论治心律失常的临床经验

魏执真教授为国家级名老中医药专家，在多种心脑血管疾病治疗方面积累了丰富经验。魏教授经过多年临床实践，建立了独特的心律失常"以脉为主，四诊合参""两类、十型、三证候"的辨证思路和方法，即将心律失常按照脉象，以阴阳寒热为纲，分为阳热和阴寒 2 类，每类分 5 个证型，各证型中又可出现气机郁结、神魂不宁、风热化毒等兼夹证候。现将魏教授辨治心律失常的主要学术思想及临床经验整理如下。

1. 阳热类心悸病

1.1　脉象

阳热类心悸病的主要脉象为数、疾、促、促代、涩而数等，类似于西医诊断的快速型心律失常。

1.2　病机

心脏亏虚，血脉瘀阻，瘀而化热，为其主要病机。忧郁思虑、饮食劳作或各种心体病变日久，使心之气阴耗损，心气帅血无力，阴血不足，脉道不充，致心脉瘀阻，瘀久化热，热扰心神，心用失司，则出现心悸。热可致急，瘀可致乱，遂出现脉急而乱的数脉、促脉、促代脉，或涩兼数脉。

1.3　关键治法

1.3.1　凉血清热：瘀热相结是各种阳热类心悸病某一阶段所共有的病机特征，根据异病同证同治的原则，凉血和血清热成为治法关键。魏教授尤善用牡丹皮、赤芍凉血清热。牡丹皮苦辛微寒，功于清热凉血和血。赤芍苦微寒，可泄血分郁热，行血中瘀滞。二者合用，既能清血中瘀热，又能散血中瘀滞。

1.3.2 理气通脉和滋阴益气养心：魏教授同时强调理气以和血通脉恢复其用，滋养心之阴血以补其体，标本兼顾。章楠《医门棒喝》说"欲培其根本，必先利其机枢"，心用主动，调理气机，恢复其用，同时亦可使心体得补。因为心为君主之官，心之体阴不仅只是一身之血，还与他脏之阴如肺阴的消长盈亏有关。心悸病位在心，心肺同属上焦，心之体阴与肺阴息息相关。"治虚损者，先辨阴阳，次分上下……上损则清金为先"，对于心悸病的治疗除补益心体外，必需特别重视滋阴清金，故益气同时具有充分滋阴清金作用的生脉饮是魏教授滋补心体使用最多的方剂。

1.4 辨证分型

1.4.1 心气阴虚，血脉瘀阻，瘀而化热：主要见于窦性心动过速、阵发性室上性心动过速、心室率偏快的各种期前收缩、阵发性室性心动过速等。症见心悸，气短乏力，胸闷，口干欲饮。舌暗红、碎裂，苔薄白或薄黄，脉数、疾、促、细。治以益气养心、凉血清热、理气通脉，自拟清凉滋补调脉汤治之。以牡丹皮、赤芍凉血清热；太子参、麦冬、五味子合生脉饮以益心气养心阴补心体；香附、香橼、佛手、乌药理气以助通脉；黄连厚肠。

1.4.2 心脾不足，湿停阻脉，瘀而化热：主要见于窦性心动过速、阵发性室上性心动过速、心室率偏快的各种期前收缩、阵发性室性心动过速等。临床除见心悸气短、胸闷等症，尚可见口苦纳差、脘腹痞满、大便溏或黏而不爽。舌暗红，苔白厚腻或兼淡黄，脉数、疾、促、滑。治以理气化湿、凉血清热、补益心脾，自拟清凉化湿调脉汤治之。以牡丹皮、赤芍凉血清热；太子参、白术、茯苓、陈皮、半夏健脾化湿；紫苏梗、川厚朴、香附、乌药理气宽胸除湿；黄连厚肠。

1.4.3 心气衰微，血脉瘀阻，瘀而化热：主要见于频发室性期前收缩、频发房性期前收缩。此型以劳累后心悸、气短尤甚为特点。舌胖淡暗或暗红，苔薄，脉促代。与单纯促脉相比，此型心气虚的程度严重。自拟清凉补气调脉汤，为清凉滋补调脉汤加大剂量生黄芪及人参重补心气，人参甘苦微温，可大补元气，在此一般用生晒参或党参代替，性较和平，不温不燥，既可补气又能生津。

1.4.4 心阴血虚，血脉瘀阻，瘀而化热：主要见于快速型心房纤颤。临床除心悸气短等症，可见口干喜饮，大便秘结。舌红暗碎裂，苔薄白或少苔，脉涩而数。其阴血不足更为明显突出。自拟清凉养阴调脉汤，为清凉滋补调脉汤加大剂沙参及生地黄、白芍以滋阴养血，凉血清热。

1.4.5 心气阴虚，肺瘀生水，瘀而化热：主要见于心力衰竭伴心动过速者。症见心悸气短，胸闷咳喘，尿少水肿。舌红暗，苔薄白或薄黄，脉细数。此型数脉的形成除因心之气阴两虚引起的血脉瘀阻，瘀久化生之"热"鼓动血脉，使脉搏增快外，尚有因水饮停聚，使血脉更加壅阻，瘀热更盛所致。因此在治法中需注意肃肺利水。方用自拟清凉补利调脉饮。以牡丹皮、赤芍凉血清热；生黄芪大补心气、利水消肿，太子参、麦冬、五味子益心气滋心阴，桑白皮、葶苈子、泽泻、车前子泻肺利水，黄连厚肠。

2. 阴寒类心悸病

2.1 脉象

阴寒类心悸病的主要脉象为缓、迟、结、涩、结代等，类似于西医诊断的缓慢型心律失常。

2.2 病机

心脾肾虚，寒湿、痰饮阻滞心脉，心脉瘀阻流通不畅，为阴寒类心悸病之主要病机。情志失调、饮食劳累、大病久病、先天禀赋不足或外感六淫之邪，伤及心体，使心脏亏虚，气虚无力帅血运行，阳虚无力鼓动血脉流通，阴血不足不能濡润心脉，再兼脾肾阳虚，气化失常，水湿痰饮停聚，阴寒内生，阻滞心脉。阴寒之邪可致脉迟缓，瘀而致脉乱，故可见脉迟缓而不齐的阴寒类心悸病。

2.3 关键治法

2.3.1 祛风胜湿：对于脉率慢的阴寒类心悸病，魏教授主张祛风胜湿升脉，尤善用羌活。羌活，味苦甘辛，气平而微温，其性主升，气雄能散，通利上下，却乱反正，可以治疗心脾肾虚而寒湿、痰饮阻滞心脉所致的阴寒类心悸病。

2.3.2 补气温阳而护阴：魏教授经过多年临床观察发现，阴寒类心悸病的患者也常兼有阴血不足。临床强调，心体阴用阳，治疗阴寒类心悸病也要特别注意"护阴"。常选用辛甘温热的鹿角、肉桂、仙灵脾、巴戟天之类助阳祛寒，而不用大辛大热、走而不守的附子、川乌之属。肉桂虽属辛热，但同时味甘，又通血脉，能走能守。

2.4 辨证分型

2.4.1 心脾气虚、血脉瘀阻、血流不畅型：主要见于窦性心动过缓、结区心律及加速的室性期前收缩心律者。症见心悸胸闷，气短乏力，肢体不温不凉。舌质淡暗，苔薄白，脉缓而细弱。病位在心脾，湿痰之邪不显。故治疗当以健脾补气、活血升脉为法，方用自拟健脾补气调脉汤，以太子参、生黄芪大补心脾之气，补气升阳，白术、茯苓健脾助运，配以防风、羌活祛风升阳，川芎、丹参活血通脉。

2.4.2 心脾气虚、湿邪停聚、心脉受阻型：本型亦见于窦性心动过缓、结区心律及加速的室性自搏心律者等。除心悸胸闷、气短乏力、四肢欠温外，尚有脘腹胀满，纳差，大便不实不爽。舌质淡暗，苔白厚腻，脉缓而弦滑。心脾气虚为本，但以湿邪停聚之标实为主。故治疗宜急则治其标，以化湿为主，兼顾健脾补气，待湿化后则可按1型的治疗原则继续调养而收功。故治以化湿理气、活血通脉，方用自拟理气化湿调脉汤，以白术、茯苓、陈皮、半夏健脾化湿，紫苏梗、川厚朴、香附、乌药理气化湿，羌活祛风胜湿，川芎、丹参活血通脉，太子参补益心脾。

2.4.3 心脾肾虚、寒邪内生、阻滞心脉型：主要见于病态窦房结综合征、Ⅲ度房室传导阻滞或Ⅱ度Ⅱ型房室传导阻滞及室性自搏心律者等。除一般见症外，亦见怕冷，肢冷便溏，腰腿酸软无力，或可伴头晕耳鸣，阳痿等。舌质淡暗，苔薄白或白滑，脉迟。病位在心脾肾，不仅有寒邪且兼有痰阻心脉，而以寒邪为主。治宜辛温辛热之品温补脾肾、助阳散寒化痰、活血升脉。方用自拟温阳散寒调脉汤，以附片、肉桂、鹿角、干姜、桂枝温阳散寒，生黄芪、太子参、白术、茯苓健脾益气、助阳散寒，川芎、丹参活血通脉。

2.4.4 心脾肾虚、寒痰瘀结、心脉受阻型：主要见于期前收缩而心室率慢者、Ⅱ度Ⅰ型房室传导阻滞及心室率慢的窦房传导阻滞者等。以脉结（缓而间歇或迟而间歇）、结代为特点。治以温补心肾、祛寒化痰、活血散结，方用自拟温化散结调脉汤，以干姜、肉桂、鹿角温阳散寒，白芥子、莱菔子合用取三子养亲汤之意以豁痰理气散结，陈皮、半夏、白术、茯苓、太子参取六君子之意以益气健脾、燥湿化痰，生黄芪补气升阳以助通阳散寒化痰湿之力，川芎、三七粉活血通脉。

2.4.5 心肾阴阳俱虚、寒湿瘀阻、心脉涩滞型：主要见于心室率缓慢的心房纤颤者。症见心悸，胸闷胸痛，气短乏力，大便偏干。舌暗红或兼碎裂，苔薄白，脉细涩。为心脾肾之阴精及气阳俱虚，且以阴津精血不足为主。阴血不足、心脉失其濡养，气阳不足、心脉失其温煦，且兼寒湿之邪阻滞心脉，诸多因素致使心脉受损，故出现脉细且缓而三五不调的涩脉。治法为滋阴温阳、化湿散寒、活血通脉，方用自拟滋养温化调脉汤，以白术、茯苓、陈皮、半夏健脾化湿，干姜、肉桂温阳散寒，生黄芪、太子参补气升阳以助散寒化湿，当归、白芍、生地黄、阿胶滋补心肾之阴、滋阴养血，川芎、丹参活血通脉。

3. 三证候

心悸病患者常见以下 3 种兼证，须给予重视方可取效，甚则"急则治其标"。

3.1 气机郁结

患者常因情志不舒，肝气郁结，气机不畅，致心脉瘀阻更甚，可加重前述各类型心悸病，或为其发作的诱因。治宜加用疏肝解郁理气药物。

3.2 神魂不宁

多为七情损伤心神，使神魂不宁。心主血脉，心藏神。心脉流通不畅可致心神不宁，心神不宁又可加重心脉流通不畅，而致心悸频发。治宜加用宁心安神定志之品，或清心安神、或养心安神、或重镇安神。

3.3 风热化毒

因兼感上焦风热而成。心悸病发病的重要环节是心脉瘀阻，若加外感风热之邪阻滞心脉，则必然加重心悸病的病情。尤其是阳热类心悸病，内外之热相合，可使血脉更急更乱。故须加用疏风清热之品，或暂停原方，先清风热。

4. 病案举例

例1. 患者，女，46 岁，2014 年 8 月 15 日初诊。患者 8 月前因家事情绪波动出现心悸阵发，曾于当地医院就诊予服倍他乐克及通心络，自觉症状有所改善，停药后心悸再发，至某院门诊就诊，查心电图示"窦性心动过速"，动态心电图示"偶发室性早搏，室上性早搏"，平板运动（－），予服索他洛尔80mg，每日2次。仍时感心悸胸闷，遂来诊。现时感心悸，自觉心率快且不齐，胸闷，胃脘堵闷，无胸痛，偶头晕不适，心烦多梦，汗多，气短，情绪焦虑，反复口疮，晨起痰多质黏，纳可，二便调。查心率82次/分，4次间歇，舌暗红，苔薄黄，碎裂，脉细促。西医诊断：心律失常－窦性心动过速、室性期前收缩、室上性期前收缩；中医诊断：心悸病；辨证：气阴两虚，血脉瘀阻，瘀久化热证；治法：益气养心、理气通脉、凉血清热。方药组成：沙参30g，麦冬15g，五味子10g，香附10g，香橼10g，乌药10g，佛手10g，牡丹皮10g，赤芍15g，黄连10g，升麻10g，浙贝母10g，青黛10g^{包煎}。水煎服，每日1剂。

服药7剂后胸闷减轻，偶有心悸，仍汗多，呃逆，口干喜饮，痰减少色黄，口疮已愈，入睡难，多梦有改善，大便通畅。舌红暗，苔黄，根部略厚腻且碎裂，脉细弦，心率72次/分，前方加黄芩10g、莲子心1.5g、百合30g，继服14剂后胸闷著减，心悸好转，未发口疮，无头晕，口干，痰减少质稀，二便调。舌暗红，苔薄黄，脉细略数，89次/分，律齐。已停西药。前方去升麻。再2周后胸闷、心悸、睡眠明显改善，无明显不适，纳眠可，无痰，二便调。舌暗红，苔薄黄，脉细弦，74次/分，律齐。2014年11月24日动态心电图提示：窦律，HR 61～149次/分，平均91次/分，未见房性、室性早搏，效不更方，守方继服。

按：患者阵发心悸，心律失常为窦性心动过速、房早、室早，从脉象上分析，发作心悸时脉象为促脉，促脉属热，结合患者心悸气短乏力，辨证为心气阴虚，帅血无力而血脉瘀阻，瘀郁日久则化热，瘀热扰心，心脉不畅，心体失养，心用失常，故见心悸频发伴胸闷。心气阴虚，心神失养，虚热扰神则心烦多梦；阴虚则水不涵木，肝阳上扰故见头晕；肝木横逆，脾胃运化失常，中焦气机不畅，故见胃脘堵闷、嗳气、呃逆；胃热上扰故见反复口疮；木火刑金故见晨起痰多质黏。故立法以益气养心，理气通脉，凉血清热。方中沙参、麦冬、五味子合生脉散之意以益气养心，香附、香橼、佛手、乌药理气以通脉，牡丹皮、赤芍凉血清热，佐以黄连厚肠，而黄连、牡丹皮、升麻合清胃散之意以清胃热疗口疮，浙贝母、青黛清热并祛痰；二诊时入睡难，阳入于阴则寐，阳盛不入阴则入睡难，故加莲子心以清心火以助眠，痰色黄故加黄芩以清肺热；三诊口疮已愈故去升麻；四诊药达病所而诸症消早搏除。

例2. 患者，男，68岁，2013年5月10日初诊。患者半年前活动时感心悸，发作频繁，曾于当地住院，诊为"窦性心动过缓，频发室早"，住院期间曾口服普罗帕酮及静点利多卡因，建议安装心脏起搏器患者拒绝，经治心悸有所改善。近2个月因劳累心悸频发，自测脉搏间歇明显。现活动时感心悸，气短乏力，易疲劳，思睡，口不渴，腹胀，纳眠可，大便偏软。查心率48次/分，律不齐，7次间歇，舌暗，苔黄白相兼厚腻，中裂，脉结。辅助检查：2013年3月5日心电图：窦律，频发室早二联律。动态心电图（2013－4－16）：窦缓，HR 38～85 次/分，平均 53 次/分，室早 11 524 个，二联律 160 阵，三联律 414 阵，有时 ST 段略压低，T 波低平。西医诊断：心律失常－频发室性期前收缩、窦性心动过缓；中医诊断：心悸病；辨证：心脾气虚，湿邪停蓄，心脉受阻；治法：化湿理气，活血升脉。方药组成：紫苏梗 10g，陈皮 10g，半夏 10g，炒白术 10g，茯苓 10g，香附 10g，乌药 10g，太子参 10g，羌活 15g，丹参 30g，川芎 15g。

服药 7 剂后心悸发作次数减少，程度减轻，气短改善，舌暗红，有齿痕，苔薄黄。脉缓，50 次/分。脾虚湿盛，湿退化热，舌苔白厚逐渐转黄之后渐退。前方继服 1 周，自觉仍有心悸发作，无口干口苦，腹胀，二便调，纳眠可，舌暗红，苔白黄相兼，略腻，脉结，53 次/分，4 个间歇，前方加白芥子 10g、莱菔子 10g、紫苏子 10g。再服 7 剂后心悸发作减少，自测脉率 55 次/分，腹胀改善，舌脉同前，继服 14 剂后因劳累自觉心悸较前有所频繁，自测脉率 30～50 次/分，气短乏力明显，口干喜饮，大便偏干，1 日未行，纳眠可，舌红暗，苔薄黄，脉结，54 次/分，1 次间歇。之前苔白底上有黄，白黄相兼，此为心脾两经病，舌脉表示湿已化热，其根本在气阴不足，病位在心，但无其他热象，此为气阴不足，血脉不畅，瘀郁化热，故治以和血，血和则血脉活开，血热自散，改方为：太子参 20g，麦冬 15g，五味子 10g，香附 10g，香橼 10g，佛手 10g，乌药 10g，羌活 15g，桂枝 10g，丹参 30g，川芎 15g，白芍 30g，木瓜 15g。继服 7 剂后心悸减少，自测脉率 55 次/分以上，间歇减少，无口干，无腹胀，无咽痛，大便偏软，每日 1 次，舌暗红苔薄略黄，脉缓略弦，58 次/分，齐，前方加山药 30g 健脾止泻。随症加减 2 个月后无自觉不适，自测脉率维持在 60 次/分左右。

按：该患者心律失常为窦性心动过缓、频发室早，脉为结脉。结脉为缓有间歇或迟有间歇。该患者属第一种。结脉在《频湖脉学》中被描述为"结脉皆因气血凝，老痰结滞苦沉吟"，结脉的特点为痰湿与气血凝结，阻滞心脉。与缓脉比较，其气滞血瘀程度严重，脉流不畅，致脉有间歇，再结合患者心悸、便溏、舌暗红、苔白黄相兼且厚腻等"心脾气虚，心脉受阻"之表现，治以化湿理气、活血散结，方用白术、茯苓、陈皮、半夏健脾化湿、紫苏梗、香附、乌药理气化湿，羌活祛风除湿，川芎、丹参活血通脉散结，太子参补益心脉。因结脉为陈痰凝滞、气血不畅，故加三子养亲汤以祛痰理气以助通脉。

[韩垚，北京中医药，2015，34（3），176－179.]

魏执真教授应用体用理论治疗心系疾病的临床经验

一、"体用理论"在中医学中的发展

"体用"是中国古代哲学的一对重要范畴，在医学、佛学、儒学中都曾被广泛应用。人们通常把本体和现象的关系称作体用关系，属于本体论的范畴。具体到一物之体用，体即本质，用即功能。如唐朝崔憬《周易探玄》云："体者，即形质也；用者，即形质上之妙用也。"

"体用"二字最早出现在先秦典籍之中，《黄帝内经》中也出现了"体"、"用"二字，如《素问·五运行大论》中"东方生风，风生木，木生酸，酸生肝，肝生筋，筋生心。……在体为筋……在藏为肝……其用为动"，"南方生热，热生火，火生苦，苦生心，心生血，血生脾。……在体为脉……在藏为心……其用为躁"，"中央生湿，湿生土，土生甘，甘生脾，脾生肉，肉生肺。……在体为肉……在藏为脾……其用为化"，"西方生燥，燥生金，金生辛，辛生肺，肺生皮毛，皮毛生肾。……在体为皮毛……其用为固"，"北方生寒，寒生水，水生咸，咸生肾，肾生骨髓，髓生肝。……在体为骨……其用为藏"。体用理论经历宋明时期的发展逐渐走向成熟，直至明清时期大量融入中医学理论当中，之后有逐渐衰退之势。

"体用"与中医阴阳理论相结合，形成了"体阴用阳"理论。明清医家应用"体用"以阐述藏象关系、药物功用或指导调治脏腑。阐释脏腑关系者如《景岳全书》云："心肺……阴体而阳用也，大肠小肠……阳体而阴用也。"遣药立方也不无讲求体用者，如明·李时珍《本草纲目·序》强调指出，用药宜以"气味、主治附方，著其体用也。"在关于药性的讨论中，清代汪淇在对明·武之望《济阴纲目》批注中论"乌鸡煎丸"功效时说："鸡属巽木，性通于肝。肝气壮则血得其养，而有生生之功。若乌雄鸡者，具体阴用阳之象，有水生木、木生火之义。"赵学敏《本草纲目拾遗》在比较奇南香与沉香时论道："奇南与沉同类，自分阴阳：沉牝也，味苦性利，其香含藏，烧更芳烈，阴体阳用也；奇南牡也，味辣沾舌麻木，其香忽发，而性能闭尿便，阳体阴用也。"

"肝体阴用阳"最早见于清·叶天士《临证指南医案·卷一·肝风》中："肝为风木之脏，因有相火内寄，体阴用阳，其性刚，主动，主升。全赖肾水以涵之，血液以濡之，肺金清肃下降之令以平之，中宫敦阜之土以培之，则刚劲之质，得为柔和之体，遂其条达畅茂之性，何病之有？"自此，后世对"肝体阴用阳"的具体诠释有着诸多观点，其中最基本也最被人们认同的便是秦伯未先生的见解："肝主藏血……从整个肝脏生理来说，以血为体，以气为用，血属阴，气属阳，称为体阴而用阳"。

体用理论经历了明清鼎盛时期逐渐走向衰退，目前，除却"肝体阴用阳"外，已很难看到中医理论关于体用的表述了。

二、心之体阴用阳

魏执真教授认为"体阴用阳"非专论肝脏生理特性，心和肝有许多相同之处，心主血，血者阴液也，由脾胃运化的水谷精微所化生而成，《灵枢·痈疽篇》说："肠胃受谷，津液和调，变化而赤为血。"故心之体为阴；心主一身之阳气，君火所寄，心之阳气有温煦、兴奋、推动全身脏腑运转、保持血液正常运行、不失常道的功能，故心之用为阳，心也为"体阴用阳"之脏。周岩《本草思辨录》曰："盖脉生于营，营属心。心体阴而用阳。"吴鞠通在《医医病书·五脏六腑体用治法论》中说："心为手少阴，心之体主静，本阴也；其用主动，则阳也。补阴者，补其体也……；补阳者，补其用也"。潘文奎亦有"'体阴用阳'非独肝也"的论述。

三、心之体阴用阳理论的临床应用

就心脏而言，无论是生理还是病理，人们常常过多地强调心阳之用，因为心系疾病早期最易出现心气不足之气短乏力的临床表现，而心血虚所致的心体失养等变化相对较少，也即心主血这一功能时常被人们所忽视。鉴于此，魏执真教授本着"治病求本"的原则，提出了"心体阴用阳"，在心系疾病的治疗中，应以顾护心体为主，辅以恢复其用，以达体用同调。同时，心体为阴，心用为阳，根据阴阳互根互用的原则，如张景岳所言"善补阳者必于阴中求阳，则阳得阴助而生化无穷；善补阴者，必于阳中求阴，则阴得阳升而泉源不竭"，故补心体同时可以恢复其用，而复其用同时亦可使心体得补。

1. 心之体阴用阳理论在心系疾病的病机的应用

魏执真教授经过50年来心血管专科的临床实践，深刻体会，心系疾病的病位在心，涉及其他脏腑。其发病是由于外感六淫、内伤七情及饮食、劳倦、先天禀赋等因素损伤心脏，而致心体受损。心脏虚损为本，章楠《医门棒喝》言"虚损之人，气血既亏，阴阳运行，不能循度，动多窒滞"，故继而气血流通不畅而致气血痰湿食水停聚，郁瘀化热、动风、或生寒、湿聚等为标，使心用失常。

2. 心之体阴用阳理论在心系疾病的临床用药中的应用

（1）"滋养阴血"为心系疾病中的重要治法：魏老认为心系疾病以心脏亏虚为本。心脏的气血阴阳均能受损致虚而引起心系疾病。所以心系疾病中可出现气血阴阳虚损的各种证型。但因心脏体阴用阳，心主血，且内藏君火，故临床多见气阴两虚，单纯气虚及单纯阳虚者与气阴两虚比较为数较少，虚寒类型所占比例更少。而且据魏老多年临床观察，许多虚寒型的患者也兼有阴血不足，只不过是以虚寒表现为主。所以心系疾病临床中最多见的类型除气阴两虚者外就属气血阴阳俱虚者。故此"滋养阴血"在心系疾病的治疗中非常重要。

（2）养阴益气避免使用温燥之品：章楠在《医门棒喝》中指出"阴虚者最忌助气"，因为甘温类补气药易伤阴化热。如气阴两虚型糖尿病性心脏病，因糖尿病具有肺肾阴虚燥热的特点，故临床治疗应避免使用"甘温益气"药物发生伤阴化热的弊端，魏老常用性味甘寒的养阴益气之沙参替换性味甘平的党参、太子参以避免伤阴助热之弊端。

即使是虚寒型心系疾病也要特别注意"护阴"，在补气温阳时不要伤阴。例如病态窦房结综合征中的慢快型即是气血阴阳俱虚。根据前述原因，临床中魏老在选用助阳祛寒之辛温、辛热药时常选用辛甘温热的鹿角、肉桂、仙灵脾、巴戟天之类，而不用大辛大热、走而不守的附子、乌头之属。肉桂虽属辛热，但同时味甘，又通血脉，能走能守，无明显伤阴耗血之弊。仲景炙甘草汤即是心脏气血阴阳俱补的高效典型代表方剂。近代在心系疾病中被广泛使用，有良好效果。

（3）"滋阴清金"法在心系疾病中应用：魏老指出因为心为君主之官，心之体阴不仅只是一身之血，还与其他脏之阴如肺阴的消长盈亏有关。心系疾病因其病位在心，心肺同属上焦，心之体阴与肺阴息息相关。章楠在《医门棒喝》中指出"治虚损者，先辨阴阳，次分上下。……上损则清金为先"，对于心系疾病的治疗除"补益心体"外，必需特别重视"滋阴清金"。魏老通过长期临床观察体会，现代人忧思劳倦最易伤阴耗气，而心系疾病最多见的证型是"气阴两虚"型，故"益气养阴"法则使用最多。所以益气同时具有充分"滋阴清金"作用的"生脉饮"是魏老使用最多的方剂。

（4）治病求本与体阴用阳：心系疾病以心脏亏虚为本，气血流通不畅而致气血痰湿食水停聚等为标，心体受损，心用失常，而致各种心系疾病。临床治疗中即使表现以"标"为主，急则治其标，亦须注意顾护其本。如冠心病心绞痛，临床表现为发作性胸痛，心脉不通，不通致痛。凡胸痹心痛世俗多作瘀血痹阻，而用活血破血，投三棱、莪术、水蛭、虻虫等药，初之不觉，或见小效，而日久则损伤正气。魏老认为该病之心脉阻滞、血流不畅，是因心之气阴虚损，气不帅血，心用障碍，血液在经脉之中流通不畅，并不等同于"瘀血"，临床治疗强调理气以和血通脉恢复其用，滋养心之阴血以补其体，标本兼顾。章楠《医门棒喝》中言"欲培其根本，必先利其机枢"，魏老认为心用主动，调理气机，恢复其用，同时亦可使心体得补。这就是魏老临床治疗胸痹心痛病患者大部分处方中没有活血药同样取得良好疗效的原因。

综上所述，魏执真教授认为心脏"体阴用阳"，治疗心系疾病时应体用同调，以达到阴阳自和的目的。即《内经》所云："谨察阴阳所在而调之，以平为期"及"因而和之，是为圣度"。

[韩垚，戴梅，周旭升，张大炜，刘红旭，指导老师：魏执真，国际中医中药杂志，2014，36（11）：1025-1028.]

魏执真辨证分型治疗缓慢性心律失常经验拾萃

魏执真教授擅长治疗心脑血管疾病，尤其在中医药治疗心律失常方面有深入研究和独特认识，积累了丰富的临床经验，下面对其治疗缓慢性心律失常的临床经验简要总结如下。

1. 病机认识

心律失常相当于中医的"心悸"。关于心悸历代均有论述，如《素问·痹论》"心痹者，脉不通，烦则心下鼓"；《丹溪心法·惊悸怔忡》"惊悸者血虚，惊悸有时，以朱砂安神丸"等记载，对心律失常（心悸）的病因病机进行了详细的记述。魏执真教授精研古籍，勤于临床，结合多年的临床实践，认为缓慢性心律失常的主要病机是由于心脾肾阳气亏虚，寒湿、痰饮之邪阻滞心脉，心脉瘀阻流通不畅。心主血脉，若心阳气亏虚，气虚无力帅血运行，阳虚无力鼓动血脉流通，再兼脾肾阳虚，气化失常，水湿痰饮停聚，阴寒之邪内生，而致心脉阻滞。阴寒之邪可致脉迟缓，瘀而致乱，故可见脉迟缓而不齐（结、代、涩）。提出形成缓慢性心律失常的病机关键是"阴寒"，必要环节是"心脉瘀阻"，根本因素是"心脾肾脏亏虚"。

2. 分型论治

对于缓慢性心律失常，根据所伤及心脾肾肝的脏腑不同，以及本虚之气血阴阳亏虚程度，标实之寒湿、痰饮、寒凝等的兼夹不同而分为五型。

2.1　心脾气虚，心脉瘀阻，血流不畅型

本型主要见于窦性心动过缓、结区心律、加速的室性自搏心律。临床可见心悸，气短，胸闷或胸痛，乏力，肢温不凉，舌质淡暗，苔薄白，脉缓而细弱。治以健脾补气，活血升脉，自拟健脾补气调脉汤：太子参30g、生黄芪30g、茯苓30g、白术30g、陈皮10g、半夏10g、羌活15g、川芎15g、丹参30g。

2.2　心脾气虚，湿邪停蓄，心脉受阻型

本型主要见于窦性心动过缓等，可见心悸，气短，胸闷或胸痛，乏力，脘腹胀满，纳差，大便不爽，头晕胀，苔白厚腻，质淡暗，脉缓而弦滑。治以化湿理气，活血升脉，自拟理气化湿调脉汤：白术30g、茯苓30g、陈皮10g、半夏10g、苏梗10g、川朴10g、香附10g、乌药10g、川芎15g、丹参30g。

2.3　心脾肾虚，寒邪内生，阻滞心脉型

主要见于病态窦房结综合征、Ⅲ度房室传导阻滞或Ⅱ度Ⅱ型房传导阻滞等。临床可见心悸，气短，胸闷，胸痛，乏力，怕冷，肢冷，便溏，腰腿酸软无力或可伴头晕耳鸣、阳痿等，舌质淡暗，苔薄白或白滑，脉迟。治以温阳散寒，活血升脉，自拟温阳散寒调脉汤：附子10g、肉桂5g、鹿角10g、干姜10g、桂枝10g、生黄芪30g、太子参30g、白术30g、茯苓30g、川芎15g、丹参30g。

2.4　心脾肾虚，寒痰瘀结，心脉受阻型

主要见于早搏而心室率慢、Ⅱ度Ⅰ型房室传导阻滞及心室率慢的窦房传导阻滞。临床可见心悸，气短，乏力，胸闷，胸痛，怕冷或不怕冷，舌质淡暗，苔薄白，脉结或结代脉。治以温补脾肾，祛寒化痰，活血散结，自拟温化散结调脉汤：干姜10g、肉桂10g、鹿角10g、白芥子10g、莱菔子10g、陈皮10g、半夏10g、白术30g、茯苓30g、生黄芪30g、太子参30g、川芎15g、三七6g 等。

2.5　阴阳俱虚，寒湿瘀阻，心脉涩滞型

本型主要见于心室率缓慢的心房纤颤，表现为心悸，气短，胸闷，胸痛，乏力，大便偏干，舌暗红或兼碎裂，苔薄白，脉细涩。治以滋阴温阳，化湿散寒，活血通脉，自拟滋养湿化调脉汤：白术30g、茯苓30g、陈皮10g、半夏10g，干姜10g、肉桂5g、桂枝10g、生黄芪30g、太子参30g、当归10g、白芍30g、生地30g、阿胶10g、川芎15g、丹参30g 等。

3. 用药特色

3.1 补气（阳）化湿，活血升脉

缓慢性心律失常的病机主要为心脾肾阳气亏虚，阳虚气化失常，内生寒湿、痰饮之邪阻滞心脉，心脉瘀阻，流通不畅，因此治以益气温阳，化湿活血，使心之阳气得复，鼓动有力，内生寒湿、痰饮之邪得除，则血脉畅通而达到提升脉率的效果。

3.2 补勿致壅，活勿伤气

根据《素问·至真要大论》所提出的"久而增气，物化之常也，气增而久，夭之由也"，魏执真教授强调"过补致壅，久活耗气"，选药以清补、理气、和血之品为主。如补气用体润性和，具有补气养阴之功的太子参而不用大补元气的人参，温阳药亦少使用附子等大热之品，而选用桂枝、肉桂等辛温药；活血多用丹参、川芎、赤芍、丹皮等和血之品，而不选择具有活血破瘀作用的三棱、莪术，甚至红花、桃仁也较少使用；行气药选择佛手、香附、乌药、枳壳等理气药，而不用青皮、枳实等破气之品。在药量方面，也从小剂量开始，根据患者病情变化逐渐增加直到达到最佳效果。

3.3 特殊用药

魏老根据《内经·阴阳应象大论篇第五》"湿伤肉，风胜湿"及"风能胜湿"的理论，经过长期的临床实践、科研工作，在大量的解表类药物中最终筛选出羌活用于治疗缓慢性心律失常，可以显著地提高治疗效果，明显优于其他同类药物，但用量必须达到 15～30g，效果方能显著。

4. 验案举例

患者，69 岁，退休工人，于 2012 年 8 月 15 日初诊。患者心悸反复发作 3 年，近 1 个月来发作频繁，每周发作 2～3 次，平时心率在 40～50 次/分。2012 年 7 月 3 日动态心电图结果：窦性心动过缓，间歇Ⅱ度房室传导阻滞。当时症见：阵发性心悸，伴气短、头晕、头脑发空感，大便不成形，舌淡暗红，苔薄白润，脉缓，心率 50 次/分。辨证为心脾气虚，湿邪停聚，心脉受阻，治以健脾化湿，活血升脉，方用自拟理气化湿调脉汤加减：苏梗 10g、陈皮 10g、半夏 10g、生白术 30g、茯苓 15g、香附 10g、乌药 10g、太子参 30g、生黄芪 30g、羌活 15g、丹参 30g、川芎 15g。水煎服，每天 1 剂。服药 2 周后心悸、头晕等减轻，心率在 52～56 次/分。继服前方 4 周后复诊，心率维持在 60 次/分左右，随诊半年，心率维持在 60～70 次/分，心悸、头晕等症消失，随访 2 年，病情平稳，复查心电图：窦性心律，心率 68 次/分，Ⅰ度房室传导阻滞。

按 该患者为窦性心动过缓，Ⅱ度房室传导阻滞，属于缓慢型心律失常。心悸、气短，大便不成形为心脾气虚，湿邪内停的表现；头晕，且头脑发空感为脾虚，清阳不升所致；"缓脉营衰卫有余，或风或湿或脾虚"，本患者的缓脉主脾气虚，湿邪内停；舌淡暗红为脾虚湿停，阻滞血脉及心气亏虚无力运行而致的血脉瘀阻之征；综合舌、脉、症，当辨证为心脾气虚，湿邪内停，心脉受阻。治以健脾化湿，活血升脉，使脾气旺，湿邪除，血脉通，心气鼓动有力。方中苏梗、香附、乌药理气化湿，白术、茯苓、陈皮、半夏健脾化湿，羌活祛风以助除湿，太子参、黄芪益气健脾，丹参、川芎活血通脉，诸药相合，切中病机，诸症渐解。

[李云虎，环球中医药，2015，8（7），857–858.]

魏执真教授辨治冠心病心绞痛临床经验

魏执真教授为全国第四、五批老中医药专家学术经验继承指导老师，享受国务院政府特殊津贴，从事中医临床、教学及科研工作。魏老勤求古训，精研古籍，汲取前人的学术思想精华并与临床相结合，反复总结、归纳，形成一套完整而独特的学术体系。现就魏老治疗冠心病心绞痛的临床经验做一介绍。

1. 病机认识

1.1 病位在心，五脏相关，与肝脾关系密切　冠心病心绞痛相当于中医"胸痹""胸痛"病，中医文献中又称之为"心痛""胸痹""真心痛""胸中痛"等。魏老根据《灵枢·经脉第十》所述："手少阴之脉，起于心中……是动则病嗌干心痛，渴而欲饮，是为臂厥，是主心所生病者"。《素问·痹论篇》"心痹者，脉不通，烦则心下鼓，暴上气而喘"及《素问·藏气法时论篇》曰："心病者，胸中痛，胁支满，胁下痛，膺背肩胛间痛，两臂内痛"等的论述，提出其病位在心，病理为心脉不通，不通则痛，疾病发生发展过程中与肝、脾、肾等诸脏的盛衰有关，尤其与肝、脾的功能变化最为密切。

魏老认为，肝气郁结见于所有冠心病心绞痛患者。肝为心之母，心主血脉，肝主藏血，心主神志藏神，肝主疏泄藏魂，心、肝在气血运行及情志调节方面协调互用，病理上相互影响。《灵枢·口问》篇曰："忧思则心气急，心气急则气道约，约则不利"，《杂病源流犀烛·心病源流》又说："喜之气能散外，余皆足令心气郁结而为心痛也""总之七情之由作心痛，七情失调可致气血耗竭，心脉失畅，痹阻不通而发心痛"。气为血帅，血为气母，情志失调，肝失疏泄，气机郁结，气血运行不畅，心脉不通，不通则痛，反之，心脉瘀阻，心失所主，心神不宁，也会导致肝失疏泄，进而影响心主血脉的功能。

脾胃为后天之本，气血生化之源，脾胃功能障碍，运化失常，聚湿生痰，或心阳不足，火不生土，亦致脾失健运，痰浊内生，上犯心胸清旷之区，清阳不展，心脉闭阻，正如《古今医鉴》所云："心脾痛者，亦有顽痰死血"。同时，胃在心下，胃病亦可直接引起心病，《证治准绳·心痛胃脘痛》云："胃脘之受邪，非止其自病者多；然胃脘逼近于心，移其邪上攻于心，为心痛者说多"。

1.2 本虚标实，以虚为主，阴虚或气阴两虚多见　当前多数医家认为冠心病心绞痛的病机为本虚标实，本虚以阳气亏虚为主，标实为气滞、痰浊、寒凝、血瘀等。魏老经过四十余年的临床观察发现，在本虚方面更多表现为阴虚或气阴两虚，而单纯阳虚者并不多见。关于阴虚内热心痛的最早论述见于《灵枢·经脉》："手少阴之脉，起于心中……是动则病嗌干心痛，渴而欲饮，是为臂厥，是主心所生病者"。造成阴虚或气阴两虚的原因可能为：1）辛辣厚味，痰火内生：随着生活水平的提高，食用肥甘厚味及辛辣食物的增加，致使湿热、燥热内生，伤津灼液或气血津液生成不足；2）过服温补，燥热伤阴：越来越多的现代人服用保健品，而保健品性多温热，同时，当前多数医师运用补气温阳药，如人参、附子等燥热之品，造成伤阴劫液或阴虚火旺；3）情志失调，化火伤阴：当前社会结构变化剧烈，竞争激烈，生活节奏加快，精神压力剧增，思虑过度，精血暗伤，或情志失调，肝失疏泄，郁久化火伤阴。

2. 治疗原则

2.1 舒肝解郁，理气通脉，活勿伤正 魏老认为，肝气郁结，气滞血瘀为冠心病心绞痛的共同病机，确定舒肝解郁，理气通脉法贯穿于冠心病心绞痛的整个治疗过程。《薛氏医案》言："肝气通则心气和，肝气滞则心气乏"，提出肝气条达是心主血脉功能正常的重要条件。《明医杂著·医论》曰："凡心脏得病，……此心病先求于肝，清其源也"及《血证论》云："肝属木，木气冲和条达，不致遏郁，则血脉得畅，设木郁为火，则血不和"，均强调舒肝行气，气机畅达在心病治疗中的重要性。同时魏老从气为血之帅，气行则血行，气滞则血瘀的理论出发，重视理气药的应用，有时只用理气药而不用活血药亦可取得良好疗效。在药物选择上，强调理气和血，活勿伤正，理气药多选用香附、香橼、佛手、乌药等"理气"之品，而不用青皮、枳实等破气之品，活血药则用丹参、川芎、牡丹皮、赤芍等"和血"之品，而不用三棱、莪术、水蛭等破血之品。

2.2 补气养阴，健脾除湿，补勿致壅 气阴两虚及脾虚湿蕴为冠心病心绞痛的常见病机，补气养阴，健脾除湿为其重要治则。冠心病为慢性疾病，在治疗上不可一蹴而就，应采取缓图的方法甚至需要终身服药才能取得稳固的疗效。根据《素问》："壮火之气衰，少火之气壮。壮火食气，气食少火。壮火散气，少火生气"以及"久而增气，物化之常也。气增而久，夭之由也"强调严防"过补致壅"，故在药物的选择上，常用太子参、麦冬、五味子清补之品，可生津止渴，补养气阴，三味药共用，又寓"生脉散"之意。气虚为寒，阳虚是气虚的进一步发展，魏老临证强调补气助阳，运用补气药以达到阳气渐复的目的，而极少用附子、干姜等温燥助阳之品以防伤阴劫液。脾为痰湿之源，脾健则湿除，常用苏梗、白术、茯苓、陈皮等健脾除湿，根据"风胜湿"理论，常以具有疏风除湿作用的苏梗作为君药。

3. 分型论治

3.1 心气阴虚，瘀郁阻脉 临床表现：心痛时作，心悸气短，胸闷憋气，乏力，口干欲饮，大便欠畅，舌质红，少苔或无苔，脉细弦；治法：益气养心，理气通脉；自拟通脉理气汤：太子参 30g，麦冬 15g，五味子 10g，香附 10g，香橼 10g，佛手 10g，丹参 30g，川芎 15g 等。

3.2 肝郁脾虚，痰湿阻脉 临床表现：心痛时作，心悸气短，乏力，胸胁苦满，脘腹痞胀，大便不爽，纳谷不香，舌胖质淡胖，苔白厚腻，脉弦滑；治法：疏肝健脾、化湿通脉；自拟疏化活血汤：苏梗10g，香附10g，乌药10g，川朴10，陈皮10g，半夏10，太子参30g，生白术10g，茯苓15g，川芎10g，丹参30g等。

4. 典型案例

案1　王某，男，61岁，2013年4月12日就诊。因胸闷痛反复发作3年，加重1个月就诊。刻下症见：平走100米出现胸闷痛，休息后可缓解，伴乏力，气短，汗出，口干，欲饮，时有头晕，眠安，纳可，二便调，舌质暗红，苔薄白，脉细弦。既往高血压4年，口服降压0号，血压控制在140～150/80～90 mmHg之间。心电图示：窦性心律，ST段V_4～V_6下降0.1 mV，T波Ⅱ、Ⅲ及AVF低平，T波V_4～V_6倒置。诊断：胸痹胸痛病（心气阴虚，瘀郁阻脉）；治法：益气养心，理气通脉，处方：太子参30g，北沙参30g，麦冬15g，五味子10g，香附10g，香橼10g，佛手10g，乌药10g，川牛膝30g。2周后复诊，胸痛、乏力、气短等减轻，早醒，加百合15g。继服2周后复诊，常速行走无胸闷痛，但有头晕，头胀，加地龙30g，川牛膝30g，3周后头晕、头胀等症状消失，胸闷痛未发作，在原方基础上随证加减，随诊1年胸痛无发作，复查心电图ST-T改变基本恢复正常。

按：本患者年过六旬，五脏之精气已虚，心之气阴不足，血行不畅，心脉痹阻，不通而痛，气短、乏力、汗出为气虚，口干欲饮为阴虚内热之症，综合舌暗红，舌质裂，苔薄白，脉细弦，辨证为心气阴虚，瘀郁阻脉，治以太子参、麦冬、沙参、五味子益气养心；香附、香橼、佛手、乌药理气以通脉，丹参、川芎活血通脉；川牛膝引血下行。复诊时患者早醒，心肾失交，加百合交通心肾；头晕、头胀为肝阳上亢，加川牛膝、地龙逐瘀通经，引血下行。之后在原方的基础上随证加减，正复邪祛，心脉得通，通而不痛，诸证消失。

案2　王某，女，72岁，2013年6月23日初诊，主因胸痛反复发作20余年，加重半月就诊。近半月于休息时自觉心前区疼痛，活动加重，每天发作1～2次，用硝酸酯类药物可缓解，伴乏力，气短，头晕，头胀，纳可，大便稀溏，每日2～3次，舌质暗红，苔白厚腻，脉细弦缓。心电图示：窦性心律，肢导低电压。诊断为胸痹胸痛病（肝郁脾虚，痰湿停聚，心脉受阻）。治以理气化湿，补益心脾，活血通脉。处方：苏梗10g，陈皮10g，半夏10g，生白术30g，茯苓15g，香附10g，乌药10g，丹参30g，川芎15g，太子参30g，羌活15g，炒薏苡仁30g。水煎服，日1剂。1周后复诊，服药期间胸痛发作3次，继服2周后复诊，胸痛半月内发作1次，连服1个半月后胸痛消失，日常活动无发作，随诊1年，病情平稳。

按：患者为老年女性，心气不足，血行无力，脾虚失运，痰湿内生，阻遏气机，久病情志失调，肝失疏泄，气机不畅，均可造成心脉不通，胸痛发作。乏力、气短、大便溏为心脾气虚，头晕为脾虚清阳不升所致，头胀、胸闷为肝气郁结，结合舌质暗红，苔白厚腻，脉细弦缓，辨证为肝郁脾虚，痰湿停聚，心脉受阻，予半夏、白术、炒薏苡仁、茯苓、陈皮、香附、乌药舒肝理气，健脾化湿，羌活、苏梗祛风以助化湿；太子参补益心脾；丹参、川芎活血通脉。全方共凑理气化湿，补益心脾，活血通脉之功，使正气复，邪气除，心脉通，疾病渐愈。

[李云虎，西部中医药，2015，28（9），27-29.]

李云虎从师魏执真教授心得

弹指一挥间，3 年的侍诊学习感受颇多，深刻体会成为名医大家所需付出的努力和艰辛以及博大的胸怀。正如张仲景在《伤寒杂病论·自序》中所云："上以疗君疾，下以救贫贱之厄，中以保身长全，以养其生。"又如孙思邈所言："凡欲为大医，必须谙《素问》、《甲乙》、《黄帝针经》、明堂流注、十二经脉、三部九候、五脏六腑、表里孔穴、本草药对，张仲景、王叔和、阮河南、范东阳、张苗、靳邵等诸部经方，又须妙解阴阳禄命，诸家相法，及灼龟五兆、《周易》六壬，并须精熟，如此乃得为大医。"魏教授虽已年到古稀，仍手不释卷，刻苦读书，常常读书至深夜，每有心得体会便与学生分享其所得及学习的快乐。同时关注现代中医及西医研究进展，将现代医学与中医进行有机结合。对待每一位患者仔细诊察，全面详细地询问病情，对疾病的预后、注意事项、饮食宜忌等反复叮咛，耐心解释。其用方师古而不泥，分析现代人与古人的生活环境、生活水平、生活方式等有巨大的变化，病因病机方面也会发生变化，再继续用古方已不太适宜，应适当变化。凡此等等，从魏教授身上真正地体会到名医的铸成绝非一朝一夕，是包括医理、医技、医德、医风在内的全面发展，要有胸怀济世救人，仁爱为怀之心，更要"勤求古训，博采众方"，勤于临床，反复总结，随诊 3 年，体会颇深。

1. 济世救人，德艺双馨 医乃仁术，"大医精诚"是中医文化精髓的重要组成部分。名家不但要具有精湛的医术，更重要的是具有高尚的医德，以德统才，德艺双馨，胸怀济世救人之心，仁爱为怀之德。正如《内经·天元纪大论》说："上以治民，下以治身，使百姓昭著，上下和亲，德泽下流，子孙无忧，传之后世，无有终时。"已近耄耋之年的她仍旧不辞辛劳地每周出三个半日门诊，每次门诊量达 20 余人。她常说，在有生之年，应尽可能地发挥自己的余热为患者服务，解除患者的病痛，作为一名医生，要心无旁骛才能提高自己的临床水平，才能更好地为患者服务，并努力将自己的学术思想及心得毫无保留地奉献出来，以便惠及更多的患者。

2. 博采众家，学验俱丰 "勤求古训，博极医源"是魏教授的重要学习方法，在大学期间就以手不释卷，广泛涉猎历代医学名著而以名闻于全院师生。曾师从施今墨、任应秋等当代名家，并拜师于秦伯未先生，在名师的指引下，除反研精读《内经》、《伤寒论》、《金匮要略》、《难经》、《脉经》、《温病条辨》等中医经典著作，从而步入医学堂奥外，对《此事难知》、《丹溪心法》、《格致余论》、《脾胃论》、《临证指南医案》、《医门棒喝》、《濒湖脉学》、《医学衷中参西录》等历代名著均反复研读，博采众家之言，并体现于学术思想及运用于临证诊疗过程中。如强调"补勿过壅，活勿伤正"的思想正是来自于《内经》的"久而增气，物化之常也。气增而久，夭之由也"、"壮火之气衰，少火之气壮。壮火食气，气食少火，壮火散气，少火生气"；对于涩脉为房颤的特有脉象的认识则来自于《濒湖脉学》等等，在此不再赘述。

魏教授强调学以致用，在实践中检验发展，做到学验俱丰。在临床工作中，反复总结，勤于归纳，做到师古而不泥古，古为今用，根据临床情况予以适当变化以适应临床需要。如将生脉散中的人参根据气虚阴虚的程度不同而改用为太子参或沙参，又依《医学衷中参西录》的镇肝熄风汤之组方原则改为治疗高血压、脑动脉供血不足而致头晕的"柔肝定眩汤"等。此外，对于现代中医药学研究进展和临床报道也多予关注，择其良者用之，如用白芍、生甘草合用治疗便秘就是来自于临床报道。

3. 四诊合参，详于辨证　辨证论治是中医学的特点之一，要求理法方药合为一体，环环紧扣。魏教授严格遵从秦伯未老先生的重视辨证论治观点，临证时常常强调四诊合参，理法方药环环紧扣，缺一不可。在问诊上要按《景岳全书》所提的十问歌进行，以防漏问，四诊资料要全面准确。当遇到舌脉、脉症、舌症等不符时，应排除假象，在诊疗心律失常时，脉诊为其特有证候，反映了疾病的本质，当存在舌脉或脉症不符时，应采取舍舌或舍症取脉法。临证时要避免西医诊断对辨证论治的干扰，时刻要保证中医诊疗思维。

4. 中西结合，取长补短　中医治疗疾病虽可根据症候等主客观的改变对其预后及疗效进行评估，但缺乏客观指标，不易于掌握及科学研究。此时应利用西医的检查结果、疾病诊疗指南、病情评估标准等手段和方法，对疾病的发生、发展、预后可进行准确地掌握和评估。对于西医治疗后所发生的不良反应或后遗症状，运用中医药治疗有时会取得较好的疗效。如安装起搏器后的胸部不适、心悸等，运用中药调治常可取得较好的效果，弥补了西医的不足。魏教授也时刻关注西医在心血管疾病方面的研究进展及相关课题，并积极寻求中医药的解决方法。如西医对心脏舒张功能障碍越来越重视，魏教授及时关注这一去向，积极寻求解决办法，筛选出木瓜作为特效药进行临床观察总结，初步取得一定的成果。

5. 处方小巧，轻灵活验　魏教授用方具有小巧凝练，轻灵活验的特点，用方虽偶有达20余味者，但多数在8至12味之间。其选方多由历代名方化裁而成，如清凉滋补调脉汤由生脉散而来，而理气化湿调脉汤则由半夏厚朴汤化裁而来等。选药多以轻清柔润为主，如太子参、香附、香橼、丹皮、赤芍等，很少选用重浊峻烈之品，如人参、附子、青皮、三棱、莪术等，适合心脑血管等慢性病的长久服用。

（李云虎. 魏执真教授学术思想和临床经验总结及理气化湿调脉汤治疗窦性心动过缓的临床研究，博士学位论文，北京中医药大学，2016）

魏执真以二陈汤化裁治疗心脑血管病

二陈汤出自《太平惠民和剂局方》，是治疗痰饮为患的代表方剂。魏执真教授从事心脑血管疾病的临床及科教研工作40余年，中西结合，古方今用，应用二陈汤化裁治疗各种心脑血管疾病之辨证属痰浊瘀阻型者，疗效甚佳，介绍如下。

1. 病态窦房结征

沈某某，女，50岁，2002年6月7日初诊，患者自觉心悸、胸闷、憋气、脉有间歇，症状时轻时重10余年。2002年3月查心电图示：窦性心动过缓，每分钟心率46次。经西医全面检查后诊断为"病态窦房结综合征"并建议安装起搏器，患者不愿接受，遂来中医求治。患者心悸，胸闷，憋气，乏力，脉有间歇，脘腹胀满，纳差，大便黏而不爽，睡眠尚安。查体：血压120/80mmHg，心率47/分，律齐，未闻及病理性杂音，两肺听诊正常，腹平坦软，肝脾不大，双下肢无浮肿，舌质暗苔厚腻，脉缓。心电图：窦性心动过缓，心率47次/分。动态心电图：最慢心率46次/分，最快心率72次/分，平均心率52次/分，可见二度Ⅱ型窦房传导阻滞。西医诊断：病态窦房结综合征。中医诊断：心悸病。辨证：脾虚运化失职，水湿内停，聚久成痰，痰湿阻脉，气血运行不畅，阻滞心脉，心失所养则心悸；痰湿中阻胸中阳气不展则胸闷、憋气；痰湿阻碍中焦气机升降则脘腹胀满、纳差；脾虚运化失常，清浊不分则大便黏而不爽；舌质暗苔厚腻、脉缓均为脾虚痰湿内盛之象。治以健脾化湿祛痰，活血通脉养心。处方：苏梗10g，陈皮10g，半夏10g，炒白术15g，茯苓15g，川厚朴10g，香附10g，乌药10g，羌活15g，太子参30g，丹参30g，川芎15g，水煎服日1剂。服药7天后复诊：自觉心悸，胸闷、憋气症状减轻。增减服药1个月后，无心悸、胸闷、憋气、腹脘胀满症状。又随症加减服药2个月后无不适症状，复查动态心电图：心率：57～72次/分，平均61次/分，未见窦房传导阻滞。

2. 冠心病

郭某某，男，44岁，2000年9月3日初诊。阵发胸痛、胸闷、压迫感伴大汗出3年，加重1个月。3年来无明显诱因阵发胸痛、胸闷、憋气、压迫感，伴有大汗出，甚至濒死感，数日或数周发作1次，每次持续10余分钟，近1个月每天发作1次，每次持续20分钟左右。舌下含服硝酸甘油症状能缓解。做冠状动脉造影示：前降支肌桥对角支40%狭窄。心电图示：明显ST-T改变。西医诊断：冠心病，不稳定心绞痛，冠状动脉痉挛。患者平素心烦易急、乏力、脘腹胀、肠鸣、便溏黏滞不爽，纳眠尚可，晚间心率50～60次/分。查体：面色苍白，血压120/75mmHg，心率76次/分，律齐，未闻及病理性杂音，两肺听诊正常，腹部平坦软，肝脾不大，下肢无浮肿，舌质暗苔白厚腻淡黄，脉弦。西医诊断：冠心病，不稳定心绞痛，冠状动脉痉挛。中医诊断：胸痹。辨证：肝气不舒，木郁土壅，脾失健运，湿邪停滞，日久成痰，痰湿阻脉，气滞血行不畅，心脉失养，胸阳不展，则心烦易急、胸痛，胸闷憋气、压迫感，甚至濒死感；脾虚水湿内停，阻碍气机则脘腹胀；湿浊内停日久化热，湿热下注则肠鸣、大便溏黏滞不爽；脾运失职，气血化生不足，周身失于濡养则面色苍白、乏力；舌质暗苔白厚腻淡黄、脉弦滑均为肝郁脾虚痰湿内停，日久化热之象。治以健脾化湿清热，理气活血通脉。处方：苏梗10g，半夏10g，陈皮10g，炒白术30g，茯苓15g，川厚朴10g，香附10g，乌药10g，太子参30g，丹参30g，川芎15g，黄连10g，木香10g，炒薏苡仁 30g，水煎服日一剂。服药 7 天后复诊：胸痛没有发作，但时有胸闷感，怕冷。上方加肉桂 10g，增减服药 1 个月，患者胸部无不适感觉，但泛酸、胃脘部灼热感。前方去肉桂加瓦愣子 15g，又增减服药 1 个月，患者无任何不适感。心电图显示：大致正常。随诊至今未再复发。

3. 室性期前收缩

郭某某，女，65 岁，初诊日期：2002 年 3 月 15 日。脉有间歇 1 年，近 1 月发作频繁。自觉阵发心悸、胸闷、乏力、脘腹胀满、眠差、纳可、大便欠畅。发现高血压，冠心病十余年，一直服用硝苯地平缓释片及单硝酸异山梨酯片等，血压维持在 130～140/80～90mmHg 之间。查体：血压 130/80mmHg，心率 75 次/分，其中早搏 7 次，各瓣膜听诊区未闻及病理性杂音，两肺听诊正常，腹平坦软，肝脾未及，双下肢无浮肿，舌质暗体胖有齿痕，苔白厚腻，脉结。心电图显示：窦性心率，频发室期前收缩，ST-T 改变。西医诊断：心律失常，冠心病，高血压。中医诊断：心悸、胸痹。辨证：脾虚运化失职，水湿不运，聚湿生痰，痰湿阻脉，心神失养则心悸、眠差；胸阳不展则胸闷；湿阻中焦气机不畅则脘胁胀满；大肠传导失常则大便不畅；脾虚气血化源不足、肌肉失于温养则乏力；舌质暗体胖有齿痕、苔白厚腻、脉结均为脾虚湿盛，血脉瘀阻之象。治则：健脾化湿祛痰，理气活血通脉，兼以安神。处方：苏梗 10g，陈皮 10g，半夏 10g，炒白术 15g，茯苓 15g，川厚朴 10g，香附 10g，乌药 10g，枳壳 10g，太子参 30g，丹参 30g，川芎 15g，槟榔 10g，菖蒲 10g，远志 10g，水煎服日 1 剂，服药 7 剂后自觉心悸、胸闷、脘胁胀满等症均减轻，脉间歇减少；睡眠较前好转，增减服药 20 剂，脉间歇消失，无不适症状，又巩固服药一个月停药。随访至今，仅于心情不畅时或劳累后偶有 1～2 个脉间歇，无不适症状。心电图显示：窦性心率，T 波改变。嘱服复方丹参滴丸 10 粒日两次口服，巩固疗效。

［李雅君，中医杂志（增刊），2003，（44）：275－276.］

李雅君从师魏执真教授心得

我一迈进中医学院的大门，我的父亲就和我母亲说："成为一名好的中医大夫主要是靠经验积累，等孩子毕业了，找个老中医带一带。"这个想法不知是父亲后来忘记了，还是没有能力帮我实现，但我一直记着父亲的话。1992 年有幸到北京中医医院进修学习，并有机会师从魏执真教授学习，出门诊、抄方、写门诊病历，在实践中研修中医理论，终于实现了父亲的愿望。

魏老师在中医治疗心血管疾病方面造诣很深，名气很大。我对魏老师的患者多、看病认真、治学严谨早有耳闻。所以，当时是怀着崇敬、胆怯的心情跟随魏老师出诊的。

治学严谨，魏老师对中医事业无比热爱。

魏老师不仅治学十分严谨，而且对所从事的中医药事业满怀热爱和执着。魏老师总说，做事不能"一曝十寒","贵在持之以恒"。魏老师在长期临床中积累了大量有科研价值的心脑血管疾病方面的病历,这种持之以恒,细心严谨的学术精神,至今还影响着我。魏老师兢兢业业从事心脑血管系统疾病50余年,集临床、科研、教学于一身,一直站在学科的最前沿,不愧为中医心血管专业奠基者的称号。

记得那时魏老师上午出门诊,下午还要搞科研和教学。每天上午门诊病人很多,但魏老师认真细心对待每一个患者,耐心解释患者提出的疑问。对我们书写的门诊病历逐一批改,从书写格式到内容、错别字,连标点符号都严格把关。处方更是我们抄完(那时候都是手写处方),魏老师仔细复查后才能交给患者。想想患者多,诊病,给患者解释病情,处方,还要给学生纠错,同时还想着有科研价值的病历做更细致的记录、分类等等,工作量多大呀,可是门诊时魏老师总是精神饱满,严谨认真。

我不但被魏老师忘我、严谨的工作作风深深感动,更令人感到震撼的是,魏老师的诊治方案临床疗效显著,好评如潮。几乎每个患者都是初诊时愁眉苦脸,复诊时却是满脸的感激:"魏主任,吃您开的中药两三天,头就不痛了"或"头不晕了",或"心不慌了","浮肿消了,""能自己下地,生活自理了"……。可以说有效率几乎达到了百分百。说中药见效慢,可是通过跟随魏老师出门诊,我对中医中药有了新的认识,只要辨证准确,用药得当,一样可以效如浮鼓。从患者病痛得以解除,患者及家属对魏老师的那份感激、崇拜之情中,我内心油然产生对中医这个职业的热爱,感受到了中医中药的博大精深,更感悟到从事中医药事业的伟大。

"医者仁心"是对魏老师医德的真实写照。

魏老师从来不说视患者为亲人,但是她对待患者的态度却不是亲人胜似亲人。魏老师门诊时,对每一个患者都认真诊脉,详问病史,如果是复诊患者要仔细看前面的病历记录,询问服药后的症候变化。还记得有时外面候诊的患者对魏老师认真细致诊病不太理解,抱怨说"这个老中医看的太慢了"。然而,凡是复诊的患者都知道魏老师看病仔细,都为魏老师认真为患者负责的工作态度所深深感动,而耐心候诊。魏老师经常上午8点开诊一直看到下午1点多。为了减少患者等待时间,她在将近5个多小时的门诊时间里,不喝水,不出去方便,把每一分钟都用在为患者认真诊病上。那时候午后还要进行科研工作,魏老师就让我们帮忙买一个汉堡包,就算中午饭,真是太辛苦了。然而,魏老师却认为这样的生活充实,能为患者解除痛苦,比休闲、旅游消磨时光更幸福,更满足。近朱者赤,魏老师的言行无形中感染着我,激励着我。现在我中午休息1个小时,也跟老师一样简单吃个面包或包子,赶紧休息一下,准备下午的门诊。

魏老师说"每当我感到困惑的时候,看到患者带着感激的表情说:'魏主任,太感激您了,您的药方真是神了,治好了我多年的顽疾。'就对所从事的中医药事业充满热爱,充满激情,更增强了潜心研究中医药的信念"。魏老师对患者的态度体现的是"医者仁心",体现的是一名医生的崇高医德。她的言传身教一直深深影响着我从医、做人,是我做一名好医生的启蒙良师。

严谨教学，魏老师是令人尊重的导师、长辈。

魏老师对我们进修学员无私传艺，耐心指导，严格、亲切的态度让我刻骨铭心。

魏老师的"养阴平肝降逆汤"，开始我只局限于用于以头晕、头痛为主症的属于肝阳上亢者。我永远都忘不了，魏老师曾说："秦老（秦伯未）教给我的不是一药一方一病，而是他的临床思维方式和学术思想"，这句话对我启发很大。魏老师的"养阴平肝降逆汤"，不应只局限于头晕和头痛呀，是否有肝阳上亢征象的就可以加减应用？故在临床上癫痫、焦虑、失眠、帕金森、三叉神经痛等，只要属于肝阳上亢，就以"养阴平肝降逆汤"为基础增减应用，临床取得很好的疗效。

门诊时对心律失常的患者，魏老师经常让我们先摸脉，魏老师再摸，之后问我们是什么脉象。答对的给予赞许，不对的让再仔细体会，当时或过后给我们讲解，有时提出问题让我们回去看书找资料。处方时经常问我们为什么用这几味药。印象最深的是方中用到"香附、乌药"，问我们患者没有"脘腹胀满"气滞的症状，为什么还用香附、乌药理气药呢？魏老师当时说的我现在只记十分之一、二，大致是用香附、乌药理气之类的药，既能理气以助活血通脉，又能理气调畅气机，防止处方静而不动。

魏老师还培养我们认真踏实的学术作风，向我们推荐值得细读的经典书籍。如秦伯未的《谦斋医学讲稿》、《祝谌予临证用药选萃》及秦伯未与魏老师合著的《中医临证备要》等等。鼓励我们多读书、多积累、多写文章，还在百忙中帮助修改我们写的论文。回想起来我都觉得对不起魏老师，多好的机会啊，我怎么没有抓紧时间在魏老师的指导下、多积累多写论文，充实自己呢！现在想想我的几篇文章几乎都是在魏老师的叮嘱和指导下完成的。尤其参与《中国现代百名中医临床家－魏执真》一书的撰写，受益匪浅，为我后来晋升主任医师打下了坚实的基础。我的每一个成绩都是与魏老师的教导、提携分不开的。是魏老师孜孜不倦、积极进取、永不懈怠的精神，激励着我不断学习、不断积累，在对岐黄之术的努力钻研中体会到了做一名医生的幸福和快乐。

事业生活兼顾，魏老师是我人生的楷模。

魏老师在辛勤的工作和科研教学之余，在日常生活中还有广泛的情趣和爱好。喜欢养花，对养花的技巧谈论起来句句在行，家里的花伺弄的别有风格。她喜欢洁净，在家还做打扫卫生、洗衣服等家务。有时我发牢骚，干家务活太累，又看不出成绩，常常嚷嚷着要找小时工。魏老师却说，我觉得干点家务是放松，是对紧张忙碌生活的调剂。把房间打扫得干干净净，再看看自己亲手养的、开了的花儿，心里多舒坦啊，这也是学习工作之余的一种消遣。魏老师还喜欢衣着打扮，对服饰的搭配很有研究。她经常给予我们着装方面的建议，讲解色彩和式样间存在的美学知识。她不仅总是穿得漂漂亮亮，并在看似不经意间穿出自己的风格。我曾问魏老师，您那么忙，那么累有时间和精力去逛商场买衣服吗？魏老师说："工作之余如果有空闲，去商场逛逛，是休息啊，欣赏欣赏那些时尚衣服、工艺品及家居物件能使心情愉悦、放松"。魏老师对生活的热爱，对美的追求让我很感动。

我感激我的恩师，在魏老师身上我学到的不仅是悬壶济世、治病救人的本领，还有如何做人及如何做个好妻子、好妈妈、好女儿的学问。魏老师是我一生中最崇拜的老师，最敬重的长者。

第二节　临床观察及临床研究选录

中医薬治療によるうっ血性心不全20例の臨床観察[*]

○北京中医医院・心臓病内科　魏執真　他4名
○元上海中醫學院教師　楊　敏　訳

はじめに

我々は、一九八零年から一九八五年にかけて、二零名の心不全患者の中医薬治療を行い、良好な効果を収めるに至った。ここに以下のように報告する。

一般資料

本病例中、男八例、女一二例。二零～四零歳三例、四一～六零歳八例、六一～八零歳九例。高血圧性心疾患者二例、うっ血性心筋症者一例、肥厚性心筋症者一例、リウマチ性心疾患者九例、冠状動脈性心疾患者七例。心不全分類二度に属する者六例、三度に属する者一四例。発病後一年以内の者九例、一～二年五例、二～三年二例、三～四年一例、四～五年一例、八年の者一例、一四年の者一例。一七例は入院前に強心利尿剤の投与を受けていないが、三例は強心剤の投与を受けた後、副作用のため服用を中止している。

主な臨床症状

動悸、気短、咳嗽、痰は薄く泡沫状あるいは血痰、胸・肋・腹部に脹満感、食欲不振、脇の下に痞塊がある。尿量減少、浮腫。本病例中、咳と気短が激しく横になれない者一四例。舌質暗紅一四例、暗淡六例。白苔一六例、黄白相兼苔四例。数脈一五例、促脈五例。

＊ 东洋医学（日本），1993，21（1）。

弁証と治療法則

一、主証：心気虚衰、血脈瘀阻。

二、基本的治療法則：益気養心、通脈和血。

三、基本的中薬処方：生黃蓍三零 g、太子参三零 g（あるいは人参一零 g）麥門冬一五 g、五味子一零 g、丹参三二 g、川芎一五 g。

臨床加減

●肺脈瘀阻を兼ねる：肺の粛降、治節、通調水道の機能を失うことによって、咳、気短がはげしく横になることができない、尿量減少、水腫等が現われるときは、桑白皮三零 g、葶藶子三零 g を加え、清粛肺気、瀉肺逐水を以て治療する。

●肝脈瘀阻を兼ねる：脇部脹痛、脇の下の痞塊が顕著なときは、理気活血、養肝柔肝の生薬を加える。例えば、香附子、郁金、青皮、白芍、当帰、紅花、赤芍等である。

●脾胃脈絡瘀阻を兼ねる：胃失和降、脾失健運のときは、健脾和胃利水の生薬を加える。例えば、白术、茯苓、陳皮、半夏、沢瀉等である。

●腎脈瘀阻を兼ねる：腎の関合不利のときは、温腎利水の生薬を加える。附子、車前子、胡芦巴等が常時用いられる。

治療効果

一、判定効果基準

①有効：中薬服用後、その日又は翌日に明らかな症状の改善がみられたもの。（尿量の増加、心拍数の減慢、胸悶の好転も含める。）　一～二週間の治療後、心不全の主症状が緩解したもの。（胸悶の消失、肺部ラ音の大部分が消失、肝肥大の明らかな縮小、水腫の消失、尿量の正常、横になることができる、心拍数が九零回/分以下になる等を含める。）

②無効：中薬服用後、三日しても病状の改善がみられないもの。

③悪化：中薬服用後、病状が重くなり、又は悪化のために死に至ったもの。

二、結果

二零例中一八例有効、全体の九零％を占める。二例無効、全体の一零％を占める。悪化病例は無し。

臨床例

丁 XX、男、六九歳、調理師。一九八五年五月一日午後二時入院。

患者はここ三年間胸悶、咳喘、下肢のむくみの症状が繰り返し現れる。医師より冠状動脈性心疾患、心不全と診断され、一度入院したことがある。最近二週間の症状は、咳嗽、喘息、胸悶、下肢のむくみ、尿量減少があり、毎日の尿量は四零零 ml であった。

　　現在、動悸、気短、気喘、胸悶が激しく、横になることができず、痰は多く黄色で粘調である。昨日の尿量は二零零mlで大便は三日間出ていない。高血圧の病歴が一〇余年ある。

　　入院後の検査：血圧一五零/一一零mmHg、半臥位、喘息の症状があり、心濁音界拡大、心拍数一零零回/分、心拍が整える、心尖部から二級の収縮期雑音が聞こえる。両肺から時々乾性ラ音が聞かれる。両方の肺底からは湿性ラ音が聞かれる。肝肥大の状況は右肋骨縁の下四cm、剣状突起の下一零cmに及ぶ。両下肢に凹性水腫。ヘモグラム正常。胸X-P心臓肥大。両肺紋理が増強。脈細数無力。舌質暗紅、苔黄白相兼。

　　西洋医学による診断：冠状動脈性心疾患、心不全三度、高血圧症。

　　中医学による弁証：心気虚衰、血脈瘀阻、肺気壅塞、水飲停聚。治療は益気活血、瀉肺利水を以てする。

処方

　　太子参三零g、桃仁一零g、赤芍一五g、桑白皮三零g、葶藶子三零g、車前子三零g（包）。二零零mlまで煎じ、一日二回に分けて毎回一零零ml服する。

　　服薬後その日のうちに尿量が六零零mlに増え、大便一回、喘息軽減、夜間の睡眠も良くなる。翌日の心拍数は九二回/分に下がり、両肺の湿性ラ音は明らかに減少する。三日間の服用後、咳と喘息は緩解し、横になることができる。心拍数は八四回/分に下がり、肺部のラ音は消失した。尿量は一日一五零零mlぐらいで、浮腫は消えていった。但し、動いた後、動悸と気短があるため、益気養心の薬、黄耆三零g、麦門冬一五g、五味子一零gを加えて二零日間服用させる。その後、一般活動後の不快感は無くなり、心拍数八零回/分、血圧一五零/九零mmHgになり退院した。

コメント

　　一、うっ血性心不全は、治療処置が遅れると、急速に悪化し死に至る重病である。我々の多年にわたる重症心不全入院患者の治療経験によると、中薬だけを用いたうっ血性心不全の治療は有効であった。治療した二零例は重度の心不全であり（二度六例、三度一四例）、ジギタリス剤を受けたことはなく、またジギタリスに過敏で、同剤を使用すればすぐに中毒に成りやすいため、同剤使用困難な病例であった。中薬使用の結果は、有効一八例で全体の九零%を占めた。

　　二、うっ血性心不全の病位は"心"にある。心臓の損傷があれば、心の機能は衰微してゆき、病気の鍵となる。心は血脈を主り、心臓の病気が長引くと、心臓の機能は，"虚損衰損"の方向に沿って発展していき、それが一旦心不全の段階に入ると、心の機能は失常し、心気は衰弱になる。気の衰えは、血液の推動を不能にするので、各臓臓の経絡の血脈瘀阻を引き起こし、気機壅塞し、各臓腑の機能は減損することになる。我々の観察によると、心不全が他の臓腑に与える影響は大体、心—肺—肝—脾—胃—腎の順序で進む。臨床症状として、心の機能失司があれば、動悸、煩躁、動くと気喘、自汗、チアノーゼの症状が現れる。肺脈瘀阻による肺の粛降作用、治節の機能を失うと、肺の通調水道の働きによる下輸膀胱が不能となり、水飲停聚に至る。そして、胸悶、気短、気喘、横になることができない、尿量が少なく下肢に水腫の症状が現れる。肝脈瘀阻になると、脇肋部に痛みまたは積聚の症状がでる。脾胃脈絡瘀阻になると、胃脘部張満不快感、胃呆、悪心、腹張、軟便の症状がでる。腎脈瘀阻、開合不利なると、二便が閉塞し不通となり、腰がだるく、下肢が冷え、耳鳴り、めまいが現われる。

心不全の病状の度合いによって、各臓腑が受ける損傷の程度や症状は異なってくる。例えば、心不全一度の場合の主な症状としては、心機能受損による心気の衰微、血脈瘀阻により、動くと動悸、気短、自汗、頬が赤い、チアノーゼ等が現われる。二～三度の段階では、心から肺、肝、脾、腎に及ぶため、心気不足の症状のほかに、肺、肝、脾、又は腎に損傷の症状が現れる。また、左心不全には、主に肺失清粛、通調水道の機能低下が併せて見られ、それにより水飲が肺に留まり肺気壅塞、水飲停聚の症候が現れる。もし右心不全であれば、主に肝脈、脾脈、胃脈、及び腎脈の瘀阻の症候として現れる。心不全末期には腎脈瘀阻、腎陰耗損及び腎陽衰損で陰損陽絶に至り陰陽がまさに脱して危篤な状態となる。

以上述べたように、心不全の弁証論治には、「心気虚衰」「血脈瘀阻」を根本として、[益気養心]「通脈和血」を治療法則にたて、またこれを基礎としながら、さらに他の臓腑の機能を調整するのである。もし気機が逆乱し、まさに陰陽が離脱しようとしているときは、急いで斂陰回陽救逆の原則で、独参湯、四逆湯に五味子、山萸肉等を加えて服用させる。

糖心通脉汤治疗糖尿病合并冠心病心绞痛临床研究[*]

冠心病是糖尿病的主要大血管并发症，已成为糖尿病病人主要死亡原因之一。近年来，我们通过反复临床实践和观察分析，发现糖尿病合并冠心病心绞痛以气阴两虚、心血瘀阻为多，采用自拟方糖心通脉汤治疗，取得了满意的效果，现报告如下。

1. 临床资料

1.1　一般资料

所有病例均选自 1995 年以来在北京中医医院心内科病房住院患者，均为 2 型糖尿病辨证属气阴两虚、心血瘀阻证的合并冠心病心绞痛患者。共计 66 例，其中男 29 例，女 37 例；

* 易京红．出自北京中医药大学学报，1999，22（3）：53－56．

年龄 34～78 岁，平均（60.7±12.4）岁；糖尿病病程 1～30 年，平均（7.3±5.8）年。

1.2 诊断标准

采用 1985 年 WHO 提出的糖尿病诊断标准及 1979 年国际心脏病学会对缺血性心脏病的命名及诊断标准，选择休息时心电图有明显缺血改变或运动试验阳性的糖尿病合并冠心病心绞痛患者。

1.3 中医辨证标准及证候计分标准

参照卫生部 1995 年制订的 5 中药新药临床研究指导原则 6 对消渴病和胸痹的诊断标准，选择属气阴两虚、心血瘀阻证型的患者。对胸闷、胸痛、心悸、气短、乏力、自汗或盗汗、口渴喜饮、溲赤便秘 8 项主要症状，按 0 分：阴性（－）、2 分：轻度（＋）、4 分：中度（＋＋）、6 分：重度（＋＋＋）4 种程度计分；舌质紫暗或暗红计 2 分，有瘀点或瘀斑计 2 分，舌苔花剥或舌苔黄计 2 分；脉象沉弦、沉涩、细弱、细数或结代均可计 2 分。

2. 研究方法

2.1 分组方法

采用随机单盲对照方法，按随机表将 66 例患者分为 2 组。治疗组 33 例，其中男 15 例，女 18 例；年龄（61.5±9.8）岁；糖尿病病程（8.1±5.5）年。对照组 33 例，其中男 14 例，女 19 例；年龄（60.5±10.8）岁；糖尿病病程（7.5±5.7）年。有关心绞痛病情程度及心绞痛类型详见表 1。两组病人治疗前均衡性比较，无显著性差异（$P > 0.05$），具有可比性见表 1。

表 1 两组心绞痛病情程度、类型分布比较（n＝33；例）

组别	病情程度			劳力性			自发性
	轻	中	较重	初发	稳定	恶化	
治疗组	10	17	6	5	6	21	9
对照组	11	17	5	4	7	20	8

2.2 治疗方法

2.2.1 基础治疗

对糖尿病病人进行教育，饮食控制以限制热量，辅以适度运动及口服降糖药或小剂量皮下注射胰岛素调整糖代谢，并进行心电监护。

2.2.2 药物治疗

①对照组：给予基础治疗加硝酸异山梨酯 30mg/d，分 3 次口服。②治疗组：给予基础治疗加糖心通脉汤。糖心通脉汤由黄芪、太子参、麦冬、五味子、枸杞子、生地、玄参、丹参、川芎、枳壳、水蛭、三七粉组成，每日 1 剂，分 2 次口服。两组疗程均为 4 周，疗程结束后，计量资料采用 t 检验法，计数资料采用 V 2 检验，等级资料采用 Ridit 检验法。

3. 疗效评定标准

参照 1995 年卫生部制订的 5 中药新药临床研究指导原则 6 对消渴病和胸痹的疗效判定标准，拟定以下标准。中医证候疗效评定标准：以糖尿病合并冠心病的中医证候总积分为指标。显效：总积分下降 >75%；有效：总积分下降 >50%；无效：总积分下降 <50%；加重：总积分较治疗前增加。心绞痛疗效评定标准：显效：胸痛症状减轻 2 级以上（如由/ 较重度 0 减轻到/轻度 0 标准）；有效：胸痛症状明显减轻或减轻达 1 级者；无效：胸痛症状治疗前后无变化；加重：胸痛症状较治疗前加重达 1 级或 1 级以上者；心电图疗效评定标准：显效：心电图恢复至大致正常或达到正常心电图水平。有效：心电图降低的 ST 段治疗后回升 0.05mV 以上，但未达到正常水平，在主要导联倒置 T 波改变变浅（达 25% 以上者）或 T 波由平坦变直立，房室或室内传导阻滞改善者；无效：心电图与治疗前相同；加重：心电图 ST 段压低加重，T 波倒置加深，或 T 波由平坦变倒置，以及出现异位心律或心律失常者。

4. 结果

4.1　糖心通脉汤对临床症状、糖代谢的改善作用结果见表 2。

表 2　糖心通脉汤对临床症状、糖代谢的改善情况比较（n=33；$\bar{X} \pm S$）

观察指标	治疗组		对照组	
	疗前	疗后	疗前	疗后
证候总积分	39.84±8.77	13.74±9.53** △	37.59±10.21	19.86±11.71*
空腹血糖/mmol/L	12.41±3.21	8.09±1.67**	11.87±4.08	7.92±2.15**
餐后 2h 血糖/mmol/L	13.52±2.68	10.67±1.84**	14.41±3.12	11.62±2.94**
糖化血红蛋白/%	13.75±3.17	10.24±2.86* △	14.68±2.56	12.06±2.91*

注：自身治疗前后比较 * $P<0.05$　**$P<0.01$；与对照组比较△$P<0.05$

4.2　糖心通脉汤对心肌缺血性改变的影响

经 Ridit 检验，心电图总有效率及硝酸甘油停减率治疗组均高于对照组（$P<0.05$）。见表 3 和表 4。

表 3　两组心电图改善情况比较（n=33）

组别	显效		有效		无效		加重	总有效率
	例	%	例	%	例	%		
治疗组	11	33.33	12	36.37	10	30.30	0	69.7
对照组	6	18.18	7	21.21	20	60.61	0	39.39

表4 两组硝酸甘油停减率比较（n＝33）

组别	停药		减半		未停		加重	总有效率
	例	%	例	%	例	%		
治疗组	22	66.67	7	21.21	4	12.12	0	87.88
对照组	14	42.42	6	18.18	13	39.40	0	60.6

4.3 糖心通脉汤对血脂的影响 结果见表5。

4.4 糖心通脉汤对血液凝固纤溶系统异常的影响 结果见表6。

4.5 糖心通脉汤对心功能的影响 结果见表7。

表5 两组降脂作用比较（n＝33；$\bar{X} \pm S$）

观察指标	治疗组		对照组	
	疗前	疗后	疗前	疗后
胆固醇/mmol/L	6.12±1.57	4.16±1.23*△	6.04±2.11	5.43±1.71
甘油三酯/mmol/L	2.21±1.31	1.41±1.02*	2.31±1.44	1.83±0.96
载脂蛋白A1/g/L	0.91±0.37	1.31±0.57*△△	0.79±0.32	0.86±0.65
载脂蛋白B/g/L	1.19±0.33	0.84±0.41*△	1.31±0.32	11.08±0.35
脂蛋白（a）/mg/L	517.6±149.8	416.7±117.2*△	524.6±146.5	508.5±169.1

注：自身治疗前后比较 * $P < 0.05$；与对照组比较 △ $P < 0.05$

表6 两组改善异常凝血纤溶状态作用的比较（n＝33；$\bar{X} \pm S$）

观察指标	治疗组		对照组	
	疗前	疗后	疗前	疗后
t PA/IU/L	69±38	84±59	64±31	71±52
PAI - 1/AU/L	1683±396	1024±396	1513±496	1229±738
PLg/%	130.6±15.7	117.4±496*	12.5±16.4	112.7±14.9
D-Ⅱ阳性例数	10	2△	11	9

注：自身治疗前后比较 * $P < 0.05$；与对照组比较 △ $P < 0.05$

表7 两组改善心功能作用的比较 （ $n=33$ ； $\bar{X} \pm S$ ）

观察指标	治疗组		对照组	
	疗前	疗后	疗前	疗后
EF/%	56.04 ± 16.71	61.78 ± 15.82	55.17 ± 17.43	58.40 ± 16.41
mVcf/ Cir/s	1.17 ± 0.45	1.23 ± 0.36	1.19 ± 0.31	1.21 ± 0.42
E 峰/ cm/s	55.28 ± 14.84	71.29 ± 16.34*△	54.24 ± 15.82	59.51 ± 19.89
A 峰/ cm/s	72.33 ± 15.25	58.45 ± 14.36*△	71.62 ± 13.56	67.89 ± 15.88
E/ A	0.72 ± 0.21	0.98 ± 0.29*△	0.75 ± 0.14	0.82 ± 0.23

注：自身治疗前后比较 ＊ $P<0.05$ ；与对照组比较△ $P<0.05$

4.6 糖心通脉汤对肝肾功能的影响及不良反应的观察两组病例治疗前后均做了肝肾功能、血常规检查，结果表明，服用糖心通脉汤对肝肾及造血系统无任何毒副作用，而且服药过程中无低血糖、胃肠道反应及药疹等不良反应。硝酸异山梨酯对照组也未发现上述不良反应，仅有 2 例病人服药之初有轻微头痛，坚持服药 1 周后症状逐渐消失。

4.7 近期疗效比较

经 1 个疗程治疗后，两组中医证候疗效比较，经 Ridit 检验， $u=3.456$ ， $P<0.01$ 。两组心绞痛疗效比较，经 Ridit 检验， $u=2.171$ ， $P<0.05$ （表 8）。心电图疗效也显示治疗组优于对照组（见表 3）。

表8 两组患者中医证候及心绞痛疗效比较

组别	观察项目	显效		有效		无效		总有效率
		例	%	例	%	例	%	
治疗组	中医症候	17	51.52	14	42.42	2	6.06	93.94
	心绞痛	11	33.33	17	51.52	5	15.15	84.85
对照组	中医症候	8	24.24	7	21.21	18	54.55	45.45
	心绞痛	6	18.18	10	30.30	17	51.12	48.48

5. 讨论

糖尿病合并冠心病的危险性较普通人群高 2～3 倍，其本身即为促进冠心病发生发展的重要危险因素。与非糖尿病冠心病相比，本病具有起病早、进展快、窦性心动过速、心绞痛和无痛性心肌梗死的发病率较高，以及并发心衰、心肌梗死等危重病情的特点。其发病机制主要与脂代谢紊乱、纤溶系统活性降低、高血糖导致蛋白质糖基化及氧化过程加剧等因素有关。由于糖尿病合并冠心病产生的冠状动脉阻塞病变较广较重，故常规药物治疗效果一般较差，心脏介入治疗及冠状动脉搭桥手术的效果也不如非糖尿病冠心病病人好。而中医学对消渴病和胸痹的防治有着悠久的历史和丰富的经验。我们认为糖尿病合并冠心病心绞痛可归属于消渴病胸痹的范畴，本病发病之初多以阴虚为本，燥热为标，日久伤阴耗气，渐致气阴劳损。气虚则运血无力，令血流不畅；阴虚燥热，煎熬津液，可使血液黏滞；心情抑郁，气机阻滞，也可阻碍血脉运行，凡此种种皆可引发瘀血内阻，心脉不通的病理变化，最终导致糖尿病合并冠心病心绞痛的发生。

针对本病气阴两虚、心血瘀阻的主要病机，我们拟定了益气养阴、活血通脉之糖心通脉汤。方中以黄芪、太子参为主药，补益心气、勃发心气运血之力以治本；辅以麦冬、五味子、枸杞子、生地、玄参养阴生津，固护心阴使心脉复振；佐以川芎、丹参、水蛭、三七活血化瘀治标，以求瘀血去而正气自伸，心脉通而血运自复；再加枳壳宽中下气，条达气机。全方以补为主，以补为通，通补兼施，补而不壅塞，通而不损正气。现代药理研究证实，黄芪、太子参、麦冬、五味子、枸杞子、生地、三七均有一定降血糖及心脏正性肌力作用；枸杞、丹参、三七还有一定降脂作用；丹参、川芎、三七均可直接扩张冠状动脉，增加冠脉血流量，减轻心肌缺血的程度，改善微循环障碍；水蛭则有抗凝血、抗血栓作用，并可降低血液黏稠度。

本研究表明，糖心通脉汤不仅在改善糖尿病合并冠心病心绞痛的临床症状方面优于硝酸异山梨酯，而且可调整糖、脂肪代谢的紊乱，降低糖化血红蛋白、胆固醇、甘油三酯、载脂蛋白 B、脂蛋白（a）的水平，提高 ApoAl 的水平，并能改善患者的异常凝血纤溶状态，提高心功能。西医学研究认为，PAI-1 是一种快速纤溶系统抑制剂，在血管内皮及肝脏中合成，它不仅可直接干扰-tPA 对纤维蛋白的溶解，还可通过增加内皮细胞对 PAI-1 的合成与释放，导致内皮细胞表面血栓的形成，其活性的增高是纤溶系统活性降低、血栓形成危险性增高的主要原因。D-Ⅱ聚体是交联纤维蛋白的降解产物，是继发性纤维蛋白溶解的特异指标，同时反映凝血激活（纤维蛋白形成）的情况。本组病例 D-Ⅱ聚体阳性率的增高，也从一个侧面提示了糖尿病合并冠心病心绞痛的病人血液多呈高凝状态。LP（a）则是冠心病的独立危险因子，除了具有致动脉粥样硬化作用外，也具有致血栓形成的作用。因糖心通脉汤可降低 LP（a）、PAI-1 及 D-Ⅱ聚体的水平，故推测本方主要通过调整体内 LP（a）等脂代谢紊乱和纤溶系统功能，以使冠状动脉粥样硬化病变、血液高凝状态等得到改善。至于-tPA、PLg 等指标在治疗前后无显著变化，则可能与中药作用比较缓慢，疗程观察相对较短有关，这还有待于今后做进一步的探讨。

心律失常患者微量元素变化及调脉汤对其影响的临床研究[*]

1. 临床资料

1.1 一般资料

病例总数为 106 例，其中女性 63 人，男性 43 人。20～30 岁者 14 人，31－40 岁者 35 人，41～50 岁者 22 人，51～60 岁者 19 人，大于 60 岁者 16 人；治疗组共 30 例，其中男性 17 人，女性 13 人，年龄在 21～60 岁之间；健康人对照组共 38 例，其中男性 17 人，女性 21 人，年龄在 21～60 岁之间。各组之间在性别及年龄方面均具有可比性。

1.2 病例纳入标准

①以北京市中医医院门诊和病房经心电图、动态心电图检查确诊为心律失常的患者为观察对象。②中医辨证分型标准参照 1980 年全国冠心病中医辨证标准（1985 年修订），以及 1984 年上海科技择呈持续状态者。各种期前收缩病例中，室性期前收缩选择 3 次/分以上，房性期前收缩 5 次/分以上，Holter 3 个/时 以上。健康人为本院职工居民，经询问病史及检查不存在功能性或器质性心脏病或其他疾病者。

2. 方法

2.1 治疗方法

调脉汤服法：每天 1 剂煎服，分 2 次温服。治疗期间不得使用与本病有关的其他药物和方法。

2.2 微量元素检测

2.2.1 标本的采集

选择距头皮 1～4cm，2g 重的头发，采样部位为枕部及颞部。用不锈钢剪刀剪下，放入清洁的纸袋中，防止采样器具对人发样品的污染，凡 2 月之内冷烫与染发者均为剔除对象。

2.2.2 发样的预处理

用 1% 上海海鸥牌洗涤剂于 100ml 烧杯中（约 60℃），洗 1 min 后用蒸馏水冲洗干净，再用亚沸水洗 3 次，于 105℃ 温度下烘干。

2.2.3 发样的消化

称取 0.4g 发样于 50 ml 烧杯中，采用优级纯高氯酸及优级纯硝酸，于 400 ℃ 中消化，定溶 10ml。

2.2.4 测定方法

采用原子吸收分光光度计及伏安极谱仪测定，质控标准物质选用 GBW07601。

---

* 周燕青. 出自中国中医药科技，2002，9（1）：3－4.

2.3 统计学方法 t 检验。

3. 结果

3.1 心律失常患者头发微量元素的变化 见表1。

3.2 不同类型心律失常患者头发中微量元素的比较 见表2。

3.3 调脉汤对心律失常患者头发中微量元素的影响 见表3。

表1 健康人与心律失常患者头发微量元素比较 ($\overline{X} \pm S$，μg/g)

分组	例数	Cu	Cu/Zn	Mo	Zn	Se	Fe
健康组	38	12.229 ±0.778	0.0717 ±0.004	0.0217 ±0.0037	176.53 ±8.68	0.424 ±0.028	16.11 ±0.995
心律失常组	106.9	9.41 ±0.196	0.0625 ±0.002	0.0547 ±0.003	153.15 ±3.95	0.423 ±0.013	15.86 ±1.084
P		<0.01	<0.05	<0.001	>0.05	>0.05	>0.05

表2 快速型与缓慢型心律失常患者头发微量元素的比较 ($\overline{X} \pm S$，μg/g)

分组	例数	Cu	Cu/Zn	Mo	Zn	Se	Fe
快速型	85	9.6±0.23	0.068±0.002	0.053±0.004	151.12±4.66	0.413±0.012	13.99±1.28
缓慢型	21	9.03±0.37	0.059±0.003	0.064±0.004	151.12±4.66	0.441±0.003	19.595±1.74
P		<0.05	<0.05	>0.05	>0.05	>0.05	>0.05

表3 调脉汤对心律失常患者头发微量元素的比较 ($\overline{X} \pm S$，μg/g)

分组		例数	Cu	Cu/Zn	Mo	Zn	Se	Fe
健康组		38	12.23 ±0.78	0.022 ±0.044	0.022 ±0.004	176.33 ±8.68	0.424 ±0.028	16.11 ±0.995
治疗组	疗前	30	9.38 ±0.32 ***	0.059 ±0.004 **	0.056 ±0.008 ****	169.26 ±9.58 *	0.408 ±0.025 *	20.42 ±0.999 *
	疗后	30	10.3 ±0.24 △	0.065 ±0.004 △	0.035 ±0.007 △△	156.32 ±8.68 △	0.42 ±0.022 △	20.19 ±0.999 △

治疗组疗前与健康组比较 * $P > 0.05$，* * $P < 0.05$，* * * $P < 0.01$，* * * * $P < 0.0001$；治疗组疗前疗后比较 △ $P > 0.05$，△△ $P < 0.05$

4. 讨论

4.1 心律失常与微量元素的相关性

从 106 例心律失常患者头发 5 种微量元素（铜、钼、锌、硒、铁）检测中发现，铜偏低（$P < 0.01$），铜/锌下降（$P < 0.05$），钼偏高（$P < 0.001$）。已知铜与钼是一对相互拮抗的元素，近 10 年国内外文献报道，心律失常的发生与体内某些微量元素失调可能有直接关系，已有定论的有镁、钾元素。此外，还有其他微量元素（如铜、硒、锌、锗、锰、碘、氟）与心律失常发生亦有关，其中，铜元素已受到人们的关注。国外学者发现饮食中缺铜可引起猝死，猝死的原因为难治性的心律失常，缺铜可引起不稳定的电活动，出现各种心律失常，铜化合物具有抗实验性心律失常的作用，口服铜盐可防治心律失常的发生。Klevy 发现缺铜的实验动物易发生心律紊乱，严重时出现心脏损害。实验发现一些动物仅轻度缺铜便可出现各种心律失常和心电异常，重度缺铜者出现室壁瘤、心脏破裂、血性心包积液、心肌梗死、乳头肌，窦性心动过缓、心房期前收缩、成对或多源出现的室性期前收缩。缺铜动物最常出现室性心动过速，并被认为是缺铜的特征性表现。缺铜引起心律失常的机理尚不十分清楚，发现缺铜时心肌对肾上腺素和血管紧张素反应异常，也可能与心律失常的发生有关。铜可对抗由前列腺素引起的离体大鼠心脏的心律失常。沈洪、赵霖观察 45 例原因不明心律失常患者，发现血清铜低，铜/锌比值降低，与本文所观察到的结果相同，但尚未见到铜/钼失调的报道。

4.2 调脉汤对心律失常患者微量元素的调节作用

在 30 例服调脉汤有效的气阴两虚期前收缩患者中，治疗前与健康人相比呈现铜降低（$P < 0.01$），铜/锌下降（$P < 0.05$），钼升高（$P < 0.001$）的现象，治疗后铜较疗前增高（$P < 0.05$），钼较疗前降低（$P < 0.05$）。说明服调脉汤后，随着病情的好转，体内微量元素铜、钼发生了变化，偏低的铜升高，偏高的钼降低，趋说明调脉汤对患者微量元素有调节作用，而这种调节作用可能是其疗效的部分基础。目前对中草药调整人体微量元素的机理尚不十分清楚，但必须明确，其作用机理可能包括了调整体内元素代谢这一环节，并非是简单的多退少补，中药发挥作用，不排除某些微量元素的直接补充作用，更重要的是中药中多种化学成分的综合作用。已知可能是通过以下几种途径：①调整了脏腑功能。②直接补充机体所缺乏的微量元素。③中药中的生物配体发生作用或微量元素发生配合反应。④调节了多种元素间的协调或拮抗作用。

清凉滋补调脉汤治疗阵发性房颤的疗效观察[*]

心房颤动（以下简称房颤）包括阵发性房颤、持续性房颤和永久性房颤。阵发性房颤

[*] 戴梅. 出自北京中医药，2015，34（3），182 – 184.

的治疗主要是减少复发。发作时可电复律、药物复律或射频治疗。中医药在房颤的治疗中，审证求因，辨证施治，以增强临床疗效、减低抗心律失常药物毒性等为特点，取得了良好的临床疗效。本研究依据首都医科大学附属北京中医医院心血管科老中医药专家魏执真教授"益气养心、理气通脉、凉血清热法"治疗快速性心律失常独特的临床经验，选用其经验方清凉滋补调脉汤治疗阵发性房颤。报告如下。

1. 临床资料

1.1　一般资料

全部病例均为2010年11月1日至2013年11月30日我院门诊和住院患者，共48例。其中男26例，女22例；年龄44～87岁，平均（67.42±9.50）岁；病程1个月～10年，平均（2.75±2.02）年。采用随机数字表随机分为治疗组25例和对照组23例。治疗组中男14例，女11例；平均年龄（65.72±10.54）岁，平均病程（2.23±1.75）年。对照组中男12例、女11例；平均年龄（69.26±8.05）岁，平均病程（3.30±2.19）年。2组患者性别、年龄、病程比较，差异无统计学意义（P＞0.05），具有可比性。

1.2　诊断标准

1.2.1　西医诊断标准

符合阵发性房颤诊断标准。

1.2.2　中医证候诊断标准

参照《心律失常中医诊治》，符合气阴不足、血脉瘀阻、瘀而化热证型者，症见阵发心悸，气短，胸闷，头晕，乏力，口干喜饮，大便干。舌红或红暗、暗红，苔薄黄，或少苔，脉细或细涩，或兼见数脉。

1.3　纳入标准

符合西医诊断标准及中医证候诊断标准者；年龄＞18岁。患者知情同意。

1.4　排除标准

甲状腺功能亢进者。电解质紊乱、药物所致阵发性房颤者。急性心肌梗死、不稳定心绞痛者。严重心衰，心功能Ⅲ级以上者；严重肝肾功能损害者。

2. 治疗与观察方法

2.1　治疗方法

2.1.1　治疗组

在常规治疗原发病的基础上，选用清凉滋补调脉汤，方药组成：太子参30g，麦冬15g，五味子10g，香附10g，香橼10g，佛手10g，乌药10g，丹参30g，川芎15g，牡丹皮15g，赤芍15g，黄连10g，水煎服，每次200ml，早晚2次分服。

2.1.2　对照组

在常规治疗原发病的基础上，服用胺碘酮［可达龙，赛诺菲（杭州）制药有限公司，批准文号H19993254］，每次0.2g，每日3次。1周后减为0.2g，每日2次。2周后改维持量为0.2g，每日1次。以上2组疗程均为3个月。

2.2 观察指标与方法

2.2.1 安全性观察

血、尿常规，肝肾功能检查；同时观察不良反应。

2.2.2 疗效性观察

治疗前后房颤发作频率、症状改善情况，治疗前后心电图、动态心电图、超声心动图的变化。

2.3 统计学方法

采用 SPSS 16.0 软件处理，计量资料以均数 ± 标准差（$\bar{X}$ ± S 表示，采用 t 检验，计数资料采用 χ^2 检验。$P < 0.05$ 为差异有统计学意义。

3. 疗效观察

3.1 疗效判定标准

3.1.1 临床总疗效

参考《中药新药临床研究指导原则》《常见心律失常病因、严重程度及疗效参考标准（1979 年)》制定，显效：心悸症状消失，房颤发作基本控制或频发转为偶发：有效：心悸症状大部分消失，房颤发作较治疗前减少 50% 以上，持续时间较原有者缩短 50%：无效：用药后无变化。

3.1.2 中医症状评分

参考《中药新药临床研究指导原则》评价，按照症状轻、中、重度分别计 2、4、6 分。

3.2 结果

3.2.1 2 组临床疗效比较

2 组间总有效率差异无统计学意义（$P > 0.05$）。见表 1。

表 1 2 组临床疗效比较 [例（%）]

组别	例数	显效	有效	无效	总有效
治疗组	25	5（20.0）	12（48.0）	8（32.0）	17（68.0）
对照组	23	12（52.2）	8（34.8）	3（13.0）	20（87.0）

3.2.2 2 组治疗前后中医症状积分比较

2 组治疗前后中医症状积分差异均有统计学意义（$P < 0.01$）；2 组间治疗后症状积分比较差异无统计学意义（$P > 0.05$）。治疗组心悸、胸闷、气短、乏力、口干症状积分均 较治疗前明显改善（$P < 0.01$），而头晕症状改善差异无统计学意义（$P > 0.05$）；治疗后组间比较，治疗组心悸、胸闷、气短、乏力、头晕及口干症状改善优于对照组（$P < 0.05$，$P < 0.01$）。见表 2。

表2　2组治疗前后中医症状积分比较 ($\bar{X} \pm S$)

组别	例数	时间	心悸	胸闷	气短	乏力	头晕	口干	症状总积分
治疗组	25	治疗前	2.64	2.40	2.96	2.96	1.20	3.12	15.28
			±0.95	±0.82	±1.31	±1.31	±1.41	±1.17	±4.32
		治疗后	1.92	1.84	1.36	0.96	0.56	0.64	7.28
			±0.70**△	±0.55**△△	±0.95**△△	±1.17**△△	±0.92△	±1.11**△△	±3.10**
对照组	23	治疗前	2.78	2.43	3.22	3.22	1.22	3.22	16.09
			±1.00	±0.84	±1.00	±1.00	±1.17	±1.00	±3.04
		治疗后	1.22	0.96	2.26	2.35	0.09	2.09	8.96
			±1.17**	±1.19**	±0.92**	±1.15**	±0.42**	±0.95**	±2.88**

与治疗前比较，＊＊$P<0.01$；与对照组比较，△$P<0.05$，△△$P<0.01$

3.2.3　不良反应监测

2组治疗前后的血、尿常规及肝肾功能检查无明显异常。治疗过程中，治疗组2例出现胃脘部不适，饭后服药，症状消失；3例出现大便溏软，于方中加入诃子后好转。对照组5例出现胃部不适，1例出现恶心，予对症处理后好转。

4. 讨论

房颤是最常见的具有临床意义的心律失常，随患者年龄增长而增多，其发病率一般人群为0.4%~2%，60岁以上人群为2%~4%，75岁以上人群超过10%。老年人的年发病率可达5.4%。Framingham心脏研究显示，在5年的随访期内，男性房颤患者的病死率是非房颤患者的1.5倍，女性为1.9倍。胺碘酮为Ⅲ类抗心律失常药物，是临床中房颤复律及维持窦性心律最为常用的药物之一，疗效确切，但长期应用可能出现甲状腺功能异常、肝功能异常以及肺毒性等不良反应。

魏执真教授认为，房颤患者脉象特点是强弱快慢绝对不齐，似中医古籍描述的"叁伍不调"，属于涩脉加数脉。其主要病机是心气阴两虚，血脉瘀阻，瘀久化热，其中"瘀热"为发病之关键。魏教授认为，瘀热的产生是由于血脉瘀阻，瘀郁化热；而血脉瘀阻，乃因心气阴虚所致，所以瘀热是发病的关键，血脉瘀阻是必要环节，心气阴虚是根本原因。魏教授创益气养阴、理气通脉、凉血清热法，而以凉血清热为治法之关键。

清凉滋补调脉汤方中太子参补气生津，为补气药中的清补之品，补而不燥；麦冬滋补肺胃之阴，兼养心阴，补而不腻；五味子生津止渴，养心敛汗。三药共用，寓"生脉散"之意，既可补气，又能养阴，不燥不腻，针对"气阴两虚"之病机，则气短、乏力、口干改善。丹参一味，功同四物，善祛瘀生新，调养血脉；川芎乃血中气药，可上行头目，下行血海，行气活血，走而不守。二药一寒一温，相互配合，活血通脉而不伤正，并使药性不至于过寒或过温。香橼可调气、宽胸、化痰；佛手可理气和中，疏肝解郁；香附为"血中气药"，《本草纲目》谓其"利三焦，解六郁……兼通十二经气分"；乌药尤擅顺气调气。香附、香橼、佛手、乌药四药共用，药力适中，使气机调畅，血行流通，而不流于耗气破气之弊，针对"血脉瘀阻"之病机，气血流通则胸闷自除。牡丹皮功能清热凉血和血；赤芍可泄血分郁热，行血中瘀滞。二者合用，既能清血中瘀热，又能散血中瘀滞，针对发病之"瘀热"，热清则心悸缓解。黄连在此取其厚肠之用，以防牡丹皮、赤芍寒凉致泻。诸药合用，共奏益气养阴、理气通脉、凉血清热之功。从房颤发病的根本原因、必要环节及发病之关键均加以施治，使心之气阴得养，心脉通畅，瘀热化解，而达减少房颤发作之功。本研究结果表明，清凉滋补调脉汤治疗房颤临床疗效与胺碘酮比较无显著性差异；但改善患者心悸、胸闷、气短、头晕、乏力、口干等症状疗效优于胺碘酮；组间中医症状总积分比较无明显差异，提示清凉滋补调脉汤治疗阵发房颤具有一定临床疗效。因本研究纳入病例数较少，且未获得动态心电图及超声心动图的相关完整资料，今后将扩大样本量，进一步观察凉血清热法对上述两项检查指标的影响。

理气化湿调脉汤治疗窦性心动过缓的临床研究[*]

1. 临床资料

研究对象来自于 2013 年 10 月至 2015 年 5 月，就诊于北医三院中医科门诊的窦性心动过缓患者，年龄在 18～75 岁，病史超过 1 月，共 62 例，实际完成 60 例，脱落 2 例。其中将理气化湿调脉汤治疗的患者设为观察组，将阿托品治疗的患者设为对照组，每组各 30 例。

2. 诊疗标准

2.1　诊断标准

2.1.1　窦性心动过缓西医诊断标准

参照陈灏珠、林果为主编，第 13 版《实用内科学》及曹林生主编，第三版《心脏病学》的窦性心动过缓诊断标准：24 小时动态心电图的平均窦性心率低于 60 次/分，往往伴有窦性心律不齐，显著的窦性心动过缓可伴有逸搏。

2.1.2　窦性心动过缓中医辨证标准

参照《中国现代百名中医临床家丛书——魏执真》的缓慢性缓律失常之湿邪停蓄，心脉受阻型窦性心动过缓辨证标准。①主症：缓脉。②次症：心悸，胸闷或胸痛，乏力，气短，肢温，不怕冷，纳差，脘腹胀满，头晕胀，大便溏或不实。③舌脉：舌苔白厚腻，质暗

---

* 李云虎．出自环球中医药，2015，18（7），857－858.

淡，脉缓或伴弦滑。辨证标准：辨证的关键为缓脉。

2.1.3 中医单项症状评分标准

参考《新药（中药）治疗老年病临床研究指导原则》制定，根据症状无、轻、中、重程度分为四级，分别记作0、2、4、6分。见表1。

表1 中医单项症状评分标准

项目	正常	轻度	中度	重度
计分	0 分	2 分	4 分	6 分
心悸	无	偶作，日常生活活动、工作不受影响	心悸时有发作，日常活动即可诱发	经常发作，休息时亦有发作，轻于日常活动即可诱发
头晕	无	偶有头昏沉，日常工作或学习不受影响	时有发作，活动时明显，对日常生活工作轻微影响	经常头晕，休息时亦有发作，影响生活及工作
胸闷	无	偶有发作，多呈一过性	时有发作，不影响日常生活及工作	经常发作，可伴有胸痛，影响日常生活
胸痛	无	体力劳动时可诱发，休息后缓解	日常活动即可诱发，休息后缓解	休息时亦有发作，活动则加重
乏力	无	易于疲劳，日常活动尚可	一般活动即可诱发	精神极度疲惫，休息时亦不能缓解
气短	无	活动后偶感气短	日常活动即可诱发	休息时即感气短
腹胀	无	餐后偶有胃脘胀闷	食后即觉胀满	持续脘腹胀闷不适，食后明显
便溏	无	便软，偶有稀溏	便软成糊状，或黏滞不爽，每日1至2次	便稀软，或水样便，每日排便数次

2.1.4 中医症状积分分级标准

参照《中药新药临床研究指导原则》，以症状积分占总积分（48分）的比例分为轻、中、重度。

轻度：中医症状积分占总分≤1/3，即≤16分。

中度：中医症状积分占总分≤2/3，但>1/3，即16～32分之间。

重度：中医症状积分占总分>2/3，即≥33分。

2.2 纳入标准

①符合西医诊断标准者；②符合中医湿邪停蓄，心脉受阻型辨证标准者；③年龄在18～75岁之间。

同时具备以上 3 条者，纳入本试验。

2.3　排除标准

①不符合纳入标准者。②甲状腺功能减低、阻塞性黄疸、水电解质紊乱、药物（如洋地黄、β 受体阻滞剂、地尔硫䓬等）、病态窦房结综合征、阿－斯综合征发作史、Levs 病、Lenegre 病等所致的窦性心动过缓者，或合并有严重脏器功能障碍、恶性肿瘤者；青光眼患者。③准备妊娠或妊娠以及哺乳期的妇女。④精神障碍或有精神性疾病史、严重过敏体质者。⑤参加其他临床实验的患者。⑥使用影响疗效判断的其他治疗方式（安装起搏器、影响心率的药物）者。

有上述任何一项者均予以排除。

2.4　中止、剔除标准

疗程过程中出现过敏反应或严重不良反应者及患者不愿继续试验的，超过 1/2 疗程者应统计疗效。试验期间病人病情持续恶化，有可能发生危险事件，超过 1/2 疗程者应统计为无效。

3. 研究方法

3.1　随机、对照方案

采用随机、对照方案。采用随机数字表法将患者随机分为理气化湿调脉汤治疗的观察组和阿托品治疗的对照组。

随机分组操作步骤：①编号：将患者按就诊先后顺序从 1 开始编号。②获取随机数字：从孙振球主编的第二版《医学统计》的随机数字表中任意一个数开始，沿同一方向顺序获取随机数字。③求余数：随机数除以组数 2 求余数。若整除则余数取组数。④分组：按余数分组。例：

编号	1	2	3	4	5	6
随机数	22	17	68	65	81	68
余数	0	1	0	1	1	0
组别	观察组	对照组	观察组	对照组	对照组	观察组

3.2　治疗方法

观察组：理气化湿调脉汤（苏梗 10 克，陈皮 10 克，半夏 10 克，白术 15 克，茯苓 15 克，川朴 10 克，香附 10 克，乌药 10 克，羌活 15 克，川芎 10 克，丹参 30 克），加减法：入睡困难加莲子芯 1.5 克，早醒加百合 15 克；大便黏滞不畅，加黄连 10 克，木香 10 克；腹胀加大腹皮 10 克；双下肢水肿加冬瓜皮 30 克。煎服方法：以上药物加水 500ml，武火煮沸后再文火煎煮 30 分钟，煎两次，共取汁 200ml。每次 100ml，日 2 次，早饭前、晚饭后温服。中草药取自于北医三院门诊中药房。

对照组：口服阿托品（杭州民生药业有限公司，批号 H33020086），0.3mg，每日早 8 点，午 12 点，晚 8 点各 1 次。

基础治疗：两组均维持原发病治疗，如冠心病继续予以抗血小板、扩冠、调脂等治疗。

疗程：4 周为 1 疗程，治疗期间停用、禁用影响心率的药物或其他治疗措施。

3.3 疗效观察指标

3.3.1 中医症状积分变化——减分率

对治疗前后的心悸、胸闷、胸痛、气短、乏力、头晕、腹胀、便溏等症状进行记录、评分，所有症状积分之和为总积分值，记录治疗前后症状总积分后，再算出减分率，即：

减分率 =（治疗前症状总积分 − 治疗后症状总积分）/治疗前症状总积分 × 100%。

3.3.2 静息心率

上午 8～11 点，患者取坐位，休息 5 分钟后开始听诊心率，测 1 分钟。

3.3.3 24 小时动态心电图

记在日常活动下的 24 小时心率变化情况，于治疗前后各一次，比较治疗前后的最慢心率、平均心率、总心跳数的变化。

3.4 疗效评定标准（参照 1995 年《中药新药临床研究指导原则》"中药新药治疗病态窦房结综合征临床研究指导原则"的标准制定）

3.4.1 中医证候总体疗效判定标准

显效：各项症状基本或完全消失，治疗后症状积分为 0 或减分率 ≥70%。

有效：治疗后积分减分率 ≥30%。

无效：治疗后积分减分率 <30%。

3.4.2 24 小动态心电图疗效判断标准

痊愈：24 小时 HOLTER 平均窦性心率 60 次/分以上且 24 小时平均心率或最低心率提高 ≥5 次/分。

显效：24 小时动态心电图平均窦性心率或最低心率提高 ≥10 次/分。

有效：24 小时动态心电图 HOLTER 平均窦性心率或最低心率提高 ≥5 次/分。

无效：24 小时动态心电图 HOLTER 平均窦性心率或最低心率提高 <5 次/分。

3.4.3 单项症状疗效评价标准

显效：症状明显好转（单项积分减少 2 个级别）。

有效：症状好转（单项积分减少 1 个级别）。

无效：症状无变化或加重者。

3.5 安全性指标

3.5.1 血、尿、便常规，治疗前后各检验一次。

3.5.2 肝（谷丙转氨酶、谷草转氨酶）、肾（血清肌酐、尿素氮）功能在治疗前后7日各检验一次，如有病情变化随时检查。

3.5.3 不良反应

主要观察治疗期间出现的与药物有关的不良反应，如口鼻干燥、面部潮红、排尿困难、心动过速等。

3.6 统计分析方法

采用 SPSS19.0 统计软件进行分析。相关检验给出的统计量和其对应的 P 值，用双侧检验，以 $P<0.05$ 为有统计学意义。所有计量资料用均数 ± 标准差（ $\bar{X} \pm S$ ）表示，计量资料用 T 检验，计数资料用 x^2 检验及等级资料用 Ridit 分析。

4. 结果

4.1 纳入脱落情况

所有筛选合格进入临床研究的受试者，无论何时何因退出，只要没有完成方案所规定治疗周期，均为脱落病例。本研究共纳入 62 例，其中 2 例因中途未按疗程坚持用药、失访而脱落，实际完成 60 例。

脱落病例原因有如下方面：①受试者依从性差，中途自行加用其他药物者 1 例。②观察中自然脱落、失访者，治疗有效但不能完成整个疗程，以致临床资料不全而影响疗效和安全性判断者 1 例。

4.2 可比性分析

治疗前两组在性别构成、年龄分布、窦性心动过缓病程、基础疾病构成、中医症状积分、单项症状评分等方面对比无统计学意义（ P 值均大于 0.05），详见表 2 至表 7。在 24 小时动态心电图的平均心率、最慢性率、总心率方面对比亦无统计学意义（ P 值均大于 0.05），见表 9 至表 10。由此说明两组治疗前一般身体情况及疾病情况相似，呈均衡分布，具有可比性。

4.2.1 两组患者性别构成比较

表2　两组患者性别构成比较

组别	N	男性	女性	P
观察组	30	17	13	0.783
对照组	30	16	14	

两组间性别构成分布差异无统计学意义。

4.2.2 两组患者年龄构成比较

表3 两组患者年龄构成比较

组别	N	年龄分布（岁）				平均年龄（岁）	P
		≤60	61~65	66~70	71~75	$\overline{X} \pm S$	
观察组	30	5	7	9	9	62.78 ± 11.24	0.791
对照组	30	5	8	9	8	63.12 ± 11.92	

两组间年龄构成分布差异无统计学意义。

4.2.3 两组患者窦性心动过缓病程比较

表4 两组患者窦性心动过缓病程比较

组别	N	病程分布（年）			平均病程	P
		0.1~5	6~10	10~	$\overline{X} \pm S$	
观察组	30	12	16	2	5.56 ± 4.35	0.810
对照组	30	13	16	1	5.47 ± 4.17	

两组间窦性心动过缓病程差异无统计学意义。

4.2.4 两组患者基础疾病构成比较

表5 两组患者基础疾病构成比较

组别	N	冠心病	糖尿病	高血压	心肌病	其他	P
观察组	30	12	5	9	1	3	0.901
对照组	30	13	4	8	2	3	

两组患者基础疾病构成差异比较无统计学意义。

4.2.5 两组患者中医症状积分比较

表6 两组患者中医症候积分比较

组别	N	轻度	中度	重度	P
观察组	30	5	16	9	0.867
对照组	30	5	18	7	

两组间中医症状积分差异无统计学意义。

4.2.6 两组患者治疗前中医单项症状评分比较

表7 两组患者治疗前中医单项症状轻重比较

	观察组			对照组			
	N	2分	4分	6分	N	2分	4分	6分
心悸	25	10	8	7	24	9	8	7
胸闷	27	7	16	4	25	8	12	5
胸痛	6	5	1	0	6	5	1	0
头晕	22	5	11	6	21	8	7	6
乏力	26	10	11	6	27	8	17	2
气短	24	9	10	6	25	12	8	5
腹胀	5	2	2	1	5	3	1	1
便溏	12	3	5	4	12	3	5	4

两组间治疗前单项症状评分差异无统计学意义。

4.3 疗效判断

4.3.1 两组中医证候总疗效比较

表8 两组中医症候总疗效比较

组别	N	显效	有效	无效	总有效率%	P
观察组	30	19	9	2	98.15	0.042
对照组	30	12	7	11	63.33	

经治疗后，两组中医症候总疗效比较有统计学意义（$P < 0.05$），观察组优于对照组。

4.3.2 治疗前后两组24小时动态心电图疗效比较

表9 治疗前后两组24小时动态心电图疗效比较

组别	例数	显效 N（%）	有效 N（%）	无效 N（%）	加重 N（%）	总有效率%
观察组	30	20（66.67）	6（20.00）	3（10.00）	1（3.33）	86.67
对照组	30	26（86.67）	2（6.67）	2（6.67）	0（0.00）	93.34

观察组与对照组24小时动态心电图疗效比较 $P > 0.05$，无统计学意义。

4.3.3 治疗前后两组心率变化比较

表 10 两组患者治疗前后心率变化比较 $(\bar{X} \pm S)$

组别	时间	静息心率（次/分）	24h Holter 最慢心率（次/分）	24h Holter 平均心率（次/分）	24h Holter 总心跳数（次/24h）
观察组	治疗前	50.79 ± 3.46	41.13 ± 3.87	49.78 ± 6.07	73809 ± 7312
	治疗后	55.67 ± 6.73**	52.63 ± 9.54*	60.36 ± 7.89**	87949 ± 8107**
对照组	治疗前	49.98 ± 4.35	40.77 ± 5.49	50.19 ± 5.79	77924 ± 6983
	治疗后	59.32 ± 6.57**	54.84 ± 9.99**	62.57 ± 8.21**	88691 ± 8219**

两组治疗前无显著性差异（$P>0.05$），具有可比性。两组治疗前后组内对比有统计学意义（$P<0.05$*，$P<0.01$**），各项指标均有改善；两组治疗后组间各项指标对比无统计学意义（$P>0.05$），疗效相当。

4.3.4 两组治疗前后中医单项症状变化比较

表 11 两组治疗前后中医单项症状变化比较

症状	N	观察组显效	有效	无效	总有效率%	N	对照组显效	有效	无效	总有效率%	P
心悸	25	18	5	2	92.00	24	11	7	6	75.00	<0.05
胸闷	27	20	5	2	92.60	25	11	6	8	66.00	<0.05
胸痛	6	4	1	1	83.33	6	4	1	1	83.33	>0.05
头晕	22	15	5	2	90.90	21	14	4	3	85.71	>0.05
乏力	26	15	8	3	88.46	27	11	7	9	66.67	<0.05
气短	24	16	5	3	87.50	25	7	8	10	60.00	<0.01
腹胀	5	3	1	1	80.00	5	1	1	3	40.00	<0.01
便溏	12	11	0	1	91.67	12	2	4	6	50.00	<0.01

两组在心悸、胸闷、乏力、气短、腹胀、便溏等症状改善方面比较有统计学意义（$P<0.05$），观察组优于对照组；在胸痛、头晕症状改善方面比较无统计学意义（$P>0.05$），疗效相当。

4.4 安全性分析

两组治疗前后血、尿、便常规及肝、肾功能均无异常。药物不良反应发生情况如下表：

表 12　两组药物不良反应发生率对比

组别	不良反应				
	口鼻干燥 N（%）	面部潮红 N（%）	排尿困难 N（%）	心动过速 N（%）	不良反应发生率（%）
观察组	0（0.00）	0（0.00）	0（0.00）	0（0.00）	0.00%
对照组	7（23.33）	4（13.33）	3（10.00）	4（13.33）	60.00%

两组药物不良反应发生率对比有统计学意义，观察组优于对照组。

应对措施：口鼻干燥、面部潮红者均为轻度，对患者生活、工作未造成影响而未予特殊处理；有 3 例患者发生排尿困难，其中 2 例于试验 1 周后出现尿流变细，未予以特殊处理，观察 3 天后自行缓解，另 1 例于入组后 21 天出现排尿困难伴轻度尿潴留而停止观察，超达1/2 记为有效病例；心动过速发生 4 例，心率在 100～110 次/分，多发生在服药后进行超出日常活动的过程中，自觉心悸，休息后缓解，嘱其避免剧烈运动并完成治疗。

5. 讨论

5.1　研究结果分析

本研究结果发现，两组在中医症候总疗效、单项症状改善及不良反应发生率方面对比有统计学意义（$P < 0.05$，$P < 0.01$），观察组优于对照组；24h 动态心电图疗效对比，对照组的总有效率高于观察组，但未达到统计学意义（$P > 0.05$）；在静息心率、24 小时动态心电图的最慢心率、平均心率、总心率方面对比无统计学意义（$P > 0.05$）。

5.2　窦性心动过缓的历史沿革

窦性心动过缓属于中医学的"心悸"范畴。《内经》中无心悸病名，但对心悸的临床证候及脉象作了一些论述。如《素问·平人气象论》说："胃之大络，名曰虚里，贯膈络肺，出左乳下，其动应放，脉宗气也……乳下动衣，宗气泄也。"《素问·痹论》说："心痹者，脉不通，烦则心下鼓。"说明宗气虚（心气不足），心脉痹阻不通是导致心悸的病机。《素问·三部九候论》说："参伍不调者病，"又《灵枢·根结》说："持其脉口……予之短期，乍数乍疏也，"是首次指出心悸患者的脉象特点是"参伍不调"、"乍数乍疏"，同时也表明出现这种脉象应为心悸或怔忡之证。

到汉张仲景首次提出惊及惊悸的病名。《金匮要略》说："寸口脉动而弱，动则为惊，弱则为悸，"用脉象变化来说明惊与悸的病机不同，前者是因惊而脉动，后者则是因虚而悸。认为惊悸的病因是由惊扰、水饮、虚劳及汗后受邪等因素引发，制定了桂枝甘草汤、苓桂术甘汤、炙甘草汤、半夏麻黄丸等方。心悸的病则首次出现于《千金要方》中："阳气外击，阴气内伤，伤则寒，寒则虚，虚则惊，掣心悸……。"至宋人严用和在《济生方·惊悸怔忡健忘门》中分别对惊悸、怔忡的病因病机、病情演变、治法方药等作出比较详细的论述。提出惊悸的病因有惊吓、"心虚胆怯"，怔忡则为心血亏虚所致。由此以降，刘完素又提出"气虚"、"痰饮"是心悸发生的两个重要因素，朱丹溪则提出"时作时止者，痰因火动"的因痰致悸。清王清任对瘀血导致的心悸作了补充，治以血府逐瘀汤。

窦性心动过缓也体现于脉学的论述之中，主要为缓脉。《脉经》曰："缓脉，去来小快于迟"；《濒湖脉学》说："一息四至，如丝在经，不卷其轴，应指和缓，往来甚均；""缓脉营衰卫有余，或风或湿或脾虚；""脉来三至号为迟，小快于迟作缓持。"指出缓脉主病为脾虚及营阴不足、湿证及风证。

现代中医在前人的基础上，认为窦性心动过缓的病机为本虚标实，本虚为主，病位在心，与脾、肾相关。本虚为阳气亏虚，因虚致实而致血瘀、痰湿、气郁、寒凝等病因产物。心阳气虚，鼓动无力，加之病理因素阻塞血脉而发窦性心动过缓，在治疗上多采用温阳益气法，兼以活血、行气、化痰、除湿。

综上分析，心下鼓、惊、惊悸、怔忡是古人对心悸的不同称谓，归纳病机不过虚实二端，虚可见气、血、阴、阳亏虚的不同，实则有痰湿、水饮、血瘀等区别，与心、脾两脏最为相关。且早在《内经》中就提出以脉辨心悸（心律失常）的辨病方法。至现代，则多认为其病机为气虚阳虚，因虚致实，在益气温阳法的基础上加用行气、活血等法予以治疗。

5.3 魏执真教授对窦性心动过缓的病因病机认识

窦性心动过缓为缓慢性心律失常的常见类型之一，随着现代医学的引入，为中医对窦性心动过缓的研究提供了方法及手段，显著地促进了窦性心动过缓的理论与临床研究。在这一背景下，魏执真教授及时地了解了这一趋势，成为国内较早地在这一方面进行理论与临床研究的专家之一，为中医药治疗窦性心动过缓提供了丰富的理论与临床经验。

魏教授在继承前人的基础上，结合现代医学，认为心律失常是心脏搏动的节律和频率的异常，这一异常必然会反应在脉象上，不同的心律失常会出现反映各自根本特点的脉象，如窦性心动过速出现数脉，而窦性心动过缓则出现缓脉。总之，临床常见的各种心律失常都有其相应的主脉，而各个主脉也都有其相应的主病。因此，魏教授从脉象入手，强调在心律失常的辨证中应采取"以脉为主，四诊合参"的辨证原则，将脉象作为心律失常的主证，抓住了主证也就抓住了辨证论治的方向。

窦性心动过缓，其主证为缓脉，根据《濒湖脉学》记载："缓脉营衰卫有余，或风或湿或脾虚"，缓脉的主病为脾虚、或营血亏虚、或湿邪停蓄。外湿侵袭或饮食不节、或素体脾胃虚弱、或情志不调，木郁克犯脾土，脾胃运化不利，水湿内生，湿邪停蓄，阻塞气机，进一步导致心脉运行不畅而发生缓脉。魏教授认为，窦性心动过缓病机是以湿邪停蓄阻脉为主，兼见脾虚，本虚标实，与心脾相关，"湿邪"是其病机关键，"心脉受阻"为必然环节，最终导致脉搏缓慢。

5.4 治法及方药

根据窦性心动过缓的病机为湿邪停蓄，心脉受阻，确立理气化湿，活血升脉法，自拟理气化湿调脉汤。方中陈皮、茯苓、半夏、白术化湿健脾，湿除脾健，陈皮、半夏相须为用，强化燥湿化痰作用；苏梗、香附、厚朴、乌药理气化湿行气，气行则血行；根据"风能胜湿"的理论，选用羌活以祛风除湿，且用量需达 15 ~ 30 克，作为特效药；川芎、丹参活血通脉；心脾气虚明显者加用太子参补益心脾。全方选药轻灵，严格遵循"补勿过壅，活勿伤正"的组方原则，共奏理气化湿，活血升脉之功，使湿邪化，心脉通，缓脉愈。

从中药现代药理研究分析：陈皮具有抗氧化，清除氧自由基的作用，体内实验发现，陈皮水提取液不仅能抑制动物心、脑、肝组织的脂质过氧化反应，还能增强 SOD 酶的相对活性，它所含的橙皮苷可明显减轻心肌细胞的变性坏死程度，下调心肌组织 Caspase-3、Fas 蛋白表达，有保护心肌的作用，还能降低甘油三酯、低密度脂蛋白、总胆固醇及升高高密度脂蛋白的功能。陈皮与半夏为常用的对药，现代药理研究也发现，二者在抗心律失常方面具有协同作用，改善窦房结代谢状态，促进窦房结功能恢复。羌活的药理成分包括挥发油及水溶性成分，羌活的挥发油可对抗氯仿肾上腺素诱发的家兔心律失常，而口服羌活提取物可延长乌头碱所致的大鼠心律失常出现的时间，降低哇巴因所致的心搏停止。白术主要含有内酯类化合物、挥发油及多糖，具有清除活性氧自由基的作用，能提高 IL-2 水平及 T_H/T_S 比值，增强免疫力。白术多糖具有类肾上腺素作用，当达到一定浓度便可增快心率。茯苓含有茯苓多糖及衍生物、茯苓素等，茯苓多糖具有抗衰老、提高免疫力作用，而茯苓素则具有利水消肿作用，它的醇提取物具有抗纤维化的作用。厚朴含有生物碱类、挥发油类、酚类等成分，酚类可影响白细胞功能，有较强的抑制炎性介质的作用，同时抑制缺血和再灌注损伤，具有抗心律失常作用。丹参为活血类常用药，其化学成分主要有水溶性的丹参素、丹酚酸和脂溶性的丹参酮等。丹参提取物可减轻内皮损伤、抗心肌炎症，抗心肌纤维化，保护心肌细胞、优化心肌能量等作用。其他又如乌药具有抗炎、抗氧化、清除氧自由基的作用；川芎具有保护心肌，抗心肌炎与心肌肥厚、防止缺血再灌注损伤、保护血管内皮细胞、抗增殖等作用。

窦性心动过缓的常见病因有冠心病、心肌炎，心肌病、代谢、浸润性疾病、手术创伤等，以及退行性改变，最终导致窦房结功能受损而发病。由于中药成分复杂，尤其是复方制剂，药物之间相互作用之后其成分更是复杂多变，因此理气化湿调脉汤的治疗作用应是通过多途径、多靶点而达到的，较之西药较为单一的作用机制来讲，对窦性心动过缓的治疗机制应更为全面。

5.5 创新性

本研究将阿托品治疗设为对照组，保证了对理气化湿调脉汤疗效评估的准确性和可重复性，可更好地证明魏执真教授关于窦性心动过缓的学术思想和临床经验的有效性和指导价值。

魏执真教授创立"以脉为主，四诊合参"的心律失常辨证方法，将脉象作为主症，是保证辨证准确和疗效的关键。缓脉为窦性心动过缓的主证，结合窦性心动过缓患者的常见临床症状，确定其病机为湿邪停蓄，心脉受阻，进而确立理气化湿，活血升脉的治疗法则。又根据"风能胜湿"的理论选出羌活作为窦性心动过缓的特效药物，与依据中药现代药理研究结果来选药组方存在着明显的区别，是其诊疗特点，也更是保证疗效的根本。本研究结果进一步验证魏执真教授关于心律失常"以脉为主，四诊合参"辨证方法及窦性心动过缓临床经验具有较高的学术价值和临床指导意义。

5.6 研究的局限与展望

本研究结果表明理气化湿调脉汤可提升心率、改善窦性心动过缓患者的生活质量，进一步验证魏执真教授自拟理气化湿调脉汤治疗窦性心动过缓的有效性及安全性，具有潜在的开发价值。但本研究尚存在①观察周期短；②病例数少；③具体的作用机制尚不明确等不足。

今后应进一步优化研究方案，适当延长观察周期，扩大样本量，逐渐深入地使之科学化，更加有利于指导临床实践。

6. 结论

理气化湿调脉汤可有效提升湿邪停蓄，心脉受阻型窦性心动过缓患者的心率，改善临床症状，提高患者的生活质量，降低安装起搏器的可能性。理气化湿调脉汤无不良反应发生，使用安全。

调脉饮治疗气阴两虚兼瘀郁化热型快速型心律失常的临床研究 *

快速型心律失常是心血管内科常见病。该病治疗棘手，现代医学的药物和非药物治疗均存在很大的局限性，且复发率高。因此，寻求疗效好，且安全性高的抗心律失常药物是国内外长期研究的重点，中医药治疗心律失常有其独特优势。

调脉饮是魏执真教授潜心研究多年治疗快速型心律失常的有效经验方，作为我院院内制剂，具有凉血清热、益气养阴、理气通脉之功效。在多年来的临床实践和研究中，已经证实调脉饮治疗快速型心律失常具有明确的疗效。

本研究采用随机单盲对照方法，临床观察调脉饮治疗快速型心律失常的治疗前后心电图、24 小时动态心电图及中医症候的影响。

1. 资料与方法

1.1 诊断标准

①中医诊断标准：参照 1995 年卫生部颁发《中药新药治疗心悸的临床研究指导原则》、《心律失常中医诊治》，符合心悸病气阴两虚兼瘀郁化热型。主症：心悸。兼症：气短、胸闷、乏力、口干喜饮。舌象：舌红暗，苔薄黄。脉象：数、疾、促、促代、涩而数。按无、轻度、中度、重度分别计分 0、3、6、9 分进行中医症状记分。②西医诊断标准：参照 1979 年"全国中西医结合防治冠心病、心绞痛、心律失常研究座谈会"制定的《常见心律失常

* 韩垚. 出自国际中医中药杂志，2016，38（7）：585 – 588.

病因、严重程度及疗效参考标准》、《黄宛临床心电图学》、心电图及 24 h 动态心电图为依据，符合快速型心律失常的诊断标准：心室率在 60 次/分以上的各种快速型心律失常：窦性心动过速、阵发性室上性心动过速、心房颤动、房性期前收缩、室性期前收缩。

1.2 纳入标准

年龄 18～75 岁；符合中西医诊断标准者；自愿受试并签署知情同意书；未用中药或停用其他中药 1 个月以上，停用各种抗心律失常西药 1 个月以上。

1.3 排除标准

①各种致命性恶性心律失常；②合并严重心血管疾病（急性心肌炎或急性心肌梗死病程≤3 个月、不稳定心绞痛、未控制的 3 级高血压或低血压、心功能 NYHA 分级 3 级以上的严重心衰）及肝、肾、呼吸、脑血管、造血系统疾病及精神性疾病；③因药物、电解质紊乱、甲状腺功能异常等引起的心律失常者；④妊娠哺乳期妇女；⑤已知或可能对试验药物过敏者。

1.4 一般资料

按照纳入和排除标准，收集整理 2014 年 4 月至 2015 年 4 月首都医科大学附属北京中医医院患者 60 例。采用随机数字表法将入选病例随机分为治疗组和对照组各 30 例。2 组患者性别、年龄、病程、合并病、心律失常类型及中医证候积分的基线资料比较，差异均无统计学意义（$P > 0.05$），具有可比性，见表 1 和表 2。

1.5 治疗方法

两组均采取常规治疗原发病。治疗组口服调脉饮：牡丹皮 15g、赤芍 15g、太子参 30g、麦冬 15g、五味子 10g、香附 10g、香橼 10g、佛手 10g、乌药 10g，水煎服（由北京中医医院代煎室代煎），1 剂/天，每次 200ml，分两次温服。根据兼证在原方基础上加减，伴失眠多梦者，加莲子心、炒枣仁、首乌藤；伴头晕头胀者，加天麻、钩藤、白芍；气虚明显者，加太子参、生黄芪；阴血虚明显者，加生地黄、当归。对照组口服琥珀酸美托洛尔缓释片（美托洛尔缓释片，阿斯利康制药有限公司生产，国药准字 J20100098，批号 1411070），47.5mg 每次，1 次/天。2 组疗程均为 4 周。

表 1 快速型心律失常患者人口学特征与基线资料 2 组比较

变量	治疗组	对照组	χ^2值/t值	P 值
年龄（岁，$\bar{x} \pm s$）	47.50±3.94	47.50±3.94	0.535	0.970
病程（月，$\bar{x} \pm s$）	45.47±4.44	48.23±5.24	1.273	0.938
性别［例（%）］			0.069	0.793
男性	18（60）	17（57）		
女性	12（40）	13（43）		

变量	治疗组	对照组	χ^2值/t值	P值
合并病［例（％）］			0.259	0.968
冠心病	9（30）	8（26.67）		
高血压病	11（36.67）	11（36.67）		
心肌病	2（6.67）	3（10）		
无	9（30）	9（30）		
心律失常类型［例（％）］			1.269	0.938
窦性心动过速	4（13.33）	5（16.67）		
房性期前收缩	9（30）	6（2）		
室性期前收缩	8（26.67）	7（23.33）		
阵发性室上性心动过速	2（6.67）	3（10）		
阵发性房颤	5（16.67）	6（20）		
持续性房颤	2（6.67）	3（10）		

表2 2组心律失常患者治疗前症状积分比较（例）

症状		心悸	胸闷	气短	乏力	口干喜饮	舌象	脉象
治疗组	3分	3	4	10	6	8	12	8
	6分	15	20	5	3	6	15	12
	9分	12	2	1	5	4	3	10
对照组	3分	5	3	11	5	9	14	9
	6分	12	18	4	4	5	14	13
	9分	13	3	1	3	3	2	8
t值		0.571	0.421	1.000	1.153	1.278	1.795	1.795
P值		0.573	0.677	0.326	0.258	0.211	0.083	0.083

1.6 疗效判定标准

①心律失常疗效标准：参照《中药新药临床研究指导原则》、1979年中西医结合会议制定的疗效标准。显效：心电图或24h动态心电图改善明显：心电图检查，未见期前收缩、心动过速，或偶有期前收缩（＜3次/分）；24h动态心电图检查，期前收缩消失或发

作次数减少≥80%，阵发性室上性心动过速或心房颤动发作基本控制，或者频发转为偶发，发作次数减少≥80%，持续时间缩短≥80。有效：心电图或24 h动态心电图查有所好转：期前收缩减少≥50%、成对期前收缩减少≥50%，心室率有所减慢，阵发性室上性心动过速或心房颤动发作次数减少≥50%，持续时间缩短≥50%，或频发转为多发、多发转为偶发。无效：各种心律失常治疗前后无变化或<50%，或未达到以上标准。②中医症状疗效评分标准：参照《中药新药临床研究指导原则》，显效：各项症状基本或完全消失，治疗后积分减少≥70%；有效：各项症状改善，治疗后积分减少30%~69%；无效：各项症状无明显改善，治疗后积分可减少<30%。疗效指数=[（治疗前积分－治疗后积分）/治疗前积分]×100%。

1.7 安全性指标观测及不良反应标准

①一般体检项目，包括血压、呼吸、脉搏等，治疗前后各检查1次；②血、尿常规检查，治疗前后各检查1次；③肝、肾功能，治疗前后各检查1次；④可能发生的不良反应：详细记录不良反应的出现频率、持续时间、临床处理措施及与试验药物的关系评价等。

1.8 患者的依从性

电话随访，了解患者病情，并督促患者服药及定期复查，以减少失访率。

1.9 统计学方法

应用SPSS 16.0软件数据统计。计量资料符合正态分布采用t检验，不符合正态分布采用秩和检验；计数资料采用χ^2检验或Fisher精确概率法检验。$P<0.05$为差异有统计学意义。

2. 结果

2.1 2组心律失常动态心电图疗效比较

治疗组总有效率为86.67%，对照组为56.67%。2组比较差异有统计学意义（$\chi^2=6.708$，$P<0.05$），见表3。

表3 2组心律失常患者动态心电图疗效比较 [例（%）]

组别	例数	显效	有效	无效	总有效
治疗组	30	7（23.33）	19（63.33）	4（13.33）	26（86.67）
对照组	30	4（13.33）	13（43.33）	13（43.33）	17（56.67）

2.2 2组中医证候疗效比较

治疗组总有效率为93.33%，对照组为63.33%。2组比较差异有统计学意义（$\chi^2=7.957$，$P<0.05$），见表4。

表4 2组心律失常患者中医证候疗效比较 ［例（%）］

组别	例数	显效	有效	无效	总有效
治疗组	30	12（40.00）	16（53.33）	2（6.67）	28（93.33）
对照组	30	8（26.67）	11（36.67）	11（36.67）	19（63.33）

2.3 2组各项中医证候变化比较

治疗组各项中医证候较治疗前均改善显著（$P < 0.01$），气短、乏力、口干喜饮、舌象、脉象改善情况优于对照组（$P < 0.01$）；心悸、胸闷改善程度2组比较无显著差异（$P > 0.05$），见表5。

表5 两组中医单项症状积分（$\overline{X} \pm S$）

例数	心悸	胸闷	气短	乏力	口干喜饮	舌象	脉象
治疗组 30							
治疗前	6.70	5.10	2.30	2.70	3.20	5.10	6.20
	±1.924	±2.321	±2.553	±3.441	±3.231	±1.932	±2.332
治疗后	2.40	2.40	1.40	1.30	0.09	1.90	2.60
	±2.334[b]	±2.243[b]	±2.112[ba]	±2.331[ba]	±1.342[ba]	±1.647[ba]	±1.711[ba]
t 值	6.030	4.878	1.756	2.276	3.604	5.406	6.000
P 值	0.000	0.000	0.002	0.003	0.001	0.000	0.000
对照组 30							
治疗前	6.80	4.80	2.30	2.20	2.80	4.80	5.90
	±2.217	±2.729	±2.522	±3.132	±3.042	±1.843	±2.274
治疗后	2.70	2.60	2.10	2.10	2.50	3.90	5.10
	±2.621[b]	±2.524[b]	±1.874	±1.843	±2.411	±1.812	±2.553
t 值	4.474	2.483	1.756	2.276	2.112	2.562	2.984
P 值	0.000	0.007	0.091	0.060	0.062	0.053	0.083
两组治疗后比较 t 值	-0.372	-0.211	-3.341	-3.262	-3.194	-3.217	-3.283
两组治疗后比较 P 值	0.324	0.317	0.002	0.002	0.003	0.004	0.005

注：与治疗前比较，[b]$P < 0.01$；与对照组比较，[a]$P < 0.01$

2.4 安全性评价

本研究对 2 组患者治疗前后分别进了血尿常规、肝肾功能等基本检查，参数均正常。在研究观察结束时，2 组治疗前后的检查结果比较无统计学差异（$P > 0.05$）。治疗组出现 1 例不良反应为服药早期（1~2 周内）出现轻度腹泻，患者可耐受，不影响治疗，继续观察后症状改善。对照组 2 例不良反应出现烧心、轻度头晕，患者可耐受，不影响治疗，继续观察后上述症状改善。2 组不良反应发生率比较（$\chi^2 = 3.000$，$P = 0.223$），差异无统计学意义，见表 6。

表 6 2 组心律失常患者不良反应情况比较 [例（%）]

组别	例数	烧心	食欲下降	腹泻	头晕	不良反应发生率
治疗组	30	0	0	1	0	1 (3.33)
对照组	30	1	0	0	1	2 (6.67)

4. 讨论

4.1 快速型心律失常的病因病机

快速性心律失常其发病多以忧郁思虑、饮食劳作或各种心脏病变日久，而致心脏受损，心之气阴耗损，心体不足，气阴两虚为肇端。气虚帅血无力而致血行不畅；阴虚则脉道失于濡养，血行不畅，脉道痹塞。清代周学海《读书随笔》曾言"阳虚血必凝，阴虚血必滞"。气血不能正常周流，气机亦不得顺畅，瘀郁化热，火热郁于血分，燔灼阴津，内火扰动心神，血脉流行不畅，瘀可致乱，热可致急，则出现脉率快而不齐。表现为心悸而烦、气短乏力、口干喜饮，甚至伴发胸闷、失眠多梦、头晕耳鸣，舌红暗、苔薄黄、甚或舌质碎裂、舌苔薄少剥脱，脉细数或疾、促、促代、涩而数等。正如《素问玄机原病式》所言"惊之为病，是心脏之气不得其正，运而为火邪者也"。本病属本虚标实，其形成关键在于"热"，此"热"乃"瘀热"，热在血分。

4.2 治则治法

快速型心律失常以心之气阴亏虚为本，以血脉不畅、瘀郁化热为标。"瘀热"是其发病关键。所以，选用方药调脉饮从凉血清热、益气养心、理气通脉三个方面进行论治切中该病的病机特点。调脉饮方由牡丹皮、赤芍、太子参、麦冬、五味子、香附、香橼、佛手、乌药组成，其中牡丹皮、赤芍凉血清热和血，共为君药。太子参、麦冬、五味子以益气养心，共为臣药。香附、香橼、佛手、乌药理气以助通脉，肝脾同调，使补而不滞、凉而不遏，共为佐使。从总体结果看，凉血清热的调脉饮组在中医证候的改善方面表现出明显优势。

调脉饮全方体用同调、补泻兼施、寒温并用，以寒为主、以温为辅，标本同治，契合快速型心律失常心气阴虚、血脉瘀阻、瘀郁化热、本虚标实的病机特点，因病机关键是"瘀热"，必然环节是"血脉瘀阻"，根本因素是"心脏亏虚"，故治疗关键在于凉血清热。徐大椿《兰台轨范》中提出"一病必有主方，一方必有主药"。调脉饮治疗气阴两虚兼瘀郁化热型快速型心律失常经临床实践证实确有疗效，当为其主方，而丹皮、赤芍凉血清热切中病机，是为调脉饮的主药。治疗后调脉饮组快速性心律失常发作明显减少，并且在中医症候改善方面显著优于西药组。

5. 结语

本研究是对魏教授的研究成果进行了深入的临床研究。结果显示调脉饮治疗气阴两虚兼瘀郁化热型快速性心律失常有确切疗效，可显著改善其中医症候。

但由于本研究中纳入病例数较少、疗程较短，期待扩大样本量、延长疗程并加入血清学、代谢组学及心脏超声等方面检验指标，以期进一步从机理上解释凉血清热法对快速型心律失常患者的影响，并在临床上进一步推广应用。

柔肝清眩汤治疗脑动脉硬化性眩晕 85 例临床观察[*]

脑动脉硬化是常见于中老年人的渐进性疾病，是全身性动脉硬化的一部分。脑动脉硬化症是指脑动脉粥样硬化、小动脉硬化、玻璃样变等动脉壁变性引起的非急性、弥漫性脑组织改变和神经功能障碍，是临床头晕、眩晕的重要发病原因。除了椎基底动脉系统病变外，颈内动脉系统也是容易受累的部位。

通过经颅多普勒超声（TCD）这种简便有效、费用低廉的无创性检查技术，对颅内动脉进行评价，能比较客观地反映脑血流动力学变化，进而可初步评价血管狭窄性病变的程度。我们应用全国名老中医魏执真教授的经验方"柔肝清眩汤"治疗脑动脉硬化性眩晕 85 例，并与盐酸氟桂利嗪治疗 85 例进行对照观察，现报道如下。

1. 临床资料

1.1 一般资料

所有病例共 170 例，均为 2009 年 2 月至 2010 年 2 月的门诊患者，年龄 45～70 岁。将170 例随机分为 2 组，治疗组 85 例，其中男性 46 例，女 39 例；年龄 46～70 岁，平均 62.5岁；合并高血压病 36 例，糖尿病 17 例，高脂血症 42 例。对照组 85 例，其中男 47 例，女38 例；年龄 47～70 岁，平均 60.2 岁；合并高血压病 33 例，糖尿病 14 例，高脂血症 43 例。2 组间性别、年龄、合并症等，经统计学分析无显著性差异（$P > 0.05$），具有可比性。

1.2 诊断标准

采用《中医病证诊断疗效标准》中阴虚肝旺、肝阳上亢型眩晕的诊断标准，临床主要表现为眩晕耳鸣，头痛且胀，每因烦劳或恼怒而头痛头晕加剧，面部潮红，急躁易怒，少眠

* 张大炜. 出自北京中医药大学学报（中国临床版）. 2010，17（6），12－14.

多梦，口苦，舌质红，苔黄，脉弦。脑动脉硬化症的诊断参照 1998 年全国第三届神经精神科学术会议修订的脑动脉硬化症诊断标准执行。

1.3　病例入选标准

符合脑动脉硬化症诊断及中医辨证为阴虚肝旺、肝阳上亢证的患者，可纳入试验病例。

1.4　病例排除标准

年龄在 45 岁以下或 70 岁以上；过敏体质及对本药过敏者；合并心血管、肝、肾和造血系统等严重原发性疾病者；精神病患者。

1.5　病例脱落标准

未能遵医嘱服药，未规律门诊复查者；出现急性心脑血管病变或发生最终心脏事件者。

2. 方法

2.1　观察项目

①TCD 检测。仪器为德国 DWL-1 型彩色多普勒超声仪，探头频率是 2MHz。观察各血管的平均血流速度和搏动指数。②临床症状。包括头晕、头痛、健忘、失眠改善情况。③肝肾功能、电解质、血、尿常规。

2.2　治疗方法

治疗组口服柔肝清眩汤（由白芍、川牛膝、桑叶、菊花、生石决明、珍珠母、钩藤、天麻等组成），每日 1 剂，分 2 次服。对照组口服盐酸氟桂利嗪，每晚 1 次，每次 5mg。2 组均连续用药 8 周后观察疗效。

2.3　统计方法

采用 SPSS 11.5 统计分析软件处理数据，计量资料采用 t 检验，计数资料采用 χ^2 检验，$P < 0.05$ 为差异有显著性。

3. 结果

3.1　疗效评定标准

参照《中医病证诊断疗效标准》中眩晕的疗效标准评定。

显效：临床症状基本缓解，TCD 示脑血流有明显改善。有效：临床症状减轻，TCD 示脑血流有改善。无效：临床症状及 TCD 示脑血流均无改善。

3.2　治疗结果

治疗组显效 31 例（36.5%），有效 42 例（49.4%），无效 12 例（14.1%），总有效率为 85.9%。对照组显效 23 例（27.0%），有效 35 例（41.2%），无效 27 例（31.8%），总有效率为 68.8%。2 组总有效率经统计学处理有显著性差异（$P < 0.05$），说明柔肝清眩汤治疗脑动脉硬化性眩晕作用优于盐酸氟桂利嗪。

3.3　TCD 检测结果

结果见表 1。

表1　2组治疗前后颅内各动脉系统平均血流速度及搏动指数比较（$\overline{X} \pm S$；$n = 85$）

观察部位		治疗组		对照组	
		治疗前	治疗后	治疗前	治疗后
ACA	VM（L）（cm/s）	42.31 ± 6.59	49.81 ± 7.31[*△]	41.45 ± 6.59	43.33 ± 8.09[*]
	PI	0.96 ± 0.11	0.83 ± 0.08[*△]	0.97 ± 0.12	0.90 ± 0.11[*]
	VM（R）（cm/s）	42.67 ± 6.77	48.54 ± 6.57[*△]	42.36 ± 6.78	44.69 ± 7.27[*]
	PI	0.96 ± 0.12	0.81 ± 0.13[*△]	0.96 ± 0.13	0.89 ± 0.12[*]
MCA	VM（L）（cm/s）	50.47 ± 6.84	59.68 ± 5.46[*△]	51.49 ± 7.44	53.73 ± 7.63
	PI	0.98 ± 0.13	0.77 ± 0.12[*△]	0.97 ± 0.15	0.91 ± 0.12[*]
	VM（R）（cm/s）	51.47 ± 7.64	59.75 ± 8.38[*△]	51.57 ± 9.35	53.78 ± 8.53[*]
	PI	0.95 ± 0.11	0.78 ± 0.13[*△]	0.96 ± 0.12	0.91 ± 0.13[*]
PCA	VM（L）（cm/s）	27.39 ± 5.56	37.46 ± 6.29[*△]	27.64 ± 7.25	31.04 ± 7.39[*]
	PI	0.94 ± 0.06	0.82 ± 0.05[*△]	0.95 ± 0.10	0.89 ± 0.11[*]
	VM（R）（cm/s）	28.58 ± 6.55	37.73 ± 6.63[*△]	28.38 ± 7.94	29.59 ± 7.36
	PI	0.94 ± 0.07	0.80 ± 0.09[*△]	0.93 ± 0.08	0.90 ± 0.16[*]
VA（颅内段）	VM（L）（cm/s）	28.52 ± 5.72	35.26 ± 5.43[*△]	28.32 ± 5.58	29.75 ± 6.43[*]
	PI	0.85 ± 0.60	0.63 ± 0.15[*△]	0.87 ± 0.12	0.89 ± 0.12[*]
	VM（R）（cm/s）	26.56 ± 6.46	34.53 ± 6.30[*△]	26.52 ± 6.58	28.49 ± 7.78[*]
	PI	0.86 ± 0.12	0.75 ± 0.10[*△]	0.84 ± 0.11	0.82 ± 0.16[*]
BA	VM（cm/s）	23.59 ± 6.87	35.87 ± 6.31[*△]	24.71 ± 67.88	27.72 ± 7.68[*]
	PI	0.91 ± 0.14	0.81 ± 0.15[*△]	0.88 ± 0.17	0.86 ± 0.35[*]

注：组内治疗前后比较 * $P < 0.05$；组间治疗后比较 △ $P < 0.05$。ACA：大脑前动脉，MCA：大脑中动脉，PCA：大脑后动脉，VA：椎动脉，BA：基底动脉，VM：平均流速，PI：搏动指数。

3.4　副作用

治疗前后2组患者肝肾功能、电解质和血、尿常规结果均未发现有异常变化。说明柔肝清眩汤治疗脑动脉硬化性眩晕安全性较高。

4　讨论

魏教授认为脑动脉硬化性眩晕的病机主要责之于"阴虚肝旺，肝阳上亢"，从而提出"柔肝降逆养阴"法为治疗该类型眩晕的主要法则，所创立的"柔肝清眩汤"即是根据此病机制定的经验用方。方中重用白芍，柔肝体，养肝血，敛肝阳，益脾肺；生石决明、珍珠母清肝热，潜肝阳；钩藤、天麻熄风祛痰，清心止痉；桑叶、菊花疏散风热，平肝明目；川牛膝活血行血，引血下行，对阴虚阳亢之证，与诸药配伍，可加强潜阳摄阴、镇肝熄风之力。全方药味虽多但错落有致，配伍合理，共奏柔肝潜阳、育阴清热、理气活血、通脉降浊的功效。经过本研究观察，柔肝清眩汤治疗组与盐酸氟桂利嗪（5mg）对照组治疗后各血管的 VM 增高，PI 降低，均有明显改善，差异有显著意义（$P < 0.05$），但治疗组治疗后的改善程度比对照组更优（$P < 0.05$），提示本方治疗脑动脉硬化性眩晕，可有效改善脑部供血，增加脑血流量，对缓解头痛、头晕、健忘、失眠等症状有较好疗效。

柔肝清眩汤治疗高血压73例临床疗效观察[*]

高血压病已被确认是心血管疾病的主要危险因素，合理、充分地降低血压就能预防心血管疾病的发生发展。笔者从 2002 年 4 月至 2004 年 10 月应用柔肝清眩汤加减治疗原发性高血压病 73 例，并进行了临床观察，疗效满意，现报道如下。

1. 临床资料

1.1 一般资料

本组 143 例均为初次诊断高血压病 1 级或 2 级的门诊患者。按照随机平行组对照设计，完全随机分为 2 组。治疗组 73 例，其中男性 42 例，女性 31 例；年龄 37～65 岁，平均（53.32 ± 7.21）岁；合并糖尿病 13 例，高脂血症 38 例，冠心病 19 例。对照组 70 例，男性 39 例，女性 31 例；年龄 36～65 岁，平均（54.51 ± 6.02）岁；合并糖尿病 15 例，高脂血症 35 例，冠心病 16 例。2 组患者在治疗前对年龄进行 t 检验，对性别、合并症等进行相对数的 u 检验，经统计学比较，均无显著性差异（$P > 0.05$），具有可比性。

1.2 诊断标准

西医诊断标准及分级标准参照参考文献制定。中医病证诊断标准参照中华人民共和国卫生部 1993 年制定的《中药新药临床研究指导原则》，具备阴虚阳亢证临床表现的患者均列为观察对象。

1.3 病例纳入及排除标准

纳入标准：凡是年龄在 18～65 岁之间的患者，符合上述西医诊断标准且高血压分级为 1 级或 2 级，同时符合中医辨证标准即列为观察对象纳入本观察。排除标准：凡有下列 1 项者即为排除病例：①年龄在 18 岁以下或 65 岁以上；②妊娠或哺乳期妇女；③继发性高血压病；④合并严重靶器官损害的患者；⑤已经接受西医高血压病系统治疗的患者；⑥合并肝、肾及造血系统严重原发性疾病、精神病患者；⑦未按规定用药，治疗前后临床资料不完备，无法判定疗效或安全性的患者。中止、脱落及剔除标准：在治疗期间出现急性冠脉综合征、缺血性脑病或脑出血、肝肾及造血功能异常等的患者，病例中止。病例脱落及剔除参照《中药新药临床研究指导原则》处理。

＊ 张大炜. 出自北京中医药大学学报（中医临床版）.2005，12（4），14－17.

2. 治疗方法

2.1 治疗组

柔肝清眩汤药物组成：白芍 30g，牛膝 30g，地龙 30g，生石决 30g^{先煎}，珍珠母 30g^{先煎}，钩藤 10g，天麻 10g，桑寄生 30g，丹参 30g，丹皮 15g，川芎 15g。口服汤剂，每日 1 剂，8 周为 1 个疗程。

2.2 对照组

口服吲达帕胺片 2.5mg，每日 1 次，8 周为 1 个疗程。

3. 疗效观察

3.1 观察项目及要求

①疗效性观察：观察治疗前后临床症状的变化，记录每周的血压变化；②安全性观察：观察治疗前后的血、尿、便常规，血生化，肝肾功能，甘油三酯（TG）、总胆固醇（TC），心率。用药期间如发生不良反应，详细记录并做仔细分析。

3.2 疗效判定标准

中医证候疗效判定标准采用分级计分方法；中医临床症状改善评定标准、高血压病疗效评定标准参照中华人民共和国卫生部 1993 年制定的《中药新药临床研究指导原则》，分别定为显效、有效和无效。

3.3 统计分析方法

根据数据性质选择统计方法，一般资料及部分计数资料采用卡方检验，计量资料采用 t 检验。

4. 治疗结果

4.1 降压疗效比较

降压总有效率 2 组比较无统计学差异（$P > 0.05$），但显效率治疗组优于对照组（$P < 0.05$）。结果见表 1。

表 1　2 组治疗前后降压疗效比较（例）

组别	n	显效	有效	无效	显效率/%	总有效率/%
治疗组	73	45	20	8	61.64*	89.04
对照组	70	31	30	9	44.49	87.14

注：与对照组比较 * $P < 0.05$

4.2 临床症状疗效比较

中医证候疗效比较、单项临床症状疗效比较、个体症状积分均值比较，治疗组均优于对照组，$P < 0.01$。结果分别见表 2、表 3、表 4。

表2 2组中医证候疗效比较

组别	n	显效		有效		无效		总有效	
		n	%	n	%	n	%	n	%
治疗组	73	43	58.90	27	36.99	3	4.11	70	95.89**
对照组	70	20	28.57	24	34.29	26	37.14	44	62.86

注：与对照组比较 ** $P < 0.01$

表3 2组单项临床症状疗效比较

症状	组别	n	显效		有效		无效		总有效	
			n	%	n	%	n	%	n	%
眩晕	治疗组	73	45	61.64	24	32.88	4	5.47	69	94.52**
	对照组	70	27	38.57	25	35.71	13	18.57	52	74.29
头痛	治疗组	67	48	71.64	15	22.39	4	5.97	63	94.03**
	对照组	63	16	25.40	18	28.57	29	46.03	34	53.97
腰膝酸软	治疗组	53	34	64.15	15	28.30	4	7.55	49	92.45**
	对照组	54	7	12.96	16	29.63	31	57.41	23	42.59
五心烦热	治疗组	47	30	63.83	13	27.66	4	8.51	43	91.49**
	对照组	49	16	32.65	11	22.45	22	44.90	27	55.10
心悸	治疗组	43	28	65.12	13	30.23	2	4.65	41	95.35**
	对照组	41	11	26.83	14	34.15	14	34.15	25	60.98
失眠	治疗组	36	19	52.78	14	38.89	3	8.33	33	91.67**
	对照组	37	10	27.03	9	24.32	14	37.84	19	51.35

注：与对照组比较 ** $P < 0.01$

表4 2组治疗前后个体症状积分均值比较 $(\bar{X} \pm S)$

组别	疗前	疗后
治疗组	13.63 ± 3.17	3.44 ± 1.32**
对照组	14.33 ± 2.89	8.07 ± 2.08

注：与对照组比较 ** $P < 0.01$

表5 高血压病兼有高脂血症患者血脂变化比较（mmol/L；$\overline{X} \pm S$）

血脂	组别	例数	治疗前	治疗后	平均下降	P 值
甘油三酯	治疗组	31	3.87 ± 2.01	1.51 ± 0.86	2.44 ± 0.91 *	< 0.01
	对照组	32	4.02 ± 2.21	4.28 ± 0.95	– 0.87 ± 0.62	> 0.05
总胆固醇	治疗组	38	7.64 ± 2.17	6.62 ± 1.45	1.10 ± 0.72 *	> 0.05
	对照组	35	7.43 ± 2.85	7.78 ± 1.96	– 0.58 ± 0.46	> 0.05

注：与对照组比较 * $P < 0.05$

表6 2组治疗前后心率变化比较（次/分；$\overline{X} \pm S$）

组别	n	疗前	疗后	差值	P 值
治疗组	73	79.37 ± 13.56	73.66 ± 9.49 *	5.77 ± 2.94 **	< 0.05
对照组	70	78.21 ± 14.70	77.51 ± 11.83	1.67 ± 0.66	> 0.05

注：与对照组比较 * $P < 0.05$ ** $P < 0.01$

4.3 对高血压病兼有高脂血症患者血脂的影响及心率变化比较。

高血压病兼有高脂血症患者 TG、TC 治疗组治疗后均有所下降，与对照组比较，有统计学差异，$P < 0.05$；治疗组治疗后心率有所下降，与对照组比较，有统计学差异，$P < 0.05$，$P < 0.01$。结果分别见表5、表6。

4.4 安全性检测

治疗组73例，血、尿、便常规及肝肾功能未见异常反应，与对照组比较无显著差异（$P > 0.05$）。在治疗过程中，治疗组2例出现大便溏泻，未予特殊处理，自行缓解。临床应用未发现严重的不良反应。

5. 讨论

中医认为高血压属于"眩晕"、"头痛"范畴，病机特点为虚实夹杂，阴虚阳亢证是临床最为常见的证型之一。叶天士在《临证指南医案》中对这一证型的病机有精辟的论述："肝为风脏，因精血耗竭，水不涵木，木少滋荣，故肝阳偏亢，内风时起。"柔肝清眩汤正是针对这一病机而拟定。全方由白芍、牛膝、地龙、生石决、珍珠母、钩藤、天麻、桑寄生、丹参、丹皮、川芎组成，方中重用白芍，柔肝气、养肝血、敛肝阳，不健脾而脾自安；牛膝补益肝肾，合地龙活血利水，引诸药下行；生石决明、珍珠母降心火、清肝热、潜肝阳、安心神、利耳目；钩藤、天麻息风祛痰、清心止痉；桑寄生补肝肾、强筋骨、通经脉、祛风湿；丹参一味功同四物，活血凉血、养血安神；丹皮泻炽盛之心火、祛胃肠之积热；川芎温而香窜，阴虚阳亢本为不宜，但在本方中应用，可使潜降之品不失于滞重，使寒凉之物有一点温煦，且在理气活血之外兼能散肝中之郁，以承肝条达之性。全方配伍合理，共具育阴潜阳、柔肝降火的功效。

结果表明：柔肝清眩汤和吲达帕胺片均有较好的降压作用，降压的总有效率近似，但治疗组的显效率明显高于对照组，说明在对血压的良好控制方面，治疗组药物更具优势。在改善患者临床症状，提高患者生活质量方面，柔肝清眩汤具有明显优势。中医证候疗效治疗组优于对照组（$P < 0.01$）；在眩晕、头痛、腰膝酸软、五心烦热、心悸、失眠等单项症状的改善方面，治疗组总有效率均在 90 % 以上，明显优于对照组（$P < 0.01$）。患者依从性好，没有中断治疗的情况。临床共治疗 73 例，经对心率、心律、血液系统及心、肝、肾功能监测未见不良变化，表明该方剂安全。在观察中发现，柔肝清眩汤对患者的心率有明显降低作用，吲达帕胺片无此作用。因此我们推测柔肝清眩汤可能通过抑制交感神经兴奋性减慢了高血压患者的心率，说明柔肝清眩汤对于心脏的保护更具优势。在观察中还发现，对于高血压病兼有高甘油三酯血症的患者，治疗组在降低甘油三酯方面优于对照组；在对高血压病兼有高胆固醇血症的患者，柔肝清眩汤治疗组虽然对胆固醇的指标有所改善，且与对照组相比有显著性差异，但治疗前后自身比较在统计学上没有显著差别。因此本药在针对高血压病兼有高胆固醇血症患者的高胆固醇疗效方面有待进一步研究。

第三节　实验研究选录

调脉饮拆方抗心律失常作用的研究[*]

调脉饮为北京中医医院心内科国家级名老中医魏执真教授潜心研究多年治疗快速性心律失常的有效经验方，在 20 余年来的临床实践研究中，已证实本方对快速性心律失常疗效明显，无毒副作用，经临床观察 200 例，总有效率 97.0%，显效率 69.5%，与西药心律平对照组疗效相似。实验研究表明，调脉饮注射液能对抗实验性心律失常，对心肌缺血再灌注所致心律失常有保护作用，其作用机制可能与抑制脂质过氧化，减少自由基损伤有关。全方由丹皮、赤芍、黄连、太子参、麦冬、五味子、香附、香橼、川芎、丹参等中药组成，以凉血清热、益气养心、行气通脉为法，根据调脉饮中医辨证组方思路进行拆方研究，观察凉血清热主药功效组、益气养心辅药功效组、行气通脉辅药功效组以及全方组对 3 种实验性心律失常的影响，提高对调脉饮复方配伍规律的认识，以确定该复方抗心律失常主要药物并初步分析其中的有效成分，为临床应用和进一步深入研究提供理论依据。

---

[*] 易京红. 出自中国实验方剂学杂志. 2011，17（2），109 – 112.

1. 材料

1.1 动物 Wistar 大鼠，雄性，SPF 级，体重(280 ± 20)g，由中国医学科学院实验动物研究所提供［批号 SCXK（京）2005 - 0013］；豚鼠，雄性，普通级，体重(300 ± 20)g，由北京芳元缘养殖场提供［批号 SCXK（京）2009 - 0014］。

1.2 受试药物 中药饮片由北京中医医院药剂科提供。调脉饮全方组（丹皮、赤芍、黄连、太子参、麦冬、五味子、香附、香橼、川芎、丹参）和益气养心组（太子参、麦冬、五味子）2 组药材分别按原用量比例，加水浸泡 1h，加热煎煮 2 次，滤过，合并水煎液，冷藏过夜，分取上清液，浓缩至实验用量；凉血清热组（丹皮、赤芍、黄连）和行气通脉组（香附、香橼、川芎、丹参）2 组药材水煎方法同前，分取上清液，浓缩至相对密度 1.13 ~ 1.15（60℃热测），放冷后加入 95% 乙醇，使醇浓度为 80%，放置过夜，去除沉淀，回收乙醇至无醇味后，继续浓缩至实验用量，冷藏备用。实验用量根据临床等效剂量换算（生药量 g/kg）：全方组大鼠剂量 22g/kg，豚鼠剂量 19g/kg；凉血清热组大鼠剂量 7g/kg，豚鼠剂量 6g/kg；行气通脉组和益气养心组大鼠剂量 7.5g/kg，豚鼠剂量 6.5g/kg。

1.3 试剂与药品 乌头碱：中国药品生物制品检定所，批号 110720；普罗帕酮：中诺药业（石家庄）有限公司，批号 07115071；戊巴比妥钠：Sigma 公司，批号 018K0754；哇巴因：ColBiochem 公司，批号 D00056511。

1.4 仪器 Powerlab 四通道生理记录仪，埃德仪器有限公司；微量注射泵，BRAUN 公司；VL-8 动物呼吸机，上海奥尔科特科技有限公司。

2. 方法

2.1 动物分组 将动物随机均分为 6 组：模型组，调脉饮全方组、凉血清热组、益气养心组、行气通脉组和普罗帕酮组，每组 10 只。按 1.2 给出剂量给予相应药物，模型组给予等量生理盐水，ig 给药 7d，10 ml/kg，末次给药 30min 后进行实验。

2.2 对乌头碱诱发心律失常的影响 用 0.4% 戊巴比妥钠 ip 麻醉，仰卧位固定鼠台上，连接生理记录仪导联电极，常规记录 II 导心电图（ECG），若造模前有心律失常则弃之不用。用恒速微量注射泵从股静脉恒速输入 50 mg/L 乌头碱溶液 1 ml/h，监测心电图，分别记录室性早搏（VPB）、室性心动过速（VT）和室颤（VF）出现的时间及死亡（CA）时间，计算出现 VPB，VT，VF 及 CA 时乌头碱用量（μg/kg）。

2.3 对哇巴因诱发心律失常的影响 将豚鼠麻醉，常规记录 II 导心电图，用恒速微量注射泵从颈外静脉恒速输入 300 mg/L 哇巴因溶液 1 ml/h，监测心电图，分别记录室性早搏（VPB）、室颤（VF）出现的时间及死亡（CA）时间，计算出现 VPB，VF 及 CA 时哇巴因用量（μg/kg）。

2.4 对冠脉结扎致心律失常的影响 将大鼠麻醉，常规记录 II 导心电图，分离气管，接人工呼吸机（人工呼吸机各参数如下：呼吸比为 1：2；呼吸频率为 60 次/分；潮气量为

0.06 ml/g）。在胸左侧第4肋间（心尖搏动处）开胸，暴露心脏，于左冠状动脉胸主干下穿线，将丝线两端一起穿入直径为2 mm的聚乙烯管中，稳定5 min后，抽紧丝线，将聚乙烯管压向冠状动脉并与丝线一并夹住，阻断冠脉血流，造成心肌缺血。5 min后，放松聚乙烯管和丝线，以造成再灌注损伤。观察解除结扎后10 min内VT，VF和VPB发生率和心律失常持续时间。

2.5 统计学处理 采用SPSS13.0统计软件包进行分析。计量资料以 $\bar{x} \pm s$ 表示，采用单因素方差分析（One-way ANOVA），方差齐性采用LSD检验，$P < 0.05$ 有统计学意义。

3. 结果

3.1 对乌头碱诱发心律失常的影响 结果见表1。与模型组相比，调脉饮全方组与凉血清热组对乌头碱致大鼠心律失常具有抑制作用，其中全方组抗室性早搏有统计学意义（$P < 0.05$）。

表1 调脉饮全方及拆方对乌头碱致大鼠心律失常用量的影响 （$\bar{X} \pm S$，$n = 8$）

组别	剂量（g/kg）	乌头碱（μg/kg）			
		VPB	VT	VF	CA
模型	–	25.16 ± 10.99	35.06 ± 17.06	41.88 ± 19.41	56.18 ± 24.12
全方	22	45.95 ± 32.16[1]	52.00 ± 35.13	69.11 ± 34.84	80.26 ± 33.16
凉血清热	7	30.95 ± 18.9	43.57 ± 35.72	59.88 ± 42.93	70.88 ± 45.14
行气通脉	7.5	22.5 ± 8.57	28.03 ± 10.56	40.59 ± 13.95	46.74 ± 15.08
益气养心	7.5	25.61 ± 6.09	32.59 ± 8.92	44.52 ± 10.06	50.38 ± 9.78
普罗帕酮	0.06	41.67 ± 17.26	51.97 ± 24.50	83.5 ± 54.68[1]	106.79 ± 49.76[2]

注：与模型组相比[1] $P < 0.05$，[2] $P < 0.01$（表2～3同）。

表2 调脉饮拆方对哇巴因诱发豚鼠心律失常的影响 （$\bar{X} \pm S$）

组别	剂量（g/kg）	n	哇巴因（μg/kg）		
			VPB	VF	CA
模型	–	7	230.51 ± 83.98	270.67 ± 94.67	308.64 ± 100.65
全方	19	6	374.97 ± 183.86	514.59 ± 234.64[1]	564.44 ± 233.60[1]
凉血清热	6	6	319.91 ± 141.54	451.55 ± 210.87	502.45 ± 215.90
行气通脉	6.5	7	358.18 ± 184.65	412.80 ± 210.27	461.27 ± 199.82
益气养心	6.5	7	271.96 ± 118.76	380.68 ± 207.46	442.84 ± 191.82
普罗帕酮	0.06	6	372.58 ± 209.82	556.02 ± 190.92[2]	624.98 ± 236.21[2]

表3 调脉饮全方及拆方对冠脉结扎致大鼠再灌注心律失常的影响 ($\bar{X} \pm S$)

组别	剂量 (g/kg)	n	心律失常发生率（%）			持续时间（s）
			VPB	VT	VF	
模型	–	10	80	70	50	44.75 ± 50.22
全方	22	10	40	70	20	$9.67 \pm 13.29^{2)}$
凉血清热	7	10	50	60	40	$15.30 \pm 24.04^{1)}$
行气通脉	7.5	11	54.54	54.54	36.36	$17.64 \pm 23.30^{1)}$
益气养心	7.5	11	36.36	63.64	54.54	33.73 ± 36.29
普罗帕酮	0.06	11	27.27	63.63	18.18	$7.40 \pm 12.91^{2)}$

3.2 对哇巴因诱发心律失常的影响 结果见表2。与模型组相比，调脉饮全方组与各拆方组抑制哇巴因致豚鼠心律失常均有一定的作用，其中全方组抗室速和死亡有统计学意义（$P < 0.05$）。

3.3 对冠脉结扎致心律失常的影响 结果见表3。与模型组相比，调脉饮全方及各拆方组对冠脉结扎致大鼠心律失常发生率均有一定的抑制作用，并且全方组、凉血清热组和行气通脉组均能降低心律失常的持续时间，有统计学意义（$P < 0.05$）。

4. 讨论

心律失常属中医学"心悸"、"怔忡"范畴。《丹溪心法》认为血虚和痰火是怔忡致病的根本原因。《医林改错》则认为瘀血内阻能导致心悸、怔忡。现代多数医家认为，快速性心律失常的主要病机是心气不能主血脉，血脉运行失畅所致。心气不能主血脉之因可分虚实两方面，虚为气虚、阳虚、阴虚、血虚，实为气滞血瘀、瘀血阻滞、痰热瘀阻等。气阴两虚为基础，而气滞血瘀、瘀血阻滞、痰热瘀阻等则是快速性心律失常的病理改变。二者相互影响，互为因果，使其具有虚实夹杂、寒热错杂、病程较长的病理特点。

魏执真教授通过临床诊治大量病人和长期临床观察，发现快速性心律失常的患者临床多表现出胸闷、心悸、气短、乏力，或胸痛、憋气、急躁、太息，舌质暗红，舌苔薄黄，脉象细数或（和）疾、涩、弦等心气不足、血脉瘀阻、瘀郁化热证。在治疗用药中，深受明·李时珍《濒湖脉诀》的启发，书中云"促脉数而时一止，此为阳极欲亡阴，三焦郁火炎炎盛，进必无生退有生"，"促脉唯将火病医"。抓住"热"这个中心因素，创立了凉血清热、益气养心，行气通脉之调脉饮，重用凉血清热之丹皮、赤芍、黄连，辅以太子参、麦冬、五味子益气养心，香附、香橼行气，川芎、丹参活血通脉。

研究结果表明，调脉饮全方组对3种实验性心律失常均有一定的抑制作用，验证了该方的疗效。通过拆方研究发现，凉血清热组与行气通脉、益气养心组相比，对乌头碱诱发大鼠心律失常、哇巴因诱发豚鼠心律失常的抑制作用较为明显，且能够降低心律失常的持续时间，与调脉饮以"热"为中心的组方思路相契合，相关作用机制仍有待于进一步研究。因此，从"热"论治，以清热药为主治疗快速性心律失常，可为临床用药提供实验依据和应用基础。

MMPs 和 TIMPs 与糖尿病心肌病心室重构的关系及糖心宁的干预作用*

糖尿病心肌病（Diabetic Ardiomyopathy，DCM）是指糖尿病患者心肌细胞原发性损伤引起广泛的结构异常，最终引起左心室肥厚、舒张和（或）收缩期功能障碍的一种疾病状态。DCM 主要病理改变表现为心室重构，而心室重构的形成不仅取决于心肌细胞本身，还包括心肌细胞外基质代谢失平衡导致的心肌间质重构，最终诱发心力衰竭。基质金属蛋白酶（MMPs）是降解细胞外基质的关键酶，心肌中的 MMPs 能够降解除多糖以外的所有基质成分。糖尿病时高血糖诱导的氧化应激可通过调节基质金属蛋白激酶（MMPs）/基质金属蛋白酶组织抑制物（TIMPs）的平衡参与 DCM 心室重构。糖心宁是我院国家级名老中医魏执真教授结合多年临床经验，潜心组方形成的经验方，既往实验研究结果表明：糖心宁对 DCM 心肌超微结构病理改变具有改善作用，可抑制血管平滑肌细胞的增殖、血小板衍化生长因子的生成和原癌基因 C-myc、C-fox 基因的表达，从而起到对糖尿病心脏的保护作用。本研究采用 STZ 诱导的 SD 雄性大鼠 DCM 模型，初步探讨糖心宁对 DCM 心室重构的影响，DCM 大鼠心肌组织中氧化应激反应及 MMP-2、MMP-9、TIMP-2、TIMP-1 表达情况以及糖心宁的干预作用。

1. 材料与方法

1.1 材料

1.1.1 动物 雄性 SD 大鼠 [由中国食品药品检定研究院提供，SCXK（京）2014 – 0013] 36 只，SPF 级，体重 180 ~ 220g，于 SPF 级动物房喂养，饲养条件为恒温 20 ~ 24℃，相对湿度 40 ~ 70，明暗交替 12h/12h，普通饲料，自由进食水。

1.1.2 药物 糖心宁组成（太子参、麦冬、五味子、丹参、川芎、香附、香橼、佛手、牡丹皮、赤芍、黄连），由北京中医医院中药房提供。糖心宁制备成水煎剂，等效剂量为成人正常剂量按体表面积系数折算乘以 7，高剂量为等效剂量的 2 倍。

1.1.3 试剂与仪器 链脲佐菌素（STZ 货号：S0130，Sigma）、糖原染色试剂盒（PAS 货号：MST-8037，迈新生物技术开发有限公司）、Masson 染色试剂盒（货号：D026，南京建成科技有限公司）、总超氧化物歧化酶试剂盒（T-SOD 货号：A001-1，南京建成科技有限

* 易京红. 出自世界中医药. 2017，12（1），25 – 29.

公司）、丙二醛试剂盒（MDA 货号：A003-1，南京建成科技有限公司）、兔抗大鼠 MMP-2 单克隆抗体（货号：BA0569，武汉博士德生物公司）、兔抗大鼠 MMP-9 单克隆抗体（货号：PB0710，武汉博士德生物公司）、兔抗大鼠 TIMP-1 多克隆抗体（货号：BA0575，武汉博士德生物公司）、兔抗大鼠 TIMP-2 多克隆抗体等（货号：BA0576，武汉博士德生物公司）、脱水机、包埋机（Leica，EG1140C）、石蜡切片机（Leica 公司，RM2135）生物图像分析软件AON-STU-DIO2012 等。

1.2 方法

1.2.1 动物模型制备 采用链脲佐菌素（STZ）腹腔注射制作糖尿病大鼠模型。普通饲料适应性喂养 1 周后，禁食 12h，期间自由饮水，随机分为空白对照组 9 只，造模组 27 只，造模组按 55mg/kg 剂量单次腹腔内注射 STZ，空白对照组腹腔内注射等体积柠檬酸缓冲液，分别于 72h、1 周后，采用葡萄糖氧化酶法尾静脉取血测定空腹血糖，两次空腹血糖均 ≥11.1mmol/L，定义为糖尿病大鼠造模成功。第 5 周（STZ 注射后第 4 周），空白组随机抽取 1 只大鼠，造模组随机抽取 3 只大鼠取材，光镜下观察空白组及造模组的心肌组织，若造模组表现为心肌细胞肥大、心肌间质纤维化，且心肌过碘酸雪夫染色呈阳性，可认为 DCM 造模成功。

1.2.2 实验分组及给药 大鼠 32 只，分为 4 组，其中包括空白对照组（Control）8 只，将造模组 24 只随机平均分为 3 组，分别为模型组（Model）、糖心宁高剂量组（TXN-H）、糖心宁等效剂量组（TXN-L）。

糖心宁高剂量组和糖心宁等效剂量组每日中药灌胃 1 次，空白对照组、模型组予等量清洁饮用水灌胃，1 次/天，按 1ml/100g 计算，共给药 8 周。

1.2.3 一般情况 平时记录大鼠活动状态、毛色、精神状态、饮食、二便情况。每周测血糖和称重。

1.2.4 标本采集 给药 8 周结束后，腹腔注射戊巴比妥钠（40mg/kg）将大鼠麻醉，腹主动脉取血，3 000r/min 离心 15min，分离血清，处死动物，迅速取出心脏，称取动物心重、称取左心室游离壁湿重，计算左室肥厚指数（LVHI 左心室重量/全心湿重）。心脏保存于 10% 福尔马林溶液。

1.2.5 生化法测定氧化应激指标 采用硫代巴比妥酸法测定 MDA 的含量。用可见分光光度计测量其吸收度，通过公式计算 MDA 含量。具体操作按试剂盒说明书进行。采用黄嘌呤氧化酶法（羟胺法）测定 T-SOD 活力，通过比色法可以测定被测样品具有的 T-SOD 活力。具体操作按试剂盒说明书进行。

1.2.6 Masson 染色测定心肌胶原含量 心肌组织常规脱水、包埋、切片，按照 Masson 染色说明说操作，光镜下观察心肌细胞，在 200 倍镜下拍片，每张片选 10 个视野，采用生物图像分析软件 AON-STU-DIO2012 分析心肌组织胶原含量，测量胶原面积百分比（Percent）和积分光密度（IOD），结果用质量评分公式 Q = P/I（Q：Quality、P：Percent 阳性物质表达面积、I：IOD 值）来评价心肌胶原的含量。

1.2.7　心肌 MMP-2、MMP-9、TIMP-2、TIMP-1 蛋白表达测定　采用免疫组化方法石蜡切片常规脱蜡至水，过梯度乙醇，PBS 清洗后甩干，内源性过氧化物酶封闭消除背景染色，PBS 清洗，浸入柠檬酸盐溶液，水浴锅加热法修复抗原，冷却至常温，正常山羊血清封闭非特异性抗原，PBS 清洗甩干，滴加一抗小鼠一抗，4℃过夜。PBS 泡洗、甩干，加入羊抗小鼠二抗，PBS 洗片，DAB 显色，封片，在 400 倍镜下拍片，每张片选 10 个视野。应用生物图像分析软件 AON-STUDIO 2012 对 MMP-2、MMP-9、TIMP-2、TIMP-1（细胞质中棕褐色颗粒为阳性）表达进行图像分析，测量阳性物质的面积百分比（Percent）和积分光密度（IOD），结果用质量评分公式 Q = P×I（Q：Quality、P：Percent 阳性物质表达面积、I：IOD 值）来评价蛋白表达情况。

1.3　统计学方法　采用 GraphPad Prism6.01 软件进行数据分析，计算结果采用均数 ± 标准差（mean ± SD）表示，采用单因素 ANOVA 分析各组组间差异，2 组间采用配对 t 检验，以 $P < 0.05$ 为差异有统计学意义。

2. 结果

2.1　一般情况　对照组大鼠体重随时间明显增加，精神状况良好，毛皮有光泽，反应灵敏。模型组大鼠均出现多饮、多食、多尿及消瘦等症状，毛皮杂乱、失去光泽，倦怠少动，反应迟钝，灌服中药组大鼠整体状况虽不及正常组，但较模型组有所改善。

糖尿病心肌病大鼠成模后，空腹血糖比对照组空腹血糖明显升高（$P < 0.01$），差异有统计学意义；给药期间，各组血糖数值无明显波动；用药后，糖心宁组血糖与模型组血糖比较（$P > 0.05$），差异无统计学意义。见表 1。

表 1　各组大鼠空腹血糖的比较（单位：mmol/L，mean ± SD，$n = 8$）

组别	灌胃第 0 周	灌胃第 4 周	灌胃第 8 周
对照组	6.34 ± 0.58	5.89 ± 0.49	5.68 ± 0.53
模型组	25.17 ± 4.62[**]	25.02 ± 2.33[**]	24.77 ± 3.22[**]
糖心宁高剂量组	27.58 ± 2.15[**]	27.58 ± 3.57[**]	25.69 ± 2.92[**]
糖心宁等效剂量组	25.85 ± 3.27[**]	26.68 ± 3.33[**]	26.18 ± 5.03[**]

注：与模型组比较，[**]$P < 0.01$。

2.2　左心室肥厚指数　模型组大鼠 LVHI（0.73 ± 0.08）明显高于对照组（0.61 ±

0.06）（$P < 0.01$），糖心宁高剂量组 LVHI（0.64 ± 0.06）和糖心宁等效剂量组 LVHI（0.64 ± 0.06）均低于模型组（$P < 0.05$）。

2.3 T-SOD 活力和 MDA 含量 模型组较对照组 T-SOD 活力显著下降，MDA 含量升高（$P < 0.01$）；而糖心宁高剂量和糖心宁等效剂量均可升高 T-SOD 活力（$P < 0.01$），降低 MDA 含量（$P < 0.05$）。见表2。

表2 糖心宁对糖尿病心肌病大鼠血清 T-SOD 及 MDA 的影响（mean ± SD，$n = 8$）

组别	T-SOD（U/ml）	MDA（mmol/ml）
对照组	232.80 ± 10.34**	4.56 ± 0.82**
模型组	199.18 ± 9.34	18.75 ± 10.90
糖心宁高剂量组	239.83 ± 5.32**	6.87 ± 3.19*
糖心宁等效剂量组	214.70 ± 9.69**	9.08 ± 4.85*

注：与模型组比较，* $P < 0.05$，** $P < 0.01$。

2.4 Masson 染色结果胶原蛋白分析 模型组大鼠心肌胶原较对照组显著增多（Q：0.06 ± 0.02 比 0.02 ± 0.01，$P < 0.01$）。糖心宁高剂量组（Q：0.02 ± 0.01 比 0.06 ± 0.02，$P < 0.01$）及糖心宁等效剂量组（Q：0.03 ± 0.03 比 0.06 ± 0.02，$P < 0.05$）均可降低心肌胶原。所有数值均采用科学计数（10^{-2}）法表示。见图1。

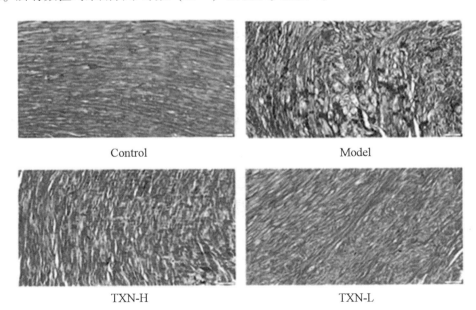

Control   Model

TXN-H   TXN-L

图1 各组胶原纤维表达水平（×400）

2.5 大鼠心肌 MMP2、MMP-9、TIMP-2、TIMP-1 蛋白表达 大鼠心肌 MMP2、MMP-9、TIMP-2、TIMP-1 蛋白表达情况见表 3，MMP-2 见图 2，MMP-9 见图 3，TIMP-2 见图 4，TIMP-1 见图 5。

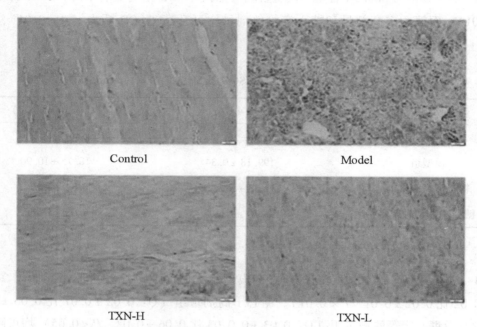

图 2 各组 MMP-2 蛋白表达水平（×400）

表 3 各组大鼠心肌 MMP-2、MMP-9、TIMP-2、TIMP-1 蛋白表达比较（mean ± SD，$n = 8$）

组别	MMP-2	MMP-9	TIMP-2	TIMP-1
对照组	0.29 ± 0.06**	5.54 ± 2.22*	0.40 ± 0.06**	0.23 ± 0.07**
模型组	0.65 ± 0.14	8.79 ± 3.64	1.23 ± 0.25	0.79 ± 0.43
糖心宁高剂量	0.35 ± 0.15**	5.51 ± 1.98*	0.41 ± 0.11**	0.24 ± 0.22*
糖心宁等效剂量	0.38 ± 0.27*	4.37 ± 2.74*	0.51 ± 0.22**	0.34 ± 0.33*

注：与模型组比较，*$P < 0.05$，**$P < 0.01$。所有数值均采用科学计数法（10^{-2}）表示。

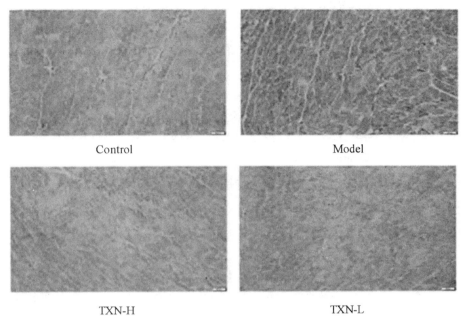

图 3　各组 MMP-9 蛋白表达水平（×400）

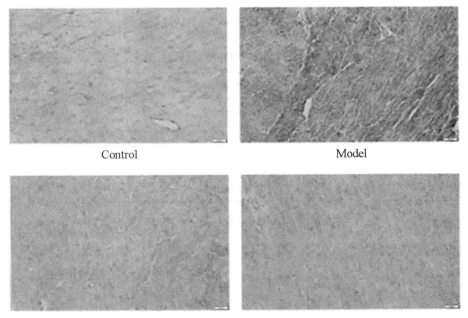

图 4　各组 TIMP-2 蛋白表达水平（×400）

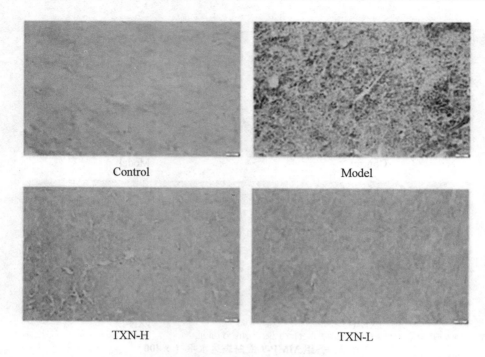

图5　各组 TIMP-1 蛋白表达水平（×400）

2.6　各组大鼠　MMP-2 与 TIMP-2、MMP-9 与 TIMP-1 蛋白含量比值比较见表4。

表4　各组大鼠心肌 MMP-2/TIMP-2、MMP-9/TIMP-1 蛋白含量比值比较（mean ± SD，$n = 8$）

组别	MMP-2/TIMP-2	MMP-9/TIMP-1
对照组	0.78 ± 0.34	25.58 ± 12.33[*]
模型组	0.50 ± 0.34	11.80 ± 5.69
糖心宁高剂量	0.671 ± 0.13	19.57 ± 7.46[*]
糖心宁等效剂量	0.64 ± 0.35	22.37 ± 8.76[*]

注：与模型组比较，[*] $P < 0.05$。所有数值均采用科学计数法（10^{-2}）表示。

3. 讨论

DCM 心室重构包括心肌细胞肥大、心肌间质纤维化和心肌细胞凋亡，糖尿病时高血糖诱导的氧化应激是心肌损伤的主要机制之一，氧化应激可通过调节 MMPs/TIMPs 的平衡参与 DCM 心肌损伤，促进心肌间质纤维化，而心肌间质纤维化是糖尿病心肌病心室重构的病理特点之一。心肌细胞外基质最主要的成分是胶原，其中 I 型、Ⅲ 型胶原占 90% 以上，MMPs 是降解细胞外基质的关键酶，MMP-2 和 MMP-9 是心肌组织 I、Ⅲ 型胶原完全降解的限速酶，决定Ⅰ、Ⅲ型胶原降解的速度。TIMPs 为 MMPs 内源性的特异性抑制剂，与 MMPs 共同构成体内调节细胞外基质动态平衡的最重要的系统，目前发现与 MMP-2 和 MMP-9 关系密切而且在心脏表达较多的是 TIMP-1、TIMP-2；TIMP-1 主要抑制 MMP-9，TIMP-2 主要抑制 MMP-2。

现代医学目前尚无治疗 DCM 的特异性药物，临床主要以纠正糖、脂代谢紊乱，控制血压，保护心肌细胞等对症综合治疗为主，尤其是纠正糖、脂代谢紊乱是治疗 DCM 的关键环节。高额的治疗费用和化学药物所带来的不良反应使上述药物的临床获益受限，因此，加强传统中医药学在相关领域的研究，具有重要临床意义。

中医虽无 DCM 的明确记载，但对其症状与病机的描述可见于"消渴病"并发"心悸""怔忡""胸痹心痛""厥心痛""真心痛"等证之中。"瘀血"在糖尿病心肌病的发生、发展中起着至关重要的作用。消渴病迁延日久，气阴两虚，气虚无力推动血行，阴虚脉道不充，则更易导致瘀血阻滞；瘀血一旦形成，即成为新的致病因素，如血瘀气滞可影响水津的输布和吸收，水液停蓄成痰，形成瘀痰互结，痹阻心脉，故目前多以益气养阴活血法为 DCM 基本治疗大法。糖心宁由太子参、麦冬、五味子、丹参、川芎、香附、香橼、佛手、牡丹皮、赤芍、黄连组成。方中以太子参、麦冬、五味子益气养心，以香附、香橼、佛手宽胸理气，配以丹参、川芎活血通脉，牡丹皮、赤芍凉血清热，黄连厚肠理气，诸药相伍，共奏益气养心、理气通脉、凉血清热之功，具有良好的临床疗效。

本研究发现，模型组大鼠左心室肥厚指数升高，MDA 含量增多、T-SOD 活力下降，提示氧化应激参与了糖尿病心肌病心室重构的发生和发展；而 MMPs/TIMPs 在模型组和对照组之间也存在差异，模型组比值有下降趋势，尤其以 MMP9/TIMP1 比值降低明显，提示 MMPs 和 TIMPs 失衡可能是糖尿病心肌病心室重构的发病机制之一，且氧化应激与 MMPs/TIMPs 平衡可能存在一定的联系。应用糖心宁后，能够降低左心室肥厚指数，提高 T-SOD 活力，减少 MDA 含量，升高 MMPs/TIMPs 比值，尤以 MMP9/TIMP1 比值升高明显，达到保护心肌的目的。

研究结果提示糖心宁可以降低左心室肥厚指数，减轻 DCM 心室重构，实现途径与改善氧化应激反应，减弱 TIMP-1 对 MMP-9 的抑制密切相关。至于糖心宁其他减轻心肌细胞损伤具体作用环节及其改善心室重构的分子通路机制尚有待进一步研究。

调脉饮及拆方对实验性室性心律失常的作用和分子机制研究[*]

室性心律失常是临床上最常见的心律失常类型，包括室性期前收缩、室性心动过速、心室扑动或颤动，具有较高的发病率和潜在的死亡危险。临床研究显示，传统的抗心律失常药物仅有 30% ~60% 对心律失常有效，而且目前使用的抗心律失常药物一般都具有致心律失常作用、负性肌力和其他毒性等。因此，寻找安全有效，作用稳定的抗心律失常药物，筛选其作用的靶点仍是目前抗心律失常研究的热点。调脉饮为笔者积 50 余年临证经验、潜心研究 30 年治疗快速型心律失常的有效验方，本研究通过观察调脉饮全方及拆方对 2 种实验性心律失常动物模型的作用，初步观察该方对豚鼠心肌钠，钾－腺苷三磷酸酶（Na^+K^+-ATP）、钙－腺苷三磷酸酶（$Ca^{2+}-ATP$）、电压门控钠通道 5α（sodium voltage-gated channel alpha subunit 5，SCN5A）蛋白表达的影响，以期评价其对实验性室性心律失常的拮抗及其离子通道调节机制。

1. 材料

1.1 动物

SD 大鼠，雄性，体重 240 ±20g，SPF 级，由北京华阜康生物科技有限公司提供（SCXK 京 2014 –0004）。所有大鼠均严格按照国家部属实验动物管理委员会制定的实验动物环境条件标准进行饲养（室温 24 ±1℃，相对湿度：55% ±5%，通风良好，自由进食）。豚鼠，雄性，体重 300 ±20g，普通级，由北京金牧阳实验动物养殖有限公司提供（SCXK 京 2010 –0001）。

1.2 试剂与药品

1.2.1 受试药物 中药饮片由首都医科大学附属北京中医医院药剂科提供。调脉饮全方组（丹皮、赤芍、黄连、太子参、麦冬、五味子、香附、香橼、乌药、川芎、丹参、佛手）、凉血清热药组（丹皮、赤芍）和去凉血清热药组（黄连、太子参、麦冬、五味子、香附、香橼、乌药、川芎、丹参、佛手），三组药材分别按原用量比例，加水浸泡 1h，加热煎煮 2 次，滤过，合并水煎液，浓缩至实验用量。实验用量根据临床等效剂量换算（生药量 g/kg）：全方组大鼠剂量 21g/kg，豚鼠剂量 18g/kg；凉血清热药组大鼠剂量 6g/kg，豚鼠剂量 5g/kg；去凉血清热药组大鼠剂量 15g/kg，豚鼠剂量 13g/kg。

1.2.2 药品 氯化钙：sigma 公司，批号 MKBP017A；盐酸维拉帕米片：广东华南药业集团有限公司，批号 130701；戊巴比妥钠：sigma 公司，批号 018K0754；哇巴因：ColBiochem 公司，批号 D00056511；普罗帕酮：常州制药厂有限公司，批号 13092312。Na^+-K^+-ATP 小鼠单克隆抗体（lot：GR134173 –6）、$Ca^{2+}-ATP$ 小鼠单克隆抗体（lot：GR144172 –6）和 SCN5A 兔多克隆抗体（lot：GR167167 –3），abcam 公司。

1.3 仪器

Powerlab 四通道生理记录仪，埃德仪器有限公司；微量注射泵，BRAUN 公司。

2. 方法

2.1 观察调脉饮对 $CaCl_2$ 致大鼠心律失常的影响

大鼠随机分为 5 组：模型组、全方组、凉血清热药组；去凉血清热药组和维拉帕米组，每组 10 只。按组给予相应药物，模型组给予等量生理盐水，连续灌胃给药 7 天，10ml/kg，末次给药 30min 后进行实验。用 0.4% 戊巴比妥钠腹腔注射麻醉，仰卧位固定，大鼠四肢连接生理记录仪导联电极，常规记录Ⅱ导心电图（ECG），若造模前有心律失常则弃之不用。用恒速微量注射器从股静脉恒速输入 50g/L CaCl$_2$ 溶液 10ml/h，实时监测心电图，分别记录室性期前收缩（VPB）、室性心动过速（VT）和室颤（VF）出现的时间及死亡（CA）时间，并计算出现 VPB、VT、VF 及 CA 时 CaCl$_2$ 用量（μg/kg）。

心律失常根据 1984 年伦敦 Lambeth 会议确定的标准来判断心律失常的种类，心律失常判断标准如下：室性期前收缩（premature ventricular contraction，VPB）指非连续性的可辨认的期前 QRS 波；室性心动过速（ventricular tachycardia，VT）指连续 4 个以上的室性期前收缩；心室纤颤（ventricular fibrillation，VF）指单个 QRS 波群无法辨认的紊乱波形；非可逆性室颤指室颤持续 10min 而未能恢复者。

2.2　观察调脉饮对哇巴因致豚鼠心律失常的影响

豚鼠随机分为 5 组：模型组、全方组、凉血清热药组；去凉血清热药组和普罗帕酮组，每组 10 只。按组给予相应药物，模型组给予等量生理盐水，连续灌胃给药 7 天，10L/kg，末次给药 30min 后进行实验。用 0.4% 戊巴比妥钠腹腔注射麻醉，仰卧位固定，豚鼠四肢连接生理记录仪，常规记录Ⅱ导心电图（ECG），若造模前有心律失常则弃之不用。用恒速微量注射器从股静脉恒速输入 300mg/L 哇巴因溶液 1ml/h，监测心电图，分别记录室性期前收缩（VPB）、室性心动过速（VT）和室颤（VF）出现的时间及死亡（CA）时间，并计算出现 VPB、VT、VF 及 CA 时哇巴因用量（μg/kg）。

2.3　观察调脉饮对哇巴因致豚鼠心律失常的作用机制

上述 2.2 实验结束后，取豚鼠心脏，采用 Western blot 法检测豚鼠心脏中 Na$^+$K$^+$ – ATP、Ca^{2+} – ATP 和 SCN5A 的蛋白表达。提取心肌组织蛋白，BCA 法测定蛋白含量，取 20μg 蛋白样本，经 SDS-PAGE，转膜，用 3% 牛血清白蛋白（BSA）封闭 30min，加入一抗 Na$^+$ – K$^+$ – ATP（1:2000）、Ca^{2+} – ATP（1:1000）和 SCN5A（1:1000），GAPDH 为内参，4℃ 孵育过夜。TBST 洗膜 5 次，每次 3min。加入相应二抗，山羊抗鼠 IgG（H + L）HRP 和山羊抗兔 IgG（H + L）HRP，室温孵育 30min。TBST 洗膜 6 次，每次 3min。ECL 加到膜上后反应 3~5min，胶片曝光：10s 至 5min（曝光时间随不同光强度而调整），显影 2min，定影。结果用目的条带光密度值/GAPDH 条带光密度值表示。

2.4　统计学处理

采用 SPSS19.0 统计软件包进行分析。计量资料以平均值 ± 标准差（$\bar{x} \pm s$）表示，采用单因素方差分析（One-way ANOVA），方差齐性采用 LSD 检验，$P < 0.05$ 表示有统计学意义。

3. 结果

3.1　调脉饮对 CaCl$_2$ 致大鼠心律失常的影响

结果显示，调脉饮全方组和凉血清热药组（仅丹皮、赤芍）均可延迟室性期前收缩和死亡时间，CaCl$_2$ 用量明显多于模型组，去凉血清热药组（全方中不含丹皮、赤芍）对于延迟大鼠室早和死亡时间作用均不明显。（室速和室颤偶发，存在个体差异，无统计意义）。结果见表1。

表1　调脉饮组方对 CaCl$_2$ 致大鼠心律失常用量的影响 ($\bar{X} \pm S$)

组别	剂量（g/kg）	n	VPB 用量 CaCl$_2$（mg/kg）	CA 用量 CaCl$_2$（mg/kg）
模型组	–	8	136. 67 ±54. 31	417. 52 ±97. 21
全方组	21	8	150. 99 ±64. 90	482. 33 ±92. 99
凉血清热药组	6	8	155. 95 ±52. 65	422. 68 ±93. 22
去凉血清热药组	15	8	132. 66 ±71. 43	346. 79 ±78. 60
阳性药组	0. 08	8	202. 90 ±114. 83	466. 87 ±75. 23

3.2　调脉饮对哇巴因致豚鼠心律失常的影响

结果可见，调脉饮各组方对于室早和死亡时间均有一定的延长作用，其中全方组和凉血清热药组产生室早和死亡时哇巴因用量比模型组显著增多，具有统计学意义（$P < 0.05$）。去凉血清热药组对于延迟豚鼠室早和死亡时间作用均不明显。结果见表2。

表2　调脉饮全方及拆方对哇巴因致豚鼠心律失常用量的影响 ($\bar{X} \pm S$)

组别	剂量（g/kg）	n	VPB 哇巴因用量（μg/kg）	CA 哇巴因用量（μg/kg）
模型组	–	8	414. 97 ±252. 95	658. 49 ±286. 34
全方组	18	8	984. 10 ±333. 98 *	2611. 63 ±901. 01 * *
凉血清热药组	5	8	795. 97 ±576. 45	1990. 31 ±1090. 99 *
去凉血清热药组	13	8	547. 51 ±529. 46	725. 19 ±542. 47
阳性药组	0. 06	8	2557. 07 ±1036. 18 * *	2961. 06 ±696. 72 * *

与模型组相比，$^*P < 0.05$，$^{**}P < 0.01$。

3.3　调脉饮对哇巴因致豚鼠心律失常的作用机制

与模型组相比，调脉饮各组豚鼠心肌 Na$^+$ K$^+$ – ATP、Ca^{2+} – ATP 的蛋白表达降低，但无统计学意义，可能与样本量少有关；SCN5A 的表达无显著差异。结果见表3，图1。

表3　调脉饮全方及拆方对哇巴因致豚鼠心律失常的作用机制 ($\bar{X} \pm S$)

组别	剂量（g/kg）	n	Na$^+$ K$^+$ – ATP/GAPDH	Ca^{2+} – ATP/GAPDH	SCN5A/GAPDH
模型组	–	3	0. 74 ±0. 21	0. 59 ±0. 27	0. 53 ±0. 05

组别	剂量（g/kg）	n	Na⁺K⁺ – ATP/GAPDH	Ca²⁺ – ATP/GAPDH	SCN5A/GAPDH
全方组	18	3	0.56 ± 0.11	0.37 ± 0.18	0.62 ± 0.16
凉血清热药组	5	3	0.67 ± 0.19	0.32 ± 0.14	0.59 ± 0.12
去凉血清热药组	13	3	0.59 ± 0.05	0.32 ± 0.16	0.57 ± 0.07
阳性药组	0.06	3	0.46 ± 0.08	0.24 ± 0.10	0.56 ± 0.09

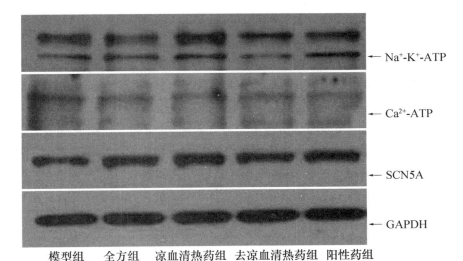

模型组　全方组　凉血清热药组　去凉血清热药组　阳性药组

图1　豚鼠心肌组织 Na⁺K⁺ – ATP、Ca²⁺ – ATP 和 SCN5A 的蛋白表达

4. 讨论

心律失常属于祖国医学中的"心悸"、"怔忡"范畴，是临床常见病、多发病，其中室性心律失常属于快速型心律失常。笔者按中医八纲阴阳寒热辨证将其归类为阳热类心律失常，目前中医界治疗阳热类（快速型）心律失常时，以补气养心、通阳、活血、化痰湿及安神等法则较多，而对"凉血清热"治则常常忽视。关于"热"在快速型心律失常发病当中的重要性，明代李时珍《濒湖脉学》中早有论述："促脉数而时一止，此为阳极欲亡阴，三焦郁火炎炎盛，进必无生退可生。""促脉惟将火病医""数脉为阳热可知"。阳热类（快速型）心律失常的主要脉象是数脉、疾脉、促脉和涩脉，故治疗本病加用清热凉血药物，亦为一种正治法。根据"热"在病变中的重要作用，在充分运用益气养心，通脉活血法则的基础上，加清热凉血法十分重要。潜心研究多年，抓住"热"这个中心因素，拟定了调脉饮作为治疗快速型心律失常的有效经验方。本方由丹皮、赤芍、太子参、麦冬、五味子、香橼、佛手、香附、丹参、川芎、黄连、白术等组成，方中重用凉血清热之丹皮、赤芍为主

药，辅以太子参、麦冬、五味子益气养心，香附、香橼行气，川芎、丹参活血通脉，为防凉血清热之品伤脾导致滑肠腹泻，故佐以白术、黄连健脾厚肠止泻。本方临床疗效显著、无明显毒副作用。

现代药理研究证实，调脉饮组方中凉血清热主药牡丹皮极其有效部位丹皮酚具有抗心律失常、保护心血管、神经保护、增强免疫力等多种药理作用；赤芍对心脏的保护机制主要为避免氧化损伤、调节凋亡基因与促凋亡基因的表达以及维持细胞内外环境的平衡，具有减慢心率、增加冠脉流量、改善心功能和血液流变性等作用，赤芍总苷还有抗凝、抗血栓作用。调脉饮组方中辅药太子参、麦冬、五味子有效成分的药理活性主要有心肌保护、增加免疫、抗氧化等作用；丹参中的丹参酮ⅡA可降低正常心肌的 Ca^{2+} 含量减轻细胞内钙超载的状况，发挥钙通道的阻滞作用；川芎中的川芎嗪能减轻兔缺血性室性心律失常时心外膜单相动作电位改变程度，具有抗缺血性室性心律失常作用，其机制可能与抑制折返运动形成有关。佐药黄连中的主要成分小檗碱对腹主动脉狭窄性心肌病模型大鼠的心肌细胞中异常增大的瞬时外向钾电流（I_{t_0}）和内向整流钾电流（I_{k_1}）有明显的抑制作用。

现有治疗心律失常的中药方面，治则多为益气养阴。而调脉饮则依据中医理论和临床经验，从理、法、方、药等方面提出了中医治疗快速型心律失常以凉血清热为主要治则的辨证用药思路。本研究以调脉饮组方药物的药性、功效为依据，以"凉血清热"为切入点，将处方拆分为凉血清热药组、去凉血清热药组、全方组三组，分别观察比较各组抗实验性室性心律失常的作用及效果。结果证实调脉饮全方组和凉血清热药组均可延迟 $CaCl_2$ 诱发大鼠的室性早搏和死亡时间，而凉血清热药组、去凉血清热药组、全方组对于哇巴因诱发豚鼠室性期前收缩和死亡时间均有一定的延长作用，其中全方组和凉血清热药组延迟死亡时间较为显著，有统计学意义（$P < 0.05$），表明凉血清热药组在调脉饮方中发挥了主要作用。

哇巴因是经典的心律失常模型药，属于强心苷类药物，在细胞电生理水平上，可诱发心肌稳定的迟后去极化与触发活动；在器官水平上，可诱发心室肌室性期前收缩、室颤、室速，其机制可能是通过抑制 $Na^+ - K^+ - ATP$ 酶、$Ca^{2+} - Mg^{2+} - ATP$ 酶活性，引起细胞内钙超载实现的。调脉饮各组豚鼠心肌 $Na^+ - K^+ - ATP$、$Ca^{2+} - ATP$ 的蛋白表达降低，表明其可能是通过增强 $Na^+ - K^+ - ATP$ 酶和 $Ca^{2+} - Mg^{2+} - ATP$ 酶的活性，降低心肌胞质 Ca^{2+} 浓度，减轻 Ca^{2+} 超载而发挥抗心律失常作用。既往研究证明：调脉饮能使乌头碱诱发猫、大鼠的室性期前收缩和 T 波倒置在较短时间内恢复正常（$P < 0.01$）；调脉饮注射液对乌头碱、哇巴因、氯仿诱发的心律失常均有对抗作用（$P < 0.05$，$P < 0.01$），对心肌缺血再灌注所致心律失常有保护作用；调脉饮全方组与凉血清热药组对乌头碱致大鼠心律失常、哇巴因诱发豚鼠室性心律失常和结扎冠状动脉诱发大鼠心律失常发生率均具有抑制作用。而乌头碱是通过激活心肌细胞的快 Na^+ 通道，促使细胞膜去极化加速起搏点的自律性，提高心房传导组织和房室束 - 浦肯野系统等快反应细胞的自律性，缩短心肌不应期导致的心律失常；氯仿诱发心律失常与交感神经系统活性增高及心脏 β-受体激活有关。提示调脉饮全方组与凉血清热

药组不仅具有多离子通道阻滞广谱抗心律失常作用，还具有减轻心肌缺血再灌注损伤、抑制脂质过氧化、减少自由基损伤等多靶点效应。

中药糖心宁口服液对血管平滑肌细胞原癌基因 c-myc 和 c-fos 表达的影响[*]

糖尿病性冠心病是指糖尿病（DM）患者所并发或伴发的冠状动脉粥样硬化性心脏病，是一种多因素引起的严重心血管疾病，其病理基础是动脉粥样硬化（AS）。动脉粥样硬化是一个多因素参与的复杂的病理生理过程，国内外学者对此进行了大量研究，其中以 Ross 提出的损伤应答学说为学者们所公认。对于糖尿病致动脉粥样硬化来说，包括高血糖、高血脂等多种因素所致的动脉内皮损伤是动脉粥样硬化发生的始动环节，其后在多种细胞因子共同作用下，动脉中膜的平滑肌细胞（SMC）迁移到内膜增殖、分泌，加之平滑肌细胞内外脂质沉积，形成了动脉粥样斑块。其中血管平滑肌细胞（VSMC）的增殖在病理过程中起着关键作用，所以糖尿病性冠心病是一种以细胞增殖为主要病变的疾病，而失去对血管平滑肌细胞增殖的抑制作用是糖尿病性冠心病形成的关键和根本原因之一。

在细胞增殖的调控中，细胞增殖丝裂信号作用于细胞膜受体后，经 G 蛋白和蛋白磷酸化激酶传递给细胞增殖调控相关的核蛋白，后者通过促进与细胞分裂有关的基因进行表达而引起细胞增殖。在血管平滑肌细胞增殖研究中，原癌基因 c-myc、c-fos 的调控作用日益引起学者们的关注。原癌基因 c-myc、c-fos 属于早期基因范围，其表达产物是与细胞增殖调控有关的主要核蛋白，与细胞从 G。期到 Gl 期有关，它们的激活是平滑肌细胞增殖的一个始动因素。本实验采用 Northern 印迹杂交技术观察了中药糖心宁对高糖培养条件下血管平滑肌细胞原癌基因 c-myc 和 c-fos 表达的影响，从分子生物学水平探讨了其防止糖尿病源性动脉粥样硬化发生以及防治糖尿病性冠心病的作用机制。

1. 材料

1 实验动物：实验所用纯种日本大耳，白兔，北京大学医学部动物房提供。

2 实验药物：实验用药糖心宁口服液（由太子参 6g，麦冬 3g，五味子 2g，香附 2g，丹参 6g，牡丹皮 4g，黄连 2g 等药物组成，每毫升含生药 0.29）由北京中医医院制剂室提供，鲁南欣康（山东鲁南制药厂生产，批号 961018）由北京中医药大学东直门医院房提供。

3 实验试剂：Gibco BRL 公司：Hank's 液、DMEM 培养基、胎牛血清、甘氨酸、胰蛋白酶、Trizol 试剂。Santa Cruz 公司：抗 α-SM actin、抗 myosin 抗体。北京华美生物工程公司：MTT 溶液。Promega 试剂公司：Wizard plus 质粒微量缺血试剂盒，核酸限制性内切酶、无 RNase 的 DNaseI。Amersham-Pharmaeia 公司：硝酸纤维素膜。Boreigner 公司：High Prime 探针标记系统。Serva 公司：丙烯酰胺。亚辉公司：^{32}P-dCTP。Kodak 公司：X 线片。

---

* 宋冰. 出自中医杂志. 2004，45（4），292 – 294.

4　主要仪器：96孔细胞培养板（NUNC）、800ml细胞培养瓶（NUNC）二氧化碳培养箱（美国Sellab公司）、低速离心机、Beckman DU650紫外分光光度计、Kodak凝胶成像分析系统。

2. 方法

2.1　血管平滑肌细胞的培养与鉴定：取纯种日本大耳白兔胸主动脉，去除血管内膜及外膜后，置于含Hank's液的平皿中漂洗3次，将中膜剪成1mm×1mm大小，贴于培养皿底部，用含20%胎牛血清（FCS）的DMEM液培养，细胞生长融合后，用0.125%胰蛋白酶消化传代。细胞在光镜下呈典型的峰—谷状表现，免疫细胞化学检查：抗α-SMactin和抗myosin抗体染色阳性，电镜检查显示细胞质内含有大量肌原纤维，以鉴定平滑肌细胞，实验采用第4－8代培养细胞。

2.2　含药血清的制备：取纯种日本大耳白兔15只，随机分为5组（每组3只），即糖心宁组（设高、中、低3个剂量组）、鲁南欣康组和不含药血清组。糖心宁组每日依照分组分别按8ml/kg、4ml/kg、1ml/kg（含生药量分别为1.6g/kg、0.8g/kg、0.29g/kg）给予糖心宁口服液，将药液溶于蒸馏水中灌胃，连续用药7天；鲁南欣康组每日用鲁南欣康2.4mg/kg溶于蒸馏水中灌胃，连续用药7天；不含药血清组给予等量生理盐水灌胃，连续7天。以上各组均在最后一次灌胃2小时后心脏采血，分离血清，56℃灭活30分钟，分装后于－20℃保存。

2.3　分组及处理：共设6组。①不含药血清（正常糖）组：培养基中加入不含药血清，终浓度为20%。②高糖加不含药血清组：①组加入葡萄糖液，终浓度为30mmol/L。③高糖加含糖心宁高剂量血清组：培养基中加人含糖心宁高剂量组血清，终浓度为20%，再加入同②组等量的葡萄糖液。④高糖加含糖心宁中剂量血清组：培养基中加入含糖心宁中剂量组血清，终浓度为20%，再加人同②组等量的葡萄糖液。⑤高糖加含糖心宁低剂量血清组：培养基中加入含糖心宁低剂量组血清，终浓度为20%，再加入同②组等量的葡萄糖液。⑥高糖加含鲁南欣康血清组：培养基中加入含鲁南欣康血清，终浓度为20%，再加人同②组等量的葡萄糖液。

2.4　观测方法

2.4.1　血管平滑肌细胞的收集：将浓度为1×10^4细胞/ml的血管平滑肌细胞悬液接种于铺有明胶的96孔培养板中（100μl/孔），37℃5% CO_2培养箱中培养至生长融合后，倾去培养基，按分组的不同加入不同含药血清和刺激物的DMEM培养液100μl/孔（每组6复孔），不加刺激物的血管平滑肌细胞作为正常对照，37℃5% CO_2培养箱中共育，置于相差显微镜下观察各组细胞形态的变化，分别于0.5小时、2小时收集平滑肌细胞。

2.4.2　Northern印迹杂交（常规用β-actin做内参照）：①细胞总RNA的提取：分别将各时间点收集的平滑肌细胞于光镜下计数，取2×10^6平滑肌细胞用Trizol试剂提取总RNA，完全按说明书加入适量Trizol试剂裂解细胞，进行RNA提取。总RNA最后以DEPC处理过的超纯水溶解，在紫外分光光度计上测定样品的 OD260 和 OD280 值，并通过琼脂糖凝胶电泳分析 285 和 185rRNA 的比例，确定总 RNA 的质量和浓度。②RNA 甲醛变性胶电泳、转膜和固定：15～20μg 的总 RNA 进行甲醛变性胶电泳，配制 1% 琼脂糖变性胶，100V 电压下电泳 2 小时。电泳完毕后，用 DEPC 水淋洗电泳胶，20×SSC 浸泡 45 分钟，虹吸法 4℃持续转移过夜；转移完毕后，将膜在 6×SSC 溶液中浸泡 5 分钟，用滤纸吸干后，80℃烘干 2 小时。③cDNA 探针的制备和标记：将 C-myc、C-fos 重组质粒分别转化宿主菌后，抽提质粒 DNA。用相应的限制性内切酶切割，经电泳后，回收片段条带作为探针备用。取 25ng 探针 DNA，煮沸变性 10 分钟，迅速于冰盐浴中冷却，依次加入 4μg High Prime 溶液，5μg 3000Ci/mmol 的放射性核素水溶液，37℃孵育 10 分钟，加入 2μl 0.2mol/L EDTA（pH 8.0），65℃加热 10 分钟以终止反应。④预杂交和杂交、放射自显影：将已固定好的 NC 膜浸入 6×SSC 中 2 分钟。将润湿后的 NC 膜装入杂交袋中，按 0.2ml/cm 加入预杂交液，在杂交箱中 68℃预杂交 2 小时，加入放射性标记探针，68℃杂交过夜。取出杂交膜洗膜，空气干燥滤膜后，以保鲜膜包好后与 X 线片一起置于暗盒内，置 -70℃冰箱进行放射自显影。

3. 结果

3.1 原癌基因 c-myc 表达的测定：高糖刺激血管平滑肌细胞 2 小时后，c-myc 表达量较不含药血清（正常糖）对照组明显增强。在含药血清组中，不同剂量组糖心宁药物血清可以呈药物剂量依赖性地抑制平滑肌细胞 c-myc 表达，表现为低剂量组糖心宁药物血清即可抑制 c-myc 基因的表达，中、高剂量组糖心宁药物血清则可以更好地抑制 c-myc 基因的表达；与含鲁南欣康药物血清的西药对照组相比，中剂量组糖心宁药物血清即可达到西药对照组对 c-myc 基因表达的抑制作用（以 β-actin 为内参照）。

3.2 原癌基因 c-fos 表达的测定：高糖刺激胞 c-fos 表达，表现为低剂量组糖心宁药物血清即可抑制 c-fos 基因的表达，中、高剂量组糖心宁药物血清则可以更好地抑制 c-fos 基因的表达；与含鲁南欣康药物血清的西药对照组相比，中剂量组糖心宁药物血清即可达到西药对照组对 c-fos 基因表达的抑制作用（以 β-actin 为内参照）。

4. 讨论

中药糖心宁是魏执真教授积 30 多年临床实践总结的治疗糖尿病性心脏病的经验方，由太子参、麦冬、五味子、香附、丹参、牡丹皮、黄连等药物组成，具有益气养心、理气通脉、凉血清热的功效。

中药血清药理研究方法由日本学者田代真一提出，是指给动物经口用药一定时间后采血，取含药血清进行体外实验的一种研究方法。中药复方大多是经口服起作用，用中药粗制剂直接加入离体反应系统中（如细胞培养等）进行实验研究，方法学上还存在大量问题，如中药的杂质成分、各种电解质或揉质、酸碱度等都会对细胞的成长造成一定影响；有时还会出现中药复方含有的有效成分没有经胃肠道吸收（如某些高分子化合物），或经体内吸收代谢后失活，或本身无直接作用而经体内代谢后产生作用，或通过刺激第二信使而间接起作用等各种情况，都会影响到实验结果的可靠性。本实验采用了含药血清的实验方法，以排除外界影响因素的干扰，更接近药物体内环境中产生药效的过程，提高结果的可信度。

本实验结果显示，当平滑肌细胞在培养中加入高糖持续刺激一定时间后，C-myc 和 C-fos 基因的表达，量分别较正常对照组明显增强，提示高糖可促进原癌基因 C-myc 和 C-fos 的表达。在含药物血清组中，不同剂量组的含糖心宁药物血清可以呈药物剂量依赖性地抑制平滑肌细胞 C-myc 和 C-fos 基因的表达；与含鲁南欣康药物血清的西药对照组相比，中剂量组糖心宁药物血清即可达到西药对照组对 C-myc 和 C-fos 基因表达的抑制作用，提示糖心宁药物血清可明显抑制高糖促原癌基因 C-myc 和 C-fos 表达的作用，并通过抑制 C-myc 和 C-fos 基因的表达而起到抑制血管平滑肌细胞增殖的作用，从而防止糖尿病病源性动脉粥样硬化发生、有效防治糖尿病性冠心病。

运用分子生物学方法和手段来研究中药复方还处于不断进步、不断完善的过程。本实验从一定角度探讨了中药糖心宁防止糖尿病病源性动脉粥样硬化发生及防治糖尿病性冠心病的作用机制，显示了糖心宁药物血清对高糖刺激下血管平滑肌细胞 C-myc 和 C-fos 基因表达的抑制作用，在分子生物学水平为治疗糖尿病性冠心病疗效显著的中药制剂——糖心宁的开发研制及临床应用提供了依据，也为中医药防治糖尿病性冠心病的研究提供了新的思路和方法。

糖心宁治疗糖尿病性心脏病的实验研究[*]

糖心宁为笔者经多年临床验证的经验方，由太子参、麦冬、五味子、丹参、川芎、香附、香橼、丹皮、赤芍等组成，具益气养心、理气通脉、凉血清热之功。用于治疗糖尿病性心脏病疗效显著。为进一步探讨该方的作用机理，特进行以下研究，报告如下。

糖心宁形态学实验研究

1. 糖尿病大鼠模型的制造及分组　Wistar 大鼠，雄性，体重 190～220g，禁食 12h 后，每只腹腔注射用 0.1mol/L 柠檬酸缓冲液（pH = 4.12）配制的 0.6% 链脲佐菌素（STZ，60mg/kg 体重，Serva 公司提供），1 周后采用葡萄糖氧化酶法测空腹血糖，高于 250mg/dl（13.9 mmol/L）者为造模成功。分为正常对照组：不做特殊处理；模型对照组：喂灌饮用水 6ml/d；中药低剂量治疗组：喂灌糖心宁口服液（北京中医医院制剂室生产，批号：950412）3ml/d；中药高剂量治疗组：灌喂糖心宁口服液 6ml/d。

2. 动物取材及处理　根据动物的不同存活期，取心室肌，用 10% 福尔马林固定，制成石蜡切片，进行 HE 染色和 PAS 染色，在光镜下观察；取心室肌，用 4% 的多聚甲醛及 2%、

---

* 易京红. 出自中国医药学报. 2004, 19 (10), 631－633.

5％的戊二醛固定后，组织块再经锇酸缓冲液、醋酸双氧铀固定，丙酮梯度脱水，Epon812环氧树脂包埋，LKB-Ⅴ型超薄切片机切片，醋酸双氧铀－柠檬酸铅染色，透射电镜观察；取存活12周动物，在解剖显微镜下取冠状动脉，其余处理同前。

3. 结果

3.1 动物的空腹血糖 造模后各组大鼠的血糖均比正常对照组明显升高（$P < 0.101$），只有中药高、低剂量治疗组疗后比疗前有所下降（$P < 0.105$），说明糖心宁有一定降低血糖的作用。

3.2 光镜观察 造模5周、治疗4周时，可见模型对照组大鼠心肌细胞肿胀，因肌丝丢失而变得排列稀疏，肌丝断裂、溶解，心肌出现大面积玻璃样变性及坏死灶；心肌间小血管增生活跃，血管壁增厚，管腔变窄。中药治疗低、高剂量组之间没有差异，基本同正常对照组，偶见心肌小面积玻璃样改变，血管正常，未见微血管增生及血管壁增厚。

3.3 电镜观察 心肌的超微结构变化：造模后5周，模型对照组大鼠心肌出现空泡样或灶性坏死，心肌肌丝排列紊乱、稀疏、明暗带不明显；有的肌丝断裂、肌原纤维减少或丢失；心肌细胞的线粒体排列紊乱、肥大肿胀、形成管状或空泡样变性及髓样变性，线粒体内有沉积物。另外还见到心肌内有较多的脂滴沉积。中药治疗低、高剂量组之间无明显差别，但较模型对照组病理改变明显减轻，唯可见线粒体增多，心肌间偶可见坏死灶，但未见髓样物，心肌间脂滴沉积也较少。心脏微血管的变化：造模后5周，模型对照组大鼠心肌细胞内微血管内皮细胞肿胀，内质网扩张，内腔狭小、扭曲，心肌内微血管数量明显增多，但微血管的基底膜增厚不明显。中药治疗组大鼠心肌内的微血管数量及形态变化不大，基本同正常对照组。冠状动脉的超微结构变化：造模后13周，模型对照组大鼠冠状动脉内皮及内皮下层均有不同程度的增厚，冠状动脉的中层平滑肌细胞出现坏死和增生，且几乎所有模型对照组大鼠的冠状动脉都处于紧张状态。而中药高、低剂量治疗组大鼠冠状动脉的内皮、内皮下层和中层平滑肌细胞形态、数量则变化不大，基本同正常对照组。

糖心宁分子生物学实验研究

1. 血管平滑肌细胞（VSMC）的培养鉴定与实验分组

1.1 VSMC 的培养与鉴定 取纯种日本大耳白兔胸主动脉，去除血管内膜及外膜后，将中膜剪成 1mm² 大小，贴于培养皿底部，用含20％胎牛血清（FCS）的 DMEM 液培养，细胞生长融合后，用 0.125％ 胰蛋白酶消化传代。细胞在光镜下呈典型的峰－谷状表现，电镜检查显示细胞质内含有大量肌原纤维，免疫细胞化学检查抗 A-SM actin 和抗 myosin 抗体染色阳性，故鉴定是 VSMC。

1.2 对体外高糖培养条件下 VSMC 增殖影响的观测

实验共分 5 组，培养基中加入①不含药血清（正常糖）组：不含药血清终浓度 20％；②高糖＋不含药血清组：①组加入终浓度 30mmol/L 葡萄糖液；③高糖＋含糖心宁高剂量血清组：同②组等量的葡萄糖液＋终浓度 20％ 的含糖心宁高剂量组；④高糖＋含糖心宁中剂量血清组：同②组等量的葡萄糖液＋终浓度20%的含糖心宁中剂量组血清；⑤高糖＋含糖心宁低剂量血清组：同②组等量的葡萄糖液＋终浓度20%的含糖心宁低剂量组血清。

1.3 对高糖及外源内皮素-1（ET-1）介导的VSMC增殖影响的观测共分8组，培养基中加入①不含药血清（正常糖）＋ET-1组：不含药血清终浓度20%；②高糖＋不含药血清＋ET-1组：①组＋终浓度30mmol/L葡萄糖液；③高糖＋含糖心宁高剂量血清组：同②组等量的葡萄糖液＋终浓度20%糖心宁高剂量组血清；④高糖＋含糖心宁中剂量血清组：同②组等量的葡萄糖液＋终浓度20%糖心宁中剂量组血清；⑤高糖＋含糖心宁低剂量血清组：同②组等量的葡萄糖液＋终浓度20%糖心宁低剂量组血清；⑥高糖＋含鲁南欣康血清组：同②组等量的葡萄糖液＋终浓度20%鲁南欣康血清；⑦高糖＋不含药血清组：终浓度30mmol/L葡萄糖液＋不含药血清；⑧不含药血清（正常糖）组：终浓度20%不含药血清。

2. 含药血清的制备 取纯种日本大耳白兔15只，随机分为糖心宁高、中、低3个剂量组、鲁南欣康组和不含药血清组（每组3只）。糖心宁组每日依照分组分别按8ml/kg、4ml/kg、1ml/kg给予糖心宁口服液灌胃；鲁南欣康组每日按214mg/kg量灌胃；不含药血清组给予等量生理盐水灌胃。以上各组均连续用药7天，在最后1次灌胃2h后心脏采血，分离血清，56℃灭活30min，分装后 −20℃ 保存备用。

3. 统计分析方法 实验数据运用SPSS统计软件，进行组间比较。

4. 结果

4.1 含糖心宁血清对体外高糖培养条件下的VSMC增殖的影响。

4.1.1 VSMC增殖的测定结果-MTT法高糖刺激下VSMC 24h和48h值均升高（$P < 0.101$），说明在体外高糖培养条件下可以刺激VSMC的增殖；而加入含糖心宁药物血清组较对照组均低（$P < 0.101$），说明其对高糖刺激下VSMC的增殖有明显的抑制作用。

4.1.2 血小板衍化生长因子（PDGF）的测定 高糖刺激VSMC 24h和48h后，PDGF含量明显升高（$P < 0.01$），说明在体外高糖培养条件下可促进VSMC自分泌PDGF；而加入含糖心宁药物血清组较对照组②组PDGF含量均低（$P < 0.01$），说明其具有明显抑制高糖促平滑肌细胞（SMC）自分泌PDGF的作用。

4.1.3 原癌基因c-myc基因表达的测定-2h Northorn Blot结果 高糖刺激VSMC 2h后，c-myc表达量较不含药血清（正常糖）对照组明显增强，提示高糖通过促进c-myc表达而促使SMC增殖。在含药血清组中，不同剂量组糖心宁药物血清可呈药物剂量依赖性地抑制SMC的c-myc的表达。

4.1.4 原癌基因c-fos基因表达的测定-0.5h Northorn Blot结果 c-fos表达量较不含药血清（正常糖）对照组明显增强，提示高糖通过促进c-fos表达而促使SMC增殖。在含药血清组中，不同剂量组糖心宁药物血清可以呈药物剂量依赖性地抑制SMC的c-fos的表达，提示它是通过抑制c-fos的表达而起到抑制VSMC增殖的作用。

4.2　含糖心宁血清对 ET-1 介导的 VSMC 增殖影响的观测

4.2.1　VSMC 增殖的测定高糖和/或 ET-1 刺激 VSMC 24h 和 48h 值均升高，与 ⑧组比较：$P < 0.01$，说明在体外培养条件下高糖和/或 ET-1 可以刺激 VSMC 增殖；而加入含糖心宁药物血清组较对照组②组值均降低（$P < 0.01$），说明其对高糖及 ET-1 协同促 VSMC 的增殖有明显抑制作用。

4.2.2　PDGF 的测定高糖和/或 ET-1 刺激 VSMC 24h 和 48h 后，PDGF 含量均明显升高，与对照组 À 组比较：$P < 0.01$，说明在体外高糖和/或 ET-1 可以促进 VSMC 自分泌 PDGF；而加入含糖心宁药物血清组较对照组②组值均降低 $P < 0.01$，说明其具有明显抑制高糖及 ET-1 协同促 SMC 自分泌 PDGF 的作用。

4.2.3　原癌基因 C-my 基因表达的测定 2h Northorn Blot 结果刺激 2h 后，不同剂量组糖心宁药物血清可以呈药物剂量依赖性地抑制 SMC 的 c-myc 的表达，说明它具有很好地拮抗高糖和 ET-1 协同促 SMC 的 c-myc 基因表达作用。

4.2.4　原癌基因 c-fos 基因表达的测定 30min Northorn Blot 结果不同剂量组糖心宁药物血清可以呈药物剂量依赖性地抑制 SMC 的 c-fos 的表达，说明它具有很好地拮抗高糖和 ET-1 协同促 SMC 的 c-fos 基因表达作用。

讨　论

糖尿病性心脏病是指糖尿病病人所并发或伴发的心脏病，包括冠心病、糖尿病性心肌病、微血管病变和自主神经病变所致的心律失常。近年的研究表明，糖尿病性心脏病引起的死亡约占糖尿病病人病死率的 70% ~ 80%，是糖尿病病人病死的首位原因，也是糖尿病最重要的并发症之一。其发病机制十分复杂，参与因素很多，如高血糖、高胰岛素血症、高脂血症、高凝及血瘀倾向、自主神经病变、过氧化损伤、血管壁损伤、血管内皮素、心钠素等血管活性物质等，至今尚未完全阐明，近年来分子生物学的发展，为其研究开辟了新纪元。

糖尿病性心脏病病理组织学表明，在糖尿病性心脏病主要特异的心肌、微血管病变及冠脉粥样硬化改变中，平滑肌细胞增生起着重要的作用，它是一种以细胞增生为主要病变的疾病，其改变与 PDGF、癌基因的表达与调控关系十分密切，c-myc 基因和 c-fos 基因激活、PDGF 生成过多，促进平滑肌细胞增殖增生，失去对平滑肌细胞增殖的抑制作用是糖尿病性心脏病形成的关键和根本原因。

本研究证实，糖心宁可治疗实验性糖尿病性心脏病大鼠的心肌、微血管和冠状动脉病变；含糖心宁药物血清对于高糖及外源 ET-1 刺激下的血管平滑肌细胞增殖亦有较好的抑制作用，且显著拮抗高糖及 ET-1 协同的 PDGF 自分泌作用，并显著抑制 C-myc 及 C-fos 基因的表达，是糖心宁重要的作用机制。

基于 ROCK-MAPK 通路观察糖心宁干预糖尿病心肌病作用机制研究[*]

糖尿病心肌病（DCM）是糖尿病状态下排除其他引起心脏异常的因素后，出现的一系列心脏结构异常，并最终导致心肌重构的病理改变，是一种独特的心肌病理状态，心肌肥大、心肌灶性坏死、广泛纤维化和心肌内小动脉内膜及内膜下增厚是糖尿病心肌病的特征性病理表现，现代医学认为多个信号传导通路参与了心室重构过程，目前认识到的介导心室重构的信号通路主要包括蛋白激酶 C（PKC）通路、钙调神经磷酸酶（CaN）通路和丝裂素活化蛋白激酶（MAPK）通路等。本实验通过给予 ROCK 通路阻滞剂法舒地尔作为对照药，探讨糖心宁对 ROCK-MAPK 信号通路的影响及其减轻心室重构的作用机制。现报告如下。

1. 材料与方法

1.1　动物　雄性 SD 大鼠 44 只，SPF 级，体质量 180～220g，于 SPF 级动物房喂养，饲养条件为恒温 20～24℃，相对湿度 40～70℃，明暗交替 12h/12h，普通饲料，自由进食水。由中国食品药品检定研究院提供，动物合格证号：SCXK（京）2014 - 0013。

1.2　试药与仪器　糖心宁（太子参、麦冬、五味子、丹参、川芎、香附、香橼、佛手、牡丹皮、赤芍、黄连），由北京中医医院中药房提供。糖心宁制备成水煎剂，等效剂量为成人正常剂量按体表面积系数折算乘以 7，高剂量为等效剂量的 2 倍。盐酸法舒地尔注射液（依立卢，旭化成制药株式会社，批准文号：H20100282）。链脲佐菌素（STZ，货号：S0130，Sigma 生产）、兔抗大鼠 MMP-2 单克隆抗体（货号：BA0569，武汉博士德生物公司生产）、兔抗大鼠 MMP-9 单克隆抗体（货号：PB0710，武汉博士德生物公司生产）、兔抗大鼠 TIMP-1 多克隆抗体（货号：BA0575，武汉博士德生物公司生产）、兔抗大鼠 TIMP-2 多克隆抗体等（货号：BA0576，武汉博士德生物公司生产）、脱水机、包埋机（Leica 公司提供，EG1140C）、石蜡切片机（Leica 公司提供，RM2135），生物图像分析软件 AON-STUDIO 2012 等。

1.3　造模与给药　采用链脲佐菌素（STZ）腹腔注射制作糖尿病大鼠模型。普通饲料适应性喂养 1 周后，禁食 12h，期间自由饮水，造模组 35 只大鼠按 55mg/kg 剂量单次腹腔内注射 STZ，空白组 9 只大鼠腹腔内注射等体积柠檬酸缓冲液，分别于 72h、1 周后，采用葡萄糖氧化酶法尾静脉取血测定空腹血糖，两次空腹血糖均≥11.1 mmol/L，定义为糖尿病大鼠造模成功。第 5 周（STZ 注射后第 4 周），空白组随机抽取 1 只大鼠、造模组随机抽取 3 只大鼠取材，HE 染色，观察空白组及造模组的心肌组织，若造模组表现为心肌细胞肿胀，肌丝排列稀疏，肌丝断裂、溶解，心肌出现大面积玻璃样变性及坏死，可认为 DCM 大鼠造模成功。空白组大鼠 8 只，模型组大鼠 32 只，将模型组随机分为 4 组，分别为模型组、法

---

* 李景. 见于中国中医急症. 2017，26（1），26 - 32.

舒地尔组、糖心宁高剂量组、糖心宁等效剂量组。空白组、模型组予等量清洁饮用水灌胃，每日 1 次，按 1 ml/100 g 计算，法舒地尔组给予法舒地尔 10 mg/（kg·d）腹腔注射，糖心宁高剂量组给予糖心宁 9 g/（kg·d）灌胃，等效剂量组给予 4.5 g/（kg·d）灌胃，每日 1 次，共给药 8 周。

1.4 标本采集与检测 ①一般情况：平时记录大鼠活动状态、毛色、精神状态、饮食、二便情况。每周测血糖和称体质量。②心肌肥厚指数（LVHI）：给药 8 周结束后，腹腔注射戊巴比妥钠（40 mg/kg）将大鼠麻醉，腹主动脉取血，3000 r/min 离心 15 min，分离血清，处死动物，迅速取出心脏，称取动物全心质量（CW）、左心室游离壁湿质量（LVW），计算 LVHI，LVHI = LVW/CW。心脏保存于 10% 甲醛溶液。③心肌组织形态学观察：HE 染色光镜下观察大鼠心肌细胞肿胀程度，肌丝、肌纤维排列情况。④免疫组化法检测心肌组织 ROCK、JNK、P38MAPK 蛋白表达：采用免疫组化方法石蜡切片常规脱蜡至水，过梯度酒精，PBS 清洗后甩干，内源性过氧化物酶封闭消除背景染色，PBS 清洗，浸入柠檬酸盐溶液，水浴锅加热法修复抗原，冷却至常温，正常山羊血清封闭非特异性抗原，PBS 清洗甩干，滴加抗小鼠一抗，4℃ 过夜。PBS 泡洗、甩干，加入羊抗小鼠二抗，PBS 洗片，DAB 显色，封片，在 400 倍镜下拍片，每张片选 10 个视野。应用生物图像分析软件 AON-STUDI-O2012 对 ROCK、JNK、P38MAPK（细胞质中棕褐色颗粒为阳性）表达进行图像分析，测量阳性物质的面积百分比（Percent）和积分光密度（IOD），结果用质量评分公式 Q = P/I（Q：Quality，P：Percent 阳性物质表达面积，I：IOD 值）来评价蛋白表达情况。

1.5 统计学处理 应用 Sigmastat 4.0 软件。进行方差分析，各组间两两差异比较采用 LSD-t 检验。$P < 0.05$ 为差异有统计学意义。

2. 结果

2.1 各组大鼠血糖、血脂水平比较 见表 1。结果显示，模型组大鼠空腹血糖、甘油三酯明显高于空白组（均 $P < 0.05$）；与模型组比较，法舒地尔组、糖心宁高剂量组、糖心宁等效剂量组甘油三酯水平明显降低（均 $P < 0.05$），但空腹血糖未见明显变化（均 $P > 0.05$）。

表1 各组大鼠血糖、血脂水平比较（$\bar{X} \pm S$）

组别	n	血糖（mmol/L）	甘油三酯（mmol/L）
空白组	8	5.68 ± 0.53	1.73 ± 0.69
模型组	8	24.77 ± 3.22 *	11.29 ± 6.31 *
法舒地尔组	8	25.69 ± 2.92	4.01 ± 2.06 △
糖心宁高剂量组	8	26.18 ± 5.03	5.38 ± 3.29 △
糖心宁等效剂量组	8	25.20 ± 4.76	2.18 ± 1.43 △

与空白组比较，* $P < 0.05$；与模型组比较，△$P < 0.05$。下同。

2.2 各组大鼠 LVHI 比较 见表 2。模型组大鼠 LVHI 明显高于空白组（$P < 0.05$）；与模型组比较，法舒地尔组、糖心宁高剂量组、糖心宁等效剂量组心肌肥厚指数均低于模型组（$P < 0.05$）。

表2 各组大鼠 LVHI 比较 （$\bar{X} \pm S$）

组别	n	CW（g）	LVW（g）	LVHI
空白组	8	1.28 ± 0.19	0.93 ± 0.12	0.64 ± 0.02
模型组	8	1.77 ± 0.18	1.13 ± 0.09	0.73 ± 0.08 *
法舒地尔组	8	0.99 ± 0.08	0.65 ± 0.09	0.65 ± 0.06 △
糖心宁高剂量组	8	1.03 ± 0.18	0.67 ± 0.09	0.64 ± 0.06 △
糖心宁等效剂量组	8	1.08 ± 0.19	0.69 ± 0.12	0.65 ± 0.06 △

2.3 各组大鼠心肌组织病理学变化比较 见图 1。HE 染色光镜下观察，空白组大鼠心肌细胞肌节完整，肌丝、线粒体排列比较整齐。模型组大鼠心肌细胞肿胀，肌丝排列稀疏，肌丝断裂、溶解，心肌出现大面积玻璃样变性及坏死。糖心宁高剂量组、糖心宁等效剂量组、法舒地尔组大鼠心肌细胞肿胀，肌丝排列均较模型组有明显好转。

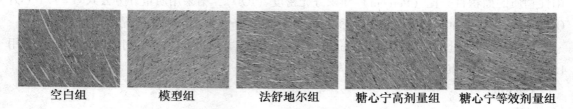

空白组　　　　模型组　　　　法舒地尔组　　　糖心宁高剂量组　　糖心宁等效剂量组

图1 各组糖尿病心肌病大鼠心肌组织（HE 染色，200 倍）

2.4 各组大鼠心肌组织 ROCK1、ROCK2 蛋白表达比较 见表 3。与空白组大鼠比较，模型组大鼠的 ROCK1 蛋白表达显著增加（$P < 0.05$），而 ROCK2 蛋白表达未见明显增加（$P > 0.05$）。与模型组大鼠比较，法舒地尔组、糖心宁高剂量组、糖心宁等效剂量组的 ROCK1 蛋白表达受到显著抑制（$P < 0.05$），ROCK2 蛋白表达未见明显改变（$P > 0.05$）。与法舒地尔组比较，糖心宁高剂量组明显抑制 ROCK1 蛋白表达（$P < 0.05$），而糖心宁等效剂量组则并不明显（$P > 0.05$）。

表3 各组大鼠 ROCK1、ROCK2 蛋白表达比较 （$\bar{X} \pm S$）

组别	n	ROCK1	ROCK2
空白组	8	146.17 ± 10.54	50.99 ± 10.79

续表

组别	n	ROCK1	ROCK2
模型组	8	$187.21 \pm 8.87^{*}$	64.51 ± 11.74
法舒地尔组	8	$89.14 \pm 11.00^{\triangle}$	61.61 ± 6.78
糖心宁高剂量组	8	$96.62 \pm 14.28^{\triangle\#}$	57.28 ± 10.79
糖心宁等效剂量组	8	$102.13 \pm 8.54^{\triangle}$	5679 ± 7.01

与法舒地尔组比较,$^{\#}P < 0.05$。

2.5 各组大鼠心肌组织 JNK、P38MAPK 蛋白表达比较 见表4。与空白组大鼠比较,模型组大鼠的 JNK、P38MAPK 蛋白表达均显著增加($P < 0.05$),与模型组大鼠比较,法舒地尔组、糖心宁高、等效剂量组大鼠 JNK、P38MAPK 蛋白表达均明显受到抑制($P < 0.05$)。

表4 各组大鼠 JNK、P38MAPK 蛋白表达比较 ($\bar{X} \pm S$)

组别	n	JNK	P38MAPK
空白组	8	62.88 ± 14.87	64.99 ± 11.42
模型组	8	$157.19 \pm 22.25^{*}$	$117.82 \pm 12.70^{*}$
法舒地尔组	8	$129.36 \pm 17.10^{\triangle}$	$45.56 \pm 7.99^{\triangle}$
糖心宁高剂量组	8	$95.91 \pm 13.94^{\triangle}$	$51.63 \pm 10.21^{\triangle}$
糖心宁等效剂量组	8	$126.60 \pm 14.23^{\triangle}$	$52.94 \pm 7.44^{\triangle}$

3. 讨论

心室重构是心脏对损伤、负荷、神经体液激素等病理性刺激的代偿性、适应性变化,但是长期的病理性刺激会导致适应不良,产生心肌肥大、心肌细胞凋亡及间质纤维化等结构性改变,使心肌相对缺血、缺氧,进而发展成为心力衰竭,是糖尿病心肌病的特征性病理表现。

Rho 相关卷曲螺旋形成蛋白激酶(ROCK)信号通路是机体各组织中普遍存在的一条信号传导通路,ROCK 与其下游效应分子是细胞内信号传导通路的重要成分。目前多种心室重构动物模型中均发现 ROCK 通路的活化,包括压力负荷、损伤、激素(Ang Ⅱ、醛固酮及异丙肾上腺素等)及糖尿病诱导的大鼠模型。ROCK 主要包括两种亚型:ROCK1 和 ROCK2。ROCK1 定位于第 18 号染色体,包含 1354 个氨基酸。ROCK2 定位于第 2 号染色体,包含 1388 个氨基酸。两者具有 65% 的氨基酸同源性和 92% 的催化结构域同源性。有研究显示

ROCK 在糖尿病心肌病的心肌重构中发挥了作用，心脏局限的 ROCK1 高表达能促使心肌纤维化和细胞凋亡，加速心室重构成为心力衰竭，而 ROCK1 基因剔除能抑制心肌纤维化和细胞凋亡，完全防止小鼠死亡，并阻止心室重构进展成为心力衰竭。而 ROCK2 能抑制心肌肌钙蛋白 T/I，故 ROCK2 可能参与调解细胞的收缩功能。

MAPK 是一组能被不同的细胞外刺激，如细胞因子、神经递质、激素、细胞应激及细胞黏附等激活的有丝分裂原活化蛋白激酶，主要包括 3 个亚族：ERK、JNK、p38MAPK。Zhang L 等研究发现抑制 P38MAPK 磷酸化后可减少心肌纤维化，减轻心室重构。Li CJ 等研究表明通过抑制 JNK 和 P38MAPK 的激活后可减轻 DCM 大鼠的心室重构。MAPK 作为 ROCK 的下游通道，通过抑制 ROCK 通路，进而使 MAPK 通路的 JNK、P38MAPK 等蛋白表达受到抑制，能够减轻 DCM 大鼠的心肌重构。Fierro C 等研究也发现，在左心室和主动脉壁中法舒地尔能降低 MYPT-1、ERM 及 P38MAPK 的磷酸化水平。本实验中法舒地尔组通过抑制 ROCK 进而抑制 JNK、P38MAPK 蛋白表达，进而减轻心室重构，与既往研究也是基本一致的。同时本实验研究显示 DCM 大鼠 ROCK1 蛋白表达显著增加，ROCK2 蛋白表达未见明显变化，说明主要通过激活 DCM 大鼠的 ROCK1 进而激活了 ROCK-MAPK 通路参与了心室重构。

糖心宁是我院国家级名老中医魏执真教授多年临床实践形成的经验方剂。方以太子参、麦冬、五味子益气养心，以香附、香橼、佛手宽胸理气，配以丹参、川芎活血通脉，牡丹皮、赤芍凉血清热，黄连厚肠止泻，诸药相伍，共奏益气养心、理气通脉、凉血清热之功。既往实验研究结果显示，糖心宁能够改善实验性 DCM 大鼠的心肌、微血管和冠状动脉病变；对 DCM 心肌超微结构变化病理改变具有明显改善作用，从而起到对心脏的保护作用，延缓心室重构。本实验中，与法舒地尔组比较，糖心宁高剂量组、等效剂量组也通过抑制 ROCK 进而抑制 JNK、P38MAPK 蛋白表达，说明糖心宁可能通过与法舒地尔相同的机制即抑制 ROCK-MAPK 从而减轻 DCM 的心室重构。

综上所述，本实验研究通过给予 ROCK 通路阻滞剂法舒地尔作为对照药，研究糖心宁减轻糖尿病心肌病大鼠心室重构的信号转导通路，初步发现糖心宁高剂量组、等效剂量组抑制 ROCK1、JNK、P38MAPK 蛋白表达与法舒地尔组基本一致，其改善实验性糖尿病心脏病大鼠心肌病变，延缓心室重构可能是通过 ROCK-MAPK 信号通路实现。实验设计针对 ROCK-MAPK 通路中 MAPK3 个亚族中的 JNK、P38MAPK 进行了研究，但对 ERK 这一支通路尚未涉及；研究中还发现 ROCK2 蛋白表达未见明显变化，其在 DCM 大鼠心室重构中的作用有待进一步探讨。

第三章
学生及弟子运用魏执真教授学术经验于临床的验案选录

第一节　学生易京红验案

1. 宗××，男，65 岁。初诊日期：2011 年 3 月 4 日。

主诉：反复心前区闷痛 5 月余。近 5 月余无明显诱因反复发作心前区闷痛，多于晚上发作，每天发作 1 ~ 2 次，每次发作持续约 1 小时左右活动后逐渐缓解。2010 年 10 月 27 日于北京协和医院经冠状动脉造影检查发现："冠状动脉粥样硬化症、左前降支中段肌桥"。近半年一直服用盐酸曲美他嗪、拜阿司匹林、富马酸比索洛尔、辛伐他汀治疗，效果不佳。刻下症：无明显诱因反复于晚上休息状态发作心前区闷痛，一周平均发作 5 ~ 7 次，需含服硝酸甘油或复方丹参滴丸 15 ~ 30 分钟可缓解，伴心悸汗出，白天后背阵发痛，嗳气纳呆，夜寐欠安，尿便调。舌紫暗，边有齿痕，苔薄白腻，脉弦滑。查体：BP120/76mmHg，神清，精神可，步入诊室，双肺呼吸音清，心率 70 次/分，腹软，双下肢无浮肿。既往史：有高血压病史 10 余年。近半年一直服用氯沙坦钾片、苯磺酸氨氯地平治疗。血压维持在 120 - 140/70 - 80mmHg。西医诊断：冠心病，左前降支肌桥，不稳定型心绞痛；高血压病。中医辨证：心气阴虚，痰瘀互结，痹阻心脉。治法：益气养阴，疏气化痰，活血通脉。处方：太子参 30g、麦冬 15g、五味子 10g、川芎 15g、丹参 30g、丹皮 15g、赤芍 15g、枳壳 10g、香附 10g、乌药 10g、佛手 10g、香橼 10g、三七面^{分冲}3g、黄连 10g、炒酸枣仁 30g、首乌藤 30g、石菖蒲 10g、远志 10g、焦三仙 30g，水煎服，日一剂。

服用前方 1 周，仅发作 1 次心前区疼痛，含服复方丹参滴丸 30 分钟后缓解，伴后背疼痛，夜寐欠安，尿便调。舌淡暗，边有齿痕，苔薄白腻，脉沉细。调整处方为：太子参 30g、地龙 30g、紫苏梗 15g、川芎 15g、丹参 30g、丹皮 15g、赤芍 15、枳壳 10g、香附 10g、乌药 10g、佛手 10g、桑寄生 30g、三七面^{分冲}3g、黄连 10g、杜仲炭 15g、首乌藤 30g、石菖蒲 10g、远志 10g、生石决明 30g、陈皮 10g、川牛膝 30g，水煎服，日一剂。

服药两周，发作 2 次心前区憋闷疼痛，但程度较轻未含服复方丹参滴丸及硝酸甘油，4 小时后缓解，无后背疼痛，偶有头痛，夜寐安，小便调，大便软日一行。舌淡暗，边有齿痕，苔薄白腻，脉沉细。前方去乌药加炒薏苡仁 30g，水煎服，日一剂。

再服药两周，晨起时感心前区憋闷疼痛，但程度较轻可自行缓解，无后背疼痛，仍头痛。近日受风寒后咽痒、咳嗽，咯少许白黏痰。夜寐安，小便调，大便软日一行。舌淡暗，边有齿痕，苔薄白腻，脉沉细。前方去桑寄生、杜仲炭、香橼、佛手，加桔梗10g、锦灯笼10g、浙贝母10g，水煎服，日一剂。

再服两周，晨起时感心前区憋闷疼痛，但程度轻约持续3~5分钟可自行缓解，头痛、咽痒咳嗽诸症明显缓解。舌淡暗，边有齿痕，苔薄黄腻，脉弦滑。前方去桔梗、浙贝母，加薤白15g，水煎服，日一剂。

连续服用1月，患者未再发作心前区憋闷疼痛及后背疼痛，半年后随访，病情平稳，未发作心前区闷痛。

按：《灵枢·五邪篇》云："邪在心，则病心痛。"《素问·藏气法时论》亦云："心病者，胸中痛，胁支满，胁下痛，膺背肩胛间痛，两臂内痛。"魏执真教授认为，冠心病心绞痛病性属本虚标实，心阳气或心阴血不足是冠心病心绞痛的根本原因。另外，忧郁思虑等情志因素伤及心脏，可致心脉气机阻滞；饮食不节，脾运不化导致痰湿内生，也可阻滞心脉；寒邪内侵，阻滞心脉等也是心脉不通的原因。并将本病分为心脾不足、痰气阻脉和心气阴虚、郁瘀阻脉两型进行辨证论治。本例即遵循了她的证治思路，心脏以血为体，心阳气的温煦和推动正常，有赖于心阴血的濡养和滋润，因患者年过六旬脏腑已虚，其反复发作心前区闷痛伴心悸汗出、夜寐欠安均为心气阴虚之表象；嗳气纳呆及舌脉则体现出痰湿内生、瘀血痹阻心脉之征，故以魏教授经验方通脉理气汤和疏化活血汤合方加减。因患者腰背疼痛故酌情加桑寄生、杜仲炭，服药期间出现大便软，故佐以炒薏苡仁健脾化湿；治疗过程中发生证候变化注意随症加减，头痛加生石决明、川牛膝平肝潜阳、引血下行；兼外感风寒咽痒咳痰表证则加桔梗、锦灯笼、浙贝母疏风化痰利咽之品随症加减，终获得满意疗效。

2. 李××，女，72岁。初诊日期：2015年4月15日。

主诉：口干口渴17年，伴心悸胸闷2年加重3天。患者17年前出现口干口渴、乏力、消瘦，体重较前减轻5千克。于当地医院查尿糖4＋，空腹血糖19mmol/L，诊为"2型糖尿病。"曾口服消渴丸及格华止0.5gTid，监测血糖空腹11~12mmol/l，餐后血糖12~13mmol/，血糖控制一直不达标。6年前体检时查心电图异常，诊断为"冠心病、心律失常，频发房早"，4年前因心肌梗死与西医医院行"冠脉支架植入术"。近2年经常出现心悸胸闷、心跳间歇等不适症状，服用单硝酸异山梨酯、比索洛尔、曲美他嗪症状改善不明显。近9个月口服格列美脲片2mg qd，格华止0.5g tid，阿卡波糖50mg（午餐及晚餐时）监测空腹血糖8~9mmol/L，餐后血糖9~10mmol/L。为进一步系统诊治，2015年3月24日—4月3日曾在我院内分泌科住院治疗，出院后近两周用药：格列美脲片2mg qd，阿卡波糖片100mg tid，二甲双胍0.5g tid，单硝酸异山梨酯分散片20 mg bid，曲美他嗪20 mg tid，比索洛尔5mg qd，地尔硫䓬30 mg tid，氨氯地平5mg qd，阿托伐他汀20m qn，氯吡格雷50 mg qd。出院后自测空腹血糖6.5~7.0mmol/L，餐后血糖9~10.2mmol/L。刻下症：近3日无明显诱因反复发作心悸胸闷，休息及活动时均有发作，自觉心跳快有间歇，平卧休息 15~30 分钟可稍缓解，伴乏力汗出，口干口苦，脘腹痞满，眠差多梦，小便调，大便黏滞不爽，一二日一行。舌淡暗，边有齿痕，苔黄白厚腻，脉细促。查体：BP140/70mmHg，神清，精神弱，步入诊室，双肺呼吸音清，心率 88 次/分，间歇 15~18 次/分，腹软，双下肢无浮肿。既往高血压史 20 年，14 年前因胆囊结石行胆囊摘除术，高脂血症病史 6 年。辅检：超声心动图：左房轻大，左室舒张功能减低，主动脉瓣钙化；动态心电图：窦性心律：最高心率 113 次/分，最低心率 57 次/分，平均心率 72 次/分。室上性期前收缩 21979 次，3614 次室上速。结论：窦性心律，频发室上早。西医诊断：2 型糖尿病-2 型糖尿病视网膜病变、冠状动脉粥样硬化性心脏病－陈旧性心肌梗死、冠状动脉支架植入术后状态、频发室上性期前收缩、高血压 2 级（很高危）、高脂血症、高尿酸血症、动脉硬化症。中医诊断：消渴病心悸（心气阴虚，脾虚湿阻，瘀郁化热）。治法：补益心脾，理气化湿，凉血清热。处方：紫苏梗 10g、陈皮 10g、法半夏 10g、茯苓 15g、生黄芪 30g、川芎 15g、丹参 30g、丹皮 30g、赤芍 30g、石菖蒲 10g、香附 10g、乌药 10g、太子参 15g，水煎服，日一剂。

服用前方 3 周，自觉心悸胸闷诸症减轻，休息安静状态基本不发作，唯做家务、外出散步活动 1 小时左右偶感心悸不适，脘腹痞满，眠转安，小便调，大便黏滞不爽，一二日一行。自测空腹血糖 6.2~6.9mmol/L，餐后血糖 8.8~9.2mmol/L。舌淡暗，边有齿痕，苔黄白腻，脉细促。查体：BP130/70mmHg，心率 89 次/分，间歇 8~10 次/分。4 月 15 日方加熟军 6g，水煎服，日一剂。

间断服用前方 28 剂，自觉心悸胸闷诸症明显减轻，休息安静状态及活动做家务时均无明显发作，脘腹痞满明显减轻，咽干轻咳咯少许白黏痰，无口干口苦，眠转安，小便调，大便软，一二日一行。自测空腹血糖 6.4~6.8mmol/L，餐后血糖 8.8~10.7mmol/L。舌淡暗，边有齿痕，苔薄白腻，脉细结。查体：BP120/64mmHg，心率 74 次/分，间歇 3~5 次/分。前方加桔梗 10g，水煎服，日一剂。

连续服用前方 1 月，患者无明显心悸胸闷发作，复查动态心电图："窦性心律：最高心率 108 次/分，最低心率 51 次/分，平均心率 62 次/分。室上性期前收缩 5255 次，841 次室上速。结论：窦性心律，频发室上早。"提示心律失常发作情况明显好转。

按：该患者为老年女性，有明确的 2 型糖尿病病史及冠心病心肌梗死病史，依据其症状体征及动态心电图可明确诊断 2 型糖尿病、冠心病陈旧性心肌梗死、冠状动脉支架植入术后状态、心律失常频发室上性期前收缩，综合分析符合糖尿病性心脏病的诊断标准。糖尿病性心脏病是糖尿病最重要的并发症之一，其中包括冠状动脉粥样硬化性心脏病（冠心病）、糖尿病性心肌病、微血管病变和自主神经功能紊乱所致的心律失常以及心功能不全，还可包括高血压性心脏病，总称为糖尿病心脏病。魏执真教授认为"糖尿病性心脏病"的中医病名可称为"消渴病心病"；"糖尿病冠心病"的中医病名可称为"消渴病胸痹"；"糖尿病心脏病心律失常"可称为"消渴病心悸"；"糖尿病心脏病心衰"可称"消渴病心衰病"等。消渴病心病的病因属消渴病未能及时治疗进一步发展而成，其病位在心，涉及于肺，脾胃，肝，肾等脏腑，以心气阴虚或心脾两虚，血脉瘀阻，郁热或痰湿阻脉为其特点，病变总属本虚标实之证，进一步发展可致心气衰微，水饮停聚，甚或阴竭阳绝阴阳离绝证或阴阳猝绝而致厥证。该病患此次就诊的主要症状为口干口渴和心悸胸闷加重，故可诊断为消渴病心悸；因其心律失常为频发室上性期前收缩，脉细促，故属于阳热类（快速类）心律失常。因消渴日久伤及心脏，致使心脏气阴耗损，心脉瘀阻，瘀久化热，热可致急，瘀可致乱，遂致心悸乏力和细促脉象；又因消渴日久致脾虚痰湿内停，痰湿阻脉，气机不畅，故见口干口苦、脘腹痞满、大便黏滞不爽，舌淡暗，边有齿痕，苔黄白厚腻心脾不足，痰湿中阻化热之征。故以魏教授经验方清凉滋补调脉汤和清凉化湿调脉汤合方加减。治疗过程中因患者大便黏滞不畅故加熟军清热通腑；兼咽痒咳痰则加桔梗化痰利咽止咳，随症加减，坚持服药三月终获得满意疗效。

3. 孙××，女，63 岁，初诊日期：2015 年 4 月 30 日。

主诉：上腹部胀满 1 年，伴心悸、乏力半年。患者 2014 年始无明显诱因出现上腹部胀满，大便困难，善太息，偶有头晕，无恶心反酸，无咳嗽咳血，无呼吸困难，2014 年 9 月于当地医院门诊诊治，具体诊断不详，予麻仁软胶囊、人参健脾丸，四磨汤口服液等中成药治疗，服药至 2014 年 12 月，自觉症状稍有缓解遂自行停药。停药后近半年时感心悸、乏力，胸闷气短。2015 年 4 月 24 日于我院脾胃科门诊就诊，查甲功：T_3 0.00ng/ml，FT_3 0.33pg/ml，T_4 0.80ug/dl，FT_4 0.25ng/dl，TSH-3 0.00uIU/ml，TPO > 1300.00U/ml，遂就诊于内分泌科，诊断"甲状腺功能减退症"收入院治疗。入院症见：脘腹胀满有严重束缚感，纳呆食少，心悸气短，乏力口干，头晕肢体困重，眠安，便溏质稀难解，日二三行，小便调。舌淡暗，苔白厚腻，脉细缓结。查体：BP140/70mmHg，神清，精神弱，贫血慢性病容貌，双肺呼吸音清，心率 50 次/分，间歇 3～5 次/分，腹软微膨隆无压痛及反跳痛，双下肢轻度非可凹性浮肿。既往腰椎间盘膨出病史 20 年。辅检：入院心电图：窦性心动过缓，心律不齐，T 波改变。5 月 3 日复查心电图示：心率 50 次/分，可疑窦房传导阻滞，最大间歇 2 秒。5 月 2 日动态心电图：窦性心动过缓，频发室上期前收缩，可见交界区逸搏及大量窦性停搏，较长 R-R 间歇 1469 个，最长 4.8 秒，ST-T 改变。血常规：Hb 93g/L，垂体磁共振＋增强：考虑部分空蝶鞍。甲状腺及颈部淋巴结 B 超：双侧甲状腺偏下、双侧甲状腺弥漫性病变。血胆固醇 6.7mmol/L，低密度脂蛋白 4.1mmol/L。请心内科会诊，建议：安装临时起搏器以免发生心搏骤停。西医诊断：甲状腺功能减退症，空泡蝶鞍综合征，桥本病，高脂血症，贫血，心律失常室上性期前收缩、窦性停搏、结性逸搏，动脉粥样硬化症。考虑目前患者各种严重的缓慢型心律失常等表现主要与其严重的甲状腺功能低下有关，因血压始终稳定且一般情况尚好，故暂不考虑安装临时起搏器，给予甲状腺激素替代治疗，严密心电监护并注意监测血压，观察心律失常变化情况。中医诊断：胃痞病、心悸病。中医辨证：心脾气虚，湿邪停蓄，心脉受阻。治法：化湿理气，活血升脉，补益心脾。处方：紫苏梗 10g、陈皮 10g、法半夏 10g、茯苓 15g、生黄芪 30g、川芎 15g、丹参 30g、羌活 15g、石菖蒲 10g、香附 10g、乌药 10g、川朴 10g、焦槟榔 20g、熟军 20g、太子参 15g、生白术 30g，水煎服，日一剂。

住院治疗 15 天后病情好转，于 5 月 15 日安排出院。出院时患者心悸消失，仍诉脘腹胀满但程度较前减轻，纳可，气短乏力，头身困重，眠安，大便软难解，日二三行，小便调。舌淡暗，苔白腻，脉细缓。出院前查体：BP110/70mmHg，神清，精神可，贫血慢性病容貌，双肺呼吸音清，心率 62 次/分，律齐，腹软，双下肢无浮肿。5 月 13 日复查动态心电图示：最高心室率 96 次/分，最低心室率 39 次/分，平均心率 60 次/分。窦性心律不齐，频发室上早，偶见交界区逸搏。出院带药：优甲乐 150μg qd，氟伐他汀钠缓释片 20mg qn，前方加大腹皮 30g 枳实 10g，水煎服，日一剂。

服药 2 周，诉脘腹胀满，乏力口干，纳可，头身困重减轻，眠安，大便溏稀难解，日一行，小便调。舌淡暗，苔白腻，脉沉细。查体：BP120/70mmHg，神清，精神可，慢性病容貌，双肺呼吸音清，心率 66 次/分，律齐，腹软，双下肢无浮肿。5 月 21 日复查动态心电图示：记录全程提示窦房结—心房—交界区游走心律，最高心室率 101 次/分，最低心室率 43 次/分，平均心率 67 次/分。全程共可见较长 R-R134 个，最长 3.5 秒，未见室性异位激动，可见轻度 ST-T 改变。前方去羌活，加生地 30g 北沙参 30g，水煎服，日一剂。

再服 2 周，诉服药后虚恭频频，脘腹胀满减轻，乏力口干，纳可，无头身困重，但近日外感咳嗽咽痛，咯白黏痰，眠安，大便黏滞不爽日一行，小便调。舌淡暗，苔白腻，脉沉弦细。查体：BP130/70mmHg，心率 64 次/分，律齐。前方去生地、北沙参，加锦灯笼 10g 浙贝母 10g 桔梗 10g，水煎服，日一剂。

继服 2 周，诉脘腹胀满、乏力口干减轻，纳可，偶有咳嗽、咯白黏痰，眠安，大便黏滞不爽日一行，小便调。舌淡暗，苔白腻，脉沉弦细。查体：BP120/68mmHg，心率 64 次/分，律齐。前方加青黛 3g^{分冲}，水煎服，日一剂。

服 2 周后，诉脘腹胀满、乏力口干诸症均明显减轻，偶有咳嗽咽干，咯白粘痰，纳可，眠安，大便软日一二行，小便调。舌淡暗，苔薄白腻，脉沉弦细。查体：BP114/68mmHg，心率 64 次/分，律齐。前方去青黛、浙贝母，水煎服，日一剂。

连续服用前方 3 周，患者诸症消失病情平稳，甲状腺激素水平均在正常范围。2015 年 9 月 11 日复查动态心电图：窦性心律：最高心率 105 次/分，最低心率 54 次/分，平均心率 66 次/分。轻度 ST-T 改变。提示初诊时所见心律失常均已消失。

按：该患者为老年女性，依据其症状体征、理化检查、动态心电图等可明确其主要诊断为甲状腺功能减退症，空泡碟鞍综合征，桥本病，心律失常室上性期前收缩、窦性停搏、结性逸搏。中医诊断依据其主要症状及脉象可诊为胃痞病、心悸病，虽出现室上性期前收缩但因其整体心室率偏慢，且以窦性停搏、结性逸搏为主，严重时还出现了许多长 R-R 间歇，脉象细缓结，故按照魏执真教授对于心律失常（心悸病）的诊疗思路，即"两类、十型、三证候"分类辨证论治的方法，该例病患应归属于阴寒类，即缓慢型心律失常。结脉在《濒湖脉学》中主要有如下记载："结脉，往来缓，时一止复来。""结脉皆因气血凝，老痰结滞苦沉吟，内生积聚外痈肿，疝瘕为殃病属阴。"因此，分析其病因病机主要为年老脏衰，气血不足，加之久病耗伤心脾，运化失司，令湿邪停聚，心脉被阻，致使脉搏缓慢，中焦气机受阻，引发纳呆食少，脘腹胀满；清阳不升，浊阴不降，故症见头晕肢体困重，大便溏稀，黏滞不畅。病机以湿邪停聚为主，属本虚标实，且以脘腹胀满，便溏不爽，头晕肢困，苔白厚腻，脉细缓结等湿停气结之标实之象为主，但同时又有心悸气短乏力，舌淡暗等心脾气虚之征。故治疗宜急则治其标，化湿理气祛邪为主，兼顾补益心脾，故以魏教授经验方理气化湿调脉汤加减。结合病人具体情况，因患者脘腹胀满、大便黏滞不畅严重，故加焦槟榔、熟军理气清热通腑，并加生黄芪、生白术健脾补气，以助脾运；治疗过程中出现外感证候变化兼咽痛咳痰则加桔梗、浙贝母、锦灯笼等化痰利咽止咳之品，在甲状腺激素替代治疗基础上再加以中医辨证施治，心律失常很快得以缓解，坚持服药三月余基本消失。

第二节　学生李雅君验案选录

1. 冠状动脉粥样硬化性心脏病

卜××，女，37岁。2012年2月29日初诊。

阵发胸痛1个月余。近1个月来阵发胸痛，伴有胸闷、憋气、后背不适，经休息或含服硝酸甘油可缓解，每次持续约3分钟。患者在酒店从事服务工作，工作较累并时有情志不畅，易心烦，疲乏，睡眠尚安，纳可，大便调。曾查心电图示T波改变，心肌酶、心肌损伤标志物及心脏超声正常，胸部X线拍片、血常规及血沉正常。既往否认高血压及糖尿病史。查体：舌质红暗苔薄白，脉弦缓。血压：120/80mmHg。心率：62次/分，各瓣膜听诊区未闻及病理性杂音。心电图：窦性心律（62次/分），ST-T改变，Ⅱ、$V_2 \sim V_6$ T波倒置。西医诊断：冠状动脉粥样硬化性心脏病－不稳定性心绞痛，中医诊断：胸痹心痛病（心气阴虚，瘀郁阻脉）。治则：益气养心，理气通脉。处方：魏老师自拟的理气通脉汤加减。组成：太子参30g、麦冬15g、五味子10g、丹参30g、川芎15g、香附10g、香橼10g、佛手10g、乌药10g、三七粉3g冲服、石菖蒲10g、远志10g。7付水煎服日1剂。西药予单硝酸异山梨酯片1片日2次，硝酸甘油片1片必要时舌下含服。

服药2周，胸痛未作，胸闷、憋气症状明显减轻，后背不适症状消失。纳可，眠安，大便调。舌质红暗苔薄白，脉弦。心电图：窦性心律（67次/分），平的T波，$V_3 \sim V_5$。与上次心电图比较有明显好转。ST段恢复，T波由倒置变为低平。患者因症状基本消失，不愿服中药，要求只服单硝酸异山梨酯片1片日2次。

停服中药近5个月，近2个月来阵发胸痛，瞬息即过，与劳累有关，约2~3天发作1

次，平时胸闷、憋气，睡眠多梦，纳可，大便调。舌质暗红苔薄白，脉弦。心电图：窦性心律，74 次/分，T 波改变。V₂ ~ V₅ T 波倒置，Ⅱ、Ⅲ、aVF、V₆ T 波平。心电图 T 波又出现倒置，反复到服中药前的水平。在前方基础上加枣仁 30g、夜交藤 30g。水煎服日 1 剂。继服单硝酸异山梨酯片 1 片日 2 次。

服中药 2 周，胸痛未作，胸闷、憋气减轻，睡眠较前好转，纳可，大便调。舌质暗红苔薄白，脉细弦。心电图：窦性心律（66 次/分），T 波改变。T 波由倒置又好转为低平。增减服药 2 个月后，无胸痛及胸闷、憋气，无心烦，无乏力，纳可，眠安，大便调。舌质暗红苔薄白，脉弦。心电图：窦性心律（70 次/分），大致正常。继续巩固服药 1 个月。

按：该患者初诊服中药和改善心肌供血的单硝酸异山梨酯片 2 周，症状和心电图明显改善，因嫌中药难喝而不愿服中药，自行只服单硝酸异山梨酯片。停服中药近 3 个月时，阵发胸痛、胸闷、憋气等症状又作。因症状不缓解复又来诊。查心电图也反复到初诊未服中药时的状态。患者自己要求服中药约 2 个月余，胸痛、胸闷、憋气等症状未再出现，心电图恢复大致正常。

本患者从事服务行业平素工作劳累，情志欠畅，日久心气阴耗伤，气机不调，郁瘀阻滞心脉，心失所养则胸痛、胸闷、憋气；舌质暗，脉细弦均为心气阴虚，气滞血瘀，瘀郁阻脉之象。病机为心气阴虚，瘀郁阻脉。治以益气养心，理气活血通脉。方用魏老师自拟的通脉理气汤。方中太子参味甘微苦，性平，功能补气生津，为补气药中的清补之品，补而不燥；麦冬味甘微苦，性微寒，滋补肺胃之阴，兼养心阴，补而不腻；五味子味酸性温，可固涩养心生津；三味药配合有生脉饮之意，既可补气，又能养阴，不燥不腻，用以补益心之气阴；丹参一味，功同四物，其味苦，性微寒，善祛瘀生新，调养血脉；川芎为血中气药，味辛性温，可上行头目，下行血海，行气活血，走而不守，二药一寒一温，相互配合，活血通脉而不伤正，并使药性不至于过寒或过温；三七甘温微苦，能行瘀养血。另外，血属阴主静，血不能自行，有赖气的推动，即"气为血之帅"，气机郁滞则血行不利，流通不畅，不通则痛，香附味辛微苦微甘，性平，疏肝理气止痛，兼入血分活血，为"血中气药"，香橼味辛酸苦，性温，有调气、宽胸之功，佛手味辛苦酸，性温，可理气和中，疏肝解郁，香附、香橼、佛手三药合用，气机调畅，血液流通。香附前人还有"苦燥而能耗血散气"之说，久用稍有耗气伤阴之弊，而方中有太子参、麦冬、五味子，则可佐制香附温燥之性。菖蒲、远志辛散温通，解郁开窍。全方具有益气养心，理气通脉之效。增减服药 2 个月，胸痛、胸闷未作。心电图由 T 波倒置恢复到大致正常。

2. 心律失常 – 频发多源房性期前收缩和室性期前收缩

赵××，男，69 岁，干部。2012 年 9 月 17 日初诊。

近 1 年来无明显诱因阵发心悸，脉有间歇，曾做动态心电图示：频发多源房性期前收缩和频发多源室性期前收缩。曾服美托洛尔，因药后血压偏低停服。无胸闷及胸痛，无头晕及头痛，因心悸而致睡眠不实，纳可，大便正常。否认高血压及冠心病史。查体：舌质红苔薄黄，脉促。血压：130/80mmHg，心率 88 次/分，频发期前收缩呈二联律。心电图示：窦性心律 89 次/分，频发性室性期前收缩（呈二联律），ST 段改变。西医诊断：心律失常－频发室性期前收缩。中医诊断：心悸（心气阴虚，血脉瘀阻，瘀而化热）。治则：益气养心，理气通脉，清热凉血。处方：魏老师自拟的清凉滋补调脉汤加减，组成：太子参 30g、麦冬 15g、五味子 10g、丹参 30g、川芎 15g、香附 10g、香橼 10g、佛手 10g、丹皮 15g、赤芍 15g、黄连 10g、柯子 10g、炒白术 30g、茯苓 15g、远志 10g、夜交藤 30g。水煎日一剂。

服药 1 个月后心悸减轻，脉间歇减少，睡眠仍欠安，大便不成形日 1 次。舌质红苔薄黄，脉细略数。心电图：窦性心律，88 次/分。大致正常。前方加炒薏米 30g 健脾化湿止泻，加茯神 30g 助远志、夜交藤养心安神。增减服药 1 个月，近半月未出现脉间歇，无心悸，眠安，纳可，大便调日 1 次。舌质红苔薄黄，脉细弦略数。心电图：窦性心律，87 次/分，大致正常。继续巩固服药半个月。

按：本患者年近七旬，年老体虚，脾虚化源不足，肾虚阴精亏虚，精亏血少，心失所养，心之气阴不足，无力鼓动血脉运行，致血脉瘀阻，日久瘀郁化热，热可致脉数，瘀可致脉乱，故出现促脉（心悸）。治以益气养心，理气通脉，清热凉血。方选魏老师的清凉滋补调脉汤。方中太子参、麦冬、五味子益气养阴，补益心之气阴；丹参、川芎理气活血通脉；香附、香橼、佛手疏肝理气和中，理气并助活血通脉，兼散郁热；丹皮、赤芍清热凉血，但丹皮、赤芍易寒凉致泻，用黄连厚肠止泻，配合有固涩作用的柯子可防止丹皮、赤芍寒凉致泻；炒白术、茯苓强健脾胃以补后天之本，气血化生之源，又能健脾燥湿防止泄泻；远志、夜交藤、茯神养心安神。增减服药近 2 个月余，症状和心电图均有明显改善。3 个月后因其他疾病来诊，自述 3 个月来期前收缩未发。

3. 低血压

成××，女，35 岁。2011 年 3 月 22 日初诊。

头晕胀痛时轻时重 2 年。患者自觉 2 年前生次子后身体欠佳，2 年来头晕胀痛时轻时重，多次测血压偏低（90/60mmHg 左右），曾在外院就诊，给予生脉饮加味治疗 2 个多月症状不缓解。现症头晕胀痛，视物昏花（曾查视力正常），无视物旋转及黑蒙，无恶心及呕吐，平时易心烦急躁，乏力，睡眠不实，纳可，大便偏干。查体：身材偏瘦，声音高亢。血压 90/60mmHg，心率 80 次/分。舌质红苔薄黄，脉弦略数。经颅多普勒：左侧椎动脉血流速度减慢。西医诊断：低血压，椎基底动脉供血不足。中医诊断：眩晕（阴虚肝旺，肝阳上亢证）。治则：养阴平肝降逆。处方：魏老师自拟的平肝清眩汤加减，组成：白芍 30g、桑叶 10g、菊花 10g、石决明 30g、珍珠母 30g、天麻 10g、钩藤 10g、丹参 30g、川芎 15g、香附 10g、乌药 10g、白蒺藜 10g、沙苑子 10g、炒枣仁 30g、夜交藤 30g、栀子 10g、黄芩 15g。水煎服日 1 剂。

服药一周后头晕胀痛明显减轻，视物清晰，心烦急躁及睡眠较前好转，大便不干。血压 90/60mmHg。服药 2 周后头晕胀痛消失，心态平和，睡眠安，大便调。血压 95/60mmHg。

上方加黄芪30g增减服药4周后，身体无不适，纳可，眠安，大便调。血压100/70mmHg。

按：患者生育2胎，自生次子后身体欠佳，血压偏低、乏力，看似气虚，且又有"无虚不作眩"之说，故前医选用益气升脉的生脉饮加味治疗，用药2个月疗效不显。

其实仔细观察患者除血压偏低、乏力外，平时急躁易怒，声音高亢，大便偏干，舌质红苔薄黄，脉弦略数，一派肝阳上亢之象，故此头晕乃为肾阴不足，肾水不能涵养肝木肝阳偏亢，化热上扰清窍所致的头晕，甚至头胀痛，视物昏花；热扰心神则睡眠不实，心烦急躁；乏力为热伤气阴所致；大便干，舌质红苔薄黄，脉细弦均为阴虚内热之象；方用魏老师自拟的平肝清眩汤加减。方中白芍养阴柔肝以制亢阳；石决明、珍珠母平肝潜阳；桑叶、菊花清热疏肝，清利头目；白蒺藜、沙苑子补肾养肝，清利头目；丹参、川芎活血通脉；香附、乌药疏肝理气以助通脉，使周身气血流畅；炒枣仁、夜交藤清热养心安神；栀子、黄芩清泻肝火，兼能清热通便。共用则滋肾养肝，潜阳清热，活血通脉，清利头目之功。

此例患者低血压，按照常规应给予生脉饮升脉升压，但患者用后头晕症状不缓解。此时想起魏老师曾说，中医治病一定要尊中医辨证论治原则，根据症舌脉，辨证属于肝肾阴虚，肝阳上亢，选择了临床上多用于治疗血压偏高之肝阳上亢证型的头晕头痛的、魏老师自拟的平肝清眩汤加减治疗，取得了满意疗效。

4. 多发性大动脉炎

李××，女，35岁。2010年7月30日初诊。

患者2005年10月起间断出现发热，胸闷，憋气。于2006年4月某西医医院查CT示"升主动脉扩张"，诊为"大动脉炎"，经激素、环磷酰胺治疗后症状好转。2009年9月病情反复，于11月13日住院治疗，当时血沉55mm/h。颈部血管超声提示狭窄。超声心动提示：①左室扩大、升主动脉增宽；②左室射血分数正常；③主动脉瓣中度反流；④二尖瓣轻度反流；⑤三尖瓣轻度反流；⑥肺动脉压增高。诊为"大动脉炎，广泛型"。在激素、环磷酰胺基础上，加服甲氨蝶呤等，配合中药八珍汤加减治疗，症状改善不明显。现症：头晕胀痛，胸闷，憋气，乏力，出汗，入睡难，睡眠浅，纳少，大便偏干。患者因和丈夫经常生气，离异3年，自己带儿子生活。查体：面红，满月脸，向心性偏胖，血压左上肢140/60mmhg，右上肢130/55mmHg，心率105次/分。C反应蛋白53.42（参考值0~3）mg/L，血沉57（0~20）mm/h。舌质红苔薄黄，脉数。西医诊断：大动脉炎，广泛型。中医诊断：眩晕（肝阳上亢证）。治则：滋肾养肝，平逆肝阳。处方：魏老师自拟的平肝清眩汤加减，组成：白芍30g、桑叶10g、菊花10g、石决明30g、珍珠母30g、天麻10g、钩藤10g、丹参30g、川芎15g、香附10g、香橼10g、佛手10g、川牛膝30g、太子参30g、麦冬15g、五味子10g、夜交藤30g、决明子15g。7付水煎服日1剂。

服药7付后，头晕胀痛减轻，乏力好转，出汗减少，仍胸闷、憋气，入睡难、睡眠浅，大便偏干。舌质红苔薄黄，脉略数。血压：左上肢110/60mmHg 右上肢120/60mmHg。心率100次/分。上方加酸枣仁30g、丹皮15g、赤芍15g。水煎日1剂。服药3周后，头晕胀痛基本消失，胸闷、憋气、心悸、心烦明显减轻，睡眠安，大便调。服药 2 个月后，诸症均减，纳可，眠安，大便调。舌质红苔薄黄，脉细弦。血压左上肢 110/60mmhg，右上肢 120/60mmHg，心率 90 次/分。继续服药 3 个月后，无头晕痛及胸闷憋气、心悸等，纳可，眠安，大便调。舌质红苔薄黄，脉细。血压左上肢 110/60mmhg，右上肢 120/60mmHg，心率 80 次/分。C 反应蛋白用药前的 53.42mg/L 降至 8（0～3）mg/L，血沉由用药前的 57mm/h 降至 25（0～20）mm/h。增减服药半年，病情平稳。

分析：患者家庭不和睦，平时心情不畅，肝郁气滞，日久化热，伤及肾阴，肝肾同源，肝肾阴虚，肝阳上亢，上扰清窍则头晕胀痛；肝郁不舒，气机不畅则胸闷，憋气；热扰心神则入睡难，睡眠浅；热伤气阴则乏力；热迫津液外泄则出汗；肝郁乘脾，脾运欠佳则纳少；阴虚内热，肠燥津枯，传导失常则大便偏干；面红，舌质红苔薄黄，脉滑数均为阴虚内热之象。

方用魏老师的平肝清眩汤养阴平肝降逆，加决明子协助清肝明目，兼润肠通便；香附、香橼、佛手疏肝理气；太子参、麦冬、五味子补益心之气阴；酸枣仁、夜交藤养心安神；丹皮、赤芍清热凉血。共用则养阴平肝降逆，理气活血通脉，益气养心安神。使亢阳入阴，气血流畅，心神安宁，症情缓解。

前医见患者乏力、心悸，胸闷、憋气，用补益气血的八珍汤加减治疗，然而补气即可壮阳。患者头晕胀痛，入睡难，睡眠浅，大便偏干，面红，舌质红苔薄黄，脉滑数均为阴虚阳亢之象。壮阳则肝阳更加亢盛，阴阳更加不平衡，故症状不减反增。另外患者之所以乏力，此为亢阳伤及气阴所致，宜滋阴降火，火热去除，则气阴自然得以恢复，"阴平阳秘，精神乃治"。

5. 梅尼埃病

何×× 女 56 岁。初诊日期 2012 年 5 月 28 日。

3 天前无明显诱因头晕阵作，视物旋转，目不敢睁，伴有恶心，呕吐 1 次，大汗出。当时去医院急诊给予天麻素 0.6g 和舒血宁 20ml 静滴日 1 次，输液 3 天，症状稍有改善。现在仍头晕，眼胀，无视物旋转，无恶心及呕吐，口干苦，睡眠尚可，纳食正常，大便偏干。过去类似症状曾有反复过数次，西医诊断为梅尼埃病。查体：血压 130/80mmHg，心率 90 次/分。舌质红苔薄黄，脉细弦略数。西医诊断：梅尼埃病。中医诊断：眩晕（肝肾阴虚，肝阳上亢证）。治则：滋补肝肾，平肝潜阳。处方：魏老师自拟的平肝清眩汤加减。组成：白芍 30g、桑叶 10g、菊花 10g、石决明 30g、珍珠母 30g、天麻 10g、钩藤 10g、栀子 10g、黄芩 15g、川牛膝 30g、丹参 30g、川芎 15g、香附 10g、乌药 10g、决明子 30g、竹茹 10g、陈皮 10g。水煎服日 1 剂。

服药 7 付诸症均减，头晕未作，仍大便偏干，睡眠安，纳可。血压 130/80mmHg，心率 80 次/分。中药继用前法加玄参 30g 焦槟榔 15g。增减服药 3 周，诸症全部消失。

按：患者中老年女性，头晕目眩反复发作，"无虚不作眩"，"诸风掉眩，皆属于肝"，故责之于肝肾阴虚，肝阳上亢，清窍被扰所致。肝火犯胃，胃气上逆则恶心，呕吐，口干苦；阴虚肠热燥结则大便干；舌质红苔薄黄，脉细弦略数，均为阴虚阳亢之象。用魏老师自拟的平肝清眩汤养阴平肝降逆。加决明子助清肝泻火之力，且决明子配玄参、焦槟榔又能清热润肠通便；又尊"无痰不作眩"加竹茹、陈皮清热化痰，并能理气和胃降逆止呕；诸药合用则肾阴得补，肝阳得潜，内热得泄，血脉流畅，诸症消失。

6. 脑动脉硬化供血不足

翟××，女，60岁。2012年5月7日初诊。

患者近两年头晕胀痛时轻时重，睡眠不实，阵发心悸，无胸闷及胸痛，心烦易急，口干，纳可，大便正常。查经颅多普勒：脑动脉硬化供血不足。动态心电图正常。心电图正常。曾用补阳还五汤加减治疗无效。查体：血压130/80mmHg，心率70次/分。舌质红苔薄黄，脉细弦。西医诊断：脑动脉硬化供血不足。中医诊断：眩晕（肝肾阴虚，肝阳上亢）。治则：滋补肝肾，平肝潜阳。处方：魏老师自拟的平肝清眩汤加减。组成：白芍15g、桑叶10g、菊花10g、石决明30g、珍珠母30g、钩藤10g、天麻10g、丹参30g、川芎15g、香附10g、乌药10g。茯神15g、夜交藤30g、川牛膝30g、地龙15g、炒枣仁30g、夜交藤30g、水煎服日1剂。

服药7付复诊：症状明显减轻。增减服药后2个月，症状消失，复查脑超正常。

按：临床上诊断为脑动脉硬化供血不足，针对"供血不足"临床上往往给予补气活血通络的补阳还五汤加减治疗。而忽略了"诸风掉眩皆属于肝"之理。本患者年老肾之阴精亏虚，不能涵养肝木，肝阳上亢，上扰清窍则头晕胀痛；热扰心神则心烦失眠，急躁易怒；肝郁不舒，气机不畅，血脉瘀阻，心失所养则心悸；口干，舌质红苔薄黄，脉细弦，均为阴虚阳亢之象。用魏老师自拟的平肝清眩汤养阴平肝降逆；加炒枣仁、夜交藤清热，养心安神；川牛膝补益肝肾；地龙助丹参、川芎活血通脉。共用则肝肾得补，亢阳得降，血脉流畅。

7. 更年期综合征

赵××，女，49岁。2012年7月24日初诊。

患者近半年来头晕胀痛阵作，心烦急躁，经常因一点小事儿在班上和同事争吵，在家和老公打架。近1年来月经周期为2~3个月，经前和经期乳房胀，心烦症状加重。曾服甘麦大枣汤（方中加有仙茅和仙灵脾等）及牛黄降压丸等，症状改善不明显。否认高血压及糖尿病史。现症头晕胀，耳鸣如蝉，心烦急躁，身体燥热，时大汗出，健忘多梦，纳可，大便干。末次月经2012年5月9日，月经量正常。查体：舌质红苔黄，脉弦数。血压140/90mmHg，心率76次/分。西医诊断：更年期综合征。中医诊断：脏躁症（肝郁气滞，心神不安），眩晕（肝阳上亢，肝火上扰）。治则：滋养肝肾，潜阳清火。方药：魏老师自拟的平肝清眩汤加减。组成：白芍30g、桑叶10g、菊花10g、石决明30g、珍珠母30g、钩藤

10g、天麻10g、丹参30g、川芎15g、香附10g、乌药10g、川牛膝30g、丹皮15g、赤芍15g、栀子10g、黄芩15g、茯神15g、夜交藤30g、沙参30g、麦冬15g、五味子10g。水煎服日1剂。

服药2周后诸症均减，血压130/80mmHg，心率70次/分。增减服药1个月后诸症消失。

按：更年期综合征多发生在女性绝经前后，即45~60岁之间。《内经》记载"七七，任脉虚，太冲脉衰少，天癸竭，地道不通，故形坏而无子也。"本患者49岁，肾精已虚，肾阴不足，不能涵养肝木，肝火上亢，上扰清窍，则头晕胀痛，耳鸣；热内扰于心则心烦急躁，健忘多梦；汗为心液，热迫津液外泄，故汗出；大便干，舌质红苔薄黄，脉弦数，均为阴虚内热之象。用魏老师自拟的平肝清眩汤加减以滋阴潜阳，清热疏肝。加丹皮、赤芍凉血清热，又赤芍能泄能散，兼能清热通便；栀子、黄芩清泻肝火，除烦解郁；茯神、夜交藤养心安神；沙参、麦冬、五味子益气养阴。共用则平肝潜阳，养心安神，活血通脉。因切中病机，疗效明显。

甘麦大枣汤是治疗脏躁症的经方，功能甘润滋养，养心安神，和中缓急。但方中用仙茅和仙灵脾有助阳生热之嫌。

8. 抑郁症

张××，男，56岁。2009年5月15日初诊。

头晕胀时轻时重2年。2年前因情志不畅出现头晕胀，心烦，容易紧张，乏力，出汗多。在西医院诊断为"抑郁症"，现服"米氮平"30mg/d。曾服中药疏肝解郁、益气止汗为法的方药，疗效不明显。今来我处就诊。现症头晕胀，心烦，容易紧张，外出需有人陪同，乏力，出汗多，入睡难且早醒，纳可，大便日2~3次，不成形，无腹痛。既往体健，否认高血压及糖尿病史。查体：舌质红苔薄黄，脉细弦。血压140/90mmHg，心率80次/分。西医诊断：抑郁症。中医诊断：郁证（气郁化火），眩晕（肝阳上亢）。治则：平肝潜阳，清热泻火。处方：魏老师自拟的平肝清眩汤加减。组成：白芍30g、桑叶10g、菊花10g、珍珠母30g、石决明30g、钩藤10g、天麻10g、丹参30g、川芎15g、香附10g、乌药10g、茯神15g、夜交藤30g、川牛膝30g、沙参30g、麦冬15g、五味子10g、浮小麦30g、黄连10g、合欢皮15g。水煎服日1剂。

服药7付阵发头晕胀减轻，仍乏力，出汗多，入睡难较前好转，纳可，大便较前成形1~2次。舌质红苔薄黄，脉细弦，血压130/80mmHg。前方加太子参30g。水煎日1剂。增减服药3个月后，诸症消失。患者现已自行停服米氮平，不用家人陪同，能自己外出及来门诊看病，并能独自到菜市场购物等。

按：郁证是情志不畅，气机郁滞所致。肝喜条达，抑郁最易伤肝，耗伤阴精，阴虚阳亢，上扰清窍则头晕胀；热扰心神则心烦，容易紧张；热迫津液外泄则汗出；热伤气阴则乏力；阴虚阳亢，阳不入阴则入睡难且早醒；肝郁乘脾，脾运失常则大便日2~3次不成形。用魏老师自拟平肝清眩汤养阴柔肝，平肝潜阳；加茯神、夜交藤、合欢皮养心安神；沙参、麦冬、五味子补益气阴；黄连清心助眠，又能清湿热厚肠止泻；浮小麦配五味子养心固涩止汗；共用则肝木条达，亢阳入阴，气血流畅，心静神安。

9. 小脑梗死

裴××，男，59岁。2016年6月5日初诊。

阵发性头晕1天余。患者昨日中午约12点，看电视时突发头晕，伴视物旋转，周身大汗出，头晕与体位变化无关，持续约1分钟后缓解，未与重视。今日早晨起床后吃早饭时再次出现头晕，发作性质及持续时间基本同前，遂由家属陪同来诊。现症见：神清，精神欠佳，阵发性头晕、头胀，无明显视物旋转，耳鸣，听力正常，肢体活动自如，平时急躁易怒，口干苦，纳食可，夜眠安，二便基本正常。既往高血压病史10余年，服药控制血压基本正常，否认冠心病及糖尿病史。查体：血压：120/70mmHg，心率：65次/分，神清，精神欠佳，言语流利，自主体位，回答切题，查体合作。未引出眼震。双耳听力粗测尚可。两肺听诊正常，心率65次/分，律齐，各瓣膜听诊区未闻及明显病理性杂音。腹部正常。双下肢无水肿。闭目难立征阳性。原地踏步试验右偏。生理反射存在，病理反射未引出。辅助检查：头颅MRI+MRA：左侧小脑梗死，缺血性脑白质病变，脑血管呈动脉粥样硬化性改变。心电图正常。西医诊断：小脑梗死，脑动脉粥样硬化，缺血性脑白质病变，高血压病。治疗予生理盐水250ml+疏血通注射液6ml静点、生理盐水100ml+依达拉奉注射30mg bid静点、生理盐水+长春西汀注射液30mg qd静点，丁苯酞氯化钠注射液1瓶静点。以活血化瘀、改善循环、清除自由基、促进侧支循环等综合治疗。一周后，患者述头晕减轻，但头胀痛，仍耳鸣，心烦急躁，口干苦，纳食可，夜眠可，尿便基本正常。舌红，苔薄黄，脉弦。患者要求配合中药治疗。中医诊断：中风病（风火上扰证），治则：清热平肝，潜阳息风，方药：魏老师自拟的平肝清眩汤加减，组成：白芍30g、桑叶10g、菊花10g、石决明30g、珍珠母30g、钩藤10g、天麻10g、丹参30g、川芎15g、香附10g、乌药10g、川牛膝30g、地龙10g、蝉蜕10g。水煎服日一剂。

服药1周后患者神清，精神好转，无明显头晕，耳鸣减轻，头胀，右侧太阳穴部位有时疼痛，纳食可，夜眠差，尿便正常。查体：血压120/70mmHg。舌红，苔薄黄，脉弦。方中加荆芥10g、全蝎6g清利头目，搜风通络止痛。

再服1周后，未再出现头晕，阵发性右侧太阳穴部位胀痛，无恶心呕吐，无视物旋转及复视，无心悸及胸闷，纳可，眠安，大便调。血压125/70mmHg。舌红，苔薄黄，脉弦。前方加重全蝎用量由6g改为10g增强搜风通络止痛之力，并重用白芍60g、炙甘草10g养阴柔肝，缓急止痛。

继服1周后，头晕消失，安静时耳鸣如蝉，头胀痛近两天未出现，余无明显不适，纳可，眠安，大便调。血压120/70mmHg。舌红，苔薄黄，脉弦。继用前方7付。患者未再诉头晕头痛。

按：本患者老年男性，平素情绪急躁易怒，肝气郁结，郁而化火化风，风火上扰清窍，故可见头晕、头胀、头痛、耳鸣；热扰心神则心烦急躁；舌红，苔薄黄，脉弦也为风火上扰之征。用魏老师自拟的平肝清眩汤清热平肝，潜阳息风。加蝉蜕疏风散热，清利耳目；荆芥助蝉蜕疏风散热，清利头目；全蝎搜风通络止痛；重用白芍配甘草即炙甘草汤有养阴柔肝，缓急止痛之功。

10. 冠心病—冠状动脉搭桥术后

王××，男，57 岁。2015 年 7 月 7 日初诊。

胸部紧缩感 2 年。2 年前冠状动脉旁路移植术，之后自觉胸部紧缩感，手足凉，无胸痛及胸闷憋气，无心悸，睡眠尚安，纳可，无腹胀，大便正常日 1 次。既往高血压现服阿替洛尔 12.5mg 日 1 次血压维持较理想。冠状动脉搭桥术后服用单硝酸异山梨酯缓释胶囊 50mg 日 1 次和阿司匹林肠溶片 100mg 日 1 次。查体：血压 120/80mmHg，肺部正常，心率 67 次/分，律齐，各瓣膜听诊区未闻及病理性杂音，腹平坦软，无压痛，无肠鸣音亢进。舌质红暗苔薄黄，脉细弦。西医诊断：冠心病—冠状动脉搭桥术后，高血压，中医诊断：胸痹病（心气阴虚，瘀郁阻脉）治则：益气养心，理气通脉。方药：魏老师自拟的通脉理气汤加减。组成：太子参 30g、麦冬 15g、五味子 10g、丹参 30g、川芎 15g、香附 10g、香橼 10g、佛手 10g、乌药 10g、三七粉 3g冲服、白芍 30g、桂枝 10g、生姜 3 片、炙甘草 10g。水煎服日 1 剂。

服药 2 周胸部紧缩感和手足凉症状减轻，但口干苦，大便偏干，日 1 次，舌质红苔薄黄，脉细弦。患者诉有上火的感觉，前方去桂枝和生姜。增减服药 3 个月，胸部紧缩感消失，手足温。无不适感觉，纳可，眠安，大便调。继续增减服药两日 1 剂以巩固疗效，服药半年现无不适症状。

按：本患者冠状动脉搭桥术后，心之气阴耗损，气机不调，心脉瘀阻，失于濡养，故胸部紧缩感；手足凉是气虚阳气不达四末；舌质红暗苔薄黄，脉细弦也为气阴不足，瘀郁阻脉之象。在魏老师自拟的理气通脉汤方，益气养心、理气通脉的基础上。加桂枝和生姜辛温通阳（桂枝通阳，善行手臂），但患者出现了口干苦，大便干，舌质红苔薄黄，脉细弦等内热之象。想起魏老师曾经说过："此时肢凉看似寒象，使用温阳散寒之法，临床实践证实，疗效往往不佳，此时应'舍症从舌'或'舍症从脉'。"此患者舌质红苔薄黄，脉细弦是体内有热之征。而此手足凉是由于心气不足，血脉瘀阻，气血不能畅达四末，失于濡养所致。用益气养心，理气通脉之法使气血运行通畅，四肢得以充养。方中太子参、麦冬、五味子益心气养心阳；丹参、川芎、三七粉活血通脉；香附、香橼、佛手、乌药理气以助通脉；白芍、炙甘草养阴柔肝，缓急止痛。全方共奏益气养心，理气通脉，柔肝缓急之功。

第三节　学生张大炜验案选录

1. 付××，男，56 岁。初诊日期 2005 年 10 月 14 日。

主诉：阵发头晕，右上肢无力 2 年。现病史：患者于 2 年前因头晕，右上肢无力就诊于外院，当时诊室测血压 180/110mmHg，头 CT 未见明显异常，后经进一步完善头颅 MRI 提示双侧基底节区陈旧性腔隙性梗死，诊为"陈旧性脑梗死"，予活血化瘀类中成药口服后症状仍时有发作，进一步完善颈动脉超声提示右颈动脉可见反向血流频谱，上肢动脉超声提示右锁骨下动脉闭塞，诊为"右锁骨下动脉闭塞，大动脉炎"，患者拒绝接受激素及免疫抑制剂治疗，以硝苯地平缓释片 60mg qd，特拉唑嗪 4mg qn 口服控制血压，血压控制在 160/100mmHg 左右，今患者为求中西医结合诊治来诊。刻下症见：头晕、头胀、时有心悸，无胸闷、乏力、食纳可、夜寐不安、大便干、小便正常。既往否认糖尿病病史。查体：BP 145/115mmHg（左），神清，精神可，双肺呼吸音清，心界不大，各瓣膜听诊区未闻及病理杂音，腹软，双下肢不肿。面红目赤，舌质暗苔薄黄，左脉弦细，右侧无脉。辅助检查：心电图：左心劳损 ST-T 改变，甲状腺激素正常，肝功能正常。西医诊断：大动脉炎，中医诊断：眩晕病（阴虚肝旺），立法：育阴潜阳，组方：白芍 30g、桑叶 10g、菊花 10g、生石决 30g^{先煎}、珍珠母 30g^{先煎}、牛膝 30g、地龙 30g、川芎 15g、香附 10g、乌药 10g、枳壳 10g、钩藤 10g、天麻 10g、槟榔 10g、炒枣仁 30g，水煎服，日一付。

服药 1 周后，患者时有胸痛，脉有间歇，血压 135/85mmHg，大便可，脉细，苔薄质暗红。目前以胸痹心痛为主，调整方药为：太子参 30g、麦冬 15g、五味子 10g、丹参 30g、川芎 15g、香附 10g、香橼 10g、乌药 10g、羌独活各 30g、生鹿角 10g，服药 2 周后，胸痛发作明显减少，继服 2 月，头晕头胀消失，无胸闷胸痛发作，血压平稳。

按：该患者老年肾亏，水不涵木，肝阳上亢，肝风内动，上扰清空，故见头晕胀痛，面红目赤，肾水亏虚，水不济火，虚火妄动，上扰心神，故见心悸，夜寐不安，肝木横克脾土，脾失健运，水湿停滞，故见胸闷或痛，舌暗苔薄黄，脉弦细均为阴虚肝旺之象。故治以育阴潜阳，方用魏老的柔肝清眩汤加减治疗，方中大剂量白芍以养阴柔肝，牛膝引血下行，桑叶、菊花、生石决、珍珠母、钩藤、天麻以平肝潜阳，地龙、川芎活血化瘀，香附、乌药、枳壳、槟榔理气通脉。后患者以胸痹心痛为主，为母病及子，子母同病，心气阴虚，血脉瘀阻兼有阴虚肝旺，故治以益气养阴，理气活血，方中太子参、麦冬、五味子益气养心，香附、香橼、乌药以理气通脉，丹参、川芎活血化瘀，羌独活、生鹿角温通经脉以助活血。

2. 吕××，女，63 岁，初诊日期 2003 年 10 月 11 日。

主诉：头晕 5 年。现病史：5 年前患者无明显诱因出现头晕，测血压升高（具体叙述不详），外院经完善相关检查诊为大动脉炎，予氨氯地平 10mg qd，美托洛尔 25mg bid 口服控制血压，阿司匹林 100mg qd 抗血小板聚集，经治疗后患者血压控制在 140/100mmHg 左右，但仍觉头晕，求诊。刻下症见：时有头晕，急躁易怒，头面仍麻木，口角流涎，心烦，口干，纳可，失眠，大便干，小便正常。查体：BP170/96 mmHg，心率 80 次/分，律齐，双肺（－）、肝脾（－），双下肢不肿。舌淡红，苔薄白，左脉弦略数。辅助检查：头 MRI：双侧多发腔隙性脑梗，脑动脉超声：右侧椎基底动脉供血不足。西医诊断：大动脉炎，中医诊断：眩晕（阴虚肝旺），立法：平肝潜阳、滋阴息风、通脉，治疗：白芍 30g、桑叶 10g、菊花 10g、生石决 35g、先珍珠母 30g、牛膝 30g、地龙 30g、钩藤 10g、天麻 10g、香附 10g、乌药 10g、菖蒲 10g、远志 10g、香橼 10g、佛手 10g。

服药 1 周后，头面仍麻木，口角流涎有所好转。脉舌同前，前方加丹参 30g、川芎 15g、全蝎 3g、蜈蚣 3g，以活血化瘀。再服 2 周后诸证减轻，头面麻木好转、口角流涎明显好转，随证加减 1 月后，诸证减轻，头面麻木、头晕消失。

按：综合四诊所示：因情志不畅致"头晕，颜面麻木感，口角流涎，脉弦略数"等为肝肾阴虚，肝阳上亢。阴虚肝火偏旺。故头晕。颜面麻木感。方用魏老的柔肝清眩汤以养阴柔肝潜阳，加用菖蒲、远志交通心肾，丹参、川芎、全蝎、蜈蚣活血通脉。

3. 杨×，女，63 岁。初诊日期 2003 年 9 月 16 日。

主诉：眩晕 10 余年，右上肢疼痛 2 月余。现病史：患者十年前头晕，后项僵，右上肢无力，发凉，头 CT 提示腔隙性脑梗死，外院诊为多发性大动脉炎，曾服用多种中西药，症状缓解不明显，近两月右上肢疼痛，胃胀腹不胀，纳呆，大便干，睡眠欠安。既往史 冠心病病史 10 年，间断口服阿司匹林，单硝酸异山梨酯等。查体：BP 150/90 mmHg，心率 80 次/分，律齐，未闻病理性杂音，双肺（－），肝脾（－），下肢不肿。舌质暗红，舌体大边有齿痕，苔白略厚，脉细弦，右脉无。辅助检查：脑 CT：腔隙性脑梗死。西医诊断：大动脉炎，中医诊断：眩晕（阴虚肝旺 血脉痹着），立法：平肝潜阳、滋阴通脉，治疗：白芍 30g、桑叶 10g、菊花 10g、生石决 30g、珍珠母 30g、牛膝 30g、地龙 30g、钩藤 10g、天麻 10g、香附 10g、乌药 10g、丹参 30g、川芎 15g、槟榔 10g、羌活 10g、片姜黄 10g、秦艽 10g。

服药 1 周后，诸证明显减轻，大便畅，舌质暗，苔白厚欠润，脉细弦，前方加鸡血藤 30g、防风 10g、细辛 3g，活血祛风通脉。再服 2 周，头晕胀减轻，右上肢疼痛好转，大便畅略软，气短口干，右脉细弱，余同前，前方去秦艽、防风、细辛，加沙参 30g、麦冬 15g、五味子 10g 以养阴益气。继服 2 周，头不晕，右上肢疼痛明显好转，加减服药 2 月，诸症明显改善，病情平稳。

按：该患者为阴虚肝旺，阴液亏虚，则脉道失濡，日久瘀血内生，脉道闭阻，故见右脉不能触及，脉道不通，筋肉失养，故见右上肢无力、疼痛。故用药在魏老柔肝清眩汤以养阴柔肝潜阳的基础上，加用羌活、片姜黄、秦艽、鸡血藤、防风、细辛以温通经脉、活血祛风。

4. 张×，女，71 岁。初诊日期：2005 年 8 月 7 日。

眩晕 4 个月。TCD 检查为脑动脉硬化（混合型）。血压 150/70mmHg。症见：头晕胀重，左侧头隐痛，眉目紧掣不舒，下肢乏力，入睡困难，大便两日一行，欠畅。舌质暗红，舌苔白略见黄；脉细弦。此阴虚肝旺，风阳上扰之证，治以柔肝潜阳，通络定痛。处方：白芍 30g、桑叶 10g、菊花 10g、生石决 30g^先煎、珍珠母 30g^先煎、川牛膝 30g、地龙 30g、天麻 10g、钩藤 10g后下、丹参 30g、川芎 15g、香附 10 克、乌药 10g、草决明 10g、龙胆草 3g、莲子心 1.5g。七剂，水煎服，每日一剂。1 周后，患者言服药后眉目松快，头痛无明显发作，眩晕减轻，睡眠逐渐改善。后加养阴清柔之品，继服 6 周，各种症状均消失。复查 TCD

显示各项指标接近正常。

按：本例患者主证明确，法以柔肝养阴降逆清热，柔肝清眩汤加减，药证相符，取效甚捷。

5. 马×，男，62岁。初诊日期：2006年1月5日。

头晕阵发10年加重3天。患者体壮盛，素性急，喜食肥甘，近日因小事情绪波动，出现头晕胀如裹重绵，两侧太阳痛而重胀，左侧肢体时觉麻木欲仆，胸胁满闷，脘腹胀满，口粘口苦，频发呕恶，纳呆食少，大便三天未见，血压170/65mmHg。头颅CT：多发腔隙性脑梗死。TCD：脑动脉粥样硬化。舌质红，苔白厚微黄欠润，脉弦滑略数，左寸上鱼际，右关滑甚有力。中医证属素体阴虚肝旺，兼之脾胃失运，腑气不和，法以柔肝运脾，和胃通腑。处方：白芍30g、川牛膝30g、丹参30g、川芎15g、苏梗10g、陈皮10g、半夏10g、生白术15g、茯苓15g、厚朴10g、大腹皮10g、枳实10g、枳壳10g、香附10g、乌药10g、香橼10g、佛手10g、槟榔10g、佩兰10g。服药当日，腹鸣如鼓，下秽物甚多，胸腹间块垒大消，精神为之一快。1周后头痛、胸胁满闷已明显减轻，头晕虽有，但已能承受，左侧肢体虽有麻木余波未息，但已明显减轻，口和不苦，食欲恢复。舌质红，苔白微黄，脉细弦，左寸上鱼际较前柔和。处方如下：白芍30g、桑叶10g、菊花10g、生石决30g先煎、珍珠母30g先煎、川牛膝30g、地龙30g、天麻10g、钩藤10g、丹参30g、川芎15g、香附10克、乌药10g、香橼10g、佛手10g、桑枝30g、丝瓜络10g。药后头晕渐渐消失，此后以上方加减出入30余剂，患者头晕消失，未再出现肢体异常感受，血压稳定于130/70mmHg左右，之后渐次加用通络驱风的虫类药物而收功，TCD示动脉硬化指标改善，半年后复查头颅CT正常。

按：本例患者症情较重，因情志不畅引发眩晕，伴有左侧肢体时觉麻木，活动不利，中风之象已见。左寸上鱼际是为溢脉，《难经·三难》言"脉有太过……遂上鱼为溢"，乃肝阳上亢之势汹汹，兼有痰热中阻。魏老仍以柔肝清眩汤加味取效，说明柔肝法虽缓，但加减合宜也可任重。关键在于眩晕之外兼有腹满纳呆，大便干，三日一行。舌苔白厚兼黄。是腑气不通，故此仿仲圣"舌黄未下者，下之黄自去"之意，加用苏梗、槟榔、枳实、厚朴四味，去有形之邪，清胃肠中之热以利腑气。腑气一畅，逆气易返，肝阳得平。

6. 张×，女，66岁。初诊日期：2009年6月15日。

患者间断头晕1年余，自觉头晕头胀，乏力，口干口苦，心悸，腹胀，大便偏干，入睡困难。血压130/65mmHg，心率106次/分。舌红苔黄，脉细弦。查TCD示脑动脉硬化改变，ECG示窦性心动过速。处方：白芍30g、桑叶10g、菊花10g、生石决30g先煎、珍珠母30g先煎、天麻10g、钩藤10g后下、川牛膝30g、香附10克、乌药10g、草决明10g、莲子心1.5g。服药1周，患者头晕心悸有所减轻，腹胀已除，大便转畅。上方加用沙参30g、麦冬15g、五味子10g、丹皮15g、赤芍15g，服用1周，头晕心悸减轻明显，心率80次/分。大便通畅，入睡正常。守方随症加减继服药1月，诸症消失，TCD示动脉硬化指标明显改善，

ECG 示正常心电图。

按：本例患者头晕头胀为主要症状，再结合口干口苦、大便干及舌脉，知属阴虚肝旺，故选用柔肝清眩汤为主方而初步奏效。患者心悸症状明显，魏师认为其病机在于肝阳挟气血上亢为患，血不归经，心失所养，渐致心气阴不足，心脉瘀阻，郁而化热，热扰心神。治疗过程中，先柔肝潜阳、清热降浊为先导，再辅以清心益肺为后着，用丹皮、赤芍凉血清心以泻肝之子，加沙参、麦冬、五味子益肺养阴，别具镇羁肝木之意，次序井然，立意高远。

7. 李×，男，54 岁。初诊日期：2004 年 12 月 4 日。

近半年劳累后，头晕加重，反复发作，发作时常伴心悸，血压时高。因工作忙碌，无暇治疗。来诊时症见：头晕沉重，时发时止，乏力，气短，心烦多梦，睡眠欠安，小便调，大便略干。面色少华。舌暗尖红，苔薄白欠润，脉细弦数。血压 160/90mmHg，心率 86 次/分。证属阴虚肝旺，心气阴虚。法以柔肝潜阳，益气凉血。处方：白芍 30g、桑叶 10g、菊花 10g、生石决 30g^{先煎}、珍珠母 30g^{先煎}、川牛膝 30g、地龙 30g、钩藤 10g、天麻 10g、香附 10g、乌药 10g、丹参 30g、太子参 30g、麦冬 15g、五味子 10g、丹皮 15g、赤芍 15g、川连 10g、炒枣仁 30g。

按：本例患者，阴虚肝旺之外，尚有心气阴虚之象。故加用变味生脉饮益心气养心阴；丹皮、赤芍、川连清热凉血，泻心中伏火以安心神，寓"实则泄子"之意，此时，泻心火即是养肝阴，是不补而补。炒枣仁散心中结气，醒脾气利化源安和五脏。服药七剂，眩晕、心悸均不发作。血压 140/80mmHg，心率 74 次/分。复诊时以下方十余剂收功。处方：太子参 30g、沙参 30g、麦冬 15g、五味子 10g、白芍 30g、川牛膝 30g、地龙 30g、香附 10g、乌药 10g。

8. 马×，男，36 岁。初诊日期 2013 年 4 月 23 日。

主诉：突发心悸喘憋 3 天。患者 3 天前发热后出现心悸，喘憋，胸闷，恶心，呕吐胃内容物，出现上述症状时发热未退，体温最高达 39℃，服泰诺后症状未见明显缓解，查 ECG：窦性心律，频发多源室性期前收缩，$V_1 \sim V_2$ ST-T 段抬高 0.2mV，Ⅱ、Ⅲ、aVF、$V_4 \sim V_6$ ST 段压低 0.1～0.2mV，T 波倒置，肌酸激酶 495U/L，肌酸激酶同工酶 45.3U/L，考虑病毒性心肌炎不除外，为进一步诊治收住入院。患者既往干燥综合征病史，停用激素和免疫抑制剂一年。入院症见：心悸，喘憋，胸闷，无发热恶寒，无头晕头痛，无咳嗽咳痰，无腹胀腹痛，纳稍差，夜寐欠安，尿便正常。查体：BP 101/66mmHg，神清，精神可，双肺呼吸音清，未闻及干湿性啰音，心率 115 次/分，律齐，心音可，无杂音。腹软，无压痛，双下肢不肿。舌体胖，质暗红边淡，舌苔花剥，白腻泛黄，脉弦细促。ECG：窦性心律，频发多源室性期前收缩，Ⅱ、Ⅲ、aVF、$V_1 \sim V_2$ 的 ST-T 段抬高 0.2mV，其余导联广泛压低约 0.1～0.2mV，TNT 1867ng/L，BNP 2914pg/ml，血常规：白细胞总数 7.3×10^9，中性粒细胞百分比 69%，淋巴细胞百分比 23.1%，红细胞总数 3.37×10^{12}，血红蛋白浓度 119g/L，血小板总数 100×10^9L；心肌酶：肌酸激酶 475.9U/L，肌酸激酶同工酶 52.1U/L，天冬氨酸氨基转移酶 97.4U/L。UCG：心肌普遍运动减低，心包积液 0.5cm。胸部 CT：右侧肺大疱，右下肺膨胀不全，右侧胸腔积液，少量心包积液，右下胸膜肥厚、粘连。西医诊断：急性心肌炎，干燥综合征，右侧肺大疱，右侧胸腔积液，中医诊断：心悸病（气阴两虚，浊毒扰心），治以益气养阴，解毒化浊，以魏老调脉饮合茯苓杏仁甘草汤加减如下：太子参 30g、寸麦冬 40g、白茅根 30g、金银花 60g、茯苓皮 24g、川桂枝 12g、赤芍药 12g、桑白皮 15g、五味子 9g、葶苈子^{包煎}9g、杏仁泥^{后下}6g、羚羊面^{冲服}0.6g。

服药 3 天后，心悸明显减轻，舌体胖，质暗红边淡，舌苔白厚泛黄，脉弦细数。调整方药为：太子参 24g、寸麦冬 40g、五味子 9g、牡丹皮 24g、赤芍药 12g、川黄连 9g、诃子肉 9g、川桂枝 12g、冬瓜子 30g、芦茅根各 30g、炒莱菔子 15g。服药 5 天后，无明显心悸发作，胸闷气短改善，胸骨后隐痛绵绵。舌体胖，质暗红边淡，舌苔白略厚，脉弦细略数，调整方药为太子参 24g、寸麦冬 40g、五味子 9g、紫丹参 30g、牡丹皮 24g、白茅根 30g、真檀香^{后下}3g、缩砂仁^{后下}3g、诃子肉 9g、炒莱菔子 12g。再服 5 天后，无明显心悸、胸闷、喘憋，无发热，无头晕头痛，无咳嗽咳痰，无腹胀腹痛，纳稍差，夜寐欠安，大便正常，小便多，查体：BP 110/70mmHg，神清，精神可，双肺呼吸音清，未闻及干湿性啰音，心率 86 次/分，律齐，心音可，无杂音。腹软，无压痛，双下肢不肿，ECG：偶见室性期前收缩，两个起搏点，Ⅱ、Ⅲ、AVF、V1-2 的 ST-T 段抬高 0.05～0.1mV，V_3～V_5 压低约 0.1mV。TNT 177ng/L，肌酸激酶同工酶 24.2U/L。舌体胖，质暗红边淡，舌苔白略厚，脉弦细数，好转出院带药：太子参 24g、寸麦冬 30g、五味子 9g、台乌药 6g、制没药 6g、紫丹参 24g、香白薇 15g、生鹿角 9g。出院后门诊随诊，随证加减，服药半年，诸症消失，心肌酶恢复正常。

按：该患者为重症心肌炎，病情危重，结合舌脉症状，辨证为心气阴虚，兼有浊毒，一直应用魏老调脉饮合茯苓杏仁甘草汤加减治疗益气养阴，凉血清热，解毒化浊，可谓是力挽狂澜。

第四节　学生周旭升验案选录

1. 高血压一例

陈某某，男性，68 岁，高血压病史 20 余年。平日服用拜新同、美托洛尔、阿司匹林等，自诉血压控制尚可，多数维持在 140/90mmHg。近半年来，头晕间断发作，重时可伴有呕吐欲恶心，双下肢无力或沉重感，但血压无明显增高，最高 150/90mmHg，先就诊于西医，查头颅 CT 未见异常，予维生素口服，嘱其多休息，但效果并不明显，头晕如前，遂改求中医。就诊时症见：头晕时轻时重，可有恶心、视物旋转，近期因家庭琐事烦心，出现言语不利，下肢沉重感，有时觉下肢发凉，心悸气短或胸闷，活动时明显，经常腹胀，睡眠差，舌质红苔薄黄，脉细弦。西医诊断：高血压病，中医诊断：眩晕（阴虚肝旺），立法：养阴柔肝，组方如下：

白芍30g、桑叶10g、菊花10g、生石决明30g、珍珠母30g、钩藤10g、天麻10g、川牛膝30g、桑寄生30g、生杜仲30g、续断10g、香附10g、乌药10g、百合15g。

服上药7剂，患者即诉头晕好转，精神转佳，但言语不利、下肢沉重感、心悸气短、下肢发凉如前，睡眠仍差，舌脉不变。在上方基础上葛根菖蒲远志养心安神，杜仲桑寄生续断补肾健骨，14剂后患者诉诸症均明显减轻，头晕已经基本消失，此后又用上方加减善后收工。

2. 室性期前收缩

陈某，男，64岁，公司职员。2009年4月初就诊。

患者半年前开始无明显诱因发作心悸，曾在外院查心电图示：窦性心律，频发室性期前收缩，时可见房性期前收缩。24小时动态心电图示：室性期前收缩7618次/24小时，房性期前收缩892次/24小时，另可见结区性期前收缩74次/24小时，建议其口服西药治疗，但患者顾虑其副作用加之症状逐渐自行缓解就未再进一步治疗，平日时有发作但均因症状不重未予重视。一周前外感后心悸加重，症状可持续数小时而不缓解，伴有咽痒咳嗽。现症见：咽干咽痒，时有轻咳，痰少，多晨起有痰，心悸频繁，基本呈持续状态，并觉乏力、气短，平素易感冒，纳少，寐尚安，大便干溏不定，日一次，小便黄。既往史：否认高血压病、冠心病及糖尿病等慢性病史，否认肝炎结核等传染病病史。查体：血压130/70mmHg，神清，精神可，双肺未闻干湿性啰音，心率90次/分，心律不齐，期前收缩10~15次/分，各瓣膜听诊区未闻及病理性杂音，腹软无压痛，肝脾不大，双下肢不肿。舌质暗红，苔薄黄，脉细促。心电图示：窦性心律，频发室早。超声心动图：左室舒张功能减低。西医诊断：心律失常－频发室早。中医诊断：心悸（心气阴虚，血脉瘀阻，瘀而化热兼风热化毒证候）。立法：急则治标，先予疏风清热、宣肺止咳、解毒利咽之法。处方：前胡10g、白前10g、炙杷叶10g、紫菀10g、双花15g、连翘15g、板蓝根10g、锦灯笼10g、钩藤10g后下、蝉衣10g、贝母10g、黄芩10g、甜杏仁10g。水煎服，日一付。

服药5天后，外感风热症状已愈，咳嗽已除，心悸减轻，期前收缩减少，改用益气养心、理气通脉、凉血清热法。用魏老的清凉滋补调脉汤，处方：太子参30g、麦冬15g、五味子10g、丹参30g、川芎15g、香附10g、香橼10g、佛手10g、乌药10g、丹皮15g、赤芍15g、黄连10g。水煎服，日一付。服药3周后，心悸、气短、乏力明显改善，期前收缩开始减少，出现期前收缩时自数4~6次/分。服药1个半月后，期前收缩基本消失，偶有，自测心率74次/分，期前收缩每分钟不到4个，心悸不甚。服药3个半月后，心悸期前收缩无发作。复查动态心电图：偶见室性期前收缩。随访半年未复发。

这是一个效果明显且非常典型的病例。在魏老对心律失常的分类中，除常规的"两类十型"外，又另加了三个兼证，称为"三证候"，包括"气机郁结"、"神魂不宁"、"风热化毒"。这是魏老长期临证中的经验的总结，魏老认为：在心律失常的治疗中，还常常会出现一些临时的兼证，这些兼证会影响心律失常本病的治疗，因此一旦这些兼证出现必须引起重视，尤其在现代社会，自然的、社会的各种因素都直接或间接地影响着人体而且较之古代更为复杂，其结果是患者的疾病也更加复杂，一个好的医生应该能够洞悉影响疾病的各个因素从而使治疗有的放矢。在这三个兼证中，"风热化毒"最常见且对心律失常影响最大。彼时患者可出现咽痛、口干欲饮、咳嗽、鼻塞或见发热恶寒等外感风热化毒证候，此时往往心律失常表现加重，或病情已经控制，当风热化毒时心律失常又可出现。此时宜特别重视风热的治疗，甚至应暂停原方药，而改用疏风清热之方，待风热退后再使用原法，否则若不使用足量的疏风清热之剂，只是一味坚守原方，则心律失常不但无效，其病情还可能会进一步加重，这也是临床常见的问题。该患者心律失常为频发室性期前收缩、平时还有房早及交界区性期前收缩，就诊时心悸频繁，基本呈持续状态，并觉乏力、气短，平素易感冒等。乏力、气短，易感冒，为心气阴虚、卫表不固所致。患者病史已近半年，气虚日久，气行则血行，气虚则血脉淤阻，故见舌质暗红。又血瘀日久而化热，瘀可致乱，热可致急，脉急而乱故见心律失常。苔薄黄，脉细促即是阴虚有热之象。促脉是数而有间歇，主病是主阳、主热、主火，为阳热极盛，阴液欲亡。由于是"火热"直接导致的心律失常，故必须抓住"火热"这一核心予以立法处方。但本病的特殊之处在于入院前不慎外感而出现"咽干咽痒，时有轻咳，痰少，多晨起有痰"等表证，故本病辨证应兼有风热化毒。根据魏老的经验，急则治标，先予疏风清热、宣肺止咳、解毒利咽方。药用双花、连翘、蝉衣疏风清热，前胡、白前、炙杷叶、紫菀、贝母、甜杏仁、黄芩清热宣肺止咳，钩藤、板蓝根、锦灯笼解毒利咽，全方共用可使表证解、风热清、咽喉利、心悸减轻。待风热基本消退，则改用益气养心、理气通脉、凉血清热法。方中太子参、麦冬、五味子益心气养心阴；丹参、川芎活血通脉；丹皮、赤芍、黄连清热凉血；香附、乌药、香橼、佛手理气以助通脉。全方共奏益气养心、理气通脉、凉血清热之功，使心气阴足，血脉通，瘀热清，诸症好转，期前收缩消失。

3. 眩晕

秦某某，女性，64岁，以"头晕间作2月"来诊。患者于半年前无明显诱因出现血压增高，血压最高180/105mmHg，未服用西药，因"头晕心悸"明显服用魏老汤剂，两次后症状基本消失，血压也逐渐下降，但因后来挂号困难未能坚持服药巩固疗效。近2月余，患者再次出现血压持续维持在180/105mmHg，故来求诊。现症见：头晕沉重，头胀，眼目间紧胀不舒，前额轻痛，双腿乏力，腹满纳呆，夜寐欠安，大便偏干。舌质暗红，舌苔黄厚；脉弦细。此阴虚肝旺、风阳上扰之证，治以柔肝潜阳，兼清阳明。处方如下：

白芍30g、桑叶10g、菊花10g、石决明30g、珍珠母30g、钩藤10g、天麻10g、川牛膝30g、北沙参30g、麦冬15g、五味子10g、香附10g、乌药10g、莲子心1.5g。

患者7剂后诉头晕头胀明显减轻，心悸亦减少，血压维持在150/80~90mmHg，基本没有头痛发作，余症状皆有一定程度的好转，兴奋之情溢于言表，守此方加减一月余患者症状若失，血压多次测量均在 130～140/80mmHg，此次患者吸取上次就诊教训遵医嘱又坚持服药 1 月余，未再就诊。

我曾专门请教魏老，魏老详细分析了此例病例：患者老年女性，新发高血压病半年，初发时即就诊过，效果明显，惜其未能坚持，错过了最好的治疗时机。其就诊时症见头晕沉重，头胀，眼目间紧胀不舒，前额轻痛，双腿乏力，腹满纳呆，夜寐欠安，大便偏干，此明显的阴虚阳亢之象，并有肝木横克脾胃，用柔肝清眩汤是顺理成章之事，方中重用白芍酸寒入肝为君，养肝阴，敛肝阳，柔肝止痛，牛膝趋下焦，一者引肝热下行助白芍潜肝阳，一者补益肝肾以治本，含有上病下取之意；生石决明，珍珠母性属沉静，重用之可以降心火，清肝热，潜肝阳，安心神，利耳目。以上三味共为臣药。钩藤，天麻是平肝潜阳的基本药物，佐助石决明之用；桑叶，菊花入肝肺二经，借秋金肃杀之气，内清外疏，凉肝息风；香附，乌药相合，主散诸般气症，疏肝理脾，消七情郁结，属标本兼治之药。综合看本方凉而不寒，于阳气无损，动静相宜，无滞涩黏腻之弊，极适用于肝阳上亢之病。

平日与魏老聊天时，魏老常把遣方用药与烹饪相类比，认为用药如烹饪。烹饪中根据南北菜系不同根据个人烹饪手法不同，每道菜都有自己的特点，有清淡可口的调味小菜，也有色浓味重的大菜，不同的人适合不同的种类，常食酒肉者就需要清凉小菜，而平日腹中清淡者可能就需要大餐以饱腹解馋。古有用药如用兵论，今魏老用药似烹饪论颇有异曲同工之妙。

4. 频发室性期前收缩

马某某，15 岁，于 09 年 9 月诊为"心肌炎"，出现大量室性期前收缩，动态心电图示室早 3 万余次。服用普罗帕酮 150mg q6h，室性期前收缩有一定减少，但是间断复发，病情不甚稳定，遂寻求中药治疗。于 3 月初开始服用汤剂，先后四十余剂，效果不明显，尤有甚者，近 20 日来患者期前收缩较前明显增多（患者家属每日用听诊器给患者听心脏），故来诊。西医诊断：心律失常－频发室性期前收缩，中医诊断：心悸（气阴两虚，瘀郁化热）。立法：益气养阴，凉血清热，理气通脉，组方：北沙参 30g、麦冬 15g、五味子 10g、香附 10g、香橼 10g、佛手 10g、乌药 10g、丹皮 15g、赤芍 15g、黄连 10g、丹参 15g、川芎 10g。

一周后患者复诊时，家属喜形于色，诉白天听诊时期前收缩已经基本消失，唯有卧床时自觉有心动过速，持续约 1 小时。另服药后出现腹泻反应，吃饭略减少，守上方，将沙参改为太子参，加诃子肉，7 剂。再就诊时略有口干，腹泻已止，余已无不适。家长每日听诊，心率多在 90 次/分左右，基本没有期前收缩。继续服用 14 剂调养。

按：患者系男孩，15 岁，心肌炎出现频发室性期前收缩，其特殊之处在于年纪较轻，目前无明显不适，因此辨证全凭舌脉。患者是典型的红舌，基本无苔，脉呈促代，辨证应属阴虚血脉淤阻，日久化热，治以养阴清热凉血。故首方以北沙参麦冬五味子养阴，以香附香橼佛手乌药理气通脉，二诊时患者期前收缩已经基本消失，可见理法方药均正确，腹泻考虑阴药较多，故将北沙参改为太子参，另加诃子肉止泻，前后加减，效如桴鼓。

5. 脑动脉硬化

李某，男 57 岁，主因"头晕半年，加重 1 周"就诊。患者于半年前左右开始间断头晕，伴有头胀，目痛，初未引起重视，待两周后方到医院就诊，与查头颅核磁、脑血流图、颈椎片等，结果示意脑动脉硬化血流改变，椎 - 基底动脉供血不足，颈椎片未见异常。外院予阿司匹林、维生素 E 烟酸酯等、羟乙基芦丁等口服，症状似有缓解但不彻底，头晕症状时时困扰着该患者。一个月以前，患者求治于某药店坐堂中医，服其中药 20 余剂，自觉"基本无效"，不惟如此，更有甚者，近一周来，患者自觉头胀比服药前更加明显，甚者欲用双手捶打，极大地影响了生活质量，遂慕魏老之名前来就诊。就诊时症见：头晕伴有头胀，颈部僵硬感，很少有头痛，间断有恶心无呕吐，近几个月来觉视物模糊，或有眼胀，口干口苦，饮水一般，常有脘腹胀，大便偏干，食欲较差，入睡困难，常躺下 2～3 小时才睡着，但凌晨 3 点左右就会醒来，之后就无法再次入睡。平素性情急躁，常和邻居和家人出现不愉快。舌质偏红，中有少许裂纹，苔薄黄略干，脉细弦却很有力。西医诊断：脑动脉硬化，中医诊断：眩晕（阴虚肝旺），立法：养阴柔肝，组方：白芍 30g、桑叶 10g、菊花 10g、生石决明 30g、珍珠母 30g、钩藤 10g、天麻 10g、川牛膝 30g、北沙参 30g、麦冬 10g、五味子 10g、香附 10g、香橼 10g、佛手 10g、乌药 10g、莲子心 1.5g、百合 15g。

一周后患者来复诊时诉头胀已经明显减轻，伴随目痛颈部僵硬感亦减轻，入睡较服药前容易，睡眠质量好转，虽然仍时有不适感，但自感已无以前之手足无措感。魏老诊后，谓方已获效，继服。此患者前后守方两月余，症状若失且患者性格亦得到优化，平日很少再与人发生纠纷。

按：患者以"头晕头胀"来诊，其中近期头胀尤其明显，甚者欲用手捶打，伴随口干口苦等一系列症状，平素性情急躁，结合其舌脉，系阴虚阳亢型头晕，故应用魏老柔肝清眩汤以养阴柔肝潜阳，方中重用白芍为君药滋阴平肝潜阳，而天麻钩藤生石决明是治疗肝阳上亢之常用组合，珍珠母亦取其介类潜阳之意，桑叶菊花质地轻灵，清上焦之浮热，而重用牛膝 30 克则在取其引热下行、引气下行，北沙参、麦冬、五味子系养阴之品以顾其本，香附香橼佛手则是对症之药，用以调理一身不畅之气。莲子心百合用以清火养阴安神。相对于那些动辄数十味的"大方"，本方药味中等，但却照顾全面，所以获效。

6. 冠心病

陈某，女性，58 岁。患者 5 年前退休后就间断胸闷不适，后又因家庭琐事与家人大吵一架出现剧烈胸痛，在当地医院诊断为急性非 ST 段抬高性心梗，经抗血小板、抗凝、扩冠等西药治疗后病情趋于稳定，出院后服用硝酸异山梨酯、阿司匹林等药物，虽然没再大发作，但仍时有胸闷憋气。另就是患者嗜烟，即使是病后，仍烟不离手，基本每日一盒，常于劳累或吸烟后出现胸痛。因西医没有什么特别有效的办法，遂求助于中医。当地中医师当时予冠心苏合丸服用。初时效果非常明显，服用当时即可缓解症状。但由于患者的生活状况以及其不良嗜好，患者经常处于一种过度劳累及烟不离手（每日一盒）的状态，故只要有症状发作就自行服用冠心苏合丸亦未再去就医。近两个月来，患者自觉胸闷痛发作较前有所频繁而且症状加重了，更令她烦恼的是冠心苏合丸没有以前管用了，不得已又到医院就诊，西医建议她立即行冠状动脉造影且必须戒烟，其拒绝了造影，戒烟正在进行中。就诊时主诉近两个月来胸闷痛发作较前频繁，常感觉心悸，症状较以前严重，病人体瘦，自觉乏力气短，口干多饮，有时有痰，大便亦偏干，时有腹胀，舌暗红，苔薄黄而干，脉弦细无力。西医诊断：冠心病－不稳定心绞痛，中医诊断：胸痹心痛病（气阴两虚，血脉瘀阻），立法：益气养阴，理气通脉，组方：太子参30g、北沙参30g、麦冬15g、五味子10g、香附10g、香橼10g、佛手10g、乌药10g、丹参30g、川芎10g、炒枳壳10g、黄芩10g。

上方服用14剂后，患者诉胸闷痛已较前明显减轻，发作频率亦减少，以上方进行加减了两月余，患者症状明显改善，胸闷痛基本消失，活动耐量较前增加，现在即使干较累的活儿亦无明显不适感，冠心苏合丸已基本不再服用。

按：冠心苏合丸现在临床中药用于冠心病心绞痛的治疗，其组成是苏合香，冰片，乳香（制），檀香，土木香。由此可知，这是一个治标之药，其功效是理气宽胸止痛，全方组合以苏合香辛温走窜，冰片辛凉走窜、芳香开窍、辟秽化浊，开郁止痛，共为君药。乳香、檀香辛温行散，温经活血，行气宽胸，通痹止痛，共为臣药。土木香健脾和胃，以资化源，调气解郁，散寒止痛，为佐药。诸药合用，共奏理气，宽胸，温经，止痛之功。综合看来，本方药性以芳香走窜为主，临床上看具有正反两方面意义。一者药性峻烈，可直达病所，荡敌逐寇，因此可以很快起效，缓解症状；再者正是由于其全方以相窜为主，故有耗伤元气之虞。清·吴仪洛《本草从新》中这样描述："今人滥用苏合丸，不知诸香走散其气，每见服之，轻病致重，重病即死。"今人也认识到苏合香丸芳香走窜，久服易耗气伤阴，引起咯血、鼻衄、头痛、两颔抽掣、目面生疖肿、便秘等症。前一段时间就陆续报道了多例长期服用本药治疗冠心病出现严重副作用的病案，对中医造成了较大的负面影响，其实追本溯源，我们的古人早就认识到了这一点，可见"非药误人也，实乃人误药也"。

患者长期吸烟无度，又适逢退休初期因心态调整不佳，大怒之后，猝发心梗。虽经急救痊愈但已经触及根本，元气大伤，因此病后症状时有发作，劳累加剧。另此患者长期吸烟，中医认为烟为香燥之品，炙煿之物，久吸亦能令元气耗散，并伤阴液。本已元气大虚，又久服冠心苏合丸，元气益虚，其病加重可知。因此治疗之首要是嘱其停服冠心苏合丸，戒烟惜生，保养元气。患者体瘦是久病肺脾气虚，精微不足之象，乏力气短，口干多饮是心肾阴虚象，久病情志不舒，气滞于内横逆脾胃故时有腹胀，心主血脉，久病必有脉络淤阻，故常有胸闷痛并于劳累时发作。舌脉亦是久病元气大伤，痰瘀内结之象。四诊合参，中药以太子参北沙参麦冬五味子益气养阴为主调理其本，香附、香橼、佛手、乌药、枳壳理气通脉，丹参、川芎、活血通络，因其长时间吸烟内热炽盛，故加黄芩清理内热。诸药合奏养阴益气活血通络之功。

7. 病态窦房结综合征

侯某某，女性，71 岁，主因"心悸半年余，加重 2 月"就诊。患者于半年前左右开始出现心悸，其特点是心率时快时慢，心率快时可达 100 次/分左右，而心率慢时可降至 50 次/分左右，觉周身发凉，乏力感明显，无黑蒙及晕厥。动态心电图示：窦性心律，可见 I 度房室传导阻滞。心率范围为 48～106 次/分。在外院行冠状动脉造影示：未见狭窄性病变。西医医院就诊，诊断为"病态窦房结综合征"。未予药物，嘱其自行监测病情，一旦出现心动过缓或黑蒙晕厥等即需安装起搏器。就诊时症状如下：间断心悸 2 月余，可伴有胸闷，有时亦可伴有胸痛，平素口干口苦咽干，喜饮水，乏力气短，时有腹胀，得气则舒，饮食一般大便偏软，睡眠尚可。舌质淡暗，脉细。西医诊断：心律失常－I 度房室传导阻滞，中医诊断：心悸（气阴两虚，血脉瘀阻）立法：益气养阴，活血通脉，组方：北沙参 30g、麦冬 15g、五味子 10g、香附 10g、香橼 10g、佛手 10g、乌药 10g、丹参 15g、川芎 10g、桂枝 15g、羌活 15g。

服药 2 周，心悸气短口干乏力等均已减少，一周来无胸闷痛发作。自数心率白天多在 50～90 次/分，偶有 50 次/分以下，但无不适，未见 100 次/分以上的心率。效不更方，随症加减半年，患者诸症消失，复查动态心电图，结果显示：窦性心律，未见期前收缩及传导阻滞，心率 56～86 次/分，平均心率 69 次/分。

按：患者女性，71 岁，平素器具劳碌，操持经营，耗伤正气。心为君主之官，主神明。心气耗伤则见乏力气短，动则加重，心阴不足则见口干口苦咽干。又 心主血脉，心气阴虚日久，则见血脉瘀阻，临床可见胸闷痛之症，其原因有二：一者心气虚运血无力，二者是脉络不畅亦可见血瘀。血瘀于脉内，心脉涩滞不畅，故见心动过缓；但血瘀日久，瘀而化热，又可见心动过速之象。由此可见，患者兼有心动过速和心动过缓之象，实是疾病的不同病理表现所致，当血瘀表现明显时，由于血脉的不畅，心跳亦不顺畅，故见心动过缓，而当各种内外因引动血脉内瘀热之邪时，临床则表现为心动过速。舌质淡是气虚之象，暗则是瘀阻血脉，脉细亦是气虚之象。综合看此患者，其气阴两虚是疾病的根本，血脉淤阻是病理的关键，抓住这两个要点则治病迎刃而解。

8. 心力衰竭

刘某某，男，70 岁，糖尿病史 20 余年，脑梗病史 15 年，一年以前因心肌梗死后出现心动过缓而安装心脏起搏器。自感心梗以后即间断胸闷憋气，气短乏力，口干便秘。平日服用西药，但具体不详。近一月来患者现在外院服用中药汤剂，但两月来除大便干略有缓解外，胸闷气短等未见明显效果，近期更是出现走几步路即需要休息的情况，故来诊。主诉：心悸、胸闷发作一年余。现伴气短、乏力、喘憋，走几十米或提十斤左右重物即症状明显，咽痒咳嗽，少许白痰不易出平素咽干、常有牙痛，舌质淡红，苔薄白，脉细无力。查体：神清，精神可，口唇颜色正常，颈静脉无怒张，双肺呼吸音略粗，双肺底可闻极少许湿啰音。心脏大小正常，心率略快，82 次／分，节律尚齐，肝脾肋下未及，双下肢不肿。西医诊断：心力衰竭，中医诊断：心衰病（气阴两虚，血脉不畅），立法：益气养阴，理气通脉，组方：太子参 30g、麦冬 15g、五味子 10g、北沙参 30g、香附 10g、香橼 10g、佛手 10g、乌药 10g、葶苈子 10g、苦杏仁 10g。

初服两剂，患者诉仍有胸闷憋气气短，缓解并不明显，后患者起居不慎感冒，症状略有加重，在原方基础上又先后加用了丹皮、升麻、钩藤、蝉蜕、板蓝根、青黛、贝母、瓜蒌、金银花、连翘等药，效果立竿见影，患者喘憋逐渐消失。至两个月左右，自感如常人，初就诊时提 10 斤重物走不了几步，现已能提 30 斤重物走数百米而无症状。

按：患者老年男性，既往糖尿病 20 年，脑梗 15 年，1 年前又出现心肌梗死并安装起搏器，久病必虚。结合患者表述的心悸、胸闷、气短、大汗出，动则加重，并有口干多饮等，舌脉亦是气阴两虚之象，故初诊即予太子参麦冬五味子益气养阴，香附香橼佛手理气通脉等正治之法，可谓脉证相符，从患者反馈信息来看，临床症状有一定好转，但好像没有达到预期的效果。原因何在呢？我又重新复习了患者的病史，发现了症结所在。患者在初次就诊时就曾讲过他有慢性牙痛病史且近期有咳嗽咳痰反复发作，但我们只把注意力放在了心悸胸闷等主症上，对牙痛给予了一定重视，但对近期咳嗽咳痰等感染症状却彻底忽视了，外感之邪盘踞心肺，病怎么能好呢？认识到这一点，我就在以后复诊不仅继续加入升麻丹皮黄连等清泻胃火之品，而且先后加入钩藤、蝉蜕、板蓝根、青黛、贝母、瓜蒌、金银花、连翘等药以疏风止咳，清肺化痰。事实证明，这种思路是完全正确的，取得了较为明显的效果，患者的活动耐量得到了明显的改善。

9. 房性期前收缩

患者吴某某，女，73 岁，患者诉半年来间断心悸，有"停跳"感，初未予注意，但近 3 个月来有加重趋势，无胸痛，可伴有脘腹胀满，嗳气，饮食差，不思饮食，口中有异味，大便稀软，有时不成形，多有恶臭，口干不欲饮水。查其舌质略红，苔黄厚腻，边缘微有齿痕，脉滑略数。心电图示：窦律，偶发房性期前收缩，轻度 ST-T 改变。余检查未作。西医诊断：心律失常－房性期前收缩，中医诊断：心悸病（痰气阻脉），立法：理气祛痰通脉，组方：苏梗 10g、陈皮 10g、半夏 9g、枳壳 10g、香附 10g、乌药 10g、丹皮 15g、黄连 10g、焦三仙 30g。

患者服上方 7 剂后胸闷腹胀等症状大为减轻，口中及大便异味亦不似以前明显，查其舌苔仍黄腻，上方再加薏苡仁 30g 增加化湿的力量，以后守此方加减近 2 月，患者临床症状基本消失，舌苔亦明显好转。

按：此例患者，心悸阵发伴有胸闷、脘腹胀满，嗳气，饮食差，不思饮食，口中有异味，大便稀软，有时不成形，多有恶臭，口干不欲饮水。查其舌质略红，苔黄厚腻，边缘微有齿痕，脉滑略数，是典型的湿浊中阻之证。胸阳被遏则胸闷，脾胃失和则脘腹胀满，不思饮食，湿浊日久化热则可见心悸，口中异味，大便恶臭。另需辨别的是，患者口干不欲饮非阴虚，乃中阳被遏制，津液不能上承之故。据此治予理气化湿和胃，佐以凉血清热。此方乃魏老治疗心脏病湿浊阻滞的常用方剂，全方化湿理气为主。因心主血脉，心病多可见血热之证，如心悸心烦心动过速，故加入丹皮赤芍凉血清热。舌边有齿痕，患者脾虚可见，但患者临床无倦怠乏力，自汗等脾虚等症状，故未刻意健脾而用参芪，考虑现其湿浊明显，邪未去即补有令邪气壅滞之嫌。

第五节 学生戴梅验案

1. 李某，女，66 岁。初诊日期：2016 年 3 月 16 日。

患者心律失常 - 频发室性期前收缩病史。目前服用普罗帕酮 150mg q8h，仍时觉心悸，自测脉搏有间歇。伴胸闷，口干喜饮，时头晕头胀。纳可，大便偏干，入睡难。舌红暗，苔薄黄，脉弦细促。血压 140/70mmHg，心率 74 次/分，律不齐，1 分钟闻及期前收缩 4 次。既往高血压病史，现服贝那普利 10mg qd、非洛地平 5mg qd，平日自测血压 130～140/70～80mmHg。西医诊断：心律失常，频发室早。中医诊断：心悸病，辨证心气阴虚，血脉瘀阻，瘀郁化热。立法：益气养心，理气通脉，凉血清热。方以魏老自拟的清凉滋补调脉汤加减。处方：沙参 30g、麦冬 15g、五味子 10g、香附 10g、香橼 10g、佛手 10g、乌药 10g、丹皮 15g、赤芍 15g、珍珠母 30g、生石决 30g、天麻 10g、钩藤 10g、夜交藤 30g、茯神 30g。

服药 2 周，患者心悸减轻，胸闷、口干、头晕等症亦减，舌脉如前，血压 130/75mmHg，心率 72 次/分，律不齐，1 分钟闻及期前收缩 3 次。继服药 2 周，患者诸症进一步减轻，诉偶有心悸，胸部隐痛。舌脉如前，血压 120/70mmHg，心率 72 次/分，律齐。前方加郁金 15g、鸡血藤 15g，再服药 2 周，病情平稳，无心悸，胸部隐痛已除。

按：该患者频发室早病史，服用普罗帕酮后期前收缩减少，所见脉当为促脉。按照魏执真教授在心律失常辨证方面要"以脉为主，四诊合参"的指导思想，辨证时首先抓住促脉这一脉象。促脉为脉时有一止而脉率不慢。根据《濒湖脉学》的记载，促脉主病是主阳、主热、主火，为阳热极盛，阴液欲亡，故可考虑热为该患者发病的关键因素。再结合该患者胸闷、口干喜饮，舌红暗，苔薄黄的症状及舌象分析，辨证当属心气阴虚，血脉瘀阻，瘀而化热。故治以益气养阴，理气通脉，凉血清热。患者无明显乏力，且舌苔薄黄，可知气虚不著，故选用沙参而未用太子参。沙参、麦冬、五味子益气养阴，《本经》言沙参可"补中，益肺气"，提示其有"益气之功"；香附、香橼、佛手、乌药理气以助通脉，丹皮、赤芍凉血清热。清凉滋补调脉汤方中并有黄连厚肠以防丹皮、赤芍寒凉致泻，该患者平素大便干，故未予黄连。患者并时觉头晕头胀，脉弦，乃肝阳上亢之征，故加珍珠母、生石决、天麻、钩藤以平肝潜阳，镇心安神。夜交藤、茯神养心安神。服药 1 月，患者心悸明显减轻，来诊时查期前收缩明显减少。患者胸部隐痛，加郁金、鸡血藤理气活血，继服药 2 周，心悸未作，胸部隐痛已除。

2. 张某，女，61 岁。初诊日期：2016 年 6 月 22 日。

患者心律失常 – 频发室性期前收缩病史，经服用美托洛尔缓释片 47.5mg qd 后，复查 Holter 提示偶发室性期前收缩。患者仍时觉心悸，气短，神疲乏力，口干喜温饮。纳可，大便溏，入睡难，多梦。舌淡红舌体胖，苔薄白，脉细。西医诊断：心律失常，频发室性期前收缩。中医诊断：心悸病，辨证心气阴虚，血脉瘀阻，瘀郁化热。立法：益气养心，理气通脉，凉血清热。方以魏老自拟的清凉滋补调脉汤加减。处方：生黄芪 15g、麦冬 15g、五味子 10g、香附 10g、香橼 10g、佛手 10g、丹皮 15g、赤芍 15g、干姜 6g、炒白术 15g、炒枣仁 15g、生龙牡各 30g。

服药 1 周，患者心悸气短乏力减轻，自觉口干明显，大便偏干。舌脉如前。前方去干姜、炒白术，加生白术 15g、肉苁蓉 15g，继服药 1 周，患者诸症进一步减轻，口干亦减，大便仍偏干。前方生白术、肉苁蓉各加至 30g，再服药 2 周，病情平稳，无自觉心悸，大便调。

按：该患者频发室性期前收缩病史，服用美托洛尔缓释片后期前收缩明显减少，Holter 提示偶发室性期前收缩，来诊时脉律齐。室早脉象当为"促脉"。据《濒湖脉学》中载，促脉主病是主阳、主热、主火，为阳热极盛，阴液欲亡，故考虑热为该患者发病的关键因素。再结合该患者气短乏力、口干喜饮的症状分析，辨证当属心气阴虚，血脉瘀阻，瘀而化热。故治以益气养阴，理气通脉，凉血清热。患者气短乏力明显，脉细，考虑太子参补气之力偏弱，故选用生黄芪以益气。方中生黄芪、麦冬、五味子益气养阴，香附、香橼、佛手理气以助通脉，丹皮、赤芍凉血清热。患者口干喜温饮，大便溏，舌淡红舌体胖，乃中焦阳气不足之征，而丹皮、赤芍寒凉致泻，故加干姜、炒白术温中散寒、健脾益气。炒枣仁、生龙牡宁心镇悸安神。服药后患者心悸气短乏力减轻，自觉口干明显，大便偏干。考虑干姜、炒白术性温偏燥，患者内有瘀热，故药后口干明显，大便反干，故去干姜、炒白术，加生白术、肉苁蓉健脾助运、润肠通便，因患者平素大便溏，故生白术、肉苁蓉仅用 15g。药后患者口干减轻，仍大便偏干，故生白术、肉苁蓉各加至 30g 以增助运润肠之力。继服药 2 周，患者心悸未作，大便亦调。

3. 魏某，男，74 岁。初诊日期：2016 年 5 月 22 日。

患者心律失常 – 期前收缩病史（具体不详），现时觉心悸，气短乏力明显，口干喜饮。纳可，大便头干后软，入睡困难，多梦。舌红，前少苔，中根苔白，脉细促。查：血压 140/60mmHg，心率 66 次/分，律不齐，1 分钟闻及期前收缩 6 次。心电图示窦性心律，完全性右束支传导阻滞，房性期前收缩。建议完善电解质、Holter、超声心动图检查，患者表示回当地检查。西医诊断：心律失常，房性期前收缩。中医诊断：心悸病，辨证心气阴虚，血脉瘀阻，瘀郁化热。立法：益气养心，理气通脉，凉血清热。方以魏老自拟的清凉滋补调脉汤加减。处方：生黄芪 15g、沙参 15g、麦冬 15g、五味子 10g、香附 10g、香橼 10g、佛手 10g、乌药 10g、丹皮 15g、赤芍 15g、炒枣仁 30g、生龙牡各 30g。

服药 2 周，患者诉心悸气短明显改善，近日时觉头晕耳鸣、腰膝酸软，大便调。舌象如前，脉细。查：血压 135/60mmHg，心率 64 次/分，律齐。前方加蝉衣 6g、生磁石 15g、桑寄生 15g、怀牛膝 15g，继服药 2 周，患者诸症减轻，心悸未作。

按：该患者房性期前收缩，来诊时脉率不快，但在 60 次/分以上，故其脉可归为"促脉"。促脉主病是主阳、主热、主火，为阳热极盛，阴液欲亡，故考虑热为该患者发病的关键因素。再结合该患者气短乏力、口干喜饮，舌红、前少苔的症状及舌象分析，辨证当属心气阴虚，血脉瘀阻，瘀而化热。故治以益气养阴，理气通脉，凉血清热。患者气短乏力明显，脉细，故选用生黄芪而未予太子参。又因患者舌前少苔，故加沙参以增强养阴之力。方中生黄芪、沙参、麦冬、五味子益气养阴，香附、香橼、佛手、乌药理气以助通脉，丹皮、赤芍凉血清热。炒枣仁、生龙牡宁心镇悸安神。服药 2 周后患者心悸气短明显减轻，查其脉律规整。因其头晕耳鸣、腰膝酸软，乃肾虚阳亢之征，故加蝉衣、生磁石、桑寄生、怀牛膝补肾潜阳。继服药 2 周，患者心悸未作。

4. 张某，女，67 岁，初诊日期：2016 年 6 月 15 日。

患者高血压病史 10 余年，血压最高 180/90mmHg。目前服药：硝苯地平 30mg qd，厄贝沙坦 150mg qd，美托洛尔缓释片 23.75mg qd，拜阿司匹林肠溶片 100mg qd。自测血压 150 ～ 160/90mmHg，时觉头晕头胀，偶有头痛，无视物旋转及呕恶，无肢体麻木及活动不利，口干喜饮，两目干涩，腰酸，心烦易急，纳可眠安，二便调。舌红暗，苔薄白，脉弦细。查：血压 160/90mmHg。心率 70 次/分，律齐。既往史：冠状动脉粥样硬化症、冠状动脉肌桥（左前降支）、2 型糖尿病、高脂血症。西医诊断：高血压病 3 级（很高危），中医诊断：眩晕病，辨证：阴虚肝旺，立法：养阴平肝降逆，方以魏老自拟之柔肝清眩汤加减，方药如下：白芍 30g、桑叶 10g、菊花 10g、生石决 30g、珍珠母 30g、天麻 15g、钩藤 10g、川牛膝 30g、柴胡 6g、枸杞子 15g、白蒺藜 30g、红景天 10g。

服药 2 周，患者诉平日自测血压 120 ～ 130/90mmHg，头晕头胀明显减轻，两目干涩已除，仍觉口干，夜寐欠安，早醒。舌红暗苔薄，脉如前。查：BP 120/90mmHg。前方去枸杞子，加麦冬 15g、百合 10g、炒枣仁 15g。服药 2 周，患者自测血压 120/80mmHg 左右，无明显头晕不适，口干及睡眠好转。舌脉如前，查：BP 120/70mmHg。继服前方 2 周巩固疗效。

按：该患者来诊时以"头晕头胀时作"为主证，伴有"口干喜饮，两目干涩，腰酸，心烦易急"，结合舌脉，辨证当属阴虚肝旺，肝阳上亢，故治以养阴平肝降逆。《临证指南医案》中载"凡肝阳有余，必须介类以潜之，柔静以摄之，味取酸收，或佐咸降，务清其营络之热，则开者优矣。"观魏老之柔肝清眩汤，方中生石决、珍珠母，归肝、心经，功能平肝潜阳，且二者为介类，即"介类以潜之"之意；白芍归肝、脾经，其性柔润，有养肝阴，调肝气，平肝阳之效，即"柔静以摄之"。从药性药味看，生石决、珍珠母，性味咸寒，白芍苦、酸、甘、微寒，即为"味取酸收，或佐咸降"之意。从归经看，所选之生石决、珍珠母、白芍又皆归肝经，对于阴虚肝旺、肝阳上亢的病机特点，也尤为适宜。钩藤、天麻，亦归肝经，二者共用，可平肝潜阳止眩晕；桑叶、菊花清肝热利头目；川牛膝苦酸平，功擅苦泄下降，能引血下行，对阴虚阳亢之证，与上述诸药配伍，可增强潜阳镇摄之力。方中并加白蒺藜以增平肝潜阳之力，枸杞子滋补肝肾明目，柴胡疏肝理气。患者舌质红暗，脉细，乃兼有瘀血之象，故加红景天益气活血。二诊时患者头晕头胀明显减轻，两目干涩已除，仍觉口干，夜寐欠安，早醒，故去枸杞子，加麦冬、百合、炒枣仁，以养阴益肝、清心安神。三诊时患者无明显头晕不适，口干及睡眠好转。初诊时患者自测血压 150～160/90mmHg，服药 4 周后，自测血压 120/80mmHg 左右，血压得到良好控制。

5. 赵某，女，54 岁，初诊日期：2016 年 6 月 15 日。

患者高血压病病史 2 年余，血压最高 150/87mmHg。未服降压药，平日未监测血压。时觉头晕头胀，后项不舒，口干喜饮，心烦易急，耳鸣，纳可便调，夜寐欠安。舌红边齿印，苔白，脉弦细。查：BP 145/80mmHg。否其他慢性病史。西医诊断：高血压病 1 级（低危），中医诊断：眩晕病，辨证：阴虚肝旺，立法：养阴平肝降逆，方以魏老自拟之柔肝清眩汤加减，方药如下：白芍 30g、桑叶 10g、菊花 10g、生石决 30g、珍珠母 30g、天麻 15g、钩藤 10g、川牛膝 30g、柴胡 6g、麦冬 15g、蝉衣 6g、葛根 15g、炒枣仁 30g、薄荷 10g。

服药 1 周，患者诸症改善。舌脉如前。查：BP 120/70mmHg。效不更方，继服前方 2 周。

按：该患者以"头晕头胀"为主证，再结合口干喜饮、心烦易急等症状及舌脉分析，辨证当属阴虚肝旺，肝阳上亢，故治以养阴平肝降逆。方中白芍养阴柔肝以制亢阳；生石决、珍珠母、钩藤、天麻平肝潜阳熄风；桑叶、菊花、蝉衣清肝热利头目；川牛膝引血下行，增强潜阳镇摄之力；柴胡、薄荷疏肝理气；麦冬、炒枣仁养阴益肝清心安神；葛根升津舒筋，为针对患者后项不舒而设。服药 1 周，患者诸症减轻，初诊时血压 145/80mmHg，二诊时血压 120/70mmHg，血压亦得到控制。

6. 汪某，女，80 岁，初诊日期：2016 年 3 月 2 日。

患者高血压病史 2 年余，血压最高 180/70mmHg。目前服药：缬沙坦 80mg qd，拜阿司匹林肠溶片 100mg qd。自测血压 120～130/70～80mmHg，仍时觉头晕头胀，口干喜饮，腰酸耳鸣，间断咳嗽咳痰，痰白质稠，偶有痰中带血丝。纳可便调，夜寐尚安。舌红暗，苔白中根略腻，脉弦细。查：BP 130/80mmHg。既往史：冠状动脉粥样硬化症、高脂血症、支气管扩张症。西医诊断：高血压病 3 级（很高危），中医诊断：眩晕病，辨证：阴虚肝旺，立法：养阴平肝降逆，方以魏老自拟之柔肝清眩汤加减，方药如下：白芍 30g、桑叶 10g、菊花 10g、生石决 30g、珍珠母 30g、天麻 10g、钩藤 10g、川牛膝 30g、香附 10g、乌药 10g、麦冬 15g、女贞子 10g、旱莲草 10g、半夏 9g、陈皮 10g、茯苓 15g、荷叶 10g、生藕节 10g。

服药 1 周，患者诸症减轻，痰中未见血丝，舌脉如前。查：BP 120/70mmHg。继服药 2

周，患者平日无头晕头胀，腰酸耳鸣减轻，仍觉口干，时咳嗽咳痰，痰黄白相兼，大便偏干，舌苔略黄。前方去女贞子、旱莲草、荷叶、生藕节，加元参 15g、黄芩 10g 养阴清肺。服药 2 周，咳嗽咳痰减轻，口干、大便干亦改善。继服药 2 周。

按：该患者以"头晕头胀"为主证，再结合口干喜饮、腰酸耳鸣等症状及舌脉分析，辨证当属阴虚肝旺，肝阳上亢，故治以养阴平肝降逆。方中白芍养阴柔肝以制亢阳；生石决、珍珠母、钩藤、天麻平肝潜阳熄风；桑叶、菊花清肝热利头目；川牛膝引血下行，增强潜阳镇摄之力；香附、乌药理气调畅气机；麦冬养阴润肺；女贞子、旱莲草补益肝肾，半夏、陈皮、茯苓取"二陈丸"之意健脾燥湿化痰，荷叶、生藕节清热凉血止血。服药 1 周，患者诸症减轻，其后随症加减，病情平稳。

7. 袁某，女，72 岁。初诊日期：2016 年 7 月 6 日。

患者心律失常–房性期前收缩病史 1 月，目前口服美托洛尔 6.25mg bid。现时觉心悸，胸闷气短，口干不多饮。纳可，平素恶冷食，进食生冷则胃脘不适。大便偏干，夜寐多梦。舌红边齿痕，中根苔白略腻，脉细促。查：血压 140/80mmHg，心率 68 次/分，律不齐，1 分钟闻及期前收缩 5 次。心电图示窦性心律，可见房性期前收缩。既往史：高血压、高脂血症，现服厄贝沙坦 150mg qd、拜阿司匹林肠溶片 100mg qd、阿托伐他汀 20mg qn。辅助检查：2016 年 6 月 19 日 Holter：窦性心律，频发房性期前收缩，偶见二联律。西医诊断：心律失常，房性期前收缩。中医诊断：心悸病，辨证心脾不足，湿停阻脉，瘀而化热。立法：理气化湿、凉血清热、补益心脾。方以魏老自拟的清凉化湿调脉汤加减。处方：苏梗 10g、陈皮 10g、半夏 9g、生白术 30g、茯苓 15g、香附 10g、乌药 10g、丹皮 15g、赤芍 15g、元参 15g、炒枣仁 30g、干姜 6g。

服药 1 周，患者诉心悸胸闷减轻，自觉乏力，口干喜饮，大便干好转。舌苔转薄白，脉细促。查：血压 135/80mmHg，心率 66 次/分，律不齐，1 分钟闻及期前收缩 2 次。患者舌苔转薄，口干喜饮，湿邪已化，改益气养心、理气通脉、凉血清热之法，方以魏老自拟的清凉滋补调脉汤加减。处方：太子参 15g、沙参 15g、麦冬 15g、五味子 10g、香附 10g、香橼 10g、佛手 10g、乌药 10g、丹皮 15g、赤芍 15g、生白术 30g、元参 15g、炒枣仁 30g、干姜 6g。服药 2 周，患者诸症进一步减轻，舌脉如前，查：心率 66 次/分，律不齐，1 分钟闻及期前收缩 2 次。效不更方，继服前方 4 周，患者心悸未作，纳可眠安，大便调。查：心率 66 次/分，律齐。

按：该患者房性期前收缩，其脉为"促脉"。促脉主病是主阳、主热、主火，为阳热极盛，阴液欲亡，故考虑热为该患者发病的关键因素。再结合该患者胸闷气短，口干不多饮，舌红边齿痕，中根苔白略腻的症状及舌象分析，辨证当属心脾不足，湿停阻脉，瘀而化热。故治以理气化湿、凉血清热、补益心脾。方中半夏、陈皮、茯苓相伍取"二陈汤"之意，半夏辛温，燥湿化痰，降逆和胃，为治湿痰之要药；陈皮辛苦温，理气调中，燥湿化痰，《本草纲目》中载"其治百病，总是取其理气燥湿之功。同补药则补，同泻药则泻，同升药则升，同降药则降"；茯苓甘淡平，健脾利湿，使湿去脾旺，痰无由生。苏梗、香附、乌药理气以助湿化，丹皮、赤芍凉血清热。患者大便干，舌边齿痕，予生白术、元参健脾助运、润肠通便。炒枣仁养心安神。患者平素恶冷食，进食生冷则胃脘不适，乃中焦脾阳不足之象，恐丹皮、赤芍寒凉，故予干姜温中。诸药共用，使停湿消退、心脉通畅、瘀热化解。服药1周，患者心悸胸闷减轻，查体期前收缩减少。诊其舌苔转薄白，再结合患者乏力、口干喜饮的症状分析，提示患者湿邪已化，故改益气养心、理气通脉、凉血清热之法。方中太子参、沙参、麦冬、五味子益气养阴，香附、香橼、佛手、乌药理气以助通脉，丹皮、赤芍凉血清热。服药1个半月，患者诸症减轻，心悸未作，查体未及期前收缩。

8. 刘某，女，70岁，初诊日期：2015年11月18日。

患者近半月时觉头晕头胀，自测血压130/80mmHg左右。伴乏力，气短，心慌，动则汗出，口干喜饮，纳可便调，入睡困难。舌红暗苔薄白，脉细弦。辅助检查：脑动脉硬化血流改变。西医诊断：脑动脉硬化，中医诊断：眩晕病，辨证：阴虚肝旺，立法：养阴平肝降逆，方以魏老自拟之柔肝清眩汤加减，方药如下：白芍30g、桑叶10g、菊花10g、生石决30g、珍珠母30g、天麻10g、钩藤10g、川牛膝30g、香附10g、乌药10g、太子参15g、麦冬15g、五味子10g、浮小麦30g。

服药1周，患者诸症减轻，舌脉如前。继服药2周，患者无明显头晕头胀，心慌气短、乏力、动则汗出进一步改善，入睡难好转。效不更方，继服药2周。

按：该患者以"头晕头胀"为主证，是"阴虚肝旺"之头晕特点，再结合口干喜饮、舌红、脉细弦等症状及舌脉分析，辨证当属阴虚肝旺，肝阳上亢，故治以养阴平肝降逆。方中白芍养阴柔肝以制亢阳；生石决、珍珠母、钩藤、天麻平肝潜阳熄风；桑叶、菊花清肝热利头目；川牛膝引血下行，增强潜阳镇摄之力；香附、乌药调畅气机。患者并觉乏力气短、心慌，动则汗出，结合口干、脉细，乃气阴两虚之象，故予太子参、麦冬、五味子、浮小麦益气养阴敛汗。服药1周，头晕即减轻，服药3周后，头晕基本消除，心慌气短、乏力、动则汗出亦明显改善。

第六节　学生李云虎验案选录

1. 心衰验案1例

刘某某，女，54岁，就诊日期：2015年9月21日。

患者主因发热呼吸困难1周入院，入院诊断为重症肺炎，Ⅰ型呼吸衰竭，心力衰竭NYHA-Ⅳ级、2型糖尿病、低蛋白血症、大量胸水和腹水。入院后予以抗感染、利尿、强心、呼吸机辅助通气等对症治疗，肺部感染得到控制，停用呼吸机，但仍轻微活动既引起心悸、胸闷、头晕，不能平卧，心脏超声示：EF 23%，B超示大量胸水和腹水，血清白蛋白

19g/L。予以呋塞米持续泵入利水，反复抽水减压等，治疗约2周后病情加重，胸腹水反而增多，喘憋加重，半卧位，双下肢水肿，遂请中医会诊，会诊时见：喘憋，半卧位，床上翻身即引起明显喘憋，乏力，时有头晕，纳差，二便尚调。查体：神清，精神弱，语声低，血压135/75mmHg，心率101次/分，齐，双肺呼吸音低，腹部膨隆，叩呈浊音，双下肢水肿，舌淡胖，苔白，脉细沉细无力。

西医诊断：2型糖尿病、心力衰竭、低蛋白血症、大量胸腹水。

中医诊断：心衰病。

辨证：心气衰微，肺失宣肃，水湿内停

治法：益气养心，肃肺利水

方药：太子参30克、生黄芪50克、葶苈子（包）30克、桑白皮30克、泽泻30克、茯苓30克、炒白术15克。每日1剂，水煎服。

1周后复诊，喘憋明显减轻，可平卧持续约2小时，纳食好转，腹部膨隆减轻。复查胸腹水较前明显减少，白蛋白21g/L，舌淡红，苔白，脉弦细无力。继服前方。

2周后复诊，喘憋消失，可平卧，无夜间憋醒，纳食正常，腹平软，复查B超示胸水和腹水消失；心脏超声示：EF 34%。双肺肢轻肿，可下地扶床活动，停服前方，服用四君子汤以善后。

按：本例患者既往患有2型糖尿病，未严格控制血糖，此次因肺部感染后并发急性呼吸衰竭、急性心衰而入院治疗。感染控制后以心衰症状为主，且治疗难以取效而请中医会诊。魏老认为，心衰的病机是各种心体病变日久不愈，心体受损，心用衰微，其病位在"心"，心用衰微是本病的关键。心气衰微不能帅血畅行，进而引起其他脏腑经脉瘀阻，气机壅塞，脏用失常。其影响脏腑的顺序是肺→肝→脾→胃→肾。对肺的影响贯穿始终，导致肺失宣肃，水道失调，水湿内停。本例患者因消渴病日久，气阴耗伤，以阳气亏虚为主，久之损伤心之阳气，心用衰微，心脉受阻，影响及肺，肺失宣肃，水道失调而水湿内停，最终导致胸水和腹水。辨证为心气衰微，血脉受阻，水湿内停，治以益气养心，肃肺利水。方以太子参、生黄芪益气养心，葶苈子、桑白皮肃肺利水，茯苓、炒白术健脾利水，泽泻利水，全方共凑益气养心，肃肺利水之功，使心气充足，心用恢复，同时宣肃肺气，血脉得通，水湿得化，诸症平复，最后以调理后天脾胃为主，裨气血生化充足，心用得复。

2. 冠心病验案4例

赵某某，男性，73岁，就诊日期：2014年11月1日。

患者主因"活动后胸闷，气短半年"就诊。近半年来出现活动时胸闷气短，休息后缓解，无胸痛，曾就诊于当地医院，行心电图示Ⅱ、Ⅲ、aVF导联ST压低，T波倒置，患者拒绝做冠脉造影。考虑为冠心病——不稳定性心绞痛，予以美托洛尔、欣康、阿司匹林、阿托伐他汀等对症治疗，病情仍时有发作。就诊时症见：日常活动时有胸闷气短发作，常速平走200米即有胸闷发作，眠可，纳可，二便正常。查体：血压140/65mmHg，心率65次/

分，心律齐，双下肢不肿，舌暗红，苔白，脉弦。既往高血压、高脂血症。

西医诊断：冠心病——不稳定性心绞痛、高血压、高脂血症。

中医诊断：胸痹病

辨证：心气亏虚，瘀郁阻脉，血脉不通。

治法：益气补心，理气通脉。

方药：太子参30克、麦冬15克、五味子10克、香附10克、香橼10克、佛手10克。7剂，日1剂，水煎服。

1周后复诊，活动后胸闷减轻，气短、乏力明显减轻，体力增加，出现口干，舌暗红，苔白，脉弦细。前方加沙参30克，继服半月后复诊，胸闷气短进一步减轻，连服3个月后复诊诸症消失，日常活动未再引起胸闷，可连续步行2千米而无胸闷气短发作，嘱其隔日服用前方以巩固治疗，随诊1年病情平稳，血压控制在130～140/65～80mmHg之间。

按语：患者为老年男性，既往有高血压、高脂血症，日久耗气伤阴，累及心脏，最终导致心之气阴亏虚。心气虚则血脉运行不利，而出现气短，乏力，活动则气虚更为明显而血脉郁滞而胸闷。舌暗红，为血脉郁阻的表现，久病致郁，气机郁结而脉弦。此患者当辨证为心气亏虚，瘀郁阻脉，血脉不通。治以益气补心，理气通脉。太子参、麦冬、五味子益气养心，香附、香橼理气通脉。根据气为血帅，血为气母，气行则血行，气滞则血停，本方只用理气药而不用活血药即可达到活血的作用。魏老认为，冠心病为本虚标实，以本虚为主，本虚以气阴两虚多见，而单纯阳虚者并不多见。在治疗上宗"生脉饮"组方之义，选用太子参、麦冬、五味子为基础方，以清补为主，而不用人参、党参等大补之品，避免过补致壅或壮火食气的弊端发生。

3. 张某某，男性，52岁，就诊日期：2014年11月3日。

患者间断胸闷10余年，加重5个月就诊。10余年来间断出现劳累后出现胸闷，憋气，休息后好转，5个月前劳累后胸闷，憋气再次发作，较前加得，伴头痛而到阜外医院就诊，行冠状动脉造影示：三支病变，LAD近段50%～60%狭窄，远段60%狭窄，D180%狭窄，LCX50%狭窄。PCA近段100%狭窄，行球囊扩张术，未植入支架，平时口服硝酸异山梨酯控制症状。刻下症见：活动后胸闷憋气，伴头痛，记忆力减低，顽固性口腔溃疡，口苦，多梦，小便调，大便软不畅。查体：神清，精神可，双肺呼吸音清，心律齐，腹软，无压痛及反跳痛，肠鸣音正常存在，双下肢不肿，舌红，苔薄黄，脉弦。现患有高血压，高脂血症。

西医诊断：冠心病，高血压，高脂血症。

中医诊断：胸痹胸痛病。

辨证：心气阴虚，瘀郁阻脉，兼胃热。

治法：益气养心，理气通脉，兼清胃热。方用通脉理气汤加减。

处方：沙参30克、麦冬15克、五味子10克、香附10克、香橼10克、佛手10克、乌药10克、丹皮10克、木香10克、黄连10克、升麻10克、川牛膝30克、白芍30克。水煎服，日一剂，分二服。

服药一周后胸闷憋气明显减轻，继服前方 14 剂，后随诊病情平稳，继效守方，连服一月复诊，胸闷，胸痛偶有作，发作次数、程度明显减轻，活动耐力较前好转，口腔溃疡已愈。随诊到 2012 年 2 月，症状平稳，偶有胸闷，叹息后减轻，无胸痛，乏力，前方基础上加用苦杏仁 10 克，桔梗 10 克，太子参 30 克。此后在此方基础上根据症状进行加减变化，胸痛无发作，随诊 1 年，胸痛、憋气无复发，顽固性口腔溃疡治愈，病情平稳。

按语：患者曾于西医医院诊断为冠心病——三支病变，予以球囊扩张治疗后出院。出院后时有于活动时出现胸痛胸闷发作而就诊，当属中医胸痹胸痛病。患者为中年男性，且患者胸痹胸痛病十余年，心气阴血已虚，心气不足，不能帅血运行，血行迟缓，心阴虚，脉管失荣，血行迟涩，最终心脉瘀阻，不通则痛。心开窍于舌，心阴亏虚，虚火上炎，则生溃疡，宗气不足则胸闷，阴血亏虚，清窍失养，则记忆力下降，舌红，苔薄黄，脉弦，综观舌脉，均表现为阴虚火旺，气机不畅之象。治以沙参养阴清热，麦冬、五味子生津养阴，香附、香橼、佛手、木香理气通脉，乌药理气止痛，丹皮活血清热、黄连、升麻清上炎之热，川牛膝引火下行，白芍养阴柔肝。综观察全方，补阴养心，理气通脉，清上焦邪热，共药共用，药证相合，病情向愈。

4. 郝某某，女，58 岁，就诊日期：2014 年 12 月 7 日。

患者主因"胸闷痛反复发作 2 年，加重 1 月"就诊。患者 2 年前开始出现活动时胸痛，休息后缓解，病情逐渐加重，休息时亦有发作，曾就诊于安贞医院，行冠状动脉造影示三支病变，左前降支 78%，回旋支 85%，右冠状动脉 76%。患者拒绝植入支架等有创治疗。出院后予以抗血小板、扩冠、调脂、控制血压等对症治疗，病情无缓解，1 月前病情加重，活动时胸闷痛，心悸，气短，遂寻求中医治疗。刻下症见：活动时胸闷痛，常速步行约 50 米即有发作，每日发作 5－9 次，心悸，气短，乏力，纳差，入睡困难，口干，大便偏干。查体：BP130/65mmHg，HR78 次/分，心律齐，各瓣膜听诊区未闻及明显病理性杂音，腹软无压痛，双下肢不肿，舌淡暗，苔白，脉弦细。既往高血压、高脂血症，否认其他病史。

西医诊断：冠心病——不稳定性心绞痛、高血压、高脂血症。

中医诊断：胸痹病

辨证：心气阴虚，瘀郁阻脉。

治法：益气养心，理气通脉。

方药：太子参 30 克、沙参 30 克、麦冬 15 克、五味子 10 克、香附 10 克、香橼 10 克、佛手 10 克、丹皮 15 克、赤芍 15 克、生白术 15 克。7 剂，日 1 剂，水煎服。

1 周后复诊，胸闷痛较前减轻，发作次数减少，最多 6 次/日，纳食略有好转，口干消失，舌淡暗，苔白，脉弦细。继服前方 14 剂。

3 周后复诊，胸闷痛进一步减轻，每日发作次数在 3－5 次，活动耐量较前增加，常速步行 200 米左右，纳可，二便正常，舌淡，苔白，脉细。前方去白术，连续服用 2 月后复

诊，胸闷痛偶有发作，一般日常活动尚可，

按语：患者主因胸闷痛反复发作就诊，当属于中医胸痹病范围。患者为中年女性，即往高血压、高脂血症，肝肾阴虚，日久损伤及心，心气阴血不足，血脉失荣，同时久病致郁，均可致血脉运行不畅，不通则动。活动则气阴血虚更为明显，血脉阻滞不通加重则胸闷痛。气短、乏力为心气不足的表现，阴血亏虚，阴虚内热则口干，热扰心神则入睡困难，脾胃虚弱，运化乏力则纳差，脾虚则不能为胃运化津液则大便干。辨证为心气阴虚，瘀郁阻脉。治以益气养心，理气通脉。方以太子参、生黄芪益气以助心之用，沙参、麦冬、五味子养阴血，荣血脉，香附、香橼、佛手理气以助通脉，丹皮、赤芍以清热凉血、活血通脉，生白术健脾以助胃行其津液而达到肠润便通的目的。总之，根据魏老对冠心病心绞痛的证治认识，须标本兼治，治本即以补养阴血，扶助心阳，以促进血脉循行流畅；治标即以调理气机，活血通脉为法。治本应以清补为主，主选太子参、麦冬、五味子等，治标以"和血"、"理气"为法，保证祛邪而不伤正，切合冠心病之本虚标实的病机特点，达到补而不滞，活而不伤，适合本病需长期治疗的特点。

5. 田某某，农民，54 岁，就诊日期：2016 年 3 月 4 日。

主诉胸闷心悸反复发作 2 年。患者于 2 年前于情绪波动及活动作时出现胸闷，心悸，时有胸痛，曾就诊于唐山工人医院住院治疗，行冠状动脉造影示左前降支 35% 狭窄，回旋支 50% 狭窄，心电图大致正常。诊断为冠心病——不稳定性心绞痛、高脂血症，予以抗血小板、高脂等对症治疗，病情无明显缓解，于情绪波动或体力劳动时仍有发作。就诊时症见：一般体力活动及情绪波动时出现胸闷，心悸，时有胸痛，休息后缓解，影响日常工作而于家中休养，乏力，口干，入睡困难且早醒，纳可，二便调。查体：双肺呼吸音清，血压 130/70mmHg，心率 73 次/分，心律齐，腹软，无压痛及反跳痛，双下肢不肿，舌暗红，苔薄白，脉细弦。

西医诊断：冠心病——不稳定性心绞痛，高脂血症。

中医诊断：胸痹病。

辨证：心气阴虚，血脉瘀阻。

治法：益气养心，理气通脉。

方药：魏老自拟理气通脉汤加减：太子参 30 克、沙参 30 克、麦冬 15 克、五味子 10 克、香附 10 克、香橼 10 克、丹皮 15 克、赤芍 15 克、夜交藤 30 克、百合 30 克、莲子心 1.5 克。7 剂，日一剂，水煎服。

1 周后复诊，胸闷、心悸减轻，胸痛发作程度减轻，睡眠亦有好转，仍乏力，口干，前方加石斛 10 克。14 剂后复诊，胸闷，心悸，胸痛基本消失，乏力、口干亦明显减轻，眠可，情绪平稳，守方继服 1 月后，可从事体力活动，精神状态明显好转，已参加工作。

按语：患者为中年男性，主因胸闷，心悸伴胸痛就诊，当属于中医胸痹范畴。患者平时易烦躁，情绪不稳，肝气郁结，气滞血瘀，影响心脉则胸闷，心悸，日久耗气伤阴。情绪不畅则血脉瘀阻更为明显，不通则痛，活动则耗气，心气亏虚加重，气虚推动血液运行乏力等亦可导致胸闷、胸痛加重。阴虚内热，同时瘀久亦可化热则口干，热扰心神则心悸、入睡困难，心肾失交则早醒。舌暗红，苔白，脉细弦均为气滞血瘀，心脉瘀阻，瘀热内停之征，治以益气养心，理气通脉，兼清热凉血活血。方选魏老自拟理气通脉汤加减。太子参益气，沙参、麦冬、五味子养阴血，香附、香橼疏肝理气以助活血，丹参、赤芍清热凉血通脉，夜交藤、百合交通心肾，莲子心清心安神。服药后病情逐渐得到缓解，复诊时仍有乏力、口干，加石斛以加强养阴之力。最终气血调和，阴阳平衡而病情缓解。

6. 高血压 2 例

（1）高某某，女性，61 岁，就诊日期 2014 年 10 月 8 日。

患者主因头晕反复发作 1 年就诊，近 1 年无明显诱因出现头晕，无视物旋转，无恶心及呕吐，自测血压最高 170/90mmHg，遂就诊于北医三院心内科门诊，诊为"高血压"，予以卡托普利口服控制血压，血压控制在 120～130/70～80mmHg 之间，但仍时有头晕，患者遂寻求中医治疗。刻下症见：头晕时作，以晨起时明显，无头痛及恶心等，眠可，纳可，二便调。查体：神清，精神可，血压 125/70mmHg，心率 70 次/分，律齐，双下肢不肿，舌暗红，苔白，脉弦。辅助检查：心脏超声示：未见明显异常。

西医诊断：高血压。

中医诊断：眩晕病。

辨证：肝阳上亢。

治法：柔肝潜阳。

方药：白芍 30 克、桑叶 10 克、菊花 10 克、生石决^{先煎}30 克、珍珠母^{先煎}30 克、钩藤 10 克、天麻 10 克。

1 周后复诊，头晕发作减轻，次数减少，仍服用西药降压药，血压同前，出现口干，舌暗红，苔白，脉弦。前方加沙参 30 克，连服 7 剂后口干减轻，头晕进一步减轻，此后在前方的基础上加减，1～2 味药持续治疗 6 个月，期间逐渐减少至停用降压西药，停用降压西药后 1 个月测血压控制在 125～135/70～90mmHg 之间。

按语：该患者主因头晕反复发作 1 年余就诊，西医诊断为高血压，相当于医的眩晕病。患者为中老年女，"年四十而阴气自半"，此时患者阴血已有亏虚，肝肾不足，阴虚阳亢，上冲清窍而头晕。辨证为肝阳上亢，治以柔肝潜阳。方以白芍为君，养肝血，敛肝阴，柔肝缓急，桑叶、菊花清肝明目，清上焦浮游之热；生石决明、生珍珠母重用之以重潜肝阳，安心神，利耳目；牛膝补益肝肾，引肝阳下行，之后口干，加沙参以养阴生津。本方为魏执真教授治疗脑供血不足及高血压常用方剂。魏老发现，此两种病的病机以肝肾阴虚，肝阳上亢为其共同病机，宗《医学衷中参西录》之"镇肝熄风汤"之意，以柔肝潜阳为法，选用白芍、桑叶、菊花、珍珠母、生石决明、牛膝、天麻、钩藤等为主立"柔肝清眩汤"。本方清轻柔润，不伤正气，适合于高血压、脑供血不足符合肝阳上亢者长期服用治疗。

（2）姚某某，女性，75 岁。2015 年 1 月 7 日初诊。

主诉：阵发心悸伴头晕胀半年。

现病史：患者于半年前无明显诱因出现阵发性心悸，伴头晕头胀，心悸每天发作 1～2 次，发作前头胀，憋气，血上冲头脑感。曾查心电图（－），超声心动图：三尖瓣反流，左室舒张功能减退，EF69%，高血压病 40 余年，平时服用氨氯地平，比索洛尔，阿司匹林，血压控制于正常水平，刻下症见：阵发心悸，头晕，头胀，气短，乏力，口干，入睡难且早醒，大便干，舌暗红，苔薄黄，脉细弦。心率 72 次/分，齐。

西医诊断：高血压。

中医诊断：头晕，心悸。

辨证：阴虚阳亢，血脉瘀阻，瘀久化热。

立法：养阴平肝，理气通脉，凉血清热。自拟柔肝清眩汤合清凉滋补调脉汤加减。

处方：白芍 30g、桑叶 10g、菊花 10g、生石决明 30g、珍珠母 30g、钩藤 10g、天麻 10g、川牛膝 30g、香附 10g、乌药 10g、北沙参 30g、麦冬 15g、五味子 10g、丹皮 15g、赤芍 15g、黄连 10g、莲子心 1.5g。水煎服，日一剂，分二服。

连服二周后，心悸、头晕较前明显好转，纳差，心脏超声示：左室舒张功能减低，加焦三仙 30 克，木瓜 15 克，此后在此方基础上进行加减，早醒加百合 30 克，入睡困难，加炒枣仁 30 克，炒栀子 6 克等随证加减。2013 年 12 月出现大便稀溏，此时丹皮、赤芍已各用至 20 克，遂加用诃子以涩肠止泻，大便好转。至 2014 年 9 月再次出现大便溏稀，此时丹皮、赤芍各用至 30 克，考虑与二药用量较大寒凉伤脾胃所致，将二药减到 20 克，仍腹泻，加用附子 10 克以温脾阳，心率增快至 98 次/分，遂去附子，减丹皮、赤芍用量至 15 克，加乌梅 10 克。

按：患者主因头晕伴心悸就诊，当属中医头晕、心悸范畴。患者为老年女性，平素有高血压，肝肾亏虚，肝阳上亢，日久阴虚渐甚，伤及心之阴血，血脉失荣，心脉瘀阻，瘀久化热。头晕为肝阳上亢所致，口干、早醒则为阴虚，阳不入阴；心悸、失眠为心体受损，心脉瘀阻，瘀久化热，心神不宁的表现。综合舌暗红，苔薄黄，脉细弦，当辨证为肝阳上亢，心脉瘀阻，瘀久化热之证，治以柔肝潜阳，理气通脉，凉血清热，方以白芍、桑叶、菊花柔肝清肝，生石决明、珍珠母重镇平肝；钩藤、天麻平肝潜阳；川牛膝补肝肾，引火下行；香附、乌药理气通脉，北沙参、麦冬、五味子滋阴养心；丹皮、赤芍、黄连凉血清热；莲子心清心安神。此后根据病情变化进行加减化裁。如早醒加百合；纳差加焦三仙；便溏加诃子涩肠。因瘀热持续存在而逐渐加大丹皮、赤芍用量至 30 克，最终因过寒伤胃而出现腹泻，应逐渐减少二药用量，便腹泻仍未见好转，遂加用附子 10 克，不但腹泻未减轻，且诱发心率增快，促使病情反复，分析其原因，腹泻的原因为丹皮、赤芍用量偏大（各 20 克）而致过寒伤脾胃，应继续减少用量至 15 克，而不应加用附子以助瘀热。

7. 心律失常 2 例

（1）杨某某，女，45 岁，于 2014 年 6 月 30 日就诊，

患者无明显诱因出现阵发性心悸，心率快 3 年，曾查心电图示窦性心动过速，心率 121 次/分，服用美托洛尔及普萘洛尔治疗 1 年余，无明显好转，血压最高 140/90mmHg。刻下症见：阵发性心悸，伴气短，乏力，胸闷，憋气，头晕头胀，口咽干，大便干，2～3 天一行，月经正常，心率 120 次/分，律齐。曾就诊于其他中医，予以炙甘草 15 克、煅磁石 30 克、生地 30 克、桂枝 10 克、煅龙骨 30 克、麦冬 30 克、火麻仁 10 克、甘松 10 克、丹参 20 克、葛根 30 克、柴胡 10 克、夏枯草 20 克、郁金 10 克。

西医诊断：心律失常——窦性心动过速。

中医诊断：心悸。

辨证：心气阴虚，血脉瘀阻，瘀而化热，兼肝阳上亢。

治法：益气养心，理气通脉，凉血清热，兼平肝潜阳。

选药：沙参 30g、麦冬 15g、五味子 10g、香附 10g、香橼 10g、佛手 10g、乌药 10g、丹皮 15g、赤芍 15g、黄连 10g、玄参 10g、藏青果 10g、白芍 30g、牛膝 30g。

按：患者主因窦性心动过速就诊。临床所见气短、乏力为气虚表现，胸闷、憋气表现为气机郁结，头晕头胀为肝阳上亢所致，口咽干、大便干则为阴血亏虚。根据"两类、十型"当属于阳热类，第（1）型——心气阴虚，血脉瘀阻，瘀而化热，兼肝阳上亢，治以益气养心，理气通脉，凉血清热，兼平肝潜阳。太子参、麦冬、五味子益气养阴，香附、香橼、佛手、乌药理气通脉，丹皮、赤芍凉血活血，黄连清热，玄参滋阴润肠，藏青果清利咽喉，白芍柔肝缓肝急，牛膝引血下行。之前医生予以炙甘草汤加磁石、煅龙骨、甘松、丹参、葛根、柴胡、夏枯草、郁金等，治以益气养阴，疏肝清热，未能完全切中其气阴两虚，血脉瘀阻，瘀而化热的病机，没有针对"瘀热"这一关键致病因素的治疗。

（2）许某某，女性，72 岁。2015 年 9 月 22 日初诊。

主诉：心慌反复发作 5 年余。

现病史：患者于 5 年前无明显诱因出现心慌，2015 年 9 月 10 日行心电图示：窦性心律，一度房室传导阻滞，房性期前收缩，ST-T 改变；1987 年诊为冠心病，2008 年诊为外周动脉粥样硬化。曾服外院中药：砂仁 6g、苦楝皮 10g、檀香 3g、钩藤 8g、苦参 10g、桂枝 4g、枳壳 12g、茯苓 30g、沙参 20g、党参 30g、丹参 40g、生龙齿 30g、五味子 6g、黄连 8g、红花 10g，效果不明显，遂转诊于魏老，刻下症：时心悸，心慌，气短，无胸闷，纳眠可，无腹胀，二便调，舌暗红，苔薄白，脉促，脉率 78 次/分，不齐。

西医诊断：心律失常，一度房室传导阻滞，房性期前收缩。

中医诊断：心悸病。

辨证：心气阴虚，血脉不通，瘀久化热。

立法：益气养心，理气通脉，凉血清热。选自拟清凉滋补调脉汤加减。

处方：北沙参 30g、麦冬 15g、五味子 10g、香附 10g、香橼 10g、佛手 10g、乌药 10g、丹皮 15g、赤芍 15g、黄连 10g。水煎服，日一剂。

服药一周后心悸，心慌，气短等减轻，时有阵发性心率增快，无口干及口苦，无用胀，二便尚调中，脚凉，舌暗红，苔薄黄。脉促，70 次/分，不齐。9 月 25 日动态心电图示：平均心率 62 次/分，最慢 53 次/分，最快 84 次/分，房性期前收缩 6 次，二度Ⅰ型房室传导阻滞伴长间歇，最长间歇 2.2 秒，持续性 ST-T 改变。于原方基础上加太子参 30 克，桂枝 10 克，羌活 15 克。随诊 3 个月，病情平稳，心悸，心慌，气短等消失。

按语：患者主因心悸就诊，当属中医心悸病范畴。就诊之前曾于外院服用理气活血，益气养阴，温通心脉的方药治疗，效果不明显，考虑主要原因为未抓住"心脏亏虚"、"血脉不通"及"瘀热"的病机特点。该患者既往有冠心病，心体受病，日久心脏亏虚，血脉不通，瘀久化热。心脏气阴不足，鼓动无力则心悸、心悸，气短等，心脉瘀阻，则致脉促。开始治以益气养心，理气通脉，凉血清热，方以北沙参、麦冬、五味子养心生津，香附、香橼、佛手、乌药理气通脉，丹皮、赤芍、黄连清热凉血，同时黄连又具有防丹皮、赤芍过凉伤胃的佐制之功。复诊时结合动态心电图结果示窦性心动过缓，房室传导阻滞伴长间歇，又具有阴寒类心悸的特点，因此本例病机应为心气阴虚，血脉瘀阻，瘀久化热兼心阳亏虚。开始治以益气养阴，理气通脉，凉血清热，随后根据病情特点加桂枝、羌活温通经脉，太子参补心气之力，切中病机，遂病情缓解。

8. 糖尿病 1 例

王某某，男性，61 岁。就诊日期：2014 年 4 月 24 日。

主诉：血糖升高半年。

现病史：近半年发现血糖升高，空腹血糖在 5.8～7.3mmol/L，餐后 2 小时血糖在 6.8～10.2mmol/L，曾服用下方：生黄芪 20g、葛根 15g、沙参 15g、玉竹 15g、金樱子 10g、盆子 10g、菟丝子 15g、川芎 15g、水蛭 3g、生甘草 6g、炒决明子 15g、荷叶 10g、三七粉 6g、合欢皮 20g、小蓟 15g、苏木 20g、香附 10g、栀子 15g、神曲 10g、天花粉 45g、海藻 20g、昆布 20g、黄连 15g。服后血糖略有下降，但自觉心悸，心烦，早醒，口干，遂转诊到魏老。刻下症见：自觉心慌，心烦，早醒，口干口苦，易饥饿，大便 1～2 次/日，黏滞不畅，腹胀，偶胃中灼热，舌红暗，质碎裂，苔薄黄，根部略腻，脉细弦。现患有高血压，服用比索洛尔，高脂血症，2005 年因心悸而行心脏超声、冠脉 CTA 未能明确。

西医诊断：2 型糖尿病，高血压，高脂血症。

中医诊断：消渴病。

辨证诊断：阴虚内热，湿热内停，血脉不通。

立法：养阴生津，清热除湿，理气通脉。

处方：北沙参 30g，麦冬 15g，五味子 10g，生地黄 15g，玄参 30g，玉竹 30g，百合 30g，香附 10g，乌药 10g，木香 10g，黄连 10g。

服药一周后心烦好转，仍觉心跳，胃部灼热及口干减轻，大便偏软，餐后血糖11.3mmol/L，舌暗红，质碎裂，苔薄黄，脉细弦。此后于此方基础上进行加减。心烦加莲子心1.5克，大便正常减黄连、木香，连续服用7个月，心悸，心烦消失，空腹血糖在5.4mmol/L左右，餐后2小时6.5mmol/L左右，病情平稳。

按：患者主因血糖升高就诊，相当于中医消渴病。就诊前曾于外院口服益气养阴，活血理气，温补肾阳，虽血糖有所下降，但口干、心烦、口苦、早醒、胃中灼热感明显，有伤阴助热之弊，遂转诊于我处。口干，口苦，早醒均为阴虚内热，心火上炎，热扰心神的表现，大便黏滞不早则为肠胃湿热内蕴之证，胃中灼热则为胃阴不足之征，综合舌暗红，苔薄黄，脉细弦，辨证为阴虚内热，湿热内蕴，血脉不通。治以养阴清热，清热除湿，理气通脉。方以沙参、麦冬、五味子玉竹养阴生津补心，生地、玄参清热生津除烦，百合交通心肾，香附、乌药理气通脉，木香、黄连清热除湿，全方共凑养阴生津，清热除湿，理气通脉之功，使阴津足，内热除，湿热清，血脉通，诸症渐平，病情平稳。

第七节　学生韩垚验案选录

1. 李某，男，51岁，初诊日期：2013年6月17日。

主诉：阵发心悸7年余，加重3月。现病史：患者2006活动后出现阵发心悸，至天津当地医院查动态心电图发现"阵发室速"，分别于5月份及7月份行2次射频消融术均未成功，仍有发作，曾服胺碘酮0.2g日三次，1月后逐渐减为0.2g日一次继服2周，但仍有发作遂自行停药。之后曾间断服用美托洛尔，发作时服用12.5mg，持续1~2小时可缓解。每年发作1~2次，近3月因劳累，症状发作较前频繁，每月发作2~3次，活动时如爬楼，出现心悸不适，自测脉率150~160次/分，遂来诊。刻下症：活动时发作心悸不适，气短乏力，时常口干口苦，纳可，早醒眠差，怕热，无咽干压痛，二便尚可。查体：BP120/80mmHg，双肺呼吸音清，心率80次/分，律不齐，3次间歇，双下肢不肿。舌红暗，苔薄黄碎裂，脉细促。辅检：心电图：窦律，频发室性期前收缩，心率81次/分。冠脉造影：未见异常。动态心电图：心率50~121次/分，平均77次/分，室性期前收缩227个，阵发室速1阵。西医诊断：心律失常-阵发室性心动过速，频发室性期前收缩，中医诊断：心悸（心气阴虚，血脉不畅，瘀而化热），治法：益气养心，凉血清热，理气通脉，处方：沙参30g、麦冬15g、五味子10g、香附10g、乌药10g、佛手10g、丹皮15g、赤芍15g、黄连10g、百合15g。七剂，水煎服。

服药1周后，未发作心悸，睡眠改善，口干苦减轻，偶有手麻，舌脉同前，前方加木瓜15g平肝舒筋。服后2周后，诸症减轻，未发作心悸，舌脉同前，效不更方。

按：该患者为阵发性室性心动过速，来诊时刻下诊脉为细促，发作时脉象为疾脉。根据魏老在心律失常辨证方面要"以脉为主，四诊合参"的经验，辨证时首先抓住"疾脉"这一主症。疾脉主病是阳热极盛，故可考虑热为该患者发病的关键因素，结合舌脉为心气阴虚，血脉不畅，瘀而化热，选用益气养心、活血通脉、凉血清热之法，其中凉血清热为治法中的关键，因为此"热"为血脉瘀郁之热，而非气分之热，故选用魏老调脉饮加减治疗，凉血清热之丹皮、赤芍，而不用栀子、黄芩、生石膏等清气分热的药物。方中黄连为佐药，因为据魏老经验，丹皮、赤芍用量达到治疗心律失常有效的剂量，必须较常用量 10g 要大，一般 15~30g，但因其性寒凉，若脾胃功能较弱之人，则可能出现便溏、腹泻，故加用厚肠之黄连为佐，方中太子参、麦冬、五味子益心气养心阴，香附、香橼、佛手、乌药理气以助通脉，诸药共用则心气阴足、血脉通，而瘀热清、疾脉平、心悸止。

2. 管某，女，56 岁。初诊日期：2013 年 2 月 22 日。

主诉：阵发心悸 3 年余，加重 1 月。现病史：患者近 3 年活动如爬楼时出现心悸不适、乏力，自觉心慌心跳，曾于当地医院就诊，查冠脉 CTA 示"前降支轻度狭窄 30%"，动态心电图示频发室早，要求服汤药治疗，曾于当地中医服用汤药：炙甘草 10g、阿胶 10g、麦冬 15g、生地 15g、桂枝 10g、大枣 10g、党参 30g、生甘草 10g，服后口干口苦心悸更甚，遂来诊。刻下症：爬 3 楼即出现心慌心跳、气短乏力，易疲劳，烧心、反酸、腹胀，口干喜饮，大便偏干，入睡难，反复出现口腔溃疡，但目前未发。既往 10 年前曾患甲亢已治愈。高胆固醇血症 5 年。查体：BP120/70mmHg，双肺呼吸音清，心率 84 次/分，律不齐，4 次间歇/分，腹软，双下肢不肿。舌暗红，苔薄黄，有碎裂，脉细促。西医诊断：心律失常-频发室性期前收缩，冠状动脉粥样硬化，中医诊断：心悸病（心气阴虚，血脉不畅，瘀而化热），治法：益气养心，凉血清热，理气通脉，处方：沙参 30g、麦冬 15g、五味子 10g、香附 10g、香橼 10g、佛手 10g、乌药 10g、丹皮 15g、赤芍 15g、黄连 10g、瓦楞子 15g。七剂，水煎服。

服药 1 周后，心悸发作减少，无明显胸闷胸痛发作，入睡难，口干喜饮，大便较前通畅，腹胀减轻，舌暗红，苔薄黄，脉细弦，心率 70 次/分，律齐，完善脑多普勒检查：未见异常，前方加莲子心 1.5g 清心安神以助眠。再服 2 周后，无胸闷发作，心悸偶发，腹胀好转，睡眠改善，气短乏力减轻，反酸减少，舌红暗，苔黄，脉细弦，前方加升麻 10g，配黄连、丹皮取清胃散之意，清肺胃蕴热。继服 2 周，发作心悸 1 次，自测脉搏有间歇，约 10 分钟后好转，气短乏力减轻，腹胀改善，口疮已愈，无反酸，纳眠可，小便调，大便溏，舌暗红苔薄黄，脉细，前方去升麻、瓦楞子、莲子心，加诃子 10g 止泻。继服 1 月，心悸期前收缩未再发作，纳眠可，二便调，舌脉同前，守方继服。

按：此例患者以"心悸阵发，舌暗红，苔薄黄，有碎裂，脉细弦"为主，兼见"气短乏力，易疲劳，烧心、反酸、腹胀，口干喜饮，大便偏干，入睡难"，属中医"心悸病"范畴。结合舌脉，考虑患者为心之气阴两虚，阴虚心脉失养，气虚无力推动，血脉瘀滞，瘀久化热为标。立法为益气养心，理气通脉，凉血清热。方中太子参、麦冬、五味子益气养阴，香附、香橼、佛手、乌药理气以助通脉，气行则血行，丹皮、赤芍、黄连清热凉血以清瘀热。

本病例尤须注意两点。一是患者反复出现口腔溃疡，初诊时未发作，说明患者阴虚内热为本，兼有气虚，不能一见气短乏力易疲劳就认为是心气不足、心阳不振用炙甘草汤等大剂补气温阳药而耗伤阴津；治疗过程中出现口疮，《灵枢·经脉》："胃足阳明之脉……下循鼻外，入上齿中，还出挟口，环唇，下交承浆……"故可认为，口疮多为胃热上冲所致，魏老多用黄连、丹皮、升麻，取"清胃散"之意，清热凉血、散火解毒。二是初诊时患者大便偏干，第3次复诊时患者出现大便溏软，加用诃子以涩肠止泻。

3. 杨某某，男，68岁，初诊日期：2013年3月29日。

主诉：阵发心悸7月余，加重5天。现病史：患者7个月前无明显诱因发作心悸，10余分钟可自行缓解，未予重视。5天前外感后心悸发作较前频繁，咽干咳嗽咯痰，于外院查心电图示：窦性心律，频发室性期前收缩，予服美西律、美托洛尔治疗并牛黄解毒片，仍心悸明显。遂来诊。现症见：心悸频发，常感心跳间歇，乏力气短，咽鼻干燥，咽刺痒痛，咳嗽咯黄痰，痰黏少不易咯出，口干喜饮，无鼻塞流涕，纳眠差，大便干结，平素易感冒。查体：BP120/70mmHg，双肺呼吸音清，心率84次/分，律不齐，10次间歇/分，腹软，双下肢不肿。舌红暗，苔薄黄而剥，脉细促。心电图：窦率，频发室性期前收缩。心脏超声：左室舒张功能减低。西医诊断：心律失常－频发室性期前收缩，中医诊断：心悸病（心气阴虚，血脉不畅，瘀而化热，兼风热化毒），治法：急则治标，先予疏风清热，宣肺止咳，解毒利咽之法，组方：前胡10g、白前10g、紫苑10g、枇杷叶10g、杏仁10g、钩藤10g、蝉衣10g、黄芩10g、青黛10g、贝母10g、芦茅根30g、元参10g、青果10g。七剂，水煎服。

服药1周后，咳嗽减轻，口干口苦，咯少量黄痰，心悸减轻，大便不畅，舌红暗，苔薄黄中部剥苔，脉细促，80次/分，6次期前收缩，改用益气养心，凉血清热，理气通脉为主，兼以解毒利咽，处方：沙参30g、麦冬15g、五味子10g、香附10g、香橼10g、佛手10g、乌药10g、丹皮15g、赤芍15g、黄连10g、钩藤10g、蝉蜕10g、青黛10g、浙贝10g、杏仁10g、前胡10g、枇杷叶10g、元参10g、青果10g、黄芩10g。水煎7剂。服药后咳嗽咽痒已除，外感症状已愈，心悸减少，舌红暗，苔薄黄，脉细促，心率82次/分，6次期前收缩，治以益气养心，理气通脉，凉血清热，前方去解毒宣肺之品，处方：沙参30g、麦冬15g、五味子10g、香附10g、香橼10g、佛手10g、乌药10g、丹皮15g、赤芍15g、黄连10g。水煎服。服药2周后，心悸气短乏力明显改善，舌暗红，苔薄略黄，脉细促，心率78次/分，4次期前收缩，继服前方14剂。服药期间心悸期前收缩无发作，纳眠可，二便调，舌脉同前，守方继服。

按：该患者心律失常为频发室性期前收缩，辨证首先从脉象入手，其脉细促，促脉主阳、主热、主火，为阳热极盛、阴液欲亡；从舌象看，其舌质暗红苔薄黄有剥脱，为血脉瘀阻，瘀而化热，热极伤阴之征。乏力气短、易感冒，为心气阴虚、卫表不固所致。此次心悸加重因之前外感风邪引发，患者自服牛黄解毒片，不祛外邪，反引邪入内、入里化热毒伤阴，与内热相合而使心悸加重。此为魏老所指出的"三证候"之一。现心悸外，咽干痒痛、咳嗽咯黄痰为主要症状，风热化毒之症候较重，故急则治标，宜先予疏风清热、宣肺止咳、解毒利咽方。药用前胡、白前、杏仁、紫菀、枇杷叶、蝉衣疏风宣肺透邪外出，黄芩、贝母、芦茅根清肺热祛痰，钩藤、青黛清肝平木解毒，元参青果养阴利咽。全方共用可使表证解、风热清、咽喉利而心悸减轻。待风热基本消退，则改用益气养心、理气通脉，凉血清热法。方中沙参、麦冬、五味子益心气养心阴，丹皮、赤芍、黄连清热凉血，香附、香橼、佛手、乌药理气以助通脉。全方共奏益气养心、理气通脉，凉血清热之功，使心气阴足，血脉通，瘀热清，诸证好转，期前收缩消失。

4. 孔某某，男，59 岁。初诊日期：2013 年 6 月 14 日。

主诉：阵发心悸半年余，加重 1 周。患者半年前劳累时突发心悸，自觉心慌心跳，曾于安贞医院就诊，诊断为"阵发房颤"，经约 2 小时后转复窦律，近半年发作 4 次。发作时自服普罗帕酮或输液治疗，持续 1~2 小时可自行转复。1 周前因劳累再发心悸，自测脉率 120 次/分左右，自服普罗帕酮 2 片，约 2 小时自行转复，但仍时感心悸，曾自服稳心颗粒效不著，遂来诊。刻下症：时有心悸，胸闷不适，气短乏力，嗳气呃逆，早醒，醒后紧张焦虑，夜间惊醒，无头晕头胀，口苦口干喜饮，纳少，大便尚调。既往有焦虑抑郁症半年余，每晚服用艾司唑仑 1 片。查体：BP120/70mmHg，双肺呼吸音清，心率 70 次/分，律齐，腹软，双下肢不肿。舌红暗，苔薄黄而剥，脉细弦。心脏超声：二尖瓣轻度反流，三尖瓣中度反流，左房偏大，E/A 44/58cm/s，左室舒张功能减低，EF60%。胸片（-）。颈动脉超声（-）。心电图：窦律，频发房早。动态心电图：心率 46~101 次/分，平均 60 次/分，偶发多源房性期前收缩 61 个，有成对及短阵房速，可见伴差传，偶见房早未下传。冠脉造影：前降支轻度肌桥。西医诊断：心律失常-阵发心房颤动，偶发房性期前收缩，中医诊断：心悸病（心气阴虚，血脉不畅，瘀而化热），治法：益气养心，理气通脉，凉血清热，组方：沙参 30g、麦冬 15g、五味子 10g、香附 10g、香橼 10g、佛手 10g、乌药 10g、丹皮 15g、赤芍 15g、黄连 10g、百合 15g、木瓜 15g，七剂，水煎服。

服药 1 周期间未发作房颤，心悸减轻，入睡难，易紧张心烦，舌脉同前。前方加莲子心 1.5g 水煎继服 2 周。服后房颤未发作，心悸气短乏力明显减轻，睡眠改善，但仍有早醒，舌暗红，苔薄略黄，脉细弦，64 次/分，齐，前方加炒枣仁 30g 继服。加减服药 1 月，心悸胸闷无发作，精神佳，心情好，纳眠可，二便调，舌脉同前，守方继服。

该患者心律失常为阵发性房颤，来诊时刻下诊脉为细弦，发作时脉象为涩数脉。

按：根据魏老在心律失常辨证要"以脉为主，四诊合参"的经验，辨证时首先抓住涩兼数脉这一主症。涩而数脉主心气阴两虚，血脉瘀阻，瘀久化热，其阴血不足的程度更重。故可考虑热为该患者发病的关键因素，结合舌脉为心气阴虚，血脉不畅，瘀而化热，选用益气养心、活血通脉、凉血清热之法，其中凉血清热为治法中的关键，因为此"热"为血脉瘀郁之热，而非气分之热，故选用凉血清热之丹皮、赤芍，而不用栀子、黄芩、生石膏等清气分热的药物。方中黄连为佐药以厚肠，方中太子参、麦冬、五味子益心气养心阴，香附、香橼、佛手、乌药理气以助通脉，诸药共用则心气阴足、血脉通，而瘀热清、疾脉平、心悸止。

5. 张某某，男，68 岁，初诊日期：2013 年 5 月 10 日。

主诉：阵发心悸半年余，加重 2 月。现病史：患者半年前活动时感心悸不适，发作较为频繁，曾于当地山东第二医院住院，诊断为"病态窦房结综合征 - 窦性心动过缓，频发室性期前收缩"，住院期间曾服普罗帕酮 150mg tid，3 天后改为 100mg tid，3 天后改为 100mg bid，并予利多卡因静点，建议安装起搏器患者拒绝，经治症状改善。近 2 月病情反复，因劳累时感心悸，自测脉搏间歇明显，自服"心宝丸、稳心颗粒"心悸频发，遂来诊。刻下：活动时感心悸，气短乏力，易疲劳，思睡，口不渴，腹胀，纳眠可，大便偏软。查体：BP120/70mmHg，双肺呼吸音清，心率 55 次/分，律不齐，7 次间歇，腹软，双下肢不肿。舌暗，苔黄白相兼厚腻，中裂，脉结。心脏超声：左房增大，EF50%。心电图：窦律，频发室性期前收缩二联律。动态心电图（2012 - 12 - 11）：窦缓，心率 37 ~ 66 次/分，平均 47 次/分，室性期前收缩 2011 次，有 142 阵室性二联律，31 阵室性三联律，全程 T 波低平。动态心电图（2013 - 4 - 16）：窦缓，心率 38 ~ 85 次/分，平均 53 次/分，室性期前收缩 11524 个，二联律 160 阵，三联律 414 阵，有时 ST 段略压低，T 波低平。西医诊断：心律失常 - 病态窦房结综合征，频发室性期前收缩，窦性心动过缓，中医诊断：心悸病（心脾气虚，湿邪停蓄，心脉受阻），治法：化湿理气，活血升脉。组方：苏梗 10g、陈皮 10g、半夏 10g、炒白术 10g、茯苓 10g、香附 10g、乌药 10g、太子参 10g、羌活 15g、丹参 30g、川芎 15g。七剂，水煎服。

服药 1 周后，心悸发作次数减少，程度减轻，活动时气短改善，纳眠可，二便调，舌暗红，有齿痕，苔薄黄。脉缓，58 次/分。脾虚湿盛，湿退化热，舌苔白厚逐渐转黄之后渐退，前方继服。再服 1 周，偶有心悸，无口干口苦，腹胀，二便调，纳眠可，舌暗红，苔白黄相兼，略腻，脉结，57 次/分，4 个间歇，前方加白芥子 10g、莱菔子 10g、苏子 10g 继服。服药 2 周后心悸发作减少，自测脉率 55 次/分左右，腹胀改善，舌脉同前。复查超声心动：左方扩大，左室充盈异常，E/A 0.45/0.6cm/s，继服 2 周，因劳累自觉心悸较前有所频繁，自测脉率 55 次/分左右，气短乏力明显，口干喜饮，大便偏干，1 日未行，纳眠可，二便调，舌红暗，苔薄黄，脉结，54 次/分，1 次间。之前苔白底上有黄，白黄相兼，现湿已化热，此为心脾两经病，舌脉表示已化热，其根本在气阴不足，病位在心，但无其他热象此为气阴不足，血脉不畅，瘀郁化热，故活血则血脉活开，血热自散，改方为太子参 20g、麦冬 15g、五味子 10g、香附 10g、香橼 10g、佛手 10g、乌药 10g、羌活 15g、桂枝 10g、丹参 30g、川芎 15g、白芍 30g、木瓜 15g，继服药 2 周后心悸减少，自测脉率 55 次/分以上，间歇减少，无口干，无腹胀，无咽痛，大便偏软，日一次，舌暗红苔薄略黄，脉缓略弦 58 次/

分，齐，前方加山药30g健脾止泻。再服2周，偶有心悸，自测脉率60次/分左右，纳眠可，二便调，舌暗红，苔薄略黄，脉细，律齐，加减继服。

按：该患者心律失常为窦性心动过缓、频发室性期前收缩，脉为结脉。结脉为缓有间歇或迟有间歇。该患者属第一种。结脉在《频湖脉学》中被描述为："结脉皆因气血凝，老痰结滞苦沉吟，内生积聚外痈肿，疝瘕为殃病属阴。"结脉的特点为痰湿与气血凝结，阻滞心脉。与缓脉比较，其气滞血瘀程度更为严重，脉流更为不畅，致脉有间歇，再结合患者心悸、便溏、舌暗红、苔白黄相兼且厚腻所显示出的"心脾气虚，心脉受阻"，治以化湿理气、活血散结，方用白术、茯苓、陈皮、半夏健脾化湿，苏梗、香附、乌药理气化湿，羌活祛风除湿，川芎、丹参活血通脉散结，太子参补益心脉，结脉为老痰凝滞、气血不畅，故后加用三子养亲汤以祛痰理气以助通脉。

6. 王某某，女，60岁，初诊日期：2014年2月20日。

主诉：阵发头晕4年余，加重1月。现病史：患者4年前（2010年9月）无明显诱因头晕头胀阵发，曾至魏老门诊就诊，多普勒示：脑动脉硬化，椎基底动脉供血不足，服用中药汤剂症状逐渐改善，于2012年4月自觉无明显不适遂停服中药。近1月再次出现头晕阵作，伴胸闷气短乏力，遂来诊。现症见：阵发头晕，头胀，胸闷气短，乏力，腹胀明显，口干口苦，腰酸痛，咽部异物感，夜尿频，大便不畅。既往高血压病5年，曾服西药降压药，近半年自行停药，平时未监测血压。高脂血症5年余。查体：BP145/90mmHg，双肺呼吸音清，心率72次/分，律齐，腹软，双下肢不肿。舌尖红，苔薄黄，脉细弦。多普勒示：双侧椎动脉及基底动脉血流速度减低。心脏超声：左心舒张功能减低，主动脉瓣钙化，E/A 0.67/0.74，EF65%。西医诊断：高血压病，椎基底动脉供血不足，高脂血症。中医诊断：眩晕病（阴虚阳亢）。治法：养阴平肝。组方：白芍30g、桑叶10g、菊花10g、生石决30g、珍珠母30g、钩藤10g、天麻10g、川牛膝30g、香附15g、乌药10g、沙参30g、麦冬15g、五味子10g、大腹皮10g、香橼10g、佛手10g。七剂，水煎服。

服药1周后，头晕头胀有所减轻，腹胀减少，BP140/90mmHg，仍有口干口苦，偶有恶心，早醒，醒后难再入睡，大便不畅。舌红，苔薄黄，脉细弦。前方加龙胆草3g草决明10g。再服周后，血压140/80mmHg左右，心烦易怒，无明显气短乏力，生气时仍有头晕胸闷，口干口苦，不欲饮食，胃脘堵闷，咽部异物感，大便黏滞不畅，舌红，苔薄黄，脉沉弦。调整用药：白芍15g、柴胡10g、枳壳10g、香附10g、乌药10g、木香10g、黄连10g、焦三仙30g。3剂继服。胸闷脘胀减轻，头晕发作减少，进食较前增加，仍感大便不畅，腹胀，口苦口涩。舌红，苔薄黄，脉沉弦。前方加大腹皮10g继服3剂。服后诸症减轻，心情舒畅，舌暗红，苔薄略黄，脉细弦，加减继服。

按：该患者来诊时以"头晕头胀时作，舌红，苔薄黄，脉细弦。"为主证，伴有"胸闷腹胀，乏力气短，口干苦喜饮，腹胀，大便不畅"，属中医"眩晕病"范畴，结合舌脉，乃阴虚肝旺，肝阳上亢，母病及子，耗伤气阴，兼见心气阴不足所致。是本虚标实，以标实为主。患者亦有乏力气短口干的气阴不足症状，但目前气虚并非主要矛盾。且从头晕的表现分析，若为气虚清阳不升、清空失养，则头晕当伴"头空虚感"。该患者头晕伴见头胀，而非头空虚感，故需和气虚清阳不升所致头晕相鉴别。其辨证要点为头晕伴见头胀。以魏老柔肝清眩汤加减以养阴平肝降逆，兼益气养心。方中用大量白芍养阴柔肝以制亢阳，川牛膝活血引血下行，石决明、珍珠母、钩藤、天麻平肝潜阳熄风，桑叶、菊花清肝热利头目；患者兼见乏力气短口干，故考虑肝热影响及心，母病及子，耗伤气阴，故以沙参、麦冬、五味子益气养心，香附、乌药、香橼、佛手理气活血，大腹皮下气宽中。二诊时仍口干苦，兼见恶心，为肝热犯胃，胃气失和，胃气上逆所致，加用龙胆草、决明子除肝热，三诊时患者情绪波动，心烦易怒，不欲饮食，大便黏滞不畅，无气短乏力，考虑为肝胃不和，调整用药为柴胡疏肝散合香连丸加减治疗以调气疏肝，解郁活血散结，柴胡配白芍，补肝体调肝用，体用同调。

7. 梁某某，男，45 岁。初诊日期：2013 年 10 月 18 日。

主诉：口干渴 1 年，加重 3 月。现病史：患者近 1 年口干口渴明显，体检发现空腹血糖偏高（8.1mmol/L），未予重视，未系统诊治。近 3 个月口渴较前严重，体检发现空腹血糖 13.12mmol/L，尿糖 +++，为寻求中医诊治遂来诊。现症见：口干口渴喜饮，大便偏干，无心悸胸闷，眠欠安，现未服西药，每日主食 5 两，肉 2－3 两。查体：BP 135/72mmHg，双肺呼吸音清，心率 70 次/分，律齐，双下肢不肿。舌红暗，苔薄黄，脉沉细。心电图：窦律，心率 79 次/分，正常心电图。尿常规：尿糖 +++。空腹血糖 13.12mmol/L。西医诊断：2 型糖尿病，中医诊断：消渴病（阴虚燥热）。治法：养阴清热，兼调气机。组方：沙参 30g、麦冬 15g、生地 10g、玄参 10g、香附 10g、乌药 10g、玉竹 30g、石斛 10g。七剂，水煎服。

服药后口干渴有所减轻，空腹血糖从 10.8mmol/L 减至 9.2mmol/L，餐后 2 小时血糖从 17.9mmol/L 减至 15.2mmol/L，未服西药，大便仍干，难下，舌红暗，苔薄黄，脉沉细，前方玄参加量至 30g，生地加量至 15g，取增液汤之意以养阴润燥通便，随症加减服药 2 月，诸证改善，空腹血糖 7～9mmol/L，餐后血糖 8～11mmol/L。

按：《素问·阴阳别论》载："阳结谓之消。"《临证指南医案》亦指出"三消之证，虽有上、中、下之分，其实不越阴亏阳亢，津涸热淫而已。"从古至今多数医家都认为消渴病的基本病机是阴津亏耗、燥热偏盛、阴虚为本、燥热为标，故症可见口干喜饮、大便干结。燥热内盛耗气伤阴。治以养阴清热，兼调气机。方中沙参、麦冬益气养心，麦冬、玄参、生地为增液汤，清润肺肾之阴，亦为魏老治疗消渴病的基本方，魏老尤其善用大剂量玉竹以缓脾止饥，石斛养肺胃之阴津，香附、乌药调理气机，防壅滞碍胃。切中病机。

8. 施某，女，40 岁。初诊日期：2014 年 1 月 9 日。

主诉：阵发心悸 2 月余。现病史：患者近 2 月余因工作紧张时感心慌心跳，发作时自觉心率快，气短乏力，曾至安贞医院就诊，查心电图示正常心电图，HR71 次/分，心脏超声正常，曾服中成药（淫羊藿、人参、灵芝等）后心悸发作更频，且面部痤疮，遂来诊。现症见：时感心慌心跳，自觉发作时心率快（自测 90－100 次/分），胸闷气短乏力，心烦易怒，手足怕冷，饮冷则胃胀痛，经期少腹胀温敷则好转，入睡难，早醒，下肢轻肿不甚，二便尚调。查体：BP130/70mmHg，双肺呼吸音清，心率 68 次/分，律齐，腹软，双下肢轻肿。舌尖红，苔薄黄，脉沉细。辅检：心电图：窦速，心率 102 次/分。心脏超声：未见明显异常。西医诊断：心律失常－窦性心动过速。中医诊断：心悸病（气阴两虚，血脉瘀阻，瘀久化热）。治法：益气养心，血脉瘀阻，瘀久化热。组方：沙参 30g、麦冬 15g、五味子 10g、香附 10g、香橼 10g、乌药 10g、佛手 10g、丹皮 10g、赤芍 15g、黄连 10g、莲子心 1.5g。七剂，水煎服。

服药后心慌减轻，心烦腹胀改善，入睡较前为快，面部痤疮减轻，舌红暗，苔薄黄，脉沉细，72 次/分，二便调，继服 14 剂。服后诸症减，未发作心慌，痤疮已基本消退，纳眠可，二便调，舌脉同前，68 次/分，守方继服。

按：患者阵发心悸，心律失常为窦性心动过速，从脉象上分析，发作心悸时脉象为数脉，根据魏老"以脉为主，四诊合参"经验，数脉属热，故可考虑热为该患者发病的关键因素，结合患者心悸气短乏力，辨证为心气阴虚，帅血无力而血脉瘀阻，瘀郁日久则化热，心气阴虚，心神失养，虚热扰神则心烦失眠，气郁于内不达四末则见四末怕冷，血脉不畅则见经期少腹胀满不适。血热蒸腾于面则可见痤疮。故立法以益气养心，理气通脉，凉血清热，观中成药中大剂补气升阳助热之品，内热更盛，故服后心悸加重。

9. 回某某，女，55 岁。初诊日期：2014 年 4 月 9 日。
主诉：下肢水肿 1 月，加重 2 周。患者近 1 月余劳累后发现下肢轻肿、沉重酸困，未予重视。2 周前发现时有头晕，眼睑颜面浮肿，无尿频尿急尿痛，无咽痛发热，至我院门诊查血常规：RBC 3.77×10^{12}/L，Hb 78g/L，HCT 25.4%，予服汤药：生黄芪 30g、党参 10g、茯苓 15g、生白术 6g、炙甘草 6g、当归 30g、川芎 10g、生地 20g、白芍 15g、木香 6g、女贞子 15g、旱莲草 15g、丹皮 10g、炒栀子 6g、玄参 15g、砂仁 6g。服 7 剂后小便增多，水肿消减，但有胃脘胀满，头晕减轻，再服 7 剂，水肿复发，为进一步诊治来诊。现症见：下肢轻肿，颜面水肿，胃脘胀满，偶有头晕，下肢沉重酸困，偶有口苦，无心悸，无气短，无反酸烧心，大便难下，2～3 日 1 行，初干结，眠可，口干不欲饮，纳差。既往：缺铁性贫血史 10 余年，未系统治疗。查体：血压 110/70mmHg，神情，精神可，双肺呼吸音粗，心率 72 次/分，律齐，腹软，双下肢轻肿，舌胖大，齿痕，质暗红，苔白黄相兼厚腻，脉沉细。血常规：RBC 3.77×10^{12}/L，Hb 78g/L，HCT 25.4%。甲状腺激素正常。西医诊断：水肿待查－非特异性水肿，缺铁性贫血。中医诊断：水肿（脾虚停湿化热）。治法：健脾理气，祛湿清热。组方：苏梗 10g、陈皮 10g、半夏 10g、炒白术 10g、茯苓 15g、香附 10g、乌药 10g、大腹皮 10g、冬瓜皮 30g、太子参 30g。七剂，水煎服。

服药 1 周后，水肿明显减轻，眼睑肿消，少腹坠胀，舌根溃疡，小便调，大便仍偏干不畅，2～3日1行，口干不显，舌暗红，苔薄黄腻，脉沉细，考虑脾虚胃热，脾胃不和。改方为：黄连10g、当归10g、生地10g、丹皮10g、香附10g、乌药10g、瓜蒌30g。服3剂后，口疮已愈，大便仍偏干，腹胀，舌暗红，苔白腻，脉沉细。改方为：苏梗10g、陈皮10g、半夏10g、炒白术10g、茯苓15g、香附10g、乌药10g、大腹皮10g、冬瓜皮30g、太子参30g、厚朴10g，7剂水煎服。水肿减轻，大便黏滞不畅，腹胀减轻，无头晕，舌暗红，苔薄黄腻，脉沉细，前方加木香10g，黄连10g，7剂水煎服。服药后水肿基本消失，大便较前通畅，无头晕，舌暗红，苔薄黄略腻，脉沉细，复查血常规：Hb 98g/L，守方继服。

按：患者以"水肿"来诊，无心脏基础病病史及肾病史，患者颜面及下肢轻肿，伴有下肢沉重酸困，胃脘胀满，口干不欲饮，大便难下2～3日1行，初干结，患者素体脾胃虚弱，运化无力，故见纳差，胃脘胀满，脾虚湿停，湿邪泛溢，故见水肿，下肢沉重酸困，湿停津液敷布不畅，故口干不欲饮，湿郁化热，故口苦，湿停气机不畅，故大便难下初干结，脾虚故舌胖大齿痕，湿停化热故苔白黄相兼厚腻，结合舌脉，辨证为脾虚停湿化热，治以健脾理气，祛湿清热，方以二陈方加减以燥湿，炒白术、茯苓、太子参健脾补气兼顾其本，以香附、乌药、大腹皮理气祛湿、斡旋气机使气达湿祛，冬瓜皮祛湿清热给邪以出路。魏老临床治疗湿停中焦之证亦强调调理气机。复诊第一次时口疮便秘，考虑湿渐祛而热为主，故改方以清胃散加减，以清脾胃郁热。清胃散亦为魏老临床治疗口疮常用方剂。三诊时，口疮愈，苔黄转白，热渐清而湿为主，故继予二陈方，以初诊方加厚朴以加强祛湿理气之功，四诊时水肿明显减轻，大便黏滞，苔薄黄腻，故加香连丸以清湿热，五诊时水肿基本消失。

第八节 学生苏敬泽验案选录

1. 患者 于某某，男，60岁，退休干部。初诊时间：2015年8月4日。

主诉：阵发心痛胸闷2余年，活动后气短2个月。病史：既往冠心病史2年，于2013年、2014年各放置支架一枚，后冠脉造影提示支架内再堵塞，且波立维抵抗。刻下症：近2个月上一层楼即出现气短，畏寒，纳可眠差，二便调。辅助检查UCG：EF70%（2013年）；32%（2015.6.9）；43%（2015.7.28）。查体：BP 105/85mmHg。舌淡暗苔薄白微黄，脉沉细弦。心率：80次/分，律齐，心音低钝。西医诊断：冠心病，心绞痛，PCI术后，心功能Ⅲ级，中医诊断：胸痹心痛，心衰病。辨证：气阴两虚、瘀血内阻证。治法：益气滋阴，化瘀通痹。处方：太子参30g、生黄芪30g、当归10g、川芎15g、赤芍15g、丹参15g、郁金15g、制远志10g、桃仁10g、红花10g、茯苓15g、泽兰15g、煅磁石30g^{先煎}、北沙参30g、麦冬15g、五味子10g、三七粉3g^冲，14剂，水煎服。

2015.8.18复诊。自诉心前区疼痛已缓解，但偶饱餐后出现胸闷，活动后气短，仍畏寒，纳眠可，二便调。查体：BP 90/65mmHg，心率90次/分。舌淡红苔薄白，脉沉细弦。

处方：原方生黄芪加至 45g 以加强补气作用，缓解活动后气短；加薤白 10g 以宣痹通阳、行气止痛；加甘松 15g 化中焦痰湿，并减慢心率。服 14 剂。

2015.9.1 复诊。自诉仍活动后气短，胸痛胸闷已好转。遇寒后无明显胸闷发作，纳眠可，二便调。查体：心率 110/80mmHg，HR 78 次/分。舌淡红苔薄白，脉细弦。处方：前方加桂枝 6g。服 14 剂。

2015.9.15 复诊。患者因天气变寒凉后出现胸闷反复发作 4 天，偶胸痛，以晨起及凌晨多发，纳眠可，二便调。查体：BP 100/65mmHg。舌淡红苔薄白、脉细弦。处方：上方去煅磁石，太子参换为党参 15g 进一步加强补气之力，加姜黄 15g、降香 15g 以行气破瘀。服 7 剂。

2015.9.22 复诊。患者自诉胸闷发作次数减少至 2 次，可连续上五层楼不出现胸闷，偶胸痛。偶口干、纳可，偶眠差，二便调。查体：舌淡红苔薄白脉细弦，BP 100/70mmHg，处方：上方加芦根 15g 以生津止渴，首乌藤 30g 以养血安神。服 14 剂。

2015.11.10 复诊。症状较前缓解，运动耐力明显提高，偶心前区隐痛。晨起口干，纳眠可，二便调。查体：舌淡红苔薄白脉细弦，BP 115/70mmHg，处方：上方加牡丹皮 10g 清热凉血、活血化瘀防止党参、黄芪温热太过。服 14 剂。

2015.12.01 复诊。停药一周无发作，因气温骤降出现胸闷一次，含服硝酸甘油 1 次，无口干，仍手凉，口气较前加重，纳眠可，二便调。查体：舌淡暗苔薄白脉细弦，BP 100/60mmHg，处方：上方加川牛膝 30g 以引火下行。服 14 剂。

2015.12.29 复诊。胸闷发作一次，未含服硝酸甘油，仍怕冷肢凉。舌脉同前。处方：上方去首乌藤、党参、牛膝、桂枝，加人参 10g 大补元气、肉桂 10g 温阳散寒、鸡血藤 30g 活血舒筋。服 14 剂。

2016.1.12 复诊。怕冷肢凉改善。继续上方服用 14 剂。

2016.01.26 复诊。胸闷发作一次，程度较轻，怕冷肢凉改善，大便偏干。

查体：舌淡红苔薄白微黄脉细弦。处方：上方去肉桂，加桂枝 6g，生白术 30g 通便。服 7 剂。

2016.2.2 复诊。受寒后胸闷发作，含服硝酸甘油 2 粒。咳嗽，咯少量白痰，纳眠可，二便调。查体：舌淡红苔薄白中黄脉细弦。处方：上方去人参，加太子参 30g，瓜蒌 30g 化痰清热。服 7 剂。

2016.3.8 复诊。晨起紧张后出现胸闷一次，可迅速缓解，未含服硝酸甘油。纳眠可，二便调。处方：上方加珍珠母 30g 以宁心安神，服 14 剂。

继续服中药 3 月，无活动后胸闷、胸痛发作，畏寒肢冷明显缓解，偶有晨起紧张后胸闷，可自行缓解，无需服药。

2. 李某某，女，69 岁，退休干部。初诊时间：2016 年 4 月 19 日。

主诉：阵发性心慌心前区不适 2 月，病史：阵发性心慌心前区不适，无胸闷胸痛，每次持续 10 分钟至 2 小时，在北京医院行 PCI 术，术后症状无明显缓解。PTCA 显示左冠脉前降支及右冠脉都存在 75% 以上狭窄，仅右冠植入支架 1 枚，左冠脉未干预。刻下症：阵发性心慌心前区不适，无胸闷胸痛，口淡乏味，嗳气，胃部时烧灼感，眠可，大便 2～3 日一行，不成形。既往高血压、糖尿病病史。查体：BP110/70mmHg。舌淡红苔薄黄，脉弦。西医诊断：冠心病、心绞痛、PCI 术后、心功能 II 级，高血压，2 型糖尿病。中医诊断：胸痹心痛病。辨证：气滞血瘀证。治法：疏肝理气、活血通脉。处方：柴胡 10g、枳壳 10g、郁金 10g、佛手 10g、香橼 10g、香附 10g、乌药 10g、当归 10g、赤芍 15g、川芎 15g、丹参 15g、黄芩 10g、半夏 15g、厚朴 15g、旋复花 30g、乌梅 10g、炒白术 20g，服 7 剂。

2016 年 4 月 26 日复诊，胸闷气短减轻，食欲改善，无烧灼感，眠可，大便 1～2 日一行，成形。查体：舌淡红苔薄黄，脉弦。处方：在前方基础上加三七粉 3g 以助活血化瘀之力。

2016 年 5 月 3 日复诊，患者胸闷气短减轻，偶有心慌，食欲改善，嗳气减轻，无胃部烧灼感，晨起口中白黏沫，眠可，大便日一行，成形。查体：舌淡红苔薄白微黄，脉弦。处方：前方去当归、加黄连 10g，服 7 剂。

2016 年 5 月 10 日复诊，自述胸闷心慌减轻，心慌发作一次，夜间入睡后出现心慌而醒，持续半小时自行缓解，食欲改善嗳气减轻。口中粘沫减少，眠可，二便调。查体：舌淡红，苔薄白，脉弦。处方：前方加合欢皮 15g 解郁安神，珍珠粉 0.6g 冲宁心安神，服 14 剂。

2016 年 5 月 24 日复诊，胸闷心慌减轻，无夜间心慌，仍善太息，纳可，早醒，二便调。查体：舌淡红苔薄白脉沉弦。处方：前方加首乌藤 30g 以养血安神，服 7 剂。

2016 年 6 月 7 日复诊，患者胸闷心慌较前有明显缓解，仍活动气短，善太息，纳可，无胃部不适，入睡困难早醒，二便调。查体：舌淡红苔薄白脉沉弦。处方：前方上去姜半夏、姜厚朴，加紫苏梗 15g 理气宽中，黄芪 20g 补益心气，炒酸枣仁 30g 养心安神，服 14 剂。

2016 年 6 月 21 日复诊，患者活动后气短、善太息减轻，睡眠较前改善明显。继续服中药至今，无心前区不适发作。

3. 刘某某，女，55 岁，退休干部。初诊时间：2015 年 1 月 09 日。

主诉：阵发心悸 5 年，加重一周，现病史：心悸无明显诱因，时轻时重，未予以重视，近 1 周无明显诱因加重。刻下症：活动后气短，心烦怕热，纳眠可，二便调。查体：BP 150/90mmHg，心率 78 次/分，律不齐，可闻及频发期前收缩，8～10 次/分。舌淡苔薄白微黄，脉弦促。心电图示：窦性心律，频发室性期前收缩。西医诊断：心律失常，频发室早，中医诊断：心悸，辨证：气虚血瘀，瘀而化热，治法：益气养心，活血通脉，凉血清热，处方：太子参 15g、川芎 15g、丹参 30g、炙甘草 10g、酸枣仁 30g、远志 10g、柏子仁 20g、玄参 20g、苦参 20g、黄连 10g、鬼箭羽 15g、赤芍 15g，服 7 剂。

2015 年 1 月 21 日复诊，患者自述心悸气短减轻，发病次数、持续的时间较前减少。查体：舌淡苔薄白脉弦促，BP 130/85mmHg，心率 80/分，律不齐，可闻及偶发期前收缩，1~2次/分。处方：上方加珍珠粉0.6g，14剂。患者服药3周后心悸症状缓解，自行停药。

2015年3月11日复诊，停药后再发心悸，活动后加重，口苦，双下肢乏力，纳眠可，二便调。查体：舌红苔薄黄脉弦促，BP 125/90mmHg，心率 70 次/分，律不齐，可闻及频发期前收缩，5~6 次/分。处方：前方去太子参，加莲子心3g，淡竹叶15g清心除烦，服14剂。

2015年3月25日复诊，患者心悸明显减轻，偶自觉心悸，自测脉搏无间歇，仍口黏，膝软，纳眠可，大便干。查体：舌淡红苔黄腻脉沉弦，心率70次/分，律齐。处方：前方加炒栀子10g、广藿香15g、佩兰15g、生白术30g以化湿清热，服14剂。

随访半年，未再发作。

4. 高某某，男，43岁，在职。初诊时间：2016年5月24日。

主诉：阵发头胀痛一年余。病史：既往高血压病病史一年，血压最高达160/100mmHg，未予重视。刻下症：口干苦，急躁易怒，纳可，夜寐早醒，夜尿频，大便不成形。查体：BP 150/95mmHg。心率 100 次/分，律齐。舌淡暗苔薄黄微腻，脉弦。西医诊断：高血压病Ⅱ级。中医诊断：头痛，辨证：肝肾阴虚、肝阳上亢证，治法：滋补肝肾、平肝潜阳。处方：白芍30g、桑叶10g、菊花15g、川牛膝30g、天麻10g、钩藤10g、黄芩10g、龙胆草10g、丹皮15g、赤芍15g、黄连10g、首乌藤30g、百合30g、生杜仲30g、生龙骨15g、生牡蛎15g，服14剂。

2016年6月7日复诊：头胀、口干减轻，纳可，睡眠略改善，仍夜尿频，大便成形，日2~3次。查体：BP 140/80mmHg，心率 88 次/分，律齐。舌淡暗苔薄白根黄，脉弦。处方：前方基础上加酸枣仁30g以养心安神，服14剂。

2016年6月21日复诊：头胀明显减轻，时有偏头痛发作，纳可，仍夜寐早醒，小便黄，大便调，日2次。查体：BP 130/80mmHg，心率 80 次/分，律齐。舌尖红苔薄白根微黄，脉弦。处方：前方去丹皮、赤芍，加僵蚕15g、羌活10g以祛风定惊止痛，加车前子30g以清热利湿，服14剂。

2016年6月28日复诊：头胀头痛明显减轻，间断耳鸣声低，急躁易怒减轻，纳可，仍早醒，二便调。查体：BP 130/80mmHg，舌尖红苔薄白，脉弦。处方：前方基础上去龙胆草，生龙骨、生牡蛎均加至30g进一步加强平肝熄风之力，服7剂。

2016年7月6日复诊：头胀痛基本消失，仍耳鸣，纳可，早醒，小便黄，大便调。查体：BP 120/80mmHg，舌尖红苔薄白，脉弦。处方：前方加淡竹叶15g以清心利尿，服7剂。

目前2日一剂汤药血压稳定，无头胀头痛。

5. 患者郑某，女，60岁，退休。初诊时间：2016年1月19日。

主诉：阵发心慌一月余。刻下症：畏寒肢冷，乏力，纳眠可，大便偏干。查体：

BP110/80mmHg。心率76次/分，律不齐，可闻及频发期前收缩，10~12次/分。舌淡红苔薄白，脉促。心电图示：窦性心律，频发室性期前收缩。西医诊断：心律失常，频发室性期前收缩，中医诊断：心悸，辨证：心气不足，气滞血瘀。治法：益气养心，理气活血，凉血清热。处方：太子参30g、半夏9g、黄连10g、鬼箭羽15g、川芎15g、丹参30g、炙甘草10g、佛手10g、香橼10g、香附10g、乌药10g、远志10g、赤芍15g、丹皮15g，服7剂。

2016年1月26日复诊：心慌、乏力减轻，偶口干，纳眠可，二便调。查体：HR 74次/分，律不齐，可闻及偶发期前收缩，3~4次/分。舌淡红苔薄白，脉促。处方：前方基础上加麦冬10g，五味子15g以滋养心阴，服7剂。

2016年2月2日复诊：心慌减轻，偶口干，纳眠可，二便调。查体：HR 80次/分，律不齐，可闻及偶发期前收缩，1~2次/分。舌淡红苔薄白，脉细。处方：前方基础上加珍珠粉0.6g以宁心安神，服14剂。

2016年2月16日复诊：3天前因感受寒凉后出现咽痛，后心慌再次加重，纳眠可，二便调。查体：HR 74次/分，律不齐，可闻及偶发期前收缩，4~6次/分。舌淡红苔薄白，脉促。处方：前方基础上丹皮、赤芍均加至30g进一步加强凉血清热之功，加锦灯笼10g、青黛10g清咽利喉，服7剂。

2016年2月23日复诊：心慌减轻，咽痛消失，纳眠可，大便偏软。查体：HR 86次/分，律不齐，可闻及偶发期前收缩，3~4次/分。舌淡红苔薄白微黄，脉促。处方：前方去半夏，加乌梅10以涩肠，防丹皮、赤芍寒凉太过，服7剂。

2016年3月1日复诊：心慌明显减轻，纳眠可，大便溏，日1~2次。查体：HR 74次/分，律不齐，可闻及偶发期前收缩，1~2次/分。舌淡红苔薄白微黄，脉细。处方：前方加椇子10g以涩肠止泻，服7剂。

2016年3月8日复诊：心慌减轻，纳眠可，二便调。查体：HR 80次/分，律不齐，可闻及偶发期前收缩，1~2次/分。舌淡红苔薄白微黄，脉细。处方：前方加黄芩6g以助清热。

2016年4月6日复诊：偶心慌，纳眠可，二便调。查体：HR80次/分，律不齐，可闻及偶发期前收缩，1~2次/分。舌淡红苔薄白，脉细。处方：前方去黄芩，续服14剂。

2016年4月19日复诊：心慌基本消失，畏寒肢冷，纳眠可，二便调。查体：心率80次/分，律齐。舌淡红苔薄白，脉沉细。处方：前方加桂枝6g以温通经脉、助阳化气。

继续服中药至今，心慌无明显发作。

6. 曹某某，女，48岁，在职。初诊时间：2016年6月7日。

主诉：头晕头胀烦躁半月。病史：近半月多次自测血压偏高，最高达165/90mmHg。刻下症：心烦易怒，乏力，纳可，眠差，二便调。查体：BP 140/88mmHg。心率86次/分，律齐。舌淡红苔薄白，脉弦。西医诊断：高血压病Ⅱ级，中医诊断：眩晕，辨证：肝肾阴虚、肝阳上亢证。治法：滋补肝肾、平肝潜阳。处方：白芍30g、桑叶10g、菊花15g、川牛膝

30g、天麻10g、钩藤10g、黄芩10g、夏枯草30g、葛根30g、合欢花15g、首乌藤30g、百合30g、生杜仲30g、生龙骨15g、生牡蛎15g、珍珠粉0.6g，服7剂。

2016年6月15日复诊：头晕、头胀、心烦减轻，情绪改善，精神状态好转，纳可，睡眠改善，二便调。查体：BP 115/70mmHg，心率75次/分，律齐。舌淡红苔薄白，脉弦。处方：前方续服7剂。

2016年6月22日复诊：头晕、头胀、心烦明显减轻，乏力改善，纳可，仍夜寐不实，二便调。查体：BP 125/70mmHg。舌淡红苔薄白，脉弦。处方：前方基础上生龙骨、生牡蛎均加至30g进一步加强平肝熄风之力，服14剂。

2016年7月6日复诊：头晕、头胀基本消失，纳眠可，二便调。查体：BP 130/80mmHg，舌淡红苔薄白，脉弦。处方：前方加决明子15g以助清肝降压，服14剂。

此后嘱2日一剂汤药，监测血压，目前血压稳定，无头晕头胀。

7. 宋某某，男，55岁，干部。初诊时间：2016年5月10日。

主诉：活动后喘憋、气短2个月余。病史：扩张型心肌病病史2月余，曾在安贞医院住院治疗，出院后仍喘憋气短。刻下症：活动后喘憋、气短，乏力，多汗，纳眠可，大便干2～3日一行。辅助检查：UCG示（2016.3.1，安贞医院）EF 29%，（2016.3.15，安贞医院）EF 38%。查体：BP 110/80mmHg。心率80次/分，律齐。舌淡暗苔薄白，脉沉细，左脉弱。西医诊断：扩张性心肌病，心功能Ⅲ级。中医诊断：心衰病。辨证：气虚血瘀水停证。治法：益气活血，利水平喘。处方：太子参30g、生黄芪20g、桃仁10g、红花10g、猪苓15g、茯苓15g、泽兰15g、泽泻15g、桑白皮15g、葶苈子15g、当归10g、川芎15g、丹参15g、远志10g、生白术30g，服7剂。

2016.5.18复诊。仍喘憋、气短、乏力，纳眠可，大便干略改善，仍2～3日一行。查体：BP105/75mmHg，心率70次/分，律齐。舌淡暗苔薄白，脉沉细，左脉弱。处方：原方生黄芪加至30g以加强补气作用，缓解活动后气短，生白术加至45g健脾利湿以助运化，服7剂。

2016.5.25复诊。无喘憋，仍气短、乏力，多汗，纳眠可，大便通畅，日一行。查体：BP 105/65mmHg，心率70次/分，律齐。舌淡暗苔薄白，脉沉细，左脉弱。复查UCG（2016.5.24，安贞医院）EF 54%。处方：原方生黄芪加至45g进一步加强补气作用，服7剂。

2016.6.1复诊。无喘憋，仍气短、乏力，多汗，纳眠可，大便通畅，日一行。查体：BP 115/80mmHg，舌淡暗苔薄白微黄，脉沉细，左脉弱。处方：原方生黄芪减少至30g防其升阳助火，服7剂。

2016.6.8复诊。无喘憋，气短、乏力减轻，已恢复工作，仍多汗，纳可，睡眠不实，大便调。查体：BP 110/80mmHg，舌淡暗苔薄白，脉沉，左脉弱。处方：原方加浮小麦30g

固涩止汗，酸枣仁 30g 养心安神，服 14 剂。

2016.6.22 复诊。无喘憋，气短、乏力减轻，出汗减少，纳可，睡眠不实，二便调。查体：BP115/80mmHg，舌淡暗苔薄白，脉沉细，左脉弱。处方：原方生黄芪加至 40g 加强补气作用，生龙齿 30g 重镇安神，服 14 剂。

患者长途旅行一次，剧烈活动后无喘憋发作，目前续服中药，2 日一剂。

8. 李某某，女，63 岁，退休职工。初诊时间：2014 年 12 月 10 日。

主诉：阵发性咽部及胸骨后烧灼感 3 年余。病史：每于活动中出现咽部及胸骨后烧灼感，伴乏力，无胸闷胸痛，无心慌出汗，每次持续 3 ~ 5 分钟，休息后可缓解，在当地医院行冠脉 CTA 检查示前降支及回旋支都存在 70% 以上狭窄，患者拒绝冠脉造影检查。刻下症：阵发性咽部及胸骨后烧灼感，口干，乏力，纳眠可，二便调。既往高血压、血脂异常病史。查体：BP 150/80mmHg。舌淡暗，舌下脉络迂曲，苔薄白，脉沉弦。西医诊断：冠心病、劳力性心绞痛、心功能 Ⅱ 级、高血压病、血脂异常。中医诊断：胸痹心痛病。辨证：气虚血瘀证。治法：益气活血、通络止痛。处方：党参 15g、生黄芪 30g、当归 10g、川芎 15g、赤芍 15g、丹参 15g、郁金 10g、远志 10g、北沙参 20g、麦冬 15g、元胡 15g、川楝子 15g、降香 15g、姜黄 10g，服 7 剂。

2015 年 1 月 21 日复诊，服药期间诸症稍减，感冒后再次加重，每于步行及简单家务即出现胸部不适，口干而咸，微恶风寒，纳眠可，小便少，大便调。查体：舌淡暗，舌下脉络迂曲，苔薄白，脉沉弦。心率 70 次/分，律齐，双下肢中度浮肿。处方：在前方基础上生黄芪加至 40g 以加强补气利水之力，并加茯苓、泽泻、泽兰各 15g 以化湿利水。

2015 年 1 月 28 日复诊，患者活动后胸闷减轻，口干而咸减轻，纳眠可，二便调。查体：舌淡暗、舌下脉络迂曲，苔薄白间黄，脉沉弦。双下肢轻度浮肿。处方：前方生黄芪减至 30g，服 14 剂。

2015 年 2 月 13 日复诊，自述活动后胸部不适明显缓解，无口干咸感觉，纳眠可，二便调。查体：舌淡暗，舌下脉络迂曲，苔薄白。双下肢无浮肿。处方：前方生黄芪减至 40g，加大腹皮 15g 以助行气利水，14 剂。

2015 年 3 月 4 日复诊，自述诸症明显缓解，可步行 2 公里无胸部不适发作，平素乏力，纳眠可，二便调。查体：舌淡暗，舌下脉络迂曲，苔薄白。双下肢轻度浮肿。处方：前方去元胡、川楝子，加川牛膝 15g 补肝肾强筋骨、活血通经，服 14 剂。

续服中药。随访无明显心绞痛发作。

9. 张某某，男，77 岁，退休。初诊时间：2015 年 9 月 22 日。

主诉：患者阵发心慌半年余。刻下症：口干，乏力，纳眠可，大便溏。查体：BP 130/80mmHg。心率 80 次/分，律不齐，可闻及频发期前收缩，8 ~ 10 次/分。舌淡暗苔薄白微黄，脉促。辅助检查：动态心电图（2015.5.5，西苑医院）总心搏 95566 次，室上性期前收缩13119次。西医诊断：心律失常，频发室上性期前收缩。中医诊断：心悸。辨证：心阴两虚，血脉瘀阻，瘀而化热。治法：益气养阴，理气通脉，凉血清热。处方：太子参30g、半夏9g、黄连10g、鬼箭羽15g、川芎15g、丹参30g、炙甘草10g、北沙参30g、麦冬15g、五味子10g、远志10g、赤芍15g、丹皮15g、珍珠粉0.6g、柯子10g，服7剂。

2015年9月29日复诊：仍心慌乏力，偶口干，纳眠可，大便溏无明显加重。查体：心率70次/分，律不齐，可闻及频发期前收缩，6~8次/分。舌淡暗，苔薄白微黄而干，脉促。处方：前方加乌梅10g以生津止渴、涩肠止泻，炙甘草加量至15g以益气复脉，服14剂。

2015年10月13日复诊：心慌乏力减轻，偶口干，纳眠可，大便略溏，日2~3次。查体：心率80次/分，律齐，舌淡暗苔薄白，脉细。处方：前方基础上加炒白术30g以健脾止泻，服14剂。

2015年10月27日复诊：心慌明显减轻，乏力基本消失，纳眠可，大便偏干，日一行。查体：心率80次/分，律齐，舌淡暗苔薄白，脉细。处方：前方基础上丹皮、赤芍均加至20g进一步加强凉血清热之功，服14剂。

2015年11月10日复诊：心慌基本消失，偶无明显诱因出现心前区及后背不适，持续1~3分钟自行缓解，纳眠可，大便干稀不调。查体：心率86次/分，律齐，舌淡暗，边有齿痕，苔薄白，脉细数。处方：前方去半夏，加降香15g、紫苏梗10g以助理气豁痰，服14剂。

2015年11月24日复诊：无心慌及心前区不适，无口干口苦乏力，近日出现口腔溃疡，纳可眠差，大便溏，日3~4次。查体：心率80次/分，律不齐，可闻及偶发期前收缩，3~4次/分。舌淡暗苔薄白，脉促。处方：前方去降香、紫苏梗，加淡竹叶20g、车前子30g，以清心除烦，引热下行、利小便而实大便，服14剂。

2015年12月15日复诊：无心慌胸闷，口腔溃疡消失，纳眠可，二便调。查体：心率78次/分，律齐，舌淡暗苔薄白脉弦。处方：前方去车前子、淡竹叶。服14剂。

2016年1月6日复诊：无心慌胸闷，纳可偶眠差，大便软，日2~3次。查体：心率70次/分，律齐，舌淡暗苔薄白脉弦。处方：前方加百合30g以宁心安神，续服14剂。

2016年1月19日复诊：无心慌胸闷发作，纳眠可，大便软，日2~3次。查体：心率70次/分，律齐。舌淡红苔薄白，脉弦。辅助检查：动态心电图（2016.1.15，宣武中医）总心搏89280次，室上性期前收缩892次。处方：上方继续服用一月，2日一剂。

随访半年，无心慌再发。

10. 李某，男，70岁。初诊时间：2015年3月17日。

主诉：阵发心慌一年。病史：阵发性房颤病史1年，曾行射频消融术，术后复发。现房颤每星期发作1~2次，发作时心率130~140次/分，口服胺碘酮0.2g，tid。刻下症：胸闷气短乏力，自汗，夜寐欠佳，大便溏。既往高血压病病史 20 年。查体：舌淡暗，尖红，苔薄白，脉细数。辅助检查：动态心电图提示：频发房性期前收缩、阵发房颤、短阵房速。西医诊断：心律失常 - 阵发房颤。中医诊断：心悸。辨证：气虚血瘀，痰瘀互结，瘀而化热。治法：益气活血、化痰通络、凉血清热。处方：党参 15g、生黄芪 30g、半夏 9g、黄连 10g、鬼箭羽 15g、川芎 15g、丹参 30g、赤芍 15g、煅磁石 30g、炙甘草 10g、白芍 15g、远志 10g、炒白术 15g、茯苓 15g、补骨脂 15g、珍珠粉 0.6g，服 14 剂。

2015 年 3 月 31 日复诊，房颤未见发作，仍自觉心慌、乏力，时有腹泻，舌脉同前，原方减黄连，加酸枣仁 30g。

2015 年 4 月 21 日复诊，前方续服 20 余剂房颤未发作，仍时有心悸，后背凉，舌淡暗苔薄白，脉细，上方加薤白 10g 以宣通心阳。

患者服药 20 余剂，心悸明显好转，半年后门诊随访，房颤未复发，复查 24 小时动态心电提示：房性期前收缩（单发或成对室上速）。

第九节　学生赵含森验案选录

1. 头痛案

李某，男，68 岁。初诊日期：2015 年 4 月 8 日。

主诉：头痛 1 周。现病史：患者 1 周前生气后突然出现头痛，伴头晕，恶心，无呕吐，就诊于朝阳医院，脑磁共振提示：右侧额顶部硬膜下出血、右侧小脑、双侧基底节、侧脑室旁多发陈旧腔隙性脑梗死，血压 200/100mmHg，医院建议手术治疗，患者拒绝，予降压治疗后，签字离院。出院后口服酒石酸美托洛尔片 25mg，bid，拉西地平片 4mg qd，服药后血压控制不理想，血压波动在 190/100mmHg 至 158/95mmHg 之间，头痛、头晕无明显减轻，遂来朝阳东风社区门诊，要求中医治疗。刻下症：头痛，头晕，头胀，无恶心、呕吐，偶感胸闷，无胸痛，情绪激动，烦躁不安，耳鸣伴听力减退，纳可，眠欠安，大便稍干，小便黄。既往高血压病病史 20 余年，长期服用拉西地平治疗。父母均有高血压。吸烟史 30 年，日均 1 包，偶饮酒。舌暗红，苔薄黄，脉弦滑有力。西医诊断：脑出血，高血压，腔隙性脑梗死。中医诊断：头痛病（肝肾阴虚，肝阳上亢）。治法：滋补肝肾，潜阳熄风。方药：天麻钩藤饮合镇肝熄风汤加减：天麻 15g、钩藤 20g[后下]、白芍 30g、天冬 15g、玄参 15g、生龙骨 30g、生牡蛎 30g、龟板 30g、生赭石 20g[先煎]、怀牛膝 15g、酒黄芩 20g、五味子 10g、丹皮 15g、栀子 10g、首乌藤 20g，服 7 剂，水煎温服，日两次。嘱其戒烟戒酒，低盐饮食，保持心情舒畅。

服药 1 周后，头痛、头晕等症状均明显减轻，考虑风阳上亢暂缓，仍有复发之势，血压

150/95mmHg，舌暗红，苔黄，脉弦滑。上方加麦冬20g，生地黄20g。再服1周后，血压148/90mmHg，头痛、头晕已基本消失，大便偏干，失眠多梦舌红苔少，脉弦细。考虑肝肾阴液不足，治以滋补肝肾，潜阳安神，减黄芩，栀子，加火麻仁20g、酸枣仁30g，7付，水煎温服，日2次。再服1周后，复查头颅CT：右侧额顶部硬膜下血肿较前头颅核磁所示明显吸收。头痛、头晕消失，睡眠亦改善，软便，日一次。舌暗红，苔白，脉弦细。予强力定眩片和杞菊地黄丸收功。

按：患者脑磁共振提示脑出血，但患者拒绝手术治疗，遂来求治中医。在诊治时充分和患者交代病情及可能风险后，患者拒绝住院，要求社区门诊中医治疗。患者以头痛、头晕为主，当属中医"头痛、眩晕病"范畴。患者老年男性，平素性情急躁易怒，高血压病病史，便干，小便黄，舌暗红，苔黄，脉弦滑，综合以上症状体征，当属肝肾阴虚、肝郁化火、肝阳上亢证。素体阳盛，加之恼怒过度，肝阳上亢，阳升风动，发为头痛、眩晕，肝阳有余，化热扰心，故心神不安、而致失眠。其颅内出血亦为热伤血络所致。故治以滋阴降火、平肝潜阳为法。方用天麻钩藤饮合镇肝熄风汤加减。天麻钩藤饮为平肝降逆之剂，是治疗肝阳上亢之头痛、眩晕的有效方剂。镇肝熄风汤为治疗阳亢化风的代表方。处方以天麻、钩藤平肝息风。生龙骨、生牡蛎、赭石、龟板咸寒质重，功能平肝潜阳，镇肝熄风，与天麻、钩藤合用，加强平肝熄风之力；怀牛膝滋补肝肾，引血下行。玄参、天冬、白芍滋阴增液，养血柔肝。丹皮、黄芩、栀子清肝降火，以折其亢阳；夜交藤、五味子宁心安神。处方中一方面滋补肝肾阴液，一方面平肝镇肝潜阳，与叶天士所论之"厚味填之，酸以收之，重以镇之"的理论所一致。

服药7剂后，患者头痛、头晕明显减轻，说明辨证及治法正确，故继续服用以上基本方治疗，加生地麦冬进一步滋补肾水。服药2周后，患者头痛、头晕明显减轻，其便干、眠差，苔少脉细，说明肝火已减，阴虚为主，故减黄芩栀子，佐以麻子仁养阴润燥，酸枣仁养心安神。服药3周，患者头痛、头晕基本消失，右侧额顶部硬膜下血肿亦明显吸收，可谓疗效显著。最终以成药收功。本例虽属个案，但亦能说明只要辨证准确，治法对证，中医药治疗颅内出血急症，也能收到满意疗效。

2. 眩晕案

刘某，女，61岁。初诊日期：2013年10月10日。

主诉：阵发性眩晕2月余，加重1周。现病史：患者2月前于早晨醒来后突发头晕目眩，伴耳鸣，恶心欲吐，持续约1小时不能缓解。随到就近医院诊治。查头颅CT未见明显异常，颈动脉斑块形成，前庭功能减退，诊断为耳源性眩晕，予口服敏使朗，阿托伐他汀治疗，眩晕症状有所减轻。1周前眩晕再次发作，持续数小时不能缓解。此后间断发作，三两天即发作一次，发作时间约数小时。现患者诉头晕，发作性天旋地转感，伴恶心欲吐，耳鸣和耳部发胀。常感恶心，口苦，心烦失眠，纳少，双下肢轻度水肿，晨起常咳少量黄白黏痰，二便如常。否认高血压史，高血脂史。舌红而略胖有齿痕，苔白腻，脉弦滑。西医诊断：脑动脉硬化，美尼埃病？中医诊断：眩晕（少阳火热上扰，痰湿内阻）。治法：和解少阳，化痰利水。方药：柴苓汤合半夏白术天麻汤加减：柴胡20g、黄芩15g、半夏12g、党参12g、炙甘草6g、竹茹15g、泽泻30g、猪苓10g、茯苓15g、白术30g、天麻15g、钩藤15g、僵蚕15g、大枣10g、炒栀子10g、葛根20g、桂枝10g，7剂水煎服日2次。服药1周后，患者诉头晕目眩较前发作次数减少，程度减轻。耳鸣，双下肢水肿亦较前缓解。舌红苔薄黄而略干，脉弦细。考虑邪郁少阳，痰湿渐去，阴津已伤，治以和解少阳，养阴利水，方以小柴胡汤合猪苓汤加减：柴胡20g、黄芩15g、半夏10g、党参12g、炙甘草6g、竹茹15g、泽泻15g、猪苓10g、茯苓15g、天麻15g、钩藤15g、阿胶10g、滑20g、大枣10g、炒栀子15g、葛根20g，继服一周复诊，头晕目眩，耳鸣较前明显缓解，未诉恶心，口苦。舌红苔少而干，脉弦细。考虑为少阳邪热已解，肝肾阴虚渐显，治以滋补肝肾，方以杞菊地黄丸加减：枸杞子15g、川芎15g、菊花20g、生地15g、山茱萸15g、山药12g、泽泻15g、丹皮12g、茯苓15g、天麻15g、钩藤20g、僵蚕15g、首乌藤20g、葛根20g，继服一周，近来未发作头晕，耳鸣较前减轻，未诉恶心，口苦。舌红苔少，脉弦细。患者痰湿之邪已去，肝肾阴虚为主，仍以滋补肝肾为法，予中成药杞菊地黄丸长服一个月收功。

按：患者以阵发头晕目眩，耳鸣为主症，故中医诊断为眩晕病，属于西医耳源性眩晕范畴。"口苦，咽干，目眩"为少阳病提纲证。《伤寒论》云："有柴胡证，但见一证便是，不必悉具。"可见眩晕和口苦及呕吐等症状是少阳病的主要症状。此外，"心烦喜呕"，为小柴胡汤的四大主证之一。本患者目眩、口苦、呕吐等症状正是少阳郁火上扰的表现。元代朱震亨在《丹溪心法》中强调，"无痰不作眩"。本患者下肢水肿、舌苔白腻，脉滑，为痰湿内阻所致。综合患者病情，属少阳风火上扰，兼痰湿内阻。故治以和解少阳，化痰利水，方选柴苓汤合半夏白术天麻汤加减。故方用柴胡辛苦平，入肝胆经，透解邪热，疏达经气；黄芩清泄邪热；法夏和胃降逆；人参、炙甘草扶助正气，抵抗病邪；生姜、大枣和胃气，生津。诸药相合，可使邪气得解，少阳得和，上焦得通，津液得下，胃气得和，有汗出热解之功效。《金匮要略·痰饮咳嗽病脉证并治》"假令瘦人脐下有悸，吐涎沫而癫眩，此水也，五苓散主之。"该方在以茯苓、白术健脾温阳的同时，根据水停膀胱，小便不利，水无去路的特点，加入猪苓、泽泻两味以助膀胱之气化，引水邪下行。《素问·灵兰秘典论》谓："膀胱者，州都之官，津液藏焉，气化则能出矣"，膀胱的气化有赖于阳气的蒸腾，故方中又佐以桂枝温阳化气以助利水，小便利则水去眩晕除。方取半夏白术天麻汤者，在于二陈汤理气调中，燥湿祛痰；配白术补脾除湿，天麻平肝熄风；此外，重用白术泽泻的原因是，取《金匮》泽泻汤之意，以除湿化饮。

二诊患者头晕目眩，耳鸣较前发作次数减少，程度缓解，双下肢水肿较前缓解，舌红苔薄黄而干，脉弦细，可见痰湿未尽，阴分渐伤。为防其利湿太过而伤阴分，故减去较温热之桂枝，泽泻改为 10g，炒栀子加量以清肝热，加阿胶滋阴润燥，既益已伤之阴，又防诸药渗利以伤阴血。为小柴胡汤合猪苓汤之利水、养阴、清热。

三诊头晕目眩，耳鸣较前明显缓解，舌红苔薄白，脉弦细。其少阳邪热已解，水湿已利，唯防其利湿伤阴，故宜养阴为主以收功。改方杞菊地黄汤加减，以补益肝肾，滋水涵木。所谓浇苗灌其根，治求其下，药用枸杞子、生地、山药、山萸肉滋补肝肾之阴，茯苓、泽泻健脾利湿，丹皮、川芎、地龙活血化瘀，菊花、天麻、葛根、钩藤、僵蚕清肝、熄风。诸药相配，共凑滋补肝肾之功，故诸症得解。

3. 顽咳案

朱某某，女，83 岁。初诊日期：2014 年 9 月 11 日。

主诉：反复咳喘 20 年，加重 1 年。现病史：患者 20 年前开始间断出现咳嗽咳痰，痰白量多易咳，时伴喘息气促，多于天气变化或冬季出现。后上述症状逐渐加重，曾于西医医院诊断为"慢性支气管炎、COPD"，间断予西药对症治疗。1 年来患者上述症状明显加重。现症见：咳嗽咳痰频作，痰白量多质黏，咳吐不爽，喘息气促，咳喘多于入夜后加重，呈持续性，长时间难以缓解，咳喘症状剧烈时可出现恶心呕吐，呼吸急促，喘憋胸闷如塞，甚则喉间哮鸣有声，纳可，眠欠安，二便调。既往有慢性阻塞性肺病史。舌淡，苔白滑，脉虚。西医诊断：慢性阻塞性肺病。中医诊断：咳嗽（寒饮阻肺）。治法：宣肺散寒，温化水饮，补益脾肺。方药：小青龙汤合玉屏风散加减。组方：炙麻黄 6g、白芍 12g、细辛 5g、干姜 6g、炙甘草 6g、桂枝 10g、法半夏 12g、五味子 10g、太子参 30g、炙黄芪 30g、防风 10g、炒白术 20g、苦杏仁 10g、射干 10g、款冬花 12g、紫菀 10g，7 剂，水煎温服，日两次。

服药 1 周后，患者咳嗽咳痰、喘息气促症状减轻，恶心呕吐次数减少，睡眠好转，舌淡红苔薄黄，脉虚。考虑寒饮阻肺，饮邪渐退，有化热之象，故治以温化水饮，补益脾肺兼清内热，上方加酒黄芩 15g、桑白皮 20g 以制麻、桂之辛热，增清泻肺热、止咳平喘之效，并将炙黄芪、防风分别加量至 40g、15g 增强固表之力。再服 1 周后，患者咳嗽咳痰、喘息气促症状进一步减轻，仍有恶心，未再出现呕吐，睡眠好转，舌淡红苔薄白，脉虚。患者年老，久病耗伤气阴，寒饮阻肺，饮邪渐退，有化热伤阴之象，故以小青龙汤合金水六君煎加减以温化水饮，补益脾肺兼清内热养阴，上方去桂枝、黄芩，加当归 10g、北沙参 20g、地骨皮 15g、熟地黄 30g，继服 7 剂后，患者咳嗽咳痰明显减少，喘息气促明显减轻，无恶心呕吐，睡眠可，舌淡红苔薄白，脉虚。考虑饮邪渐退，化热伤阴，治以温化水饮，补益脾肺兼清热养阴，上方去炒白术、地骨皮、桑白皮，加麦冬 20g 以增益气养阴之效，继服 7 剂后，患者咳嗽咳痰及喘息气促症状大减，未诉其他不适，效不更方，上方继服 7 剂后，患者咳嗽咳痰及喘息气促症状明显缓解，时有干咳，舌红而干，脉细。患者年老久病，饮邪已退，气阴两伤，虚实夹杂，以虚为主，当以益气养阴为主，兼以润肺化痰，以巩固疗效。自拟调补方：生黄芪 20g、川贝母 10g、百合 20g、北沙参 20g，再服 2 周后，患者咳喘症状控制稳定，数月无再发。嘱患者避风寒，注意保暖，适度运动锻炼。

按：患者反复咳嗽咳痰为主症，故中医诊断为咳嗽病，属于西医慢性阻塞性肺病范畴。患者年老久病，脏腑虚衰，脾肺不足，肺气不足，卫外失固，风寒之邪易袭肺而致咳嗽；脾气不足，水饮运化失职，痰饮内生，遇外感邪气相激，上逆犯肺，故见喘息，横犯胃腑，则见恶心呕吐。综合舌淡苔白滑，脉虚，此病病机当为气虚之人素有寒饮伏肺，遇外感风寒之邪，牵动内生痰饮，上逆犯肺。治法当宣肺散寒，温化水饮，补益脾肺。方用小青龙汤合玉屏风散加减。《金匮要略》："久咳数月，其脉弱者可治，实大数者死，其脉虚者必苦冒，其人本有支饮在胸中故也，治属饮家"，又说"咳逆倚息，不得卧，小青龙汤主之"。故师法仲景，以小青龙汤为主治疗。

麻黄味辛温，为发散之主，则以麻黄为君。桂枝辛热，助麻黄表散。芍药味酸微寒，五味子味酸温，二者为佐。《内经》曰："肺欲收，急食酸以收之。"故用芍药、五味子为佐，以收逆气。干姜味辛热，细辛味辛热，以散寒水。逆气收，寒水散，津液通行，则肺得宣降之常。合用玉屏风散益气，固表，止汗。配射干开结消痰，紫菀、款冬花温肺除痰，下气止咳。二诊患者咳嗽咳痰、喘息气促症状减轻，恶心呕吐次数减少，睡眠好转，舌淡红苔薄黄，脉虚。因外感风寒易入里化热，故上方加酒黄芩、桑白皮以制麻、桂之辛热，增清泻肺热、止咳平喘之效，并将炙黄芪、防风分别加量以增强固表之力。三诊患者咳喘减轻，考虑其年老，久病耗伤气阴，故去桂枝辛热助火、黄芩苦寒，加当归、北沙参、地骨皮、熟地黄以补益肺肾之阴，纳气平喘。因肾主纳气，久病及肾，故取张介宾金水六君煎之意，予当归、熟地补肾纳气。去黄芩，加沙参、地骨皮者，因久热内伏，取泻白散之意，以清泄肺热。四诊咳喘进一步减轻，痰不易咳出，舌淡红，苔薄白而干，脉虚。故去炒白术之温燥，泻白散之苦寒，加麦冬20g以养阴润肺化痰。六诊咳嗽咳痰及喘息气促症状明显缓解，时有干咳，舌红而干，脉细。患者年老久病，气阴两伤，及久用温热药伤阴，故见干咳等阴虚表现。故以益气养阴润肺以巩固疗效。追踪至今其咳喘不复再犯。